KB142307

한국 근대의학의 기원

The Origin of Korean Modern Medical System

Park Yunjae

연세국학총서 57

한국 근대의학의 기원

박윤재 지음

혜안

지은이 **박윤재**

1966년 서울에서 출생해, 1986년 연세대학교 문과대학 사학과에 입학,
학사·석사·박사학위를 받았다. 1996년 연세대학교 의과대학 의사학과에
조교로 임용되어 강사를 거쳤다.

연세국학총서 57

한국 근대의학의 기원

박윤재 지음

2005년 5월 19일 초판 1쇄 인쇄
2005년 5월 25일 초판 1쇄 발행
펴낸이 · 오일주
펴낸곳 · 도서출판 혜안
등록번호 · 제22-471호
등록일자 · 1993년 7월 30일
⊕ 121-836 서울시 마포구 서교동 326-26번지 102호
전화 · 3141-3711~2 / 팩시밀리 · 3141-3710
E-Mail hyeanpub@hanmail.net
ISBN 89-8494-245-6 93510
값 24,000원

머 리 말

어릴 적 방학이 되어 시골에 가면 할아버지는 마루에 앉아 무언가를 베끼고 계시곤 했다. 주변에 나누어 줄 족보였다. 역사학을 전공하게 된 이유가 내 피 어딘가 흐르고 있을 할아버지의 유전자에 있지 않을까 생각한 적이 있다. 역사학 전공이 혹시 필연이라면, 의학사를 전공하게 된 것은 전혀 우연이었다. 박사과정에 진학하면서 '밥벌이'를 위해 취직한 곳이 마침 의사학과였다. 몇 달 사이에 새로운 분야를 개척해 보라는 권유와 전망도 밝을 것이라는 유혹이 이어졌다. 이 책은 그 권유와 유혹을 받아들인 결과물이다.

학부를 다닐 때 관심을 가지고 읽었던 글들은 당시 폭발적으로 연구되기 시작한 해방공간에 대한 것들이었다. 그 관심의 연장선상에서 석사논문은 식민지시기에 관한 것을 썼다. 역사학이라는 학문이 특성상 시기를 거슬러 올라가게 했던 것 같다. 우연히 선택한 의학사지만 그 속에서 식민화의 모습을 밝혀내고자 했던 이유가 학부 때부터 가졌던 막연한 문제의식과 전혀 무관하지는 않을 것이다.

의학사를 선택한 후 처음부터 관심은 식민지시기에 가 있었다. 석사과정 때부터 익숙해 있기도 했지만, 의학사 내에서도 상대적으로 연구가 미흡하고 필요했기 때문이다. 제도사를 중심으로 내용을 서술해야겠다고 생각한 것은 그것이 역사서술의 첫 단계인 동시에 상대적으로 초심자가 다루기에 쉬운 주제였기 때문이다. 제 꾀에 넘어간다고, 가능한 한 제도

뒤에 숨은 의미들을 포착하려고 애를 썼지만, 결과적으로 글이 분석적이기보다는 개설적이라는 느낌을 주는 것은 피할 수 없을 것 같다.

처음에는 식민지 전 시기를 다루고자 했다. 한말이라는 시기가 익숙하지 않은데다 신동원 선생님의 정리가 깔끔하게 책으로 출판되어 있었기 때문이다. 그 생각을 바꾼 것은 방기중 선생님의 '권고'였다. 식민지시기를 제대로 파악하기 위해서는 식민화 과정에 대한 분석이 필수적이라는 지적이었다. 그 결과 글의 서술 범위가 개항 이후부터 식민화가 어느 정도 마무리되는 1910년대에 집중되었다. 처음에는 겁을 먹었지만, 차츰 대한제국시기가 '재미있다'는 생각을 가지게 되었다. 독자적인 민족국가 안에서 형성될 수 있는 여러 가지 가능성들을 보여주었기 때문이다.

그러나 이 책이 보다 주목한 부분은 식민화의 과정이다. 특히 그 동기에 주목했다. 이 책이 쓰여지는 사이 '근대' 그 자체에 주목해야 한다는 주장이 힘을 얻어 나갔다. 한국사가 그동안 가지지 못했던 시각에 대한 신선한 문제제기였다. 하지만 역사의 전체상을 이해하기 위해서는 결과뿐 아니라 동기에 대한 천착 역시 필요하다는 생각에는 변함이 없다. 이 책은 결과에 대한 탐구에 앞서 이루어진 동기에 대한 연구라고 할 수 있다.

비록 피하려 애를 썼지만, 개항 이후 표출된 다양한 의학론이나 의료제도를 식민화라는 관점에서만 바라보지 않았느냐는 혐의가 없지 않다. 의학의 통제적 측면이 두드러져 보인다는 지적 역시 정당해 보인다. 특히 서양의학의 경우, 그것이 가지는 식민지배의 측면에 주목하다 보니 그 역할에 대해 너무 가혹한 평가를 내린 것은 아닌가 하는 생각도 든다. 일본의 의학이 비록 조선의 식민화에 목적을 둔 것이기는 하지만, 그리고 서양의학이 그 역할을 담당하기는 했지만, 그 과정에서 서양의학은 조선인의 것으로 변해 가고 있었기 때문이다.

따라서 다음 과제로 넘겨진 1920년대 이후 시기에 대해서는 이 책이 가지는 개설적·통제적 측면을 넘어서는 서술을 하고 싶다. 하지만 시야의 확대가 기존의 것에 대한 폐기로 이어지지는 않을 것이다. '식민'이 인간에 대한 가장 가혹한 지배형태의 하나라는 생각에는 변함이 없기 때문이다. 다만 그것이 고통이었든, 행복이었든, 근대의학이 조선인에게 하나의 현실로 변해 가고 있었던 사실은 잊지 않고자 한다.

이 책은 연세대학교에 제출한 박사학위논문인 『한말·일제 초 근대적 의학체계의 형성과 식민 지배』를 수정·보완한 것이다. 심사받는 과정에서 방기중·김도형·박형우·최원규·홍성찬 선생님은 한국근대사의 흐름 속에서 의학의 특수성을 바라보아야 한다는 시각 문제에서부터 구체적인 문장 서술에 이르기까지 광범위한 지적을 해주셨다. 전근대 그리고 일본과 비교에 대한 요구가 있었고, 한의학에 대한 체계적인 이해가 필요하다는 지적도 있었다. 심사과정에서 미흡하나마 해결한 부분도 있지만, 많은 것들은 앞으로 숙제로 남겨두어야 했다. 감사하면서 죄송스럽다.

지도교수였던 방기중 선생님은 의학사를 한다는 핑계로 역사학의 본령에서 벗어난 글쓰기를 할까 처음부터 저어하셨다. 그 염려는 이 책을 쓰는 동안 항상 경계의 지침이 되었다. 다만 즐겨 읽는 어느 작가의 말처럼 변방을 넓혀 중앙을 없애지는 못하더라도, 그 확대를 위해서는 계속 노력하고 싶다. '직장 상사'인 박형우 선생님을 통해서는 역사학이 현실에서 어떻게 활용되고 있는지를 볼 수 있었다. 의과대학이라는 전혀 낯선 공간에서 함께했던 생활 역시 힘겹기도 했지만, 성장에 도움을 준 전혀 새롭고 즐거운 경험이었다.

심사를 받기 이전, 받는 과정에서 사학과라는 울타리에서 같이 자라온 선후배 동료들의 도움은 실질적이었다. 특히 왕현종·박종린 선배, 장신·정용서·이태훈 동학은 길어 지루할 논문의 초고를 여러 번 읽어주는 수고를 아끼지 않았다. 의학사라는 새로운 울타리에서 만난 신동원·여인석 선생님 역시 그 수고에 참여해 주셨다. 감사드린다. 사학과라는 울타리를 넘어 의사학과에서 다시 만난 이경록·김영경·양정필·고일영 동학역시 빠질 수 없는 감사의 대상이다. 이 책을 포함하여, 모든 글들의 영문초록을 작성해준 동생에게도 고맙다는 말을 전한다. 마지막으로 이 책의

8

출판을 지원해 준 연세대학교 국학연구원, 책을 단아하게 만들어 준 혜안 식구들에게 깊은 감사를 드린다.

하지만 가장 큰 감사는 역시 가족에게 돌려야겠다. 짧았던 외국생활은 학위를 핑계로 그동안 비워두었던 아들로서, 남편으로서, 아버지로서 공간이 얼마나 컸었는지를 깨닫기에 충분히 길었다. 이 책이 쓰여지는 사이 부모님과 아내는 늙어갔고, 아이들은 커갔다. 그들의 성장에는 아무런 기여도 못하면서 그들의 노쇠에는 큰 몫을 한 것 같아 송구스럽기만 하다. 만일 그들이 이 책으로 잠시나마 기쁨을 얻는다면 그 이상의 기쁨이 없을 것 같다.

2005년 5월
박 윤 재

차 례

머리말 5

차 례 9

Ⅰ. 서 론 13

Ⅱ. 개항 후 서양의학의 수용과 위생행정의 출발 25

　1. 동도서기적 근대화 정책과 서양식 병원 설립 25

　　1) 위생 개념의 도입과 부국강병의 제기 25

　　2) 대민 구료와 제중원 설립 38

　　3) 일본 군의의 조선 배치와 거류지 병원 설립 47

　2. 갑오개혁기 위생행정의 체계화와 방역활동 68

　　1) 위생론의 진전과 위생국의 설치 68

　　2) 방역법규 제정과 방역위원회 조직 81

　　3) 일본의 한성병원 설립과 조선인 관리 치료 90

Ⅲ. 동서병존의 의학체계 형성과 통감부의 의학체계 재편 99

　1. 대한제국기 동서병존의 의학론과 의학체계의 정비 99

　　1) 서양의학 수용론의 확산과 한의학의 근대화 요구 99

　　2) 제중원의 이관과 기독교 의학교육 110

3) 의학교 설립 청원과 서양의학 교육기관 설립 118

4) 구료기관의 부활과 한의사의 법적 공인 131

2. 동인회의 활동과 위생경찰제도의 정비 143

1) 동인회의 조선 진출과 청한개발론 143

2) 동인의원의 설립과 의학교육 실시 153

3) 경무고문의의 파견과 위생경찰 활동 163

3. 통감부의 의학체계 재편과정과 조선인의 대응 175

1) 광제원의 개편과 대한의원 설립 175

2) 콜레라 유행과 군사적 방역활동 198

3) 한성위생회의 설립과 위생사업의 확대 212

Ⅳ. 일제 초 의학 관련 법제의 정비와 식민지 의학체계의 성립 227

1. 관립병원의 설립과 수입 본위 경영으로 전환 227

1) 식민지 시혜론과 한의학 부정 227

2) 조선총독부의원의 설립과 전염병·지방병 연구 240

3) 지방 의료기관의 설립과 조선인 치료 확대 247

2. 의학교육기관의 정비와 임상의사 양성 교육 278

1) 조선총독부의원 부속 의학강습소의 설립과 운영 278

2) 경성의학전문학교의 설립과 운영 285

3) 세브란스의학교의 연합화와 전문학교 승격 293

3. 의료인 관련 법규의 반포와 공권력 강화 302

1) 의사규칙과 시험을 통한 의사 배출 302

2) 의생규칙과 한의사 활용 314

3) 약품급약품영업취체령과 한약 영업 단속 322

4. 위생경찰제도의 확립과 대민 지배 330

1) 경무총감부의 설치와 위생사무의 일원화 330

2) 위생의 강조와 정기적 청결사업 344

3) 단속 중심의 전염병 예방활동 355

V. 결 론 373

참고문헌 387

ABSTRACT 399

찾아보기 405

I. 서 론

　1876년 개항은 조선이 중국을 중심으로 한 중화적 세계질서에서 벗어나 세계 자본주의체제에 기초한 근대적 세계질서 속으로 유입되는 계기였다. 조선이 강제적으로 편입된 새로운 국제질서는 표면적으로는 만국공법의 원리 아래 각 국가간의 법적인 평등을 표방하고 있었지만, 그 이면에서는 약육강식의 제국주의 논리가 관철되고 있었다. 따라서 새로운 국제질서 속에서 독자적인 국가체제를 유지 · 발전시키기 위해서는 그 질서에 부합하는 변화를 모색할 필요가 있었다. 제반 봉건적 모순의 극복과 함께 근대적 개혁이 진행될 필요가 있었던 것이다.

　개항 이후 전개된 일련의 근대적 개혁의 흐름 속에서 의학 역시 변화를 겪을 수밖에 없었다.[1] 특히 서양에서 발달한 의학의 제도와 내용은 조선이 부국강병이라는 국가적 목표를 추구하는 데 있어 주요한 수단의 하나로 인식되었다. 당시 조선에서 서양의학은 인적 · 경제적 생산력을 증대시

---

1) 이 연구에서는 '의학'이라는 용어를 다른 용어보다 상위의 개념으로 사용하고자 한다. 즉, 이 연구에서 의학은 의(醫) 혹은 메디슨(medicine)과 동일한 의미이다. 따라서 '의학체계'나 '의학정책'에서 '의학'은 '근대의학'이나 '한의학'에서 사용되는 '의학'과 같이 포괄적인 의미이다. 그리고 의료는 병원으로 상징되는 진료의 의미가 강할 경우, 위생은 방역이나 청결 등으로 대표되는 생명보호라는 의미가 강할 경우 사용하였다. 특히 위생은 경우에 따라 의학교육을 제외한 다른 의학 관련 업무를 모두 포괄하는 의미로 사용하였다. '위생행정', '위생업무' 등이 그 예이다. 그러나 이해의 편의를 위해 일반적으로 사용되는 용어를 그대로 채용한 경우도 있다. '의료제도'나 '의료계' 등이 그 예이다.

킴으로써 부국의 과제를, 군사력을 유지·강화시킴으로써 강병의 과제를 실현시킬 수 있는 수단으로 인식되었던 것이다. 따라서 조선정부는 근대적 개혁의 일환으로 서양의학을 수용하고자 하였으며, 그 과정에서 자신의 사회적 조건에 부합하는 근대적 의학체계를 형성시켜 나갔다.[2] 그리고 그 의학체계는 단순히 서양의학의 일방적 수용에 토대를 둔 것이 아니라 기존의 전통적인 의학을 변용시키면서 형성되었다는 점에서 다른 사회와 구별되는 조선사회의 독자적인 모습을 지니고 있었다.

하지만 조선의 개항을 강제한 일본이 대외 침략을 추진하는 과정에서 서양의학을 주요한 수단으로 사용하고 있었다는 점에서 서양의학에 대한 조선의 인식은 긍정적일 수만은 없었다. 일본은 자신의 문명적 우수성을 상징하는 징표로 자신들이 시기적으로 앞서 수용한 서양의학을 이용하였고, 자신의 침략을 조선의 문명적 발전에 대한 지원이라고 호도하는 수단으로 역시 서양의학을 이용하였다. 따라서 개항 이후 근대적 의학체계를 형성하려는 노력은 서양의학 속에 내포된 제국주의 논리에 대한 계속적인 경계 속에서 이루어져야 하는 것이었다.

그러나 1880년대 동도서기적 근대화 정책 이래 갑오개혁, 광무개혁을 거치면서 진행된 근대적 의학체계의 형성을 위한 노력은 일본의 조선침략 과정에서 결국 결실을 맺지 못했고, 조선에는 식민지 의학체계가 형성되었다. 특히 식민지 의학체계가 형성되면서 의학은 각 개인을 효율적으로 규제하고 통치하는 수단으로 활용되었고, 그 결과 의학에는 각 개인의 권리나 이해보다는 식민지 권력의 지배와 통제의 효율성을 제고시키는 측면이 강화되어 나갔다. 식민지 전 시기 동안 경찰이 위생업무를 총괄했던 사실에서 단적으로 드러나듯이 총독부는 의학을 지배와 통제를 위한 수단으로 지속적으로 활용하였던 것이다.

---

2) 여기서 사용하는 의학체계라는 용어는 의학을 형성하는 여러 이론·제도적 측면, 즉 의학이론, 의료인 교육, 위생행정기관, 의약 법률제도 등이 총체적으로 결합된 구조를 지칭한다.

하지만 일제가 조선 침략과정에서 조선의 문명개화를 지원한다는 명분을 내건 사실에서 알 수 있듯이 통감부, 총독부 시기를 거치면서 형성된 의학체계의 법률·제도적 형식은 조선정부가 수립하고자 했던 그것과 유사한 모습을 지니고 있었다. 서양식 의료기관의 설립, 의학교육제도의 정비, 방역을 포함한 위생사무의 제도화, 국가 공인의 면허제 실시 등은 양 주체가 모두 추진하고자 한 것이었다. 그러나 조선정부와 일제가 수립했던 의학체계는 역사적 전통과 궁극적 지향에서 차이가 있었고, 따라서 양 시기의 분석에 있어 의학체계 수립의 기반이 되는 사회적 조건과 의학체계의 궁극적인 운영 목적에 대한 보다 객관적이고 실증적인 고찰이 필요하다.

이렇게 볼 때 한말·일제 초 형성된 근대적 의학체계의 내용과 성격에 대한 분석은 개항 이후 전개된 조선의 근대적 개혁의 성과와 지향을 의학적인 측면에서 밝히는 작업인 동시에 제국주의 침략이 조선에서 이루어지는 과정 그리고 궁극적으로 식민지배의 실상을 의학적 시선을 통해 밝히는 작업이라고 할 수 있다. 더구나 의학이 사회를 구성하는 각 개인의 생활과 직접적으로 연관되어 있었다는 점에서 식민지시기 의학의 역할과 활동에 대한 연구는 식민지배의 실상을 보다 구체적으로 보여줄 수 있을 것이다.

이 연구가 궁극적으로 식민지배의 내용과 성격을 의학이라는 도구를 이용하여 서술한다고 할 때 우선적인 분석대상은 조선정부가 독자적으로 수립하고자 했던 의학체계의 내용과 성격이다. 조선정부는 부국강병이라는 목표를 실현하기 위해 건강한 사회구성원을 육성하고자 하였고, 전통적인 의학에 대해 일제와 다른 인식을 가지고 있었다. 따라서 비록 완성되지는 못했지만 조선정부가 독자적으로 수립하고자 했던 의학체계의 내용과 성격을 밝히는 작업은 근대국가가 가질 수 있는 의학체계의 한 유형을 도출하는 시도이며, 동시에 식민지 의학체계가 지니는 지배의 성격을 대비적으로 드러내는 방법이기도 하다.

나아가 한말・일제 초 수립된 근대적 의학체계가 권력 주체에서는 분명한 차별성을 보이지만, 법적・제도적 정비라는 측면에서는 유사한 형태를 지니고 있었다는 점에서 양 시기를 단절과 계승의 동시적 진행이라는 관점에서 고찰할 필요가 있다. 식민지시기를 한말과 분절적으로 고찰하지 않으면서도 식민지 지배체제가 가지는 구조적 특징을 의학적인 측면에서 추출할 필요가 있는 것이다.

궁극적으로 이 연구는 식민지배의 내용과 성격을 의학이라는 도구를 이용하여 서술하는 작업이 될 것이며, 의학의 대상이 개인이라는 점에서 구체적인 지배 양상을 보여주는 작업이 될 것이다. 그리고 그 작업은 식민지적 근대의 내용과 성격을 밝히는 작업이기도 하다. 결국 이 연구는 한말・일제 초 전개된 근대적 의학체계의 형성과 발전에 대한 분석을 통해 현재 한국 의학체계의 기원을 이루는 식민지 의학체계의 내용과 성격을 밝히는 데 목적을 두고 있다.

한국 근대의학의 형성과정에서 우선적 과제가 외국에서 발달된 서양의학을 수용하는 문제라고 할 때 중요한 것은 수용 경로였다. 따라서 한국근대의학사의 초기 연구는 수용경로에 따른 서양의학의 내용과 성격을 정리하는 데 집중되었다.[3] 이어 서양의학 수용과정에서 주목되는 병원,[4] 인물,[5] 학교[6] 등에 대한 연구가 이어졌다. 특히 의학교육 부분과 관련하여

---

3) 李春蘭,「韓國에 있어서 美國宣敎醫療 活動(1884-1934)」,『梨大史苑』10, 1972
 ; 李萬烈,「韓末 美國系 醫療宣敎를 통한 西洋醫學의 受容」,『國史館論叢』
 3, 1989 ; 金亨錫,「韓末 韓國人에 의한 西洋醫學 受容」,『國史館論叢』5, 1989
 ; 金承台,「日本을 통한 西洋醫學의 受容과 그 性格」,『國史館論叢』6, 1989 ;
 趙英烈,「西歐諸國을 통한 西洋醫學의 受容」,『國史館論叢』9, 1989.
4) 李光麟,「濟衆院 硏究」,『韓國 開化史의 諸問題』, 一潮閣, 1986 ; 여인석 외,
 「구리개 제중원 건물과 대지의 반환과정」,『醫史學』7-1, 1998.
5) 閔庚培,『알렌의 宣敎와 近代韓美外交』, 延世大學校 出版部, 1991 ; 이광린,
 『올리버 알 에비슨의 생애』, 연세대학교 출판부, 1992.
6) 裵圭淑,「大韓帝國期 官立醫學校에 관한 硏究」, 梨花女大 史學科 碩士論文,
 1991 ; 박형우 외,「제중원에서의 초기 의학교육(1885-1908)」,『醫史學』8-1,

개항 후부터 식민지시기까지 각 의학교육기관의 교육내용과 연구활동을 개괄하는 성과가 제출되었으며,[7] 최초의 서양식 병원인 제중원의 전체상을 개괄하는 연구 역시 제출되었다.[8] 이러한 연구들을 통해 개항 이후 진행된 서양의학 수용의 구체적인 경과와 그 과정에서 활약한 인물이나 기관에 대한 실증적인 정리가 이루어졌다. 식민지시기에 대한 연구는 한말에 대한 연구에 비해 소략한 측면이 있다.[9] 한말이 조선의 자주적 의학체계 수립을 위한 노력이 역동적으로 나타난 시기인 반면에 식민지시기는 그 노력이 좌절되고 일본에 종속된 비주체적인 의학체계가 수립된 시기라는 문제의식 때문이었다.

위의 연구성과들이 주로 실증적 분석에 주목했다면 최근 실증적 연구의 축적에 힘입어 각 연구대상이 각 시기의 성격과 어떤 연관을 가지는지 분석하는 연구가 이루어지기 시작하였다. 그것은 한국 최초의 서양식 병원인 제중원을 조선정부의 일련의 개혁정책의 연장선 속에서 분석하는 연구,[10] 서양의학의 수용과 발전의 문제를 서양의학의 일방적 수입이라는 시각이 아니라 조선정부의 자주적인 노력이라는 관점에서 정리한 연구로 나타났다.[11] 이러한 연구성과들은 그동안 연구시각에서 소홀하게 취급되었던 조선정부의 주체적 노력들을 부각시켜 한국근대의학사를 서양의학의 일방적인 이식이 아닌 주체의 형성이라는 수용의 관점으로 전환시키는 데 일조하였다. 특히 후자의 연구는 개항부터 식민지로 전락하기

1999 ; 황상익, 「역사 속의 학부(學部) "의학교", 1899-1907」, 『한국과학사학회지』 22-2, 2000.

7) 奇昌德, 『韓國近代醫學敎育史』 아카데미아, 1995.

8) 박형우, 『제중원』, 몸과마음, 2002.

9) 申東源, 「日帝의 保健醫療 정책 및 한국인의 健康 상태에 관한 연구」, 서울대 보건관리학과 석사논문, 1986 ; 李忠浩, 『日帝統治期 韓國醫師敎育史硏究』, 國學資料院, 1998.

10) 주진오, 「서양의학의 수용과 제중원-세브란스」, 『역사비평』 42호, 1997.

11) 신동원, 『한국근대보건의료사』, 한울, 1997.

직전까지의 기간을 의학사의 중요 사건을 계기로 시기구분하고, 각 시기의 성과와 특징을 도출하는 방식으로 조선의 근대적 의학체계 형성을 위한 내재적 노력을 정리하였다. 그러나 의학체계를 구성하는 각 분야가 분절적으로 고찰되었고, 시기구분에 강조점이 두어지면서 각 시기의 특징과 성과들이 이후 시기에 어떻게 계승·발전되는지에 대한 천착은 부족하였다.

식민지시기와 관련해서도 농촌에서 전개된 위생·의료사업에 대한 연구,12) 의학을 통한 일제의 조선 지배에 관한 연구13) 등은 도시와 대비되는 농촌지역의 의학적 특징들을 정리하거나, 의학이 일제의 조선 지배에 어떤 방식으로 결합되어 활용되는지 분석하였다. 이러한 연구들은 농촌지역이 도시보다 의료적 혜택에서 소외되었으면서도 위생사업의 전개로 인해 일정한 의학적 규율화가 진행되었음을 서술하거나, 일견 가치중립적인 과학기술로 간주되는 의학이 제국주의 침략과 식민지배라는 정치적 목적을 위해 어떤 방식으로 활용되었는지 설명해 주었다. 특히 식민지 지배체제를 근대적 규율권력의 강화과정으로 파악한 연구는14) 식민지시기 동안 민중에 대한 통제적·규율적 지배에서 의학이 어떤 역할을 담당했는지 분석하여 의학과 식민지배에 대한 이해를 보편적인 제국주의 식민

---

12) 松本武祝,「植民地期朝鮮農村における衛生・醫療事業の展開」,『商經論叢』34-4, 1999.

13) 朴潤栽,「1910年代 初 日帝의 페스트 防疫活動과 朝鮮 支配」,『韓國史의 構造와 展開』, 혜안, 2000 ; 신동원,「한국 우두법의 정치학 - 계몽된 근대인가, '근대'의 '계몽'인가」,『한국과학사학회지』22-2, 2000 ; 朴潤栽 외,「韓末・日帝 初 醫師會의 창립과 朝鮮 支配」,『延世醫史學』5-1, 2001 ; 박윤재,「1876-1904년 일본 관립병원의 설립과 활동에 관한 연구」,『역사와 현실』42, 2001 ; 박윤재,「한말・일제 초 방역법규의 반포와 방역체계의 형성」,『일제의 식민지 지배와 일상 생활』, 혜안, 2004.

14) 정근식,「'식민지적 근대'와 신체의 정치 : 일제하 나(癩) 요양원을 중심으로」,『한국사회사학회논문집』제51집, 문학과지성사, 1997 ; 조형근,「식민지체제와 의료적 규율화」,『근대주체와 식민지 규율권력』, 문화과학사, 1997.

지배의 틀 속에서 이해할 수 있도록 하였다.

최근에는 근대적 의학체계 형성에 중요한 영향을 미친 기독교 선교의학의 변화와 발전 과정을 천착한 연구가 나왔다.[15] 이 연구는 최초의 의료선교사가 내한한 1884년부터 해방 직전까지의 시기를 다섯 시기로 나누고, 각 시기별로 펼쳐진 선교의학의 내용을 교파를 중심으로 살펴보았다. 특히 이 연구는 각 시기의 발전상을 기독교 의료선교에 대한 사상의 심화 과정으로 파악하고 있는데, 저자에 따르면 그 과정은 영육의 분리라는 세속적이고 도구적인 치료관을 벗어나 전인적인 치료체계라는 새로운 개념을 형성시켜 나가는 과정이었다.

식민지시기 한의학의 변화에 대한 관심도 높아 1930년대 이루어진 동서의학논쟁을 분석대상으로 삼은 연구들이 이루어졌다. 이 연구들은 양 의학의 대립을 헤게모니의 장악 측면에서 설명하거나,[16] 논쟁의 대표적 참가자의 의학사상을 분석함으로써[17] 일제의 제도적인 서양의학 일원화 시도에도 불구하고 문화적인 헤게모니 면에서는 여전히 한의학이 서양의학에 설득당하지 않았다는 결론을 제시하거나, 한의학이 식민지체제 속에서 소외되고 있었던 민중을 의술의 대상 및 주체로 정립시키려는 새로운 지향을 보였다는 점을 지적하였다.

그러나 이러한 연구들이 성과와 함께 일정한 한계를 가지고 있는 것도 사실이다. 우선 지적할 수 있는 것은 의학을 하나의 체계로서 이해하는 시각이 부족하다는 점이다. 각 연구대상에 대한 구체적인 설명에도 불구하고 그 대상이 하나의 의학체계 속에서 어떤 의미를 가지는지에 대한 분석이 부족한 것이다. 이러한 경향은 특히 식민지 의학체계를 분석하는 데 있어 주의해야 할 대상이다. 식민지시기와 관련해서 의학체계를 형성

15) 이만열, 『한국기독교의료사』, 아카넷, 2003.
16) 정근식, 「일제하 서양 의료 체계의 헤게모니 형성과 동서 의학 논쟁」, 『한국사회 사학회논문집』 제50집, 문학과지성사, 1996.
17) 愼蒼健, 「覇道に抗する王道としての醫學」, 『思想』 905, 1999.

하는 각 분야에 대한 분절적인 연구가 진행될 경우 그 분야가 가지는 근대성에만 착목하게 될 개연성이 존재하기 때문이다. 의학의 각 분야가 독립적으로 존재하는 것이 아니라 서로 연관을 가지면서 하나의 체계를 형성한다고 할 때 그 체계가 가지는 총체적 성격을 고려하는 가운데 그 연구대상이 각 시기에서 가지는 역사적 의미를 분석할 필요가 있다.

다른 하나는 각 연구대상이 가지는 의미와 성격을 역사적인 발전과정 속에서 고찰하는 노력이 부족하다는 점이다. 즉, 역사적 분석에 대한 필요성이다. 그 필요성은 식민지시기 연구에서 더욱 요청되는데, 통제와 감시라는 식민지 일반의 보편적 특성에 대한 관심 못지 않게 조선이라는 구체적 공간 속에서 이루어지는 구체적 특성을 밝히기 위해서는 역사적 연원에 대한 접근이 필요하다. 그것은 다른 식민지와 구별되는 조선적 특성을 도출하려는 노력이며, 그 도출을 위해서는 지배 주체인 일제와 객체인 조선의 역사적 특성이 동시에 고려되어야 한다. 그리고 그 특성에 대한 구체적인 분석은 세계적인 제국주의사 연구에 한국사가 기여할 수 있는 부분이기도 하다.

이러한 문제의식 하에 이 연구가 주목하여 밝히고자 하는 점은 크게 두 가지이다.

첫째로 각 시기별로 형성된 의학체계의 성격을 밝히고자 한다. 서양의학 수용과정에서 조선정부가 취한 정책은 단순한 기술의 수용에서 점차 교육, 의료, 제도가 구조적으로 결합된 하나의 의학체계를 형성하는 방향으로 나아갔다. 그리고 그 의학체계는 한의학을 포괄하는 의학론의 성숙과정과 연동하여 형성되고 있었다. 따라서 의학이론의 성립, 교육기관과 진료기관의 설립, 그리고 법률제도의 정비를 중심으로 표출된 조선정부의 노력을 각 분야 그 자체의 의미뿐만 아니라 전체적인 의학체계 형성이라는 거시적인 시각에서 분석할 필요가 있다. 식민지시기 역시 마찬가지이다. 의학을 통한 식민지배는 위생경찰을 통한 통제와 감시로만 일관된 것은 아니었다. 관립병원에서는 시료를 통한 회유가 동시에 진행되고 있었다. 의학이 가지는 이러한 이중적 측면들을 통일적 관점에서 이해하기 위해서는, 그리고 그 시기 의학이 지녔던 성격을 밝히기 위해서는 의학체계를 구성하는 각 분야를 전체적으로 조망하는 구조적 분석이 필요하다.

다음으로 각 시기별로 형성·발전한 의학체계를 독립적으로 고찰하는 것이 아니라 단절과 계승의 공존이라는 역사적 시각에서 분석하고자 한다. 그것은 독립적인 근대국가 건설이 모색되는 과정에서 형성된 의학체계의 의미, 그리고 식민지적 변형에 대한 고찰이다. 한국근대사의 전개 속에서 의학 역시 근대국가 건설을 위한 하나의 도구로 인정되었다. 따라서 의학이 담당한 근대적 개혁작업의 내용과 의미에 대한 분석과 함께 그 내용이 보호국화, 식민지화 과정 속에서 어떤 변형을 겪는지 고찰할 필요가 있는 것이다. 특히 식민지 의학체계는 일본에서 정착된 의학체계의 내용을 수입하는 방식으로 수립되었다는 점에서 조선의 내재적 발전을 왜곡하면서도 여러 제도적 측면에서는 근대적인 외양을 지니고 있었다. 따라서 한말·일제 초 의학체계에 대한 연구는 양 시기 의학체계의 내용 정리에 기초하여 식민지시기 의학체계가 가지는 구조적 특성과 전망에 대한 분석으로 나아가야 한다.

이 연구에서는 위와 같은 문제의식 하에 다음과 같은 내용을 서술하고자 한다.

2장에서는 개항 이후 서양의학이 수용되면서 조선에서 이루어진 의학적 변화들을 갑오개혁까지 서술하는 가운데 조선정부가 보인 근대적 의학체계 형성을 위한 노력에 특히 중점을 두어 살펴보고자 한다. 1절에서는 개항 이후 서양의학 수용론이 제기된 사회적 배경과 위생론으로 집약되는 의학론의 내용, 그리고 수용의 구체적 성과물인 제중원의 설립배경과 성과를 살펴봄으로써 동도서기적 의료정책의 의미와 결과를 알아보고자 한다. 2절에서는 갑오개혁 이전 위생론의 전개과정과 그 결과물인 위생국의 설치, 그리고 방역과정을 통해 정비된 법과 제도를 살펴봄으로써 갑오개혁과정에서 형성되기 시작한 의학체계의 내용을 밝히고자 한다. 그리고 각 절의 마지막 소절에서는 이 시기 이루어진 일본의학의 조선 침투과정을 서술하고자 한다. 즉, 일본이 서양의학 전일화를 추진하는 배경과 그 속에서 육성된 군의들이 각 개항장을 중심으로 설립된 일본 관립병원에서 활동하는 양상과 목적을 살펴보고, 그 목적이 일본의 조선 침략과 어떤 연관관계를 가지는지 분석하고자 한다.

3장에서는 대한제국기에 나타난 근대적 의학체계 형성을 위한 노력을 살펴보고, 통감부 설치를 전후하여 그 노력이 어떻게 좌절되고 어떻게 변형되는지 알아보고자 한다. 1절에서는 대한제국시기에 전개된 의학론의 내용을 분석함으로써 조선정부가 수립하고자 했던 의학체계의 성격이 서양의학과 한의학이 병존하는 것이었음을 밝히고자 한다. 그리고 사립기관으로 전환한 제중원의학교의 발전과정과 함께 동서병존의 의학론이 의학교와 의료인 규정에 어떻게 반영되었는지 살펴보고자 한다. 2절에서는 통감부시기 조선에 본격적으로 진출한 동인회의 이념·활동을 분석하여 통감부시기 형성되는 의학체계의 내용을 알아보고자 한다. 3절에서는 통감부시기에 정비된 의료기관, 방역활동 그리고 청결사업의 내용을 분석하여 일제가 조선에 구축하고자 했던 식민지 의학체계의 원형을 밝혀내고자 한다. 나아가 통감부시기에 설립되는 대한의원의 성격에서 단적으로 드러나듯이 향후 식민지 통치를 위한 의학체계가 이 시기에 성립되었음을 드러내고자 한다.

4장에서는 1910년대 병원, 교육기관, 법령, 행정기구의 성립과 정착과정을 살펴봄으로써 식민지 의학체계가 어떤 내용을 가지는지 밝히고자 한다. 그리고 그 내용분석을 통해 조선지배를 영구화하기 위해 기능한 식민지 의학체계의 구조를 드러내고자 한다. 1절에서는 시혜와 통제로 상징되는 식민지 의학의 성격과 그 과정에서 서양의학이 활용되는 배경을 살펴보고, 중앙과 지방에 설립된 의료기관의 활동을 분석하여 식민지배와 의료기관 사이의 상관관계를 밝히고자 한다. 2절에서는 관립 의학교육기관의 설립과정과 사립 의학교육기관의 발전과정, 그리고 이들의 교육목표를 살펴봄으로써 식민지 의학교육의 내용과 지향을 알아보고자 한다. 3절에서는 총독부시기 반포된 의료인 관련 법규를 통해 총독부가 식민지 의학체계를 어떤 방식으로 운영하려 하였는지 살펴보고자 한다. 4절에서는 총독부시기 의학체계 운영의 실무역할을 담당했던 위생경찰의 제도적 성립과정과 활동양상을 살펴봄으로써 식민지 의학체계의 구체적인 실상을 드러내고자 한다.

본문 서술에 앞서 이 책에서 사용하는 '근대의학'이라는 용어에 대해 설명을 해두고자 한다. 의학에서 근대성을 정의한다고 할 때 크게 두 가지 요소, 즉 의학이론과 제도에 주목하였다. 여기서 의학이론이란 구체적으로 해부학, 제도란 의료인 관련 규칙이다. 서양 중세의학을 지배했던 갈렌(Galen)의 의학이 베살리우스(Andreas Vesalius)가 주도한 해부학 연구에 의해 붕괴되기 시작했다고 할 때 해부학은 의학의 근대성을 가름하는 주요한 기준으로 이용될 수 있다. 일반적으로 근대 서양의학은 18세기 후반 파리 임상학파에 의해 배태되었다고 말해진다.[18] 하지만 임상학파의 태동 역시 해부학을 포함한 르네상스시기 의학에서 출발하였다고 할 때 해부학은 근대성을 가름하는 주요 요소 중 하나가 될 수 있을 것이다.

근대를 구성하는 또 다른 요소로 국가의 인구관리를 들 수 있다.[19] 그 관리에서 필수적인 수단은 의료인이었다. 당시 조선의 여론은 "인민의 슈요장단이 미상불 의슐과 약졔ㅅ의 슈단"에 있다고 파악하였다.[20] 즉, 국가 구성원의 생명과 건강이 의사와 약제사로 대표되는 의료인과 직접적인 연관관계에 놓여 있다는 것이었다. 따라서 의료인에 대한 통제와 관리를 의미하는 관련 규칙의 존재 유무는 근대성을 가름하는 다른 기준이

---

18) 이종찬, 「근대 서양의학의 역사적 성격과 구조」, 『서양의학의 두 얼굴』, 한울, 1992, 255쪽.
19) 신동원, 『한국근대보건의료사』, 한울, 1997, 11~15쪽.
20) 『뎨국신문』, 1900. 2. 9.

될 수 있다. 따라서 이 책에서는 의학이론 측면에서는 해부학이 수용되고, 제도적 측면에서는 의료인 관련 규칙이 시행되었을 경우 근대의학 혹은 서술의 편의에 따라 근대적 의학체계가 성립되었다고 간주한다.

이 연구가 포괄하는 시기는 대체로 1910년대를 하한선으로 한다. 의학과 관련된 제반 내용을 규정한 법률제도가 대부분 이 시기에 반포되었기 때문이다. 1920년대에 접어들면서 식민지 의학체계를 형성했던 각 분야에서 변화의 모습이 보이기는 하지만 그 변화는 1910년대 정립된 법률제도의 구조를 변동시키지는 못했다. 그러나 그 변화의 의미 역시 식민지 의학체계의 성격을 드러내준다는 점에서 논지와 연관되는 범위 내에서 서술하였다.

Ⅱ. 개항 후 서양의학의 수용과 위생행정의 출발

1. 동도서기적 근대화 정책과 서양식 병원 설립

1) 위생 개념의 도입과 부국강병의 제기

조선 후기 이래 농촌사회에서 나타난 제반 사회경제적 변화는 봉건 조선사회가 해체되어 나가는 본격적인 표징이었으며, 이러한 변화과정에서 동요하는 봉건사회의 향방을 둘러싸고 다양한 개혁론들이 제기되었다. 신분제도와 토지제도 개혁을 둘러싸고 진행된 봉건사회 개혁논의는 대체로 부세제도의 정비를 통해 체제 동요를 미봉하려는 위로부터의 개혁론과 지주전호제의 혁파를 주장하는 아래로부터의 개혁론으로 나뉘어 진행되었다.1) 그러나 19세기 세도정권이 지속되면서 사회 각층에서 제기된 제반 개혁론들은 구체적인 정책으로 실현되지 못했고, 그 결과 각 지방에서는 사회의 기반이라고 할 수 있는 농민들의 항쟁이 빈발하였다.2) 여기에 제국주의적 팽창을 시도하던 서구 열강들의 관심이 동아시아로 이동하면서 조선은 더 이상 중화적 세계질서 속에 안존할 수 없는 세계사적 조건에

---

1) 金容燮, 「近代化過程에서의 農業改革의 두 方向」, 『韓國近現代農業史硏究』, 一潮閣, 1992.
2) 망원한국사연구실, 『1862년 농민항쟁』, 동녘, 1988.

놓이게 되었다.

　서구 열강의 통상요구가 지속되는 가운데 조선정부 내에서도 개국통상
론을 주장하는 정치세력이 등장하였지만 대세를 이루지는 못했고, 1868
년 메이지 유신을 통해 급속한 근대화를 추진하고 있었던 일본에 의해
조선은 강제적인 문호개방을 당하게 되었다. 조선정부는 일본과의 국교
수립을 종래 교린관계의 회복이라고 생각하였지만, 그것은 만국공법적
국제질서로의 편입을 의미하였다. 새롭게 편입된 국제질서 속에서 조선은
만국공법이 표방하는 동등한 국제적 지위를 가질 수 있었지만, 실제적으
로는 강대국이 약소국을 병탄하는 식민지 쟁탈전이 전개되는 가운데 생존
을 위한 모색을 도모하지 않으면 안 되었다.[3]

　조선의 지배층이 자신이 편입되게 된 새로운 국제질서에 대해 본격적인
이해를 가질 수 있게 된 계기는 1880년 수신사(修信使) 파견이었다. 수신
사의 일본 방문을 통해 조선의 지배층은 일본의 근대적 성과들을 목격하
는 한편 새롭게 편입된 만국공법적 세계질서에 대한 이해를 높이게 되었
다. 수신사였던 김홍집(金弘集)이 가져온 『조선책략(朝鮮策略)』은 조선
의 향후 외교노선과 관련하여 러시아를 가상 적으로 간주하면서 종래
중화적 세계질서 속에서 짐승으로 간주되었던 서양과의 교류를 권유하였
다.[4] 새롭게 편입된 국제질서에 대한 이해가 높아지면서 조선사회 내부에
서는 조선의 향방을 둘러싸고 정치세력의 다양한 분화가 시작되었다.[5]

　이 과정에서 조선정부가 선택한 최초의 정책 방향은 동도서기적(東道
西器的) 사고에 입각한 부국강병론(富國强兵論)이었다. 기존 중화적 세
계질서 속에서 조선의 기본적인 사회 운영원리로 작용했던 사상, 도덕,

---

　3) 金度亨, 「開港 이후 世界觀의 변화와 民族問題」, 『한국독립운동사연구』 15,
　　　2000, 4쪽.
　4) 黃遵憲(趙一文 譯註), 『朝鮮策略』, 建國大學校出版部, 1977, 9~11쪽.
　5) 정창렬, 「근대국민국가 인식과 내셔널리즘의 성립과정」, 『한국사』 11, 한길사,
　　　1994.

법 등은 그대로 유지한 채 서양문명 중에서 기술에 해당하는 것들을 수용
하자는 주장이었다. 시대가 변해도 바뀌지 않는 도(道)가 있는 반면에
시대의 변화와 백성의 요구에 따라 변화될 수 있는 기(器)가 있다는 논리
아래 이용후생(利用厚生)을 위해 서양의 기술을 수용해도 무방하다는
것이었다.6)

조선정부가 동도서기적 입장에서 근대적 서양기술의 수용을 모색하게
된 계기는 일본에 의해 이루어진 강제적인 개항이었다. 조선정부는 1876
년 일본과 강제적인 국교협상을 체결할 수밖에 없었던 이유를 일본의
우월한 무력에서 찾았고, 그 무력은 서기 수용의 결과라고 이해했다.7)
당시 조선정부에서 판단하기에 무력을 통한 경쟁이 치열하게 전개되는
세계질서 속에서 조선과 다른 열강 사이의 "강약의 형세는 이미 현격한
차"가 벌어져 있었다.8) 이렇게 힘의 우열이 분명한 상황에서 서양의 기술
을 수용하지 않는다면 그것은 외세의 침입을 그대로 방조하는 결과를
가져올 것이라는 염려를 낳았다. 동도서기론은 기존의 성리학적 세계관
아래서 서양기술의 수용이라는 목적을 이루기 위해서 도입된 논리였다.

1880년대 서기로 통칭되었던 기술들은 대체로 공업, 상업, 농업과 같은
경제적・군사적 생산력을 높일 수 있는 서양의 기술이었다.9) 종래 이용후
생 차원에서 운위되었던 기술들의 수용이 제기되었던 것이다. 그리고
서양에서 발달된 의학은 위에서 열거한 서양기술과 함께 국가 생산력
발전과 군비 강화를 도모하는, 즉 부국과 강병을 이룩하는 데 있어 중요한
수단으로 인식되었다.

이미 이익(李瀷)이 「서국의(西國醫)」라는 글에서 생리학의 자세함을

6) 權五榮, 「東道西器論의 構造와 그 展開」, 『韓國史市民講座』 7, 一潮閣, 1990.
7) 朱鎭五, 『19세기 후반 開化 改革論의 構造와 展開』, 延世大 史學科 博士論文, 1995, 22쪽.
8) 『高宗實錄』 高宗 19年 8月 5日.
9) 李光麟, 「開化思想硏究」, 『全訂版 韓國開化史硏究』, 一潮閣, 1999, 51~61쪽.

소개하고 있는 점에서 알 수 있듯이 서양의학은 실학자들에 의해 우수성을 인정받고 있었고, 서양의학의 대표적 성과물 중 하나였던 종두법은 19세기 중반 평안도, 황해도 등 일부 지역에서 시술되고 있었다.10) 그러나 적어도 개항 이전까지 서양의학에 대한 관심은 종두법을 제외하고는 학문적인 측면으로 국한되어 있었고, 본격적인 수용을 위한 노력이나 모습은 나타나지 않았다.

서양의학에 대한 관심은 1876년 개항을 계기로 본격화되었다. 개항 이후 수신사나 사절단에 소속된 사람들이 일본에서 발전한 서양의학이나 위생제도를 견학하고 소감을 기록함으로써 서양의학의 내용이 조선에 전달되었던 것이다. 그러나 조선정부는 서양의학에 대해 즉각적인 반응을 보이지 않았다. 수신사 일행으로부터 전달받은 종두 관련 서적을 통해 지석영(池錫永) 같은 개인이 우두법 등 서양의학의 성과물을 도입하려는 노력을 보였지만 적어도 1880년 이전까지는 정부 차원에서 서양의학을 구체적으로 수용하려는 모습은 나타나지 않았다.11)

정부 차원에서 서양의학 도입이 본격적으로 논의되기 시작한 시기는 1880년대 초반 개화상소가 정부에 제출되면서부터였다. 고종은 임오군란으로 표출된 척사위정론자들의 반발을 제어하고 적극적인 개혁을 모색하고자 교서를 통해 사회개혁안의 제출을 요구하였다. 1882년 음력 7월부터 12월까지 고종의 교서에 부응하여 100여 명에 이르는 인사들이 상소문을 제출하였는데 그 중 1/6에 해당하는 17명이 동도서기론에 입각한 개혁안을 제시하였다.12) 그리고 서양의학은 부국강병을 위해 제반 서양기술의 채택을 주장하는 개화상소에서 주요한 수용대상으로 지목받았다. 그들이 보기에 서양에서 발달된 의학은 기독교와 같은 사교(邪敎)가 아니라 농업

---

10) 金斗鍾, 『韓國醫學史 全』, 探究堂, 1966, 360~369쪽.
11) 이 시기 조선에서 나타난 서양의학에 대한 관심에 대해서는 신동원, 『한국근대보건의료사』, 한울, 1997, 55~57쪽 참조.
12) 李光麟, 「開化思想研究」, 『全訂版 韓國開化史研究』, 一潮閣, 1999, 51~54쪽.

이나 군사, 광산 등에서 사용되는 기술이었다. 의약은 묘방신술(妙方神術)로서 부강을 도모함에 반드시 유익하며, 민산(民産)에 도움이 되므로 가르쳐야 한다는 주장이었다.13) 서양의학은 당시 조선의 국가적 과제였던 부강을 위한 주요한 수단으로 기능할 수 있다는 것이었다.

개화상소에서는 부강이라는 포괄적인 차원에서 서양의학의 채용이 주장되었는데 부강이라는 과제는 국가를 구성하는 각 개인의 건강을 확보함으로써 달성될 수 있었고, 이 과정에서 개인의 건강 확보를 위한 구체적인 방안으로 위생이라는 개념이 주목받기 시작하였다.14) 그동안 한의학에서 크게 부각되지 않았던 개념인 위생이 소독이나 청결 등을 통해 질병의 발생을 예방한다는 의미로 도입되기 시작하였던 것이다.15) 즉, 국가의 적극적인 부국강병책을 도모하던 조선의 지배층 사이에서 위생의 개념은 부국강병을 실현할 수 있는 유력한 수단으로 대두하기 시작했다.

본래 위생이란 일본에서 새롭게 의미부여된 단어였다. 메이지 유신 이후 서양문명의 수용을 추진하기 위해 서양으로 파견된 이와쿠라 사절단의 일원이었던 나가요 센사이(長與專齋)는 서양에서 사용되는 세니테이션(sanitation)이나 헬스(health) 같은 용어가 단순히 건강보호의 측면에만 한정되어 사용되지 않는다는 사실과 함께 사무범위가 인간 생활의 거의 모든 분야를 포괄하는 행정기구가 서양에 있음을 발견하였다. 그에 따르면 그 기구는 "세상의 위해를 제거하고 국가의 복지를 완전히 하는 기구로서 유행병·전염병 예방은 물론, 빈민구제, 토지청결, 상하수도

---

13) 朴淇鍾의 上訴,『承政院日記』高宗 19年 9月 5日. 卞鋈의 上訴,『承政院日記』高宗 19年 10月 7日.
14) 「萬國衛生會」,『漢城旬報』1884. 5. 5.
15) 한의학에서도 위생이라는 용어는 양생과 병용되어 사용되었다. 그러나 일본에서는 위생이 양생과 달리 신체 바깥의 해로움으로부터 신체 안쪽을 지키는 개념으로 사용된 경우도 있었다. 따라서 이런 개념의 연장선상에서 위생이 콜레라로부터 인간의 생명을 지킨다는 의미로 메이지 시기 일본에서 채택되었을 것으로 추정된다. 瀧澤利行,『養生の樂しみ』, 東京 : 大修館書店, 2001, 179~180쪽.

설치·배수, 시가 가옥 건축방식부터, 약품·염료·음식물의 단속에 이르기까지, 대체로 인간 생활에 관계된 것은 모두 망라"하고 있었다. 이렇게 포괄적인 업무 영역을 가지는 서양식 개념을 번역하는 데 있어 나가요 센사이가 판단하기에 의무(醫務), 건강, 혹은 보건 같은 직설적인 단어는 적합하지 않았다. 그 결과 『장자(莊子)』「경상초편(庚桑楚篇)」에 있는 위생이라는 단어를 그 자체로 고아(高雅)하고 발음도 나쁘지 않다는 이유로 채택하였다.[16] 즉, 위생이라는 용어에는 근대 서양국가가 성립되면서 새롭게 부각되기 시작한 국민의 건강보호를 위한 국가의 적극적인 개입이라는 측면이 강하게 내재되어 있었다. 국가가 국민의 건강을 보호하기 위해 국민의 생활 전반에 걸쳐 적극적인 개입을 시행한다는 의미였다.[17]

조선에서도 위생이란 "이미 발생한 병을 치료"하는 의료와 대비되는 개념으로, "모든 병이 발생하기 전에 예방"한다는 개념으로 이해되었으며, 위생사업은 "백성을 오래 살게 하는 훌륭한 방법이며 국가를 튼튼하게 하는 참된 법"으로 칭송받았다.[18] 국가의 부강은 국가의 구성원인 개인의 건강을 통해 이루어지며, 위생은 질병의 발생을 예방한다는 점에서 개인의 건강을 유지해주는 개념으로 이해되었던 것이다.

국가의 부강을 위한 유력한 방안으로 위생의 문제에 특별히 주목한 정치세력은 개화파였다. 그들은 위생의 문제를 근대적 개혁을 실현하는데 있어 중요한 하나의 단계로 주목하였다. 김옥균(金玉均), 박영효(朴泳孝) 등은 근대적 개혁을 위한 "절실하고도 중요한 정치와 기술"로 농상(農桑), 도로, 위생들을 나열하면서 그 중에서도 가장 선차적으로 시행되어야할 과제로 위생을 지목하였다.[19] "각국의 가장 요긴한 정책을 구한다면 첫째는 위생이요, 둘째는 농상이요, 셋째는 도로"라는 것이었다. 위생이

---

16) 『松本順自傳·長與專齋自傳』, 東京 : 平凡社, 1980, 133~134쪽, 139쪽.
17) 笠原英彦, 『日本の醫療行政』, 慶應義塾大學出版會, 1999, 32~33쪽.
18) 「萬國衛生會」, 『漢城旬報』 1884. 5. 5.
19) 「治道略論」, 『漢城旬報』 1884. 7. 3.

가장 중요한 이유는 무엇보다도 "백성의 생명에 관계된 일이기 때문"이었다. 개화파에게 위생은 새롭게 건설될 국가의 구성원을 보호·육성한다는 점에서 가장 주요한 관심의 대상이 되었던 것이다.

개화파들이 국민의 생명 보호에 관심을 가지게 된 배경에는 인구의 다소로 문명화 여부를 가늠하는 그들의 문명관이 있었다. 그들은 문명과 야만을 구분하는 기준의 하나로 인구의 규모를 거론하였다. 위생을 통해 인구가 번식하면 그것이 곧 문명국이요, 위생의 실패로 인해 생명이 단축되고 인구가 감소하면 그것이 곧 야만국이라는 주장이었다.[20] 그들이 어린이의 양육을 인간생활의 가장 중요한 근본이라고 강조하면서 양육의 실패를 곧 국가의 쇠미로 연결시켜 파악한 것 역시 인구의 다소로 문명화의 여부를 판단하는 그들의 문명관에 기인한 것이었다.[21]

따라서 국가 부강의 원천이라고 할 수 있는 인구가 비위생적인 환경에서 발생한 전염병으로 사망하는 것은 개화파에게 있어 큰 문제였다. 특히 장기설(瘴氣說)은 개화파들이 위생론을 정립시켜 나가는 데 큰 영향을 준 병리관이었다. 장기설이란 대기 중에 존재하는 독소, 즉 장기(miasma)에 의해 전염병이 발생한다는 이론으로 세균설이 확립되기 이전 위생개혁운동의 이론적 기반이 되었던 질병관이었다.[22] 개화파들은 이 이론을 수용하면서 자신의 위생개혁론을 전개시켜 나갔다.

> 수십 년 이래로 괴질과 여역(癘疫)이 여름과 가을 사이에 성행해서 한 사람이 병에 걸리면 그 병이 전염되어 백 명, 천 명에 이르고 죽는 자가 계속해서 생기며, 죽는 자의 대다수는 일을 한창 할 장정들이었다. 이것은 비단 거처가 깨끗하지 못하고 음식물에 절제가 없기 때문만이

---

20) 朴泳孝, 「朴泳孝建白書」, 『日本外交文書』 21, 日本國際連合協會, 1949, 302쪽. 그들은 일본이 수십 년 동안 위생법을 시행함으로써 인구가 번성하였고, 그에 따라 융성하게 되었다고 판단하고 있었다.
21) 兪吉濬, 『西遊見聞』, 交詢社, 1895, 314~315쪽.
22) 아커크네히트, 『세계 의학의 역사』, 민영사, 1993, 295~297쪽.

아니라 더러운 물건이 거리에 쌓여 있어 그 독한 기운이 사람의 몸에
침입하는 까닭이다.[23]

거처가 불결하고 음식에 절제가 없으며, 더러운 물건이 거리에 쌓여서
독한 기운이 만연한 상황은 전염병이 발생하기 좋은 조건이었고, 일단
전염병이 발병하면 국가의 주요 구성원인 장정들이 사망한다는 것이었다.
한 사회를 구성하는 기반이라고 할 수 있는 개인, 그 중에서도 경제적·군
사적 책무를 담당해야 할 성인들의 사망은 국가의 부강을 도모하기 위해
우선적으로 해결해야 할 문제였다. 이제 개화파들은 각 개인을 독립적인
개인이 아니라 국가 구성원으로서 의미를 지니는 존재로 파악하기 시작하
였고, 각 개인의 건강을 보호하기 위해 국가가 적극적으로 각종 조치를
취하는 일은 당연한 국가의 의무라고 생각하였다. 그리고 이러한 문제의
식은 위생이라는 구체적인 개념으로 집약되어 나가고 있었다.

불결한 환경을 개선하기 위해 그들이 구체적으로 제시한 방법은 길을
닦는 일, 즉 치도(治道)였다. 치도란 여러 가지 효과를 염두에 둔 사업이었
다.

우리나라에서 오늘날 급히 해야 할 일 중 농업을 일으키는 일보다
더한 것이 없고, 농업을 일으키는 요점은 실로 전답에 거름을 많이 주는
데 있다. 전답에 거름을 부지런히 주면 더러운 것을 없앨 수 있고, 더러운
것을 없애면 전염병도 없앨 수 있다. 가령 농사짓는 일이 제대로 되었다
고 할지라도 운반이 불편하다면 양식이 남는 곳의 곡식을 양식이 모자라
는 곳으로 옮길 수 없다. 이것이 치도하는 요체이다. 길이 이미 잘 닦여져
거마가 편하게 다닐 수 있게 되면 열 사람이 할 일을 한 사람이 할 수
있을 것이고, 나머지 아홉 사람의 힘을 기예를 다루는 데 돌린다면 옛날
에 놀고 먹기만 하던 무리들이 항상적인 업무를 얻게 될 것이다. 국가를

23) 『治道規則』(서울대 奎章閣 소장번호 15255). 이하에서는 서울대 규장각 소장문
서를 소개할 때 '奎'만으로 표시하고자 한다.

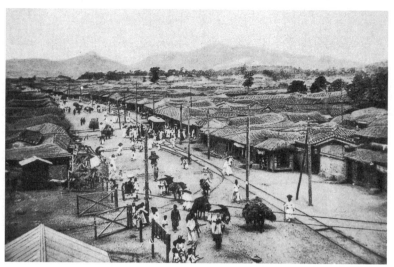

치도를 통해 깨끗해진 종로

편하게 하고 백성을 이롭게 하는 것이 이보다 나은 것이 있겠는가.24)

　도로 주변의 청소와 그 과정에서 나오는 분뇨를 비료로 사용함으로써 위생과 농업생산력 향상을 도모하고, 도로의 정비를 통해 교통의 원활함을 도모함으로써 상업의 발전을 지향하고, 아울러 그동안 운수에 종사하던 인력의 다수를 다른 수공업분야에서 활동할 수 있게 함으로써 경제활동인구를 증대시킬 수 있다는 내용이었다. 개화파들은 개인의 건강을 해치는 분뇨의 처리를 단지 전염병 예방을 위한 청결한 환경의 조성이라는 차원에서 나아가 부국을 위한 하나의 방법론으로 이해하고 있었다. 그들에게 위생개혁론이란 비료의 증산과 수송의 편리를 통해 농업생산력의 발전을 도모한다는 점에서 궁극적으로 부국을 위한 구체적인 실현방안이었다. 따라서 개화파들은 치도를 가리켜 "우리나라를 부강하게 하는

---

24) 위와 같음.

책략이 실로 여기에서 시작된다"고 하며 적극적인 평가를 내렸다.[25]

부국을 위한 위생을 강화하는 데 있어 중요한 것은 위생활동의 지속적인 유지였고, 국가는 개인의 질병 감염이 개인 차원에 머무는 것이 아니라 다른 사람, 나아가 전체 사회로 전파될 수 있다는 점에서 각 개인의 생활에 적극적으로 개입할 명분을 획득할 수 있었다. 이 때 구체적으로 각 개인의 생활에 개입할 수 있는 국가기구로 상정된 것이 경찰이었다.

위생을 담당하기 위한 경찰의 역할은 서양에서 중상주의가 국가이념으로 중시되는 시기부터 주목받기 시작했다. 당시 절대군주들은 국가의 부를 증대시키기 위한 전제로 많은 수의 인구가 필요하다고 생각하였고, 인구의 증가를 위한 제반 사회적 대책을 수립하였다.[26] 국왕으로 대표되는 국가는 무엇이 민중들에게 가장 적절한지를 알고, 법률과 행정조치를 동원하여 민중들이 무엇을 해야 하고, 하지 않아야 하는지에 대해 명령을 내렸다.[27] 그리고 경찰의 역할은 단지 사회질서를 유지한다는 좁은 의미가 아니라 국민의 건강을 유지하여 국가의 부를 증진시킨다는 적극적인 의미로 해석되었고, 18세기 후반에 들어오면서 의사경찰(醫事警察), 혹은 위생경찰(衛生警察)의 개념이 새롭게 정립되기 시작했다.[28]

개화파들이 치도를 주장하면서 경찰제도가 병행되어 실시되지 않으면 안 된다고 강조한 이유도[29] 각 개인의 활동을 통제함으로써 그 개인을 부국강병을 위해 활동하는 인력으로 육성하자는 의도에 있었다. 치도활동

---

25) 위와 같음.
26) 독일의 경우 인구를 증가시키기 위해 이민을 장려하는가 하면, 외국의 노동자를 수입하는 조치를 취하기도 하였다. H. 지거리스트 지음, 이종찬 옮김, 『다섯가지 기념비적 사건으로 본 서양보건의학사』, 한울, 1997, 102쪽.
27) George Rosen, *A HISTORY of PUBLIC HEALTH*, Baltimore and London : The Johns Hopkins University Press, 1993, 94쪽.
28) 이종찬, 「근대 서양의학의 역사적 성격과 구조」, 『서양의학의 두 얼굴』, 한울, 1992, 48~51쪽.
29) 『治道規則』 (奎 15255)

을 전개함에 있어 그 활동을 총할(總轄)하고 독찰(督察)할 기구가 필요했고, 그 역할을 경찰이 담당하도록 하였던 것이다. 박영효가 한성부윤으로 재직할 당시 고종의 내락을 받아 순경부의 창설을 시도한 점이나,[30] 갑신정변으로 수립된 새로운 정부의 정책을 발표하는 과정에서 "급히 순사를 두어 절도를 방비할 것"[31]을 명시한 점에서 알 수 있듯이 개화파들은 근대국가 수립에 있어 경찰이 중요한 역할을 담당할 것임을 인식하고 있었다. 그리고 이때 개화파들이 단지 치안 유지가 아니라 기강을 세우고 풍속을 올바르게 하기 위해 경찰의 설치를 주장했듯이[32] 치도사업과 관련하여 제기된 경찰제도의 수립 역시 각 개인을 규율하여 부강한 국가를 건설하는 데 동원할 수 있도록 하자는 데 목적을 두고 있었다.

　서양의학의 효용성이 단지 부국을 위한 생산력의 향상 차원에서만 논의된 것은 아니었다. 강제적인 개항을 통해 군사적 열세를 절감하고 있던 조선사회에서 서양의학이 가지는 무엇보다도 큰 매력은 전쟁에서 부상당한 부상병을 신속하고 효과적으로 치료할 수 있다는 데 있었다. 전쟁이 발생하면 부상병이 생기기 마련이고, 자칫 이들에 대한 치료를 소홀히 할 경우 군인들은 모두 도망갈 궁리만 하여 전투에서 승리하지 못하는 것은 당연한 이치였다. 이런 전투 상황에서 "의학이란 비록 소도(小道)이지만 관계하는 바는 실로 크다"고 할 수 있었으며, 서양의학은 종래의 한의학보다 그 치료효과가 더욱 크다고 판단되었다. "탄환을 찍어내고 혈관을 막아서 피를 멎게 하여 모든 상처 등의 증세를 치료하는 데에 있어서는 아마도 서의(西醫)들의 간편하고 신속하게 하며 정밀하고 타당하게 하여 효력을 빠르게 하는 것에 비하지 못할 것"이기 때문이었다.[33] 군사력을 유지하고 강화하는 데 있어 서양의학은 한의학보다 우월한 존재

---

30) 李光麟, 「開化黨의 形成」, 『開化黨研究』, 一潮閣, 1973, 41쪽.
31) 金玉均(趙一文 譯註), 『甲申日錄』, 建國大學校出版部, 1977, 99쪽.
32) 李光麟, 「開化黨의 形成」, 『開化黨研究』, 一潮閣, 1973, 42쪽.
33) 「各海口宜設西醫學堂論」, 『漢城旬報』 1884. 3. 27.

로 인정받게 되었던 것이다.

종래 종기 치료 정도에 머물렀던 한의학의 외과 시술수준과 비교하여 해부학, 생리학, 병리학의 발전에 토대를 둔 서양의학의 외과학은 전염병 예방강병이라는 목표를 추진함에 있어 충분히 매력적인 수용대상이었다. 군사력의 향상을 무엇보다 중요하게 생각하던 당시 상황에서 정밀한 서양 의학을 전공한 의사들의 존재로 인해 부상에 대한 공포감이 사라진 군사 들은 전투에 임해서도 "용기백배할 수 있어 백전백승을 할 수 있을 것"이 기대되었다.[34] 서양의학은 강력한 군대의 양성이라는 목표를 달성하는 데 중요한 수단으로 간주되었던 것이다.[35]

1880년대 서양의학 수용론은 개화파의 치로약론(治道略論)에서 보이 듯이 서양의학의 수용이라는 원론적인 수준에서 나아가 제도적인 개혁을 도모하는 구체적인 위생개혁안으로 발전하고 있었다. 서양의학은 경제적 생산력의 발전과 일정한 군사력의 유지를 가능하게 함으로써 부국강병을 이루는 주요한 수단으로 주목받았고, 구체적인 제도적 개혁을 위한 주요 계기로 기능하기 시작한 것이었다. 즉, 개화파들은 서양의학의 수용 문제 를 새로운 국가를 건설하기 위해 필요한 제도적 개혁의 문제로 파악하고 있었고, 새로운 국가건설을 위해서는 경찰제도를 비롯한 제도적 정비를 통해 국가가 그 구성원인 국민을 적극적으로 육성할 필요가 있음을 인식 하고 있었다.

그러나 개화파의 치도론에서 단적으로 드러나듯이 1880년대 초반 서양 의학의 수용에 대한 논의는 서양의학의 체계적인 수용과는 거리가 멀었 다. 개화파들은 치도를 통해 청결한 주거환경의 조성, 나아가 농업생산력 의 발전을 도모할 수 있다는 점에 주목하며, 치도라는 "한 가지만 행하면

---

34) 위와 같음.
35) 1899년 설립된 관립의학교에서 배출된 졸업생들의 주요한 진로가 군의였다는 점은 1880년대 서양의학 수용론에서 강병이라는 과제가 얼마나 강력하게 대두되 었는지 알 수 있게 해준다.

여러 가지가 이토록 갖추어 조밀하게 해결될 줄은 몰랐었다"라고 하였다. 치도를 통해 근대적 개혁의 주요 과제들이 동시에 해결될 수 있다는 낙관적인 견해를 피력하였던 것이다. 하지만 주일 청국 대사였던 여서창(黎庶昌)이 치도약론의 발문에서 지적했듯이 치도란 예산과 인력이 뒷받침되지 않고서는 시행할 수 없는 사업이었다.[36] 그리고 예산의 확보를 위해서는 조세제도의 개혁이 필요하고, 인재의 양성을 위해서는 장기간의 자금과 시간 투여가 요구되었다. 즉, 치도를 통해 당시 조선의 중요 문제를 해결할 수 있다고 사고한 개화파들의 인식은 이상주의적인 것이었다고 평가할 수 있다.

특히 개화파들은 위생개혁을 위한 기반이라고 할 수 있는 서양의학의 수용에 대해서는 아직 구체적인 방안을 갖고 있지 않았다. 서양의학 수용을 위해 가장 먼저 선행되어야 할 서양의학 전공자의 초빙을 통한 의학교와 병원 건설안 등이 제시되지 않았던 것이다. 서양의학의 주요 개념인 위생문제에 가장 적극적인 관심을 표명했던 개화파들도 근대적 의학체계 수립을 위한 체계적인 방안 수립보다는 즉각적으로 효과가 나타나는 실용성에만 주목하는 일면적인 인식을 보이고 있었던 것이다.

개항 이후 조선의 근대적 개혁론으로 제기된 동도서기적 사고에서 서양의학은 경제적 생산력 향상이라는 부국의 과제뿐 아니라 부상병 치료 등을 통해 강병이라는 목표를 성취할 수 있다는 점에서도 시급한 수용의 대상으로 인식되고 있었다. 특히 개화파에게 있어 서양의학의 주요 개념인 위생은 근대국가 건설을 위한 인적 자원인 국민의 육성과 보호라는 측면에서 큰 관심의 대상이 되었다. 그러나 그들의 구상은 체계적인 서양의학의 수용을 추구하는 것은 아니었고, 결과적으로 서양의학이 조선에 본격적으로 수용되는 계기는 1880년대 중반 의료선교사의 내한을 통해 만들어졌다.

---

36) 『治道規則』(奎 15255).

38

2) 대민 구료와 제중원 설립

1880년대 초반 전개된 동도서기적 근대화 정책을 통해 조선정부는 부국강병에 도움이 될 수 있는 서양기술의 수용을 위해 노력하였다. 부국강병을 위한 서양문물의 수용 노력은 1881년 조선정부가 수립한 통리기무아문(統理機務衙門)을 통해 구체화되었다. 미국을 비롯한 서양 여러 나라와의 조약 체결과 군사기술의 습득을 위한 인재 파견을 목적으로 설립된 통리기무아문은 설립 후 영선사(領選使), 조사시찰단(朝士視察團) 등의 파견과 함께 각종 외교사무를 담당하였다.[37]

그러나 앞 소절에서 살펴보았듯이 1880년대 초반까지 서양문물, 그중에서 서양의학 수용에 대한 논의는 부국강병을 위한 원론적인 차원에서 운위되거나, 구체적인 제도의 실시를 구상했더라도 재정적·인적 기반 마련에 대한 고려가 부족하거나 하는 등 현실적인 한계점들을 지니고 있었다. 특히 서양의학 수용을 위해 가장 먼저 착수했어야 할 의학교와 병원 건설이 이루어지지 않았다는 사실은 서양의학 수용을 어렵게 만드는 장애요인이었다.

그러나 조선의 서양의학 수용을 현실화시키는 통로는 예측하지 못한 사건을 통해 마련되었다. 1884년 일어난 갑신정변이었다. 갑신정변 과정에서 개화파에 의해 부상을 당한 민비의 조카 민영익(閔泳翊)을 당시 미국공사관 부속 의사 자격으로 내한해 있던 알렌(H. N. Allen)이 치료하게 되고, 민영익에 대한 성공적인 치료는 서양의학의 효용성을 고종 등 조선 지배층에게 충분히 입증해 주었다. 기독교 포교를 위해 조선에 입국한 알렌은 자신의 치료로 인해 받게 된 조선정부의 호의를 충분히 활용하고자 하였다.[38] 그것은 자신이 근무하면서 서양의학에 기초한 시술을

---

37) 李光麟, 「統理機務衙門의 組織과 機能」, 『開化派와 開化思想 硏究』, 一潮閣, 1989.
38) 해링톤, 『開化期의 韓美關係』, 一潮閣, 1973, 20~36쪽.

펼칠 수 있는 병원 건설을 통해 구체화되었다. 알렌은 서양식 병원을 설립하여 그 곳에서 서양의학을 시술함으로써 서양의학의 유용성을 조선 인들에게 선전하고, 그 유용성은 향후 그가 궁극적으로 목표하였던 선교 활동에 광범위한 지지기반을 만들어 줄 수 있을 것으로 생각했다.

알렌은 1885년 1월 22일(1884년 12월 7일) 미국 공사의 원조에 힘입어 서양식 병원 건설안을 조선정부에 제출하였다.39) 그의 병원 건설안은 조선정부에서 서양의학을 시술할 수 있는 병원 건물을 마련해주고 병원 경영을 위한 경상비를 지급한다면, 자신은 보수 없이 그 병원에서 근무할 것이며, 나아가 6개월 안에 또 한 명의 의사를 역시 무료로 근무하도록 하겠다는 내용이었다. 그는 의학교육에 대해서도 언급하면서 조선의 젊은 이들에게 서양의 의학과 보건학을 가르치겠다고 하였다.40)

알렌의 병원 건설안은 조선정부에 의해 수용되어 마침내 1885년 4월 10일(2월 25일) 조선 최초의 서양식 병원인 광혜원(廣惠院, 곧 제중원(濟 衆院)으로 개칭됨)이 개원하였다.41) 제중원은 개원 당시 "약 40개의 침대 를 수용할 만한 방을 갖추었고 필요에 따라 더 많이 수용할 수 있도록 확장이 가능"한 상태였다. 병원의 운영과 관련하여 "경상비는 정부에서 담당"하는 대신에 치료비를 "지불할 능력이 없는 자에게는 의약품과 시술 이 무료로 제공"되었다.42)

---

39) 이 논문에서는 날짜를 표기함에 있어 1895년까지는 음력과 양력을 병기하고, 1896년부터는 양력만을 사용하였다. 1896년을 기해 조선정부가 공식적으로 양 력의 사용을 천명했기 때문이다. 음력과 양력의 병기형식은 자료에 따라 다르다. 국내 관찬사료의 경우는 '음력(양력)'으로, 외국 자료의 경우는 반대로 표기하였 다.

40)『美原案』(奎 18046-1).

41) 새로이 건설된 서양식 병원은 개원 후 이틀이 지난 4월 12일 공식적으로 광혜원이 라는 이름을 하사받았고, 2주일이 지난 후 제중원으로 개칭되었다. 이경록 외, 「광혜원의 개원과 제중원으로의 개칭과정」,『延世醫史學』2-4, 1998. 이 논문에 서는 용어의 통일성을 기하기 위해 이후 이 병원을 표기함에 있어 제중원이라는 명칭만을 사용하였다.

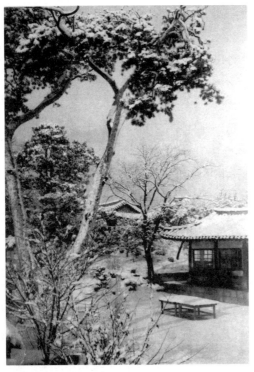

제중원

병원의 설립에 대한 알렌의 건의가 제출된 후 국왕의 최종 결재가 나기까지 소요된 시간은 대략 4개월 정도였다. 이 시간은 알렌의 예상보다 훨씬 짧은 시간이었다.[43] 알렌의 예상보다 서양식 병원 소유에 대한 조선 집권층의 의지가 강했던 것을 반증하는 대목이다.[44]

특히 여기서 주목해야 할 점은 고종의 의지였다. 고종은 알렌의 병원 건설안이 제출된 이후 계속적으로 병원의 건립에 관심을 표명하고 있었다. 고종은 1880년대 동도서기적 근대화정책을 주도한 주체였다. 그는 1882년 교서를 발표하여 부국강병이라는 과제를 달성하기 위해 서양의 기술을 수용할 것이며, 의학에 대해서도 이용후생을 위한 하나의 방편으로 수용할 것임을 표명하였다.[45] 갑신정변 이후의 정국 속에서도

42) H. N. Allen, "Medical Work in Korea", *The Foreign Missionary* July, 1885, 75쪽.
43) H. N. Allen, 『구한말 격동기 비사 알렌의 일기』, 단국대학교 출판부, 1991, 59쪽(1885. 2. 14).
44) 신동원, 「公立醫院 濟衆院, 1885-1894」, 『韓國文化』 16, 1995, 196~200쪽.
45) 『高宗實錄』 高宗 19年 8月 5日.

조선정부가 우선시했던 국가적 과제는 부국강병이었고,[46] 따라서 제중원
은 고종에게 그 과제를 해결할 수 있는 하나의 수단으로 인식되었다고
할 수 있다. 고종의 서양의학 수용에 대한 의지는 상당히 강력하여 알렌의
기록에 따르면 알렌이 기독교 복음전파를 위해 내한한 선교사임을 알면서
도 그에게 병원 경영과 진료를 계속적으로 부탁할 정도였다.[47]

그러나 고종이 제중원 설립에 적극적인 관심을 표명한 이유를 단지
서양기술의 수용이라는 측면에서만 파악할 수는 없다. 새로운 병원은
무엇보다도 국왕권의 위상강화에 이바지할 수 있었다. 그동안 대민 의료
기관으로 구료의 역할을 담당해왔던 혜민서(惠民署)와 활인서(活人署)
가 이미 1882년 혁파된 상태에서 인민을 "널리 구제한다는 뜻"[48]을 지닌
의료기관의 설립은 국왕권의 위상강화를 위해서도 필요했다. 고종은 근대
적 개혁이 왕권의 약화를 의미하는 것이 아닌 한 반대하지 않았으며,[49]
따라서 제중원이 국왕의 위상을 높일 수 있다면 고종이 설립을 적극 지원
하는 것은 당연한 수순이었다.

병원 건설안을 제출한 알렌 역시 새로 건립될 병원이 국왕의 위상강화
에 이바지할 수 있음을 제안서에서 충분히 서술하였다. 알렌은 자신이
능력껏 조선인들을 치료하려 해도 "많은 가난한 사람들은 적절한 시설의

---

46) 연갑수, 「개항기 권력집단의 정세인식과 정책」, 『1894년 농민전쟁연구』 3, 역사
　　비평사, 1993, 135쪽.

47) H. N. Allen, "Medical Work in Korea", The Foreign Missionary July, 1885,
　　74~76쪽. 고종이 보인 선교사에 대한 호의는 알렌 이전에도 표명된 바 있었다.
　　1884년 6월 조선을 방문한 감리교 선교사 맥클레이(R. S. MacClay)는 김옥균의
　　주선으로 고종을 만난 후 "선교부가 조선에서 병원과 학교 사업을 시작할 수
　　있다고 허락"받았다. R. S. MacClay, "Korea's Permit of Christianity", The
　　Missionary Review of the World 4, 1896, 287쪽(閔庚培, 『알렌의 宣敎와 近代
　　韓美 外交』, 延世大學校 出版部, 1991, 80쪽에서 재인용).

48) 『高宗實錄』, 高宗 22年 2月 29日.

49) 주진오, 「한국 근대 집권관료세력의 민족문제 인식과 대응」, 『역사와 현실』
　　1, 1989, 136쪽.

부족으로 치료를 받을 수가 없었"다는 점을 지적하였다. 그리고 그는
자신의 제안이 수용되어 병원이 설립된다면 그 병원은 "왕립병원(His
Corean Majesty's Hospital)이라고 부르게 될 것"이며, 이 병원의 치료활
동을 통해 "의심할 여지없이 백성들은 폐하에게 더욱 친근감을 느낄 것이
며 백성들의 사기는 올라갈 것"이라는 점을 분명히 하였다.50)

　　제중원이 국왕의 위상을 고양시킬 수 있는 구료기관의 성격을 지녔다는
점은 분명했다. 제중원의 설립과 관련하여 외아문은 "본아문에서 시료하
는 의원 1곳을 설치했다"고 선전하였다. 즉, 제중원은 시료를 담당하는
의료기관이었다.51) 시료의 내용이란 고치기 어려운 질병을 앓는 자로
하여금 제중원에 와서 치료를 받도록 하고, 그 병원에서 제공되는 약은
국가에서 부담한다는 것이었다.52) 이러한 역할은 의정부에서 제중원 운
영을 논의하면서 "혜민서, 활인서의 두 부서가 이미 혁파되어 국가에서
널리 구제하는 뜻이 완전히 없어지게 되었"다는 점을 지적한 것에서 알
수 있듯이 조선시기의 대표적 구료기관이었던 혜민서와 활인서의 그것과
동일한 것이었다.53) 그리고 정부에서는 제중원 설립에서 나타난 국가의
광제지의(廣濟之意)를 민중들에게 알리기 위해 전국적으로 공고를 실시
하도록 지시하였다.54)

---

50) 『美原案』(奎 18046-1).
51) 『統理交涉通商事務衙門日記』高宗 22年 2月 18日 (奎 17836). 대민 구료기관으
　　로 출발한 제중원의 성격은 제중원 확장을 위한 명분이기도 했다. 1887년 재동에
　　위치해 있던 제중원은 구리개로 확장 이전하게 되는데 이 때 명분으로 내세운
　　것이 재동 제중원 건물이 협소하고, 청결을 유지하기가 불가능하다는 점과 함께
　　주민들이 사는 곳으로부터 꽤 떨어져 있다는 것이었다. 재동이 주로 양반층들이
　　거주하는 지역이었다는 점에서 대민 구료의 효과를 거두기 위해 위치 이전이
　　불가피하다는 내용이었다. 「公立病院 移建擴張에 對한 建議」, 『舊韓國外交文
　　書(美案 1)』10, 238~239쪽.
52) 『統理交涉通商事務衙門日記』高宗 22年 2月 18日 (奎 17836).
53) 『高宗實錄』高宗 22年 2月 29日.
54) 개원 직후 제중원에서 근무하다가 곧 사임한 후 독자적인 사립병원을 개원하여
　　조선인들을 치료한 스크랜튼(W. B. Scranton)은 자신의 병원을 찾는 환자 수가

이러한 사실은 서양의학 수용이라는 과제가 민간 차원이 아닌 정부, 특히 국왕의 적극적인 후원 속에 진행되어나갈 수 있음을 의미하는 것이었다. 그리고 그 방법은 전제군주국이었던 조선과 같은 국가체제 속에서는 효율성을 제고시킬 수 있었다. 그러나 다른 한편으로 제중원의 의미가 국왕권 강화에만 집중될 경우 제중원은 단지 국왕의 시혜성을 강조하는 '새로운' 병원으로서만 중시될 뿐 서양의학이라는 새로운 서양문물을 수용하는 근대적 개혁의 추동기관의 성격은 축소될 가능성 역시 지니고 있었다.

제중원이 단순히 새로운 구료기관에 한정된 역할에서 벗어나기 위해 무엇보다도 먼저 필요한 것은 의학교육이었다. 1880년대 초반 서양의학의 수용이 운위될 당시에도 서양의학의 수용이 단순히 진료 분야에 국한되는 것을 경계하는 주장은 제기되고 있었다. 서양식 병원의 "설립자는 환자를 치료하는 데만 마음"을 쓰고, "위정자들은 그저 빈민을 구제"하는 데 주력하여 의학교육을 통한 의료인 양성이라는, 즉 본격적인 서양의학의 수용을 위해 반드시 필요한 조치가 이루어지지 않게 될 경우를 염려한 경계였다.[55] 서양의학 수용의 궁극적인 목표는 독자적인 의료인력의 양성이었다.

그러나 서양식 의학교육의 필요성을 먼저 인식하고, 의학교의 설립을 제안한 측은 의료선교사들이었다. 개원 후 내원 환자가 1만 명에 이르는 등 제중원의 치료활동이 성공을 거두었다고 판단한 알렌과 헤론(J. W. Heron)은 "병원의 영향력과 기회를 증대시킬 방법과 비용에 대해 생각하기 시작"했고, "가장 적절한 '방법'은 의학교를 개교하는 것"이라는 결론을

제중원의 그것보다 적지 않음을 자랑하면서, 제중원에 환자가 많은 이유는 전국 각도에 광고가 잘 되었기 때문이라고 말했다. *Annual Report of the Missionary Society of the Methodist Episcopal Church for 1888*, 341쪽(李萬烈, 「基督敎 宣敎 初期의 醫療事業」, 『東方學志』 46·47·48 合輯, 1985, 526쪽에서 재인용).

55) 「各海口宜設西醫學堂論」, 『漢城旬報』 1884. 3. 27.

내렸다.56) 알렌은 이미 병원 건설안에서 병원에 의학교를 부설하여 "젊은 이들에게 서양의 의학과 보건학을 가르치는 기관"으로 만들겠다는 의향을 표시한 바 있었다.57)

제중원의 설치가 조선정부의 의도가 아닌 알렌의 제의에 의해 촉발되었던 것처럼, 의학교육기관의 설립 역시 알렌이 제안하고 조선정부가 수용하는 방식으로 이루어졌다. 즉, 알렌은 "원래 이 의학교 설립계획안은 내가 창안해서 개설을 추진했다"58)라고 언급하고 있었다.

알렌이 의학교 설립안을 완성한 시점은 1885년 12월 1일(10월 25일)이었다.59) 그리고 이번에도 국왕인 고종의 지원은 의학교 수립을 촉진하는 요소로 작용하였다. 고종은 알렌의 "의학교 건설안을 풍문으로 알아차리고, 포크 대리 공사에게 이를 적극 추진하라고 요청"했다. 그는 나아가 의학교 설립을 위해 건물과 교재 구입비를 제공하였다. "화학, 물리, 해부 등에 필요한 의료 도구 구입비로 250달러를 지급"하였고,60) "즉시 칙령을 내려 병원에 인접한 가옥을 매입하고 이 곳에 교사를 꾸미도록 하였"으며, "기구 및 제반 설비를 위한 경비와 새롭고 완전한 외과 기구 구입을 위한 경비"를 즉시 하사하였던 것이다.61)

의학교 설립을 위한 외관적인 준비작업이 진행됨에 따라 조선정부는 의학생 선발을 위한 제반 조치를 취해 나갔다. 외아문에서는 8도 감영에 공문을 발송하여 문벌에 구애받지 말고 총명하고 근면한 14, 15세에서 17, 18세에 이르는 젊은이 3, 4명을 서울로 올려보내라고 하였고, 각 감영에서는 각 읍에 관문을 보내 그 내용을 전달하였다. 이 지시는 실천에

56) 「제중원 일차년도 보고서」, 『延世醫史學』 3-1, 1999, 13쪽.
57) 『美原案』(奎 18046-1).
58) H. N. Allen, 『구한말 격동기 비사 알렌의 일기』, 단국대학교 출판부, 1991, 118쪽(1886. 3. 29).
59) 위의 책, 110쪽(1885. 12. 1).
60) 위의 책, 113쪽(1885. 12. 20).
61) 「제중원 일차년도 보고서」, 『延世醫史學』 3-1, 1999, 13쪽.

옮겨져 평안도와 함경도 등지에서 학생을 추천하였다.62)

의학교는 1886년 3월 29일(2월 24일) 추천받은 학생들 중 경쟁시험으로 선발된 16명의 학생으로 개교하였다. 학생들은 영어를 우선적으로 배웠다. 왜냐하면 당시 의학교의 교사는 알렌, 헤론, 언더우드(H. G. Underwood) 등 모두 미국인이었고, 이들로부터 서양과학을 교육받기 위해서는 영어 습득이 필수적이었기 때문이다.63) 영어와 함께 제중원의학교에서는 화학, 물리, 의학이 교수되었으며,64) 이는 조선정부의 공식적인 인정 아래 본격적으로 서양의학이 교육되어 나갔음을 의미했다. 조선에서 새로이 형성될 서양의학에 기초한 근대적 의학체계를 운영할 실무인력이 양성되는 경로가 확보된 것이었다.

서양의학교육을 받은 제중원의학교 학생들은 졸업 후 주사(主事)의 직책을 가진 정부관리로 등용될 예정이었다.65) 당시 주사는 판임관에 해당하는 직책으로 의학교 졸업자들에게 이러한 직위를 국가에서 부여하기로 결정한 것은 일정한 우대조치였다고 할 수 있다.66) 정부관리인 주사이외에도 졸업생 중 1명은 "한국 해군의 첫 군함이 취역"하게 되면 그 배의 군의관으로 임용될 예정이었다.67) 이러한 졸업생들의 진로에서 알 수 있듯이 제중원에서는 단순히 일반환자 진료만을 전담하는 임상의사가 아니라 조선정부가 수립할 근대적 의학체계를 운영해 나갈 관의(官醫)를 육성하고자 하였다. 특히 제중원의학교 졸업생의 군의 임용은 1880년대 추진되었던 조선정부의 서양의학 수용의 목적인 강병책이 현실화되는 것이기도 했다.

그러나 제중원의학교의 의학교육은 1887년부터 파행적으로 운영되기

---

62) 李光麟, 「濟衆院 硏究」, 『韓國開化史의 諸問題』, 一潮閣, 1986, 128~131쪽.
63) 「제중원 일차년도 보고서」, 『延世醫史學』 3-1, 1999, 13쪽.
64) 李光麟, 「濟衆院 硏究」, 『韓國開化史의 諸問題』, 一潮閣, 1986, 131쪽.
65) 「제중원 일차년도 보고서」, 『延世醫史學』 3-1, 1999, 13쪽.
66) 李光麟, 「濟衆院 硏究」, 『韓國開化史의 諸問題』, 一潮閣, 1986, 133쪽.
67) 「제중원 일차년도 보고서」, 『延世醫史學』 3-1, 1999, 13쪽.

시작하여 1893년 새로운 의료선교사 에비슨(O. R. Avison)이 제중원에
부임하는 시기까지 정규적이고 지속적인 과정으로 진행되지 않았다. 그
이유 중 하나로 의학교육에 대해 가장 적극적이었던 알렌이 1887년 외교
관으로 활동하게 되면서 제중원에서 물러나자 자연스럽게 의학교육이
축소되었을 가능성이 있다.68) 제중원의학교가 설립될 당시 의학교육에
대한 선교사들의 견해는 일치하지 않았다. 알렌이 적극적으로 의학교육의
실행을 주장한 반면에 다른 선교사들은 상대적으로 소극적인 모습을 보였
다.69) 그것은 선교의 목적을 달성하는 데 있어 어떤 방법이 보다 효율적인
가 하는 문제와 관련하여 의견 대립을 보인 것이었으며, 알렌 이외의
선교사들은 의학교육은 실질적인 선교와는 거리가 먼 사업이라는 이유로
소극적인 태도를 보였던 것이다.70)

그러나 제중원의학교의 약화를 단지 선교부 측의 상황으로만 설명할
수는 없다. 선교부 측의 사정과 함께 조선정부 측이 의학교육에 대해
적극적인 노력을 기울이지 않았던 요인도 있었을 것이다. 비록 의학교
개교 당시에는 의학교 건물과 설비를 마련해 주는 등 적극적인 관심을
표명하였지만 그 관심이 지속되지는 않았다. 직접적으로 국왕이나 정부의
시혜성을 보여주는 구료에 많은 비중을 두었을 뿐 그 시혜를 확대시켜
나갈 수 있는 보다 근본적이고 장기적인 방법인 의학교육에 대해서까지
지속적인 관심을 기울였다는 자료는 보이지 않는 것이다. 이렇게 제중원
의학교 운영이 유명무실화되어 갔다는 사실은 1880년대까지 조선정부가
가지고 있었던 서양의학 수용에 대한 인식이 국왕의 시혜성을 선전하기
위한 구료기관의 설립에 만족하는 수준으로 한정되었음을 보여준다. 비록

---

68) 박형우 외, 「제중원에서의 초기 의학교육(1885-1908)」, 『醫史學』 8-1, 1999,
30쪽.
69) H. N. Allen, 『구한말 격동기 비사 알렌의 일기』, 단국대학교 출판부, 1991,
118쪽(1886. 3. 29).
70) 해링톤, 『開化期의 韓美關係』, 一潮閣, 1973, 82쪽.

의료선교사의 내한이라는 외적 요인에서 촉발되었지만, 서양식 의학교육을 통해 의학분야의 개혁실무관료들을 육성할 수 있는 좋은 기회가 사라져버린 것이었다.

1887년 알렌의 외교관 부임 이후 헤론의 주도로 운영되던 제중원은 1890년 헤론의 사망, 1892년 새로운 책임자 빈튼(C. C. Vinton)의 업무거부 등의 파행을 겪다가 마침내 1894년 9월 에비슨의 주도로 미 선교부로 운영권이 이관되었다.71) 제중원의 미 선교부 이관 후 에비슨에 의해 서양의학교육은 재개되었지만, 이 때의 제중원은 조선정부와 상관없는 사립기관이었다. 제중원이 설립될 당시 가졌던 서양의학의 수용이라는 보다 중요한 과제가 서양의학 교육이라는 형태로 본격화되고 결실을 맺은 것은 제중원이 사립기관으로 변모된 이후의 일이었다.

1880년대 초반부터 제기되기 시작한 서양의학 수용에 대한 요구는 1885년 서양식 병원인 제중원의 설립을 가능하게 한 내적인 토대였다. 그리고 그 요구에는 서양의학의 수용이 단순히 진료 분야에만 국한되는 것을 경계하는 내용 역시 포함되어 있었다. 제중원은 설립 1년 후 의학교를 내부에 설립하여 조선인 의사를 양성하고자 함으로써 그 요구에 부응하는 모습을 보였다. 그러나 의학교는 지속적으로 운영되지 못했고, 궁극적으로 제중원은 서양식 진료가 시행되는 의료기관에 국한된 활동을 보이게 되었다. 이러한 제중원의 모습은 1880년대 조선정부가 추진한 서양의학 수용에 대한 인식이 체계적인 수용을 통해 제도적인 개혁을 모색하고, 나아가 하나의 의학체계의 수립을 구상하는 단계에까지는 이르지 못했음을 반증해준다.

3) 일본 군의의 조선 배치와 거류지 병원 설립

---

71) 여인석 외, 「구리개 제중원 건물과 대지의 반환과정」, 『醫史學』 7-1, 1998.

조선에 서양의학이 유입된 경로는 크게 미국과 일본으로 나뉜다. 미국은 기독교 복음 전파를 위해 의료선교사를 조선을 포함한 동아시아에 파견하였고, 이들은 자신의 목적 수행을 위해 의료를 활용해 나갔다.[72] 제중원은 선교사들의 가장 큰 성과물이었다. 그러나 시기적으로 미국식 의학보다 조선에 먼저 유입된 것은 일본 의학이었다. 1868년 메이지 유신 이후 급속히 근대화를 추진하고 있던 일본은 자신의 영향력을 조선에 확대시키는 방편으로 자신이 선차적으로 수용한 서양의학을 활용하기 시작하였다.

메이지 유신의 지도자들은 봉건적 분권정치의 타파를 통한 중앙집권적 관료국가의 형성, 지조개정(地租改正)을 통한 토지 및 지세 제도의 정비, 식산흥업정책의 수행 등을 통해 근대국가 건설을 추진해 나갔다. 1870, 80년대를 거치면서 급격한 속도로 진행된 근대국가 건설은 1871년 이와쿠라 사절단의 해외파견에서 단적으로 드러나듯이 서양화 노선을 취하고 있었다. 메이지 유신 후 일본에게 "서양은 부강한 것으로만 비친 것이 아니라 인류 발전의 단계에서 일본보다 앞선 상위의 문명형태를 나타내는 것으로 인식"되고 있었다.[73] 즉, 현재 서양의 문명 정도는 일본이 반드시 거쳐야 할 필수적인 단계의 하나로 인식되었고, 이후 서양화를 위한 제반 개혁작업이 진행되어 나갔다.

메이지 유신 후 일본을 지배한 서양화의 흐름 속에서 의학 역시 예외는 아니었다. 일본이 서양의학을 공식적으로 채택하는 데 결정적인 역할을 담당한 사가라 지안(相良知安)에 따르면, "지금 양학이 성한 형세에서 의학은 그 선두에 서"야 했다.[74] 의학이 서양식 근대화 작업에 주요 추진력으로 기능해야 한다는 주장이었다. 여기서 의학이란 막부체제 하에서

---

72) 이만열, 『한국기독교의료사』, 아카넷, 2003.
73) 피터 두으스(金容德 譯), 『일본근대사』, 지식산업사, 1983, 83~102쪽.
74) 「相良家文書 二, 回想」(神谷昭典, 『日本近代醫學のあけぼの』, 東京 : 醫療圖書出版社, 1979, 99쪽에서 재인용).

공식 의학으로 인정받고 있었던 한의학이 아니라 난학(蘭學)이라는 이름
으로 불린 서양의학이었다.

　서양문명은 메이지 유신 이전 난학이나 양학이라는 이름으로 이미 수용
되어 있었는데, 주로 과학기술 분야에 집중되었다. 특히 서양의학은 그
주요한 수용 대상 중 하나로, 1639년 막부의 쇄국령에도 불구하고 나가사
키의 데지마에 개설된 네덜란드 상관을 통해 지속적으로 수용되고 있었
다. 1774년 스기타 겐파쿠(杉田玄白)는 서양의 해부학서적을 『해체신서
(解體新書)』라는 이름으로 번역하기도 하였다. 1823년에는 독일인 의사
시볼트(H. v. Siebolt)가 나가사키에 도착하여 네덜란드 상인의 치료는
물론 서양의학 교육에 종사하여 제자들을 육성하였고, 그 제자들은 메이
지 유신 당시 의료계의 원로로 활동하였다. 1857년 일본에 온 폼페(Pompe
van Meerdervoort)의 경우는 나가사키에 양생소(養生所)를 설치하고
이 곳을 의학교육을 위한 임상실습 공간으로 이용함으로써 서양의학 교육
을 체계화시켰다. 그의 제자들인 마쓰모토 료준(松本良順), 사토 쇼추(佐
藤尙中) 등은 메이지 유신 후 서양의학의 수용과정에서 주도적인 역할을
담당하게 되었다.75)

　막부체제 하에서도 일부 난학자들을 중심으로 지속적으로 수용되고
있었던 서양의학은 막부의 공식 의학이었던 한의학의 강력한 영향력 속에
서 자신의 입지를 넓혀 나가 막부 스스로 외과, 안과 등 분야에서는 서양의
학을 이용할 수밖에 없음을 인정하도록 만들었다. 그러나 1868년 메이지
유신은 일본 의료계의 지형을 변화시키는 계기로 작용하였다. 1868년
3월 일본 태정관은 포고를 통해 일본의 의학이 서양의학에 준거할 것임을
천명하였다. 이 포고를 계기로 그동안 주류 의학의 자리를 차지하였던
한의학은 쇠퇴의 길로 접어들었고, 서양의학의 전면적 수용이 이루어지기

---

75) 川上武, 『現代日本醫療史』, 東京 : 勁草書房, 1965, 83~91쪽 ; 管谷章, 『日本
　　醫療制度史』, 東京 : 原書房, 1976, 2~3쪽.

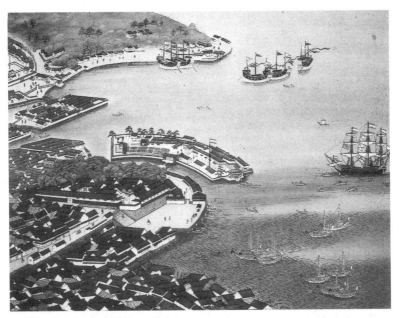

1820년대의 나가사키 항. 중앙이 데지마

시작하였다.[76]

　쇄국령의 영향 하에서도 서양의학 수용이 지속될 수 있었던 이유는 외과분야에서 나타난 서양의학의 효과 때문이었다. 그러나 메이지 유신 이후 일본이 서양의학의 수용을 공식화한 이유는 단순히 치료효과에만 있지 않았다. 무엇보다도 국가 행정기관의 임무 수행과 관련된 서양의학의 효과가 주목되었다. 사립 서양의학 교육기관인 제생학사(濟生學舍)의 설립자인 하세가와 다이(長谷川泰)의 다음 언급은 메이지 유신 후 일본에서 기존의 한의학을 대체하여 서양의학의 일원화를 추진한 논리를 알려준다.

---

76) 管谷章, 『日本醫療制度史』, 東京 : 原書房, 1976, 4~6쪽.

의(醫)는 병을 공격하는 무기인데 한방의는 마치 활이나 화살과 같고 이에 비하면 서양의는 7연발총으로 그 우열은 따질 필요도 없다. 더욱이 의사의 임무는 두가지로 직접적으로는 환자를 치료하는 한편 행정기관의 임무를 수행하는 것이다. 즉, 국가위생 기관, 재판, 군진(軍陣) 외과 및 위생의 세부분에서 의사의 임무는 크다.77)

질병 치료에서 서양의학이 한의학에 비해 월등히 효율적이며, 나아가 국가 행정을 수행하는 데서도, 특히 재판이나 군진의학 그리고 무엇보다도 위생의 측면에서 서양의학이 한의학보다 우월하다는 주장이었다. 메이지 유신 후 부국강병을 적극적으로 추진하던 일본의 상황 속에서 개인적 차원의 치료뿐 아니라 국가적 차원의 위생을 담당할 수 있는 서양의학은 당시 일본의 근대적 개혁의 지향과 부합하였다.

비록 서양의학의 전면적 수용이 결정되었지만, 수용경로에 대해서는 명확한 합의가 이루어지지 않았다. 막부체제 하에서는 주로 네덜란드를 통해 서양의학을 받아들였다면, 메이지 유신을 계기로 어떤 국가를 구체적인 수용 대상으로 삼을 것인가에 대해서는 아직 합치된 의견이 제시되지 않았던 것이다. 그리고 그 결정을 위해 1869년 1월 이와사 준(岩佐純)과 사가라 지안이 의도개정어용괘(醫道改正御用掛)로 임명되었다. 이들이 임명될 당시 일본에는 영국의학의 영향력이 증대하고 있었다. 영국 의사인 윌리스(William Willis)는 무진전쟁(戊辰戰爭) 등 메이지 정부 수립의 주요 계기가 되었던 전투에 참가하여 부상병을 치료하였고, 메이지 유신 이후에는 대병원(大病院)의 원장, 대학 동교(東校)의 교사로 활동하였으며, 그 결과 영국의학은 한의학을 대체하는 서양의학의 주류로 성장하고 있었다.78) 더욱이 일본의 개국을 유발한 국가가 미국이고, 당시

---

77) 『長谷川泰先生全集』, 101~170쪽(川上武, 『現代日本醫療史』, 東京 : 勁草書房, 1965, 159~160쪽에서 재인용).

78) 管谷章, 『日本醫療制度史』, 東京 : 原書房, 1976, 6~10쪽.

52

영어를 통해 서양문명이 흡수되고 있었으며, 후쿠자와 유키치(福澤諭吉)
등 미국을 중시하는 인물들이 교육을 비롯한 국가정책에 관여하고 있었던
것도 영국의학의 영향력 확대에 기여하는 요인들이었다.[79]

　그러나 의학정책의 실무를 담당한 이와사 준과 사가라 지안은 영국의학
이 아니라 독일의학의 채택을 결정하였다. 이와사 준의 회고에 의하면
당시 서양의학 수용경로를 둘러싼 논의가 진행되는 가운데 "서양의학
중 탁월한 것으로는 독일보다 나은 것이 없으므로 새롭게 정하는, 우리나
라 의학은 독일을 근거로 하는 것이 옳다고 결정"하였다고 한다.[80] 서양의
학 중 독일의학의 내용이 가장 우수하기 때문에 독일의학을 수용해야
한다는 주장이었다.

　메이지 유신 후 군의제도 확립에 공헌한 이시구로 다다노리(石黑忠德)
역시 독일의학의 우수성을 다음과 같이 회고하였다.

　　우리는 난학 출신으로 이 난학이라는 것은 거의 십의 육, 칠은 독일책의
　　번역이라고 해도 좋을 정도였다. … 즉 우리는 종래 네덜란드어를 통해
　　독일의학을 배우고 있었던 것이다. … 물론 영어책 중에도 … 실질적으로
　　양서가 있었지만 학술적 내용은 역시 독일책에 미치지 못했기 때문에
　　우리들은 의학은 역시 독일이라는 신념을 가지고 있었다.[81]

　서양의학이 난학 형태로 수용되고 있었는데, 그 의학의 실질적인 내용
은 독일의학이었으며, 영미의학 역시 학술적 내용에서는 독일의학에 미치
지 못한다는 평가였다. 이러한 독일의학의 학문적 우수성에 대한 긍정적
인 평가에 기초하여 1870년 3월 메이지 정부는 서양의학 중에서도 독일의
학을 채용할 것을 공식적으로 결정하였다.[82]

79) 川上武,『現代日本醫療史』, 東京 : 勁草書房, 1965, 93쪽.
80) 岩佐純,「東京醫科大學の起源」(管谷章,『日本醫療制度史』, 東京 : 原書房,
　　1976, 10쪽에서 재인용).
81) 石黑忠德,『懷舊九十年』, 東京 : 岩波書店, 1983, 174쪽.

그러나 독일의학을 채택하고 그것을 지속적인 하나의 모범으로 삼았던 이유가 단순히 독일의학이 학술적으로 우수했기 때문만은 아니었다. 메이지 유신 후 일본을 어떤 형식과 내용을 가진 국가로 발전시켜 나갈 것인가에 대한 하나의 방향과 연관되어 독일의학이 채택되었다.

독일의학 채택을 주도한 사가라 지안에 의하면, "이 때 네덜란드는 국세가 이미 약화되어 독일과 프랑스 책을 번역하고 있고, 영국은 우리를 경시하고 있으며, 미국은 신생국으로 의학이 발전하지 못했다. 독일은 국체가 우리와 비슷하고 또한 아시아에 익숙하지 않다. 의(醫)는 의(意)이고 이(異)다. 특히 신이(新異)를 따라 독일을 채택했다"고 한다.83) 당시 국제적인 역관계를 고찰했을 때 독일은 아시아에 본격적으로 진출하지 않은데다가 무엇보다도 입헌군주국이라는 정치체제가 일본과 유사하다는 특징을 지녔다는 것이 독일의학 채택의 하나의 계기가 되었음을 회고한 것이었다. 독일의학의 채택이 단순히 의학적 장점만을 추구하여 이루어지지 않았다는 회고였다.

독일의학 채용이 단순히 의학적 고려에서만 이루어지지 않았다는 점은 이시구로 다다노리의 회고에서도 나타난다. 그에 따르면 메이지 유신의 공신 중 한 명인 소에지마 다네오미(副島種臣) 역시 "국체상으로부터 보아도 미국과 같은 민주국가는 전연 우리나라와 맞지 않는다는 관념을 가지고 있었고, 따라서 일반 문화도 미국을 채용하는 것은 반대이며, 모든 일은 입헌군주국인 독일을 모방하는 것이 좋다는 강경한 주의를 가지고" 있었다고 한다.84) 메이지 유신으로 새롭게 형성되는 국체의 내용은 미국식 민주주의가 아니라 독일과 같은 입헌군주체제를 갖추어야 한다는 주장이었다. 자유주의적이고, 개인주의적인 영미식 경향은 실용주의적 효과에도 불구하고 국가주의적 목표를 지녔던 메이지 정부의 지향과는 어울리지

---

82) 管谷章, 『日本醫療制度史』, 東京 : 原書房, 1976, 11~12쪽.
83) 『醫制五十年史』, 東京 : 內務省 衛生局, 1925, 8쪽.
84) 石黒忠德, 『懷舊九十年』, 東京 : 岩波書店, 1983, 176쪽.

않았다.[85]

메이지 정부의 생각에 따르면, 강제적인 국교확대를 통해 근대적 세계 질서에 편입된 일본이 급격한 서양화·근대화를 추진함에 있어 우선적으로 필요한 것은 강력한 국가체제의 수립이었다. 메이지 유신을 주도한 정치세력들은 당시 국제사회를 "힘이 지배하는 힘의 정치의 세계로 보고 국가관계가 힘을 계기로 움직이고 있다"고 파악하였다. 이렇게 "국제사회를 힘이야말로 정의라는 약육강식의 세계라고 볼 때 거기에 나타나는 것은 부강에 의해 만국과 대치하고 국위를 발양"해야 한다는 논리였다. 따라서 메이지 정부는 천황을 중심으로 한 관료적 국가체제를 구축하고, 구체적인 정책으로 부국강병을 내세우게 되었다.[86]

천황을 중심으로 한 국가주의적 부국강병이 강조되는 상황은 일본의 의학체계를 영미식보다는 독일식의 국가 중심적인 그것으로 형성시키는 계기가 되었다. 우선 의사로서 공식적인 의료활동을 전개하기 위해서는 국가의 인정을 받아야 했다. 1874년 일본 의학체계의 내용을 규정한 의제 (醫制)가 반포되고, 1875년 의사시험 규정이 확정되면서 의사에 대한 자격규정이 이루어졌다. 그 내용은 종래 허가 없이 의료행위가 시행되던 막부체제와 달리 국가의 허가를 받아야만 시술을 할 수 있다는 것이었다. 나아가 의사면허제도를 채택하여 의사의 자격요건을 강화하고, 국가등록을 제도화하는 등 국가의 의사에 대한 통제 정도를 강화시켜 나갔다.[87] 이러한 조치는 종래 한의사들을 대체하여 서양의학 습득자를 정식 의사로 인정하는 절차인 동시에 국가 위생정책을 담당할 의사들을 국가에서 관리·통제하기 위한 것이기도 했다.[88]

85) 神谷昭典, 『日本近代醫學の定立』, 東京 : 醫療圖書出版社, 1984, 186쪽.
86) 山室信一, 「明治國家の制度と理念」, 『岩波講座 日本通史』近代 2, 東京 : 岩波書店, 1994, 122~123쪽.
87) 『醫制百年史(記述編)』, 東京 : 厚生省 醫務局, 1976, 61~70쪽.
88) 橋本鑛市, 「近代日本における專門職と資格試驗制度」, 『教育社會學研究』51, 1992, 136~142쪽.

의학교육 역시 마찬가지였다. 메이지 유신 후 근대적 의학체계의 수립을 시도한 담당자는 우선 기존의 열등했던 의학의 지위를 향상시키기 위해서는 국가가 운영하는 관학의 기풍이 필요하다고 주장하였다. 즉, 독일의학의 수용을 주도한 사가라 지안의 경우 의사들을 사족(士族)과 같은 수준의 의사(醫士)로 격상시키기 위해서는 의학을 국정의 한 부분으로 포함시키고 국비로 대학을 설립하여 의학교육을 진행시킬 것을 주장하였다. 더욱이 일본의학이 "서양의 일진지학(日進之學)을 배워 세계의 의학이 되어 빨리 독립하고 마침내 해외에서 탁절(卓節)"하기 위해서는 무엇보다도 국가 주도의 의학 육성이 필요하다고 생각했다. 서양에서 의학의 내용을 습득해야 하는 일본의 상황에서 서양의 영향력을 벗어난 독립된 일본의학을 정립하기 위해서는 국가 주도의 의학, 국가 주도의 의학교육이 필요하다는 주장이었다. 따라서 사가라 지안 등에 있어 의학은 '황국(皇國)의 의도(醫道)'였고, 의학교는 '황국의 의학교'였다.89)

국가 주도의 의학교육 시행의 중심에는 동경대학 의학부가 있었다. 막부체제 하에서 서양의학을 수용하는 기관이었던 종두소에서 출발한 동경대학 의학부는 1871년 독일 육군 군의 뮬레르(B. C. Müller)와 해군 군의 호프만(T. E. Hoffmann)이 부임하면서 본격적인 독일식 의학교육과 국가주의적 교육의 중심으로 성장해 나갔다. 이들 독일 의사들은 동경대학 의학부에 군의학교와 같은 엄격한 규칙을 적용하였고, 학생들을 기숙사에 수용하고 제복을 입히는 등 자유주의적 교육과는 거리가 먼 형식의 교육을 진행시켰다.90) 동경대학 의학부에서 국가주의적 의학교육이 진행되면서 졸업생들에게는 무시험으로 의사면허가 부여되는 등 일정한 특권이 부여되었다.91) 특히 1882년 태정관 포달 4호는 동경대학 의학

89) 神谷昭典, 『日本近代醫學のあけぼの』, 東京 : 醫療圖書出版社, 1979, 101쪽, 58쪽.
90) 神谷昭典, 『日本近代醫學の定立』, 東京 : 醫療圖書出版社, 1984, 16쪽.
91) 1879년 2월에 반포된 의사시험규칙에 따르면 "일본 관립대학 및 구미 제국의

부의 절대적 위치를 확고히 하는 역할을 하였는데, 그 내용은 몇 가지 조건을 갖춘 의학교 졸업생들에게 무시험 의사면허를 취득할 수 있게 한다는 것이었다. 그 조건의 첫 번째는 3명 이상의 의학사(醫學士)를 교수로 채용해야 한다는 것이었다. 당시 의학사를 배출할 수 있는 학교는 동경대학 의학부밖에 없었고,[92] 그 결과 일본의학은 동경대학 의학부를 정점으로 하는 관학 지배의 수직적 교육구조를 형성하게 되었다.[93]

메이지 유신 이후 서양의학의 수용과 발전이 관학적 기풍 아래 동경대학 의학부를 중심으로 이루어졌다면, 또 다른 축으로 군의제도의 정비가 서양의학의 수용과 발전을 구동시키고 있었다. 서양의학의 효용성이 주로 외과적 측면에서 인정되었다고 할 때 서양의학이 가장 효과적으로 이용될 수 있는 분야가 바로 군대였다. 특히 한의학에 대비하여 서양의학의 효과는 극명하게 나타났다. 전쟁에서 부상병들이 발생한다 해도 한의사들은 지혈법이나 총상요법을 알지 못했고, 탄환의 적출술, 사지절단술, 마취법, 부패방지법의 내용에 대한 이해가 없었기 때문에 적절한 치료를 행하지 못했다.[94] 그러나 서양의학은 해부학 · 생리학 · 병리학의 발전에 힘입어 군진의학 분야에서 커다란 효과를 나타내고 있었다.

특히 메이지 정부는 1873년 1월 징병령을 반포하여 사회적 신분에 관계없이 모든 남자는 3년간 현역에 복무한다는 내용을 제도화하였다. 부국강병책의 추진과 관련하여 반드시 수립되어야 했던 국민개병제에

대학교에서 의학졸업증서를 획득한 사람은 다시 시험을 볼 필요가 없"었고, 따라서 동경대학 의학부 졸업생들은 자동적으로 의사면허를 부여받았다. 『醫制 百年史(資料編)』, 東京 : 厚生省 醫務局, 1976, 54쪽.

92) 管谷章, 『日本醫療制度史』, 東京 : 原書房, 1976, 56~60쪽.

93) 일반적으로 서양의학이 메이지 정부에 의해 적극적으로 육성되어 나갔지만, 부국강병책과 어떤 연관을 가지느냐에 따라 각 분야의 육성 정도는 달랐다. 예를 들어 치과분야의 경우 다른 서양의학분야와는 달리 의학교육기관보다 시험 제도가 먼저 공포되었고, 교육 역시 사립 교육기관에 의존하는 경향이 강했다. 川上武, 『現代日本醫療史』, 東京 : 勁草書房, 1965, 240~241쪽.

94) 西岡香織, 「日本陸軍における軍醫制度の成立」, 『軍事史學』 101, 1990, 26쪽.

의한 국민군의 편성을 시도한 것이었다. 징병제가 실시됨에 따라 그동안
무사들로 충당되던 군대가 일반 민중들에 의해 대체되기 시작했다. 이들
은 국내의 반란 진압과 함께 외국의 군사적 침입에 대비하고 일본의 팽창
을 준비하기 위한 중요한 기반이었고, 따라서 군대로 소집된 민중들의
생명과 안전을 담보하기 위한 일정한 장치가 마련되지 않으면 안 되었다.
"병역중 완전한 위생과 부상시 최상의 치료를 담당하는 군의제도의 완성"
이 필요했던 것이다.[95]

　군의제도는 1871년 7월 군대에 입대하려는 장정에 대한 체력검사를
실시하기 위한 목적에서 병부성 내에 군의료(軍醫寮)가 설치되면서 출발
하였다. 그러나 군의들은 단순히 징병검사뿐 아니라 입대한 병사에 대한
건강 관리, 전시 부상자의 치료 등에 종사하여야 했다.[96] 따라서 군대의
확장과 함께 군의의 확대 역시 필수적이었고, 육군의 경우 군의 양성을
위해 내부에 별도의 군의학교를 부설하였다. 초창기에 5년제 의학교육을
실시하던 군의학교는 1886년부터 의학교 졸업생들이나 이미 의사면허를
취득한 사람들을 대상으로 한 군진의학(軍陣醫學) 전문 교육기관으로
변모되어 군의를 양성해 나갔다.[97] 이렇게 양성된 군의들은 일본의 대외
팽창과 보조를 맞추어 해외에 파견되기 시작하였고, 그 일부가 조선에
파견되었다. 부국강병이라는 일본의 국가적 목표를 달성하기 위한 하나의
수단으로 육성된 군의들이 조선에 정착하기 시작한 것이었다.

　1876년 강화도조약 체결 이후 일본 거류민들이 부산을 필두로 각 개항
장에 거주하기 시작하면서 일본정부에서는 군의들이 진료하는 관립병원
을 설치하기 시작하였다. 영사관 직원을 포함한 거류민들의 치료를 담당
할 의사가 필요했기 때문이다. 더구나 조선이 일본과는 환경적 조건에서

---

95) 神谷昭典, 『日本近代醫學のあけぼの』, 東京 : 醫療圖書出版社, 1979, 146쪽.
96) 黑澤嘉幸, 「明治初期の陸軍軍醫學校」, 『日本醫史學雜誌』47-1, 2001, 106~
　　107쪽.
97) 西岡香織, 「日本陸軍における軍醫制度の成立」, 『軍事史學』 101, 1990.

차이가 있는 만큼 거류민들의 건강보호를 위한 병원 설립은 필수적이었
다.

　부산을 비롯한 각 개항장은 종래 행정구역상 주민들이 다수 거주하던
지역이 아니었고,[98] 따라서 일본인들은 그 곳을 개척지와 같이 생각하여
"새로이 개척된 곳은 항상 불건강하여 간헐열, 류마치스 등이 유행"하고,
"질병, 그 중에서도 풍토병이 유행"할 것으로 예상하고 있었다.[99] 조선으
로 건너온 일본 거류민들은 "위생설비가 되어 있지 않고 위생사상이 유치"
한 "한국민 사이에 잡거하고 있는 것은 어느 때 어느 악역의 유행을 볼지
예측"하기 어렵다는 생각을 가지고 있었다.[100] 일본과는 풍토가 다른,
게다가 서양의학에 기초한 의료가 시행되지 않던 조선의 상황이 일본
거류민들을 불안하게 한 것이었다.

　하지만 거류민이 정착하는 정도만큼 의료 수요가 발생할 것이었고,
따라서 일반 개업의들이 거류민과 함께 내한하여 활동하게 되면 문제는
자연스럽게 해결될 수 있었다. 그러나 상업적 이익을 추구하는 개업의들
이 각 개항장에서 활동하기를 기대할 수는 없었다. 거류민들이 적은 까닭
에 진료를 통해 상업적인 이윤을 얻기 어려웠기 때문이다.[101] 더욱이
일본이 영사재판권을 장악한 상태에서 공사·영사의 보조자로서 경찰사
무를 담당하는 경찰이 필요했고,[102] 의사는 사상자의 검시·진단서의
발급과 같은 경찰 및 재판 관련 사무를 보조해야 했다.[103]

　일본병원은 각 항구가 개항하는 순서에 따라 순차적으로 건립되었다.
조선 최초로 설립된 일본병원은 부산에 세워진 제생의원(濟生醫院)이었

　98) 孫禎睦, 『韓國 開港期 都市變化過程硏究』, 一志社, 1982.
　99) 小池正直, 『鷄林醫事』 下篇, 1887, 8쪽 ; 『仁川府史』, 仁川府, 1933, 307쪽.
100) 「居留地醫師補助金下付相成度件」 1899. 10. 3, 『韓國警察史』 5, 523쪽(高麗書
　　　林 影印).
101) 「官立醫院廢止ノ件」 1883. 2. 2, 『韓國警察史』 5, 348쪽.
102) 『松井茂自傳』, 東京 : 松井茂先生自傳刊行會, 1952, 240쪽.
103) 『男爵小池正直傳』, 東京 : 陸軍軍醫團, 1940, 33쪽.

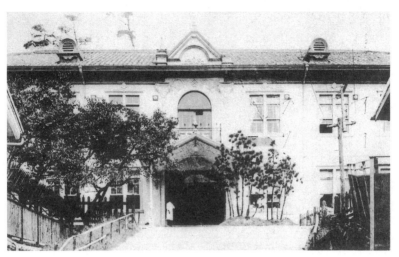

부산 제생의원의 후신인 부산민단립병원

다. 제생의원 설립의 계기가 된 것은 수신사 교환이었다. 1876년 부산 개항 이후 수신사와 동행하여 부산에 체재 중이던 일본 군의 야노 기테쓰 (矢野義徹)가 병원 설립의 필요성을 일본정부에 제기하면서 논의가 시작 되어 마침내 1877년 2월 11일(1876년 12월 29일) 제생의원이 설립되었 다.104)

부산에 이어 1880년 개항한 원산에도 영사관의 설치와 함께 "이주민의 질병 구호 및 위생상 설비로서 병원을 설치"하고 생생의원(生生醫院)이 라 이름하였다. 생생의원의 의사로는 육해군의를 해마다 교체 임명하기로 하였고, 먼저 해군 군의 야노 기테쓰와 도다 겐유(戶田玄雄)가 파견되어 그 중 야노 기테쓰가 초대 병원장이 되었다.105) 서울에도 1883년 공사관 부속으로 병원이 개원하였다. 이미 1880년 공사관의 개설과 함께 부속의 사로서 마에타 기요노리(前田淸則)가 부임하여 있었지만 정식으로 병원

104) 『釜山府立病院小史』, 釜山府, 1936, 1쪽
105) 『元山發達史』, 1916, 23쪽.

이 개원한 것은 1883년 6월 10일(5월 6일)이었다.[106]

부산, 원산에 이어 거류지 병원이 세워진 곳은 인천이었다. 처음 인천이 개항된 후 일본인 거류민들이 정착하는 과정에서 일본정부는 서울에 설치된 공사관 부속의원에서 인천 거류민의 진료를 함께 시행하도록 하였다. 거리상의 근접성 때문이었다. 그러나 실제적으로 인천 거류민들이 서울까지 가서 치료를 받기란 어려웠다. 응급치료를 받아야 할 사람이 생겼을 경우 36시간이 지나야 의사가 서울에서 도착할 수 있었고, 가벼운 질환을 앓는 환자의 경우 서울로 간다 해도 비싼 교통비를 지불해야 했기 때문이다.[107]

과도기적으로 인천에 정박중이던 일본 함선에 탑승한 함의에게 치료를 받기도 했지만, 영사관 근무자뿐 아니라 거류민이 증가하는 상황에서는 임시방편적인 조치에 불과했다. 본질적인 문제해결을 위해 인천 영사는 "부산, 원산의 예에 따라 별도로 의관을 파견해 줄 것"을 일본정부에 요청하였다. 그 요청은 일본정부에 의해 수용되어 1883년 9월 군의 다나카 지카유키(田中親之)가 외무성 고용 의사의 형식을 부여받아 인천에 파견되었고, 10월 13일(9월 13일) 영사관 부속 관립병원이 개원하였다.[108]

각 개항장에 설립된 관립병원들은 단순히 거류민 진료나 경찰사무 보조만을 목적으로 하지 않았다. 일본 정부가 주목한 것은 대조선정책에서 서양의학이 지니는 효용성이었다. 메이지 유신 이후 서양의학의 수용속도는 가속화되었고, 그 결과 서양의학은 일본의 근대화를 상징하는 징표가 되었다.[109] 그리고 이제 일본은 각 개항장에 병원을 건립하고, 그 곳에서 시술하는 서양의학을 통해 조선의 문명적 발전을 지원한다는 명분 아래

---

106) 三木榮, 『朝鮮醫學史及疾病史』, 大阪 : 自家出版, 1963, 271쪽 ; 「日本館醫院」, 『漢城旬報』 1884. 3. 18.

107) 『仁川府史』, 仁川府, 1933, 307쪽.

108) 『仁川府史』, 仁川府, 1933, 308~309쪽 ; 三木榮, 『朝鮮醫學史及疾病史』, 大阪 : 自家出版, 1963, 271쪽.

109) 「弘田博士祝辭」, 『朝鮮醫學會雜誌』 1, 1911.

본격적인 침략을 모색하였다. "의술상으로 그들의 신용을 얻어 의술도 그들에게 전달하고 그 신용으로부터 자연 우의도 두텁게 될 것으로 생각" 한다는 언급처럼 조선에 일본세력이 정착하는 데 서양의학은 중요한 역할 을 할 수 있었다.[110]

당시 일본의 조선 진출에 대한 조선인들의 감정은 결코 우호적이지 않았다. "거류지를 한 발만 벗어나면 일본인에 대한 시의모멸(猜疑侮蔑) 의 공기가 가득"하여 거류지 바깥으로 여행하던 일본인이 살해 당하는 사건이 일어날 정도였다.[111] 이러한 반일감정을 완화시키는 데 서양의학 은 좋은 수단이 될 수 있었다. 더욱이 초창기 원활한 무역사업을 진행하기 위해서는 조선인들이 일본인에게 우호적인 감정을 가지게 할 필요가 있었 다.[112]

그러나 일본이 노리는 목적은 단순한 친목도모나 무역진홍에 머무르지 않았다. 일본에게 서양의학은 "조선인민을 회유하여 일본을 존경하고 의뢰하며 우러러보는 마음을 불러일으켜 개화의 단서를 만드는 데 첩경" 이 될 수 있는 수단이었다.[113] 일본정부는 조선인에게 일본의 선진성을 인식시키고, 나아가 일본의 조선침략을 조선의 근대화를 위한 방편이라고 인식시키는 데 있어 자신이 조선보다 먼저 수용하여 발전시킨 서양의학을 중요한 도구로 활용하고자 하였던 것이다.

따라서 각 관립병원에서는 일본 거류민 보호를 위한 진료와 함께 조선 인 진료를 병행하였다. 생생의원의 경우에는 개원 첫 해에 오히려 일본인 보다 조선인을 더 많이 치료할 정도였다. 서양의학에 기초한 시술을 통해 조선인을 회유한다는 정치적 목적을 일관되게 수행하고 있었던 것이

110) 「海軍軍醫副戶田玄雄昇等ノ義上申」 1882. 5. 15, 『韓國警察史』 5, 384쪽.
111) 奧平武彦, 「朝鮮の條約港と居留地」, 『朝鮮社會法制史硏究』, 東京 : 岩波書 店, 1937, 62쪽.
112) 『元山發達史』, 1916, 86쪽.
113) 「釜山ニ我カ醫官派駐ノ必要ナル所以等ニ關シ意見開陳ノ件」, 『日韓外交資 料集成』 1, 東京 : 巖南堂書店, 1966, 511쪽.

다.114)

특히 각 일본병원에서 시술된 외과술은 한의학에서 상대적으로 소홀한 분야였기 때문에 조선인들의 호감을 사는 데 큰 역할을 하였다. 예를 들면 제생의원에 근무했던 한 군의는 "부스럼으로 인해 안면뿐 아니라 목까지 종양이 퍼져 수일 동안 음식조차 먹지 못한 한국인 환자를 왕진 후 충분히 절개"하여 치료하자 그 소문은 사방으로 퍼져나갔고, 제생의원을 찾는 외래환자 중 외과 환자가 가장 많아지는 결과를 낳았다고 회고하였다.115) 일본병원에서 이루어지는 조선인 진료는 조선인들에게 자신을 진료한 일본의사에 대한 감사, 나아가 일본의사의 출신 국가인 일본에 대한 감사를 가지게 하는 방법이 되었다. 따라서 관립병원의 활동은 그곳에서 근무하는 군의들의 "영예일 뿐 아니라 황국의 영광"이라고 평가받았다.116) 일본병원이 단순한 거류지 병원이 아니라 일본의 대외침략이라는 국가적 목표와 연결되어 사고되었던 것이다.

일본의학의 선진성을 선전하는 방법은 진료에만 머물지 않았다. 일본인이 거주하는 거류지를 청결히 관리하는 일도 조선인에게 일본의 선진성을 알릴 수 있는 기회였다. "거류지가 한인의 위생상태와 큰 차이가 없는 것은 한인 개발 혹은 억압"에 있어 지장을 줄 수 있는 문제였던 것이다.117) 따라서 일본의사들은 거류지의 전체적인 위생문제 해결을 위해 방역 조치, 종두 보급 등과 같은 활동을 전개하였다.118) 거류지가 조선인들에게

---

114) 박윤재, 「1876-1904년 일본 관립병원의 설립과 활동에 관한 연구」, 『역사와 현실』 42, 2001, 185~186쪽.
115) 『男爵小池正直傳』, 東京 : 陸軍軍醫團, 1940, 33쪽.
116) 「釜山 前田 管理官이 井上 外務卿에게 보낸 보고」 1879. 9. 29, 『韓國警察史』 5, 345쪽.
117) 「居留地衛生改良費ニ國庫補助ヲ與フル必用ニ付キ卑見稟申ノ件」 1904. 8. 16, 『在韓國居留地衛生上ノ施設關係雜件』 日本 外務省史料館 소장번호 3. 11. 5. . 5.
118) 『釜山府立病院小史』, 釜山府, 1936, 2~3쪽.

위생의 모범지로 비춰야 한다는 점에서도 일본병원과 일본의사의 활동은 반드시 필요했다.

이렇게 거류민의 건강보호와 조선인 회유라는 목적을 수행하기 위해 각 개항장에 설립된 관립병원에는 의사로서 군의들이 파견되었다. 그 이유는 거류민이 소수인 상황에서 상업적 이익을 도모하는 일반 의사들이 활동하기 힘들다는 데 있었다. 하지만 무엇보다도 큰 이유는 경제적인 이해와 무관한 진료행위를 시행해야 할 필요성에 있었다. 개업의들이 진료를 담당할 경우 조선인의 호감을 받을 수 있는 방법인 무료 진료 혹은 저가의 약 판매 등은 불가능했기 때문이다.[119]

거류민 진료뿐 아니라 정치적 목적을 수행하는 역할까지 담당해야 했기에 일본정부는 파견되는 군의들의 자질에 대해서도 관심을 가졌다. 예를 들면 부산 제생의원에 파견된 고이케 마사나오(小池正直)는 후에 육군군의총감까지 승진한 인물이었는데, 조선에 파견될 무렵에도 당시로서는 드물었던 동경대학 의학부 출신이었다. 이러한 고학력의 인물을 조선에 파견한 점으로 미루어 일본정부가 "조선에 대한 경영에 얼마나 비중을 두었는지 추측할 수 있는 것"이었다.[120] 서울 공사관 부속의원에서 근무하던 가이세 도시유키(海瀨敏行) 역시 "내외과에 모두 기량이 우수하고 환자에게 극히 친절 온후"하였으며, 연장자를 우대하는 조선 관습에 비추어도 "백발이 섞여 있어 한인의 존경"을 불러일으키고 있었다.[121]

그러나 군의들의 조선내 활동은 철저히 일본의 국가적 목표에 부속되어 진행되었다. 이미 군대의 양성이 일본의 부국강병책의 일환으로 추진되었다는 점에서 알 수 있듯이 일본 군대는 일본의 국가적 목표와 분리할 수 없는 존재였다. 비록 조선을 둘러싼 국제정세의 변화 속에서 직접적인 군대의 파견과 진주는 좌절되기도 했지만, 각 개항장을 중심으로 설립된

---

119)「漢城病院ヲ同仁會ニ引渡ニ關スル件」1904. 5. 31,『韓國警察史』, 1989, 479쪽.
120)『男爵小池正直傳』, 東京 : 陸軍軍醫團, 1940, 31쪽.
121)「京城竹添公使發 井上外務卿宛稟請」1883. 10. 17,『韓國警察史』5, 433쪽.

관립병원을 중심으로 군의들의 활동은 일본의 영향력을 조선의 각 지방에
넓혀 나가는 역할을 담당하고 있었다.

1883년에 이르면 부산, 원산, 서울, 인천 등 주요 개항장을 중심으로
일본정부에서 파견한 군의들이 근무하는 관립병원들이 개원하기에 이르
렀다.[122] 그러나 조선 진출을 위한 기반으로서 관립병원의 위치는 1880년
대 중반에 접어들면서 흔들리기 시작하였다. 그 계기는 일본정부의 재정
긴축 정책에 있었다. 일본정부는 메이지 유신 이후 부국강병, 식산흥업이
라는 목표를 달성하기 위해 불환지폐를 남발하였고, 특히 1877년 서남전
쟁(西南戰爭)을 치르면서 재정은 더욱 악화되어 인플레이션이 격심해지
고 있었다. 보호산업이 위기에 빠지고 국제수지가 악화되면서 정화(正貨)
가 유출되었고, 물가의 폭등으로 인해 민중들은 생활고에 시달렸다.[123]
이 문제를 해결하기 위해 대장경에 오른 마쓰카타 마사요시(松方正義)는
증세정책과 재정긴축정책을 진행하였고, 이 과정에서 경찰군사비 등 국가
기구의 강화를 목적으로 하는 분야 이외의 다른 부분의 재정은 감축되었
다.[124]

일본정부의 재정긴축정책에 따라 외무성 역시 경비 절약을 위해 긴축
예산을 집행해야 했고, 경비를 절약하는 방법 중 하나가 조선 각 개항장에

---

122) 1897년 목포, 진남포 등이 개항하여 공립병원이 설립되거나 촉탁의가 고용되었
　　다. 三木榮, 『朝鮮醫學史及疾病史』, 大阪 : 自家出版, 1963, 273쪽. 그러나 이
　　지역들은 1880년대 초반까지 개항된 지역과 병원 설립의 과정이 다르기에 이
　　연구에서는 분석 대상에 포함시키지 않았다.
123) 大石嘉一郎,「日本資本主義像の形成」,『近代日本經濟思想史』1, 東京 : 有斐
　　閣, 1969, 50쪽.
124) 大綱志乃夫,「1880-1900年代の日本」,『岩波講座 日本通史』17, 東京 : 岩波書
　　店, 1994, 43쪽. 재정긴축정책은 의료계에도 영향을 미쳐 일본 국내 병원의 분포
　　를 변화시켰다. "메이지 시작부터 10년대에 걸쳐 병원은 공립병원을 중심으로
　　정비가 진행되었는데 1888년 이후는 공립병원이 폐지되고 그것에 대신하여 영리
　　적 민간병원이 융성하여 개업의의 황금시대가 현출하게 되었"던 것이다. 管谷章,
　　『日本醫療制度史』, 東京 : 原書房, 1976, 131쪽.

건립된 관립병원을 폐지하는 것이었다.125) 이러한 관립병원의 폐지조치
는 조선인 회유라는 목적을 시행하고 있던 관립병원 역시 일본 국내의
재정긴축정책의 기조에서 예외일 수 없었다는 것을 의미하였다. 그리고
그 변화는 갑신정변 이후 일본의 대조선정책이 일시 정체하는 1880년대
중반의 정치지형과도 일치하는 모습이었다.

일본정부에서 관립병원의 폐지를 결정하게 된 배경에는 일본 국내의
경제사정만 작용하였던 것은 아니다. 개항장의 조건 역시 변화하고 있었
다. 무엇보다도 거류민이 증가하고 있었다. 개항 초기 "거류민이 근소하여
개업의가 자영할 수 있는 길"126)이 없었기 때문에 정부에서 비용을 충당
하는 관립병원을 건립하였다면, 거류민의 증가에 따른 무역의 발달은
일본정부로 하여금 국가재정이 아닌 거류민의 비용부담으로 의사의 고용
이나 병원의 건립이 가능하다는 인식을 갖게 하였다.

더구나 조선인들의 일본병원 이용에는 일정한 제한요소들이 있었다.
많은 조선인들은 여전히 한의학에 대해 깊은 신뢰감을 가지고 있었고,127)
조선인 관리 중에는 일견 호의적으로 보이는 일본의 의료적 지원을 거절
하는 경우조차 있었다.128) 그 결과 원산의 생생의원의 경우 조선인 회유를

---

125) 「領事館附屬醫院ヲ廢シ共立病院設立ノ件」 1885. 12. 1,『韓國警察史』5, 497
   쪽. 부산 제생의원의 경우 일본정부에서는 병원 운영을 위해 매년 5천 원 정도의
   경비를 부담하고 있었다. 「朝鮮國釜山港領事館附屬醫院ヲ廢止シ共立病院設
   立ノ件」 1885. 7. 25,『韓國警察史』5, 371쪽.
126) 「官立醫院廢止ノ件」 1883. 2. 2,『韓國警察史』5, 348쪽.
127) 조선인들이 한의사들에 대해 가지는 신뢰감은 서양의학이 수용된 지 30여 년이
   지난 통감부시기에도 "한국인은 아직 외국 의술을 충분히 신용"하지 않고 있으
   며, 그 이유는 "반드시 한방의를 믿음이 깊은 까닭"이라는 평가를 받을 정도로
   깊었다. 金正明 編,『日韓外交資料集成』6(上), 東京 : 巖南堂書店, 1964, 180
   쪽.
128) 대표적인 경우를 1886년 동래부사로 근무하던 김학진(金鶴鎭)에게서 찾을 수
   있다. 그 해 콜레라가 유행하자 일본영사관에서는 방역을 위해 사용하라며 소독
   약을 제공하였는데, 김학진은 그 약이 "냄새나고 더럽다"는 이유로 조선인들에
   게 사용할 것을 거부하였다.『釜山府史原稿』, 1984(民族文化 影印), 325쪽. 객관

위해 상당한 규모로 병원을 건축한 일본정부의 노력이 수포로 돌아갔다는 평가를 받기도 하였다.129)

이러한 국내외적인 조건을 종합하여 내린 일본정부의 결론은 거류민들이 자체 경비를 모금하고, 그 비용으로 공립병원을 건립하여 거류민의 치료를 담당하라는 것이었다. 나아가 영사관이 "솔선하여 재류 관리·인민을 권장하고 돈을 모으고 결합하여 하나의 병원을 설립"할 것을 촉구하였다.130) 공립병원 설립을 위해 영사관이 거류민들을 설득하고 결집하는 작업에 나서줄 것을 요구한 것이었다.

그러나 현지 영사관의 입장은 일본정부의 요구와 다소 달랐다. 그들이 생각하기에 거류민들의 자체 경비로 병원을 설립하기에는 경제적인 조건이 여전히 열악했다. 비록 개항장의 무역이 발달하고는 있었지만 관세가 신설되어 거류민의 부담이 증가한데다가 거류민 중에도 비용을 부담하기 힘든 빈곤자가 많았다.131) 인천의 경우 1880년대 중반 당시 거류민 수는 5백여 명 정도였으며, 병원 비용을 부담할 만한 경제력을 갖춘 무역상들은 전체 인구의 20~30%에 불과하다는 평가였다.132) 현실적으로 공립병원을 설립하고 운영할 만한 재정을 갖추기 어려운 조건이라는 것이었다. 설령 일시적으로 공립병원을 설립하더라도 비용을 징수할 수 있는 거류민의 절대수가 부족한 상황에서는 종국적으로 안정적인 병원의 운영은 불가능했다. 더구나 각 개항장마다 외국인들이 다수 거주하기 시작하면서 위생 문제는 더욱 중요해졌고, 거류지의 재판관할권을 가지고 있는 상태에서 소송 문제와 관련된 의무(醫務)를 담당할 관의가 필요하므로 관립병

적으로 볼 때 타당한 조치는 아니었지만, 당시 일본에 대해 조선인들이 가지고 있던 반감을 엿볼 수 있는 대목이다.

129) 『元山發達史』, 1916, 86쪽.

130) 「共立病院設立ニ關スル件」 1884. 8. 9, 『韓國警察史』 5, 356쪽.

131) 「共立病院設立ニ關スル件」 1884. 8. 9, 『韓國警察史』 5, 354쪽.

132) 「仁川領事가 外務大臣에 보내는 보고, 1886. 2. 20.」, 『在朝鮮國仁川元山京城平壤ニ於テ開業醫補助一件』 日本 外務省史料館 소장번호 3. 11. 1. . 7.

원은 지속될 필요가 있다고 영사들은 주장했다.133)

서울의 경우는 단순한 경비문제뿐 아니라 조선진출의 유리한 기지를 잃게 된다는 문제가 있었다. 당시 공사관 부속의원에서 근무하고 있던 가이세 도시유키로 인해 "치료를 받으면 기막힌 효과를 보는 이"가 많았고, 병원에는 "거의 빈 날이 없이 사람들이 찾아오고" 있는 상황이었다.134) 더욱이 영의정을 비롯한 조선의 대관들이 이 병원을 이용하는 상황에서 공사관의원을 폐지할 경우 "일본 의관은 잠시 기술을 보여주는 데 불과하다"는 비판을 받을 염려가 있다는 점이 지적되었다.135) 그동안 조선인들을 시술하면서 획득한 신의를 상실할 염려가 있다는 것이었다. 그것은 병원을 통해 확보한 조선진출의 유리한 기반을 없애는 것이기도 했다.136)

영사들은 이러한 이유들을 근거로 관립병원의 폐지를 반대하였다. 그러나 일본정부는 경비 절약상 관립병원의 유지가 더 이상 힘들다는 점을 분명히 하였고, 그 대안으로 제시한 것이 거류민회에서 병원을 자체적으로 운영할 수 있을 때까지 보조금을 지급한다는 것이었다.137) 영사들의 지적처럼, 비록 거류민이 증가하고 무역이 활성화되었다고는 하지만, 거류민 중에서 영주 거주하는 자는 적었고, 병원 설립 비용을 부담할 만한 무역상은 소수에 불과했기 때문이었다.138)

---

133) 「釜山港 民營病院ノ件」1884. 2. 5,『韓國警察史』5, 350쪽 ; 「朝鮮國釜山港領事館附屬醫院ヲ廢止シ共立病院設立ノ件」1885. 7. 25,『韓國警察史』5, 372쪽.

134) 「日本館醫院」,『漢城旬報』1884. 3. 18.

135) 「京城竹添公使發 井上外務卿宛稟請」1883. 10. 17,『韓國警察史』5, 433쪽.

136) 1885년 제중원이 건립될 당시 외아문에서는 병원의 운영규칙 작성을 가이세 도시유키에게 의뢰하였고, 그가 작성한 규칙은 광혜원 운영의 지침이 되었다. 李光麟,「濟衆院 硏究」,『韓國開化史의 諸問題』, 一潮閣, 1986, 133~136쪽. 이러한 사실은 일본 공사관의원 개원 이후 일본 군의들이 조선정부와 상당한 친목관계를 유지하고 있었다는 사실을 증명하며, 1884년 갑신정변이라는 정치적 변동이 없었다면 일본의사가 주도하는 병원이 조선정부에 의해 건립될 가능성이 농후했음을 추정할 수 있게 해준다.

137) 「仁川港共立病院設立竝ニ補助費御下付願」1887. 12. 12,『韓國警察史』5, 506쪽.

결국 일본정부의 요청에 따라 각 관립병원들이 폐지되고 대안이 모색되었는데, 그 대안은 각 개항장의 조건에 따라 달랐다. 공립병원을 즉각 설치한 경우가 있는 반면에 개업의가 파견된 경우도 있었다. 그러나 1880년대 중반이 지나면서 각 거류지의 관립병원은 거류민회에서 운영하는 공립병원으로 전환되었다.[139]

1876년 강화도조약 체결 이후 각 개항장에 설립된 일본 관립병원들은 일차적으로는 자국 거류민 진료를 목적으로 하였지만 동시에 조선인에 대한 진료를 병행하였다. 일본은 자신들이 조선보다 먼저 수용하여 발전시킨 서양의학을 이용하여 조선인에게 자신의 선진성을 인식시키고, 나아가 자신들의 조선진출을 조선의 근대화를 위한 방편이라고 인식시키고자 하였기 때문이다. 조선침략을 위한 기반으로 역할하던 관립병원들은 1880년대 중반에 접어들면서 일본의 긴축재정정책으로 인해 거류민회가 운영하는 공립병원으로 변모되어 갔다. 이러한 공립병원으로 변화는 1880년대 중반에 접어들면서 일본의 대조선정책이 소극적인 형태로 변경되었음을 의미하였다. 그러나 일본의 조선침략이 본격화되는 1894년 이후 조선인 회유를 위한 병원의 역할은 다시 주목받게 되었다.

2. 갑오개혁기 위생행정의 체계화와 방역활동

1) 위생론의 진전과 위생국의 설치

---

138) 「朝鮮國釜山港領事館附屬醫院ヲ廢止シ共立病院設立ノ件」 1885. 7. 25, 『韓國警察史』 5, 372쪽 ; 「仁川港共立病院設立竝ニ補助費御下付願」 1887. 12. 12, 『韓國警察史』 5, 508쪽.
139) 1880년대 중반 관립병원이 공립병원으로 변화하는 과정에 대해서는 박윤재, 「1876-1904년 일본 관립병원의 설립과 활동에 관한 연구」, 『역사와 현실』 42, 2001, 192~195쪽 참조.

1880년대 부국강병 차원에서 논의되던 위생론은 1880년대 후반에 접어들면서 그 내용이 심화되었다. 그 대표적인 예는 개화파의 일원이었던 지석영, 박영효, 유길준 등의 논의에서 찾을 수 있는데, 이들은 전통적인 한의학의 양생 개념을 원용하면서 자신의 위생론을 전개시켜 나갔다. 전통적으로 개인의 건강 유지를 위한 정신·육체의 수양법인 양생의 개념을 빌려 국가적인 차원의 인구 보호 및 증가를 도모하는 위생의 내용을 설명해 나갔던 것이다. 1880년대 후반 이들의 위생론은 1880년 초반 위생 개념의 소개단계에서 나아가 조선의 현실에 구체적인 적용을 모색하는 수준으로 발전하고 있었다. 더구나 당시 가장 높은 수준의 위생론을 제기했던 박영효, 유길준 등은 조선 근대화의 결정적인 계기로 작용했던 갑오개혁에 주요 정책담당자로 참여하게 되는데, 갑오개혁의 진행과정에서 향후 위생행정을 담당할 중앙기관으로 위생국이 설치된 점은 이들의 위생론이 조선의 근대적 의학체계가 수립되는 내적 기반으로 작용했음을 반증해준다.

1891년 일종의 예방의학서라고 할 수 있는 『신학신설』을 저술한 지석영은 "이 이치에 밝으면 가히 모두 건강할 수 있으니 무엇 때문에 약을 쓰고 무엇 때문에 의원을 부르리오"라며 전통적인 의미의 양생과 유사한 개념인 보신을 위한 방법을 서술해 나갔다. 그런데 여기서 지석영이 지적한 이치는 한의학의 원조라고 할 수 있는 황제(黃帝)와 기백(岐伯)이 발명한 적이 없는 서양의학의 그것이었다.140) 그는 서양 의학서의 내용이 쉽고 밝아서 가히 참조할 만하다고 평가하면서 그 내용 중 중요한 부분을 발췌하여 새로운 책인 『신학서설』을 저술했다. 이 책에서 보신지법으로 제시한 여섯 가지 조목은 빛, 열, 공기, 물, 음식, 운동이었다.141) 기존의 양생론과는 구별되는 범주들이 제시된 것이었다.

---

140) 지석영, 「서」, 『신학신설』, 118쪽(이 쪽수는 아세아문화사에서 영인한 『池錫永全集』 1의 쪽수임).
141) 지석영, 「총논」, 『신학신설』, 122쪽.

종래 양생론의 주요 조목이 정기(精氣)의 보존을 위해 정신수양을 통한 양심(養心)이나 음식, 의복, 거주에 대한 조절을 통한 양육(養育)의 측면에 집중되었던 데 비해[142] 『신학신설』은 개인의 보신을 추구하면서도 서양에서 발전한 물리학, 화학, 생리학 등의 내용을 제시했다는 점에서 특징을 지니고 있었다.[143] 구체적으로 그는 빛을 설명하면서 물리학의 반사이론을 원용하거나, 인체에서 발생하는 열을 호흡작용의 결과라고 설명하거나, 혈액의 순환을 해부학의 성과에 근거하여 서술하였다.[144]

그가 보신을 위해 제시한 방법도 그 근거를 모두 서양의학에 두고 있었다. 그는 방안의 공기 유통을 강조하면서도 그 이유를 인간의 건강에 해로운 탄소가 배출될 공간이 부족한 데서 찾았고, 음식을 통한 섭생을 설명하면서도 음식물의 성분에 따른 균형된 섭취를 주장하였다.[145] 종래 양생론과는 달리 철저하게 서양의학의 성과에 근거한 양생법을 주장하였던 것이다.

1884년 갑신정변 실패 후 일본에 망명해 있던 박영효는 1888년 국왕인 고종에게 국정개혁을 요청하는 건백서를 올리게 되는데, 그 내용 중 '양생이건식인민(養生以健殖人民)'에서 양생의 개념에 대해 다음과 같이 설명하였다.

> 양생이라는 것은 혈액을 보양하여 유통에 막힘이 없도록 함으로써 신체를 건강하게 하는 것이다. 그러므로 거처를 깨끗이 하고 더러움을 피하며 절식하고 운동하는 것이 양생의 근본이다. 따라서 의식주로서 요체를 삼는다. 의복은 기온에 맞춰 입어 추위와 더위를 피하고, 음식은 양을 조절하여 마르거나 뚱뚱해지는 것을 피하고, 주거는 운동에 편리하게 하여 막히는 것을 피해야 한다. 몸 안에서 질병이 발생하거나 몸

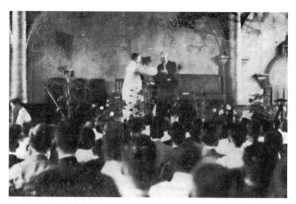
의료선교사 에비슨에게 감사의 선물을 수여하는 박영효

밖에서 더러운 것이 침범하면 의약을 사용하여 치료함으로써 몸이 튼튼
해지고 마음이 넓어지고 몸이 커지며, 행복을 누리고 장수할 수 있게
된다. 그리하여 인구가 번성하니 이것이 문명국 사람들이 말하는 양생이
다.146)

　의식주의 조절을 중심으로 개인의 건강을 도모한다는 점에서는 종래
양생론의 흐름을 이어받았다고 할 수 있지만, 양생의 궁극적인 지향으로
인구의 번성을 거론하면서 그것을 곧 문명의 상징으로 간주한 점은 종래
양생론에서 볼 수 없는 특징이었다. 인구의 번성과 문명의 성취가 양생의
궁극적인 목표가 되었다는 점에서 박영효에게 이제 양생이란 단순히 개인
의 섭생 차원을 넘어서는 국가적인 문제로 대두될 수밖에 없었다. 따라서
국가는 문명의 달성을 위해 국가적인 양생, 즉 위생을 위한 제반 조치들을
취해야 했다.
　박영효가 제시한 조치들은 환과고독(鰥寡孤獨)이나 기아(棄兒)의 보
호, 음독이나 자살의 금지, 낙태 금지, 내시를 만들기 위한 성기 절단

146)「朴泳孝建白書」,『日本外交文書』21, 日本國際連合協會, 1949, 302쪽.

금지, 아내나 자식에 대한 폭행 금지, 조혼 금지, 아편 흡연 금지 등 개인의 건강과 장수를 보장하기 위한 내용들과 함께 우두법의 실시, 청결사업 실시, 가가(假家) 설치 금지, 식목사업 실시, 수도 사업 실시 등 위생을 위한 내용들을 포괄하고 있었다.147) 종래 양생론에 포괄되지 않은 국가적인 측면의 위생사업들이 문명의 달성을 위해 추진되어야 함을 제시했던 것이다.

그러나 박영효는 건백서에서 각종 위생사업의 내용을 나열했을 뿐 구체적인 사업의 추진을 위한 정부 기구 설치에 대한 구상은 마련하지 못했다. 오히려 그는 조선의 전통적인 의료기관인 혜민서와 활인서를 궁민을 구원하고 질병을 치료하는 기관으로 간주하고, 그 기관들이 휼민(恤民)하는 성정책(聖政策) 중 하나였다고 평가하면서 활동을 재개시키고자 하였다. 즉, 이미 혁파된 혜민서에 의사를 초빙하고 의약품을 갖춤으로써 백성의 생명을 보호하고, 활인서에는 전염병원을 설비하여 질병의 확산을 막자는 주장을 하였다.148) 위생사업이 일관되게 추진되기 위해서는 일정한 행정 기관의 수립이 필요하다고 할 때, 박영효는 위생사업의 필요성은 인정하면서도 그 집행을 위한 구체적인 방안의 수립까지는 구상하지 못하였던 것이다.

갑오개혁시기 조선에서 가장 높은 수준의 위생론을 전개한 인물은 유길준이었다. 그는 1895년 출간된 『서유견문(西遊見聞)』에서 서양의 의료제도에 대한 소개와 함께 향후 조선의 근대적 의학체계 수립을 위한 체계적인 구상을 제시하였다. 그의 논의는 위생의 의미로부터 출발하여 국가의 제도정비까지 포괄하는 광범위한 내용으로 이루어져 있었다.

유길준 역시 기존의 양생론의 연장선상에서 자신의 위생론을 전개시켜 나갔다. 비록 생로병사는 인생의 자연스러운 이치이지만 "인(人)이 기

---

147) 위와 같음.
148) 위와 같음.

(其) 재세(在世)훈 시(時)에 양생호눈 도를 근신호야 질고(疾苦)의 우환을 면호고 강령(康寧)훈 복지를 향(享)홈이 인세(人世) 직분의 일조관계(一條關係)"라고 표현하여 양생을 통해 질병의 발생을 막고 건강한 생활을 유지하는 것이 하나의 의무라고 주장하였다. 따라서 부모님을 공경하는 자가 양생에 무지하거나, 임금을 모시는 자가 양생을 소홀히 하면, 그것은 곧 자식과 신하된 도리를 다하지 못하는 것이었다.149)

그러나 박영효와 마찬가지로 유길준이 주장하는 양생 역시 개인이나 가족, 나아가 전근대적인 군신관계의 범주에 한정되지 않았다. 유길준에 따르면 한 개인에게는 개인의 양생이, 한 가족에게는 가족의 양생이 그리고 한 나라에는 나라의 양생이 있었다. 특히 국가가 양생에서 일정한 역할을 담당해야 하는 이유는 그가 제시한 양생의 내용에서 찾을 수 있다.

그는 양생하는 규칙으로 지체운동(肢體運動), 의식주를 절도있게 하는 것, 그리고 집과 도로를 청결히 하는 것을 제시하였다. 특히 청결문제는 "양생호눈 관계에 심중(深重)훈 자"라고 지적하였는데, 그 이유는 인간의 질병이 기혈이 항상성을 잃음에 따라 발생하는 경우도 있지만 또한 "오예기(汚穢氣)의 유파(流播)호눈 자로 인연홈도 불소(不少)"하기 때문이었다. 불결한 환경에서 발생하는 더러운 기운 때문에 질병이 발생한다는 주장이었다. 특히 "전염호눈 병의 괴질과 여역(癘疫)의 종류눈 전혀 예기(穢氣)의 독"이라고 서술함으로써 장기설(瘴氣說)에 입각한 병리관을 제시하였다.150) 이 질병관에 입각하여 위생개혁을 추진할 경우 각 개인의 노력 못지않게 국가의 일정한 개입이 필요하게 되었다.

유길준은 위생론을 전개함에 있어 개인의 건강과 신체의 자유가 하늘로부터 부여받은 개인의 권리라고 주장하였다. 이전의 김옥균이나 박영효가 각 개인의 건강을 국가의 부강 차원에서 사고했던 데 비해 그것을 근대

149) 兪吉濬, 『西遊見聞』, 交詢社, 1895, 296쪽(이 연구에서는 박이정출판사에서 2000년에 간행한 영인본을 이용하였다).

150) 위의 책, 299쪽.

개인의 권리로 파악하였다는 점에서 유길준의 주장은 이전의 위생론보다
진전된 것이라고 할 수 있다.[151] 그러나 유길준이 위생론을 전개함에
있어 우선적으로 중점을 둔 것은 국가의 개입이었다. 왜냐하면 전염병의
피해는 일시적인 전쟁보다 더 컸기 때문이다. 전염병이 공공장소에 투척
된 오예물에서 발생한다고 할 때 "오예물(汚穢物)을 도로에 척(擲)ᄒ며
구거(溝渠)에 유(流)ᄒ야 기(其) 발산ᄒᄂ 독기로 전염병을 기ᄒ야 인명
을 상해"하는 일은 공공장소에서 활이나 총을 쏘는 일과 같으며, 호랑이를
시중에 놓아 두는 일과 같았다. 따라서 유길준은 전염병 관련 조치가
잔혹하다는 평가를 받을지라도 그 시행 목적이 공공적인 위생에 있다면
용인될 수 있는 것으로 파악하였다.[152] 근대국가 건설과정에서 국민들의
국가에 대한 충성을 강조한 바 있는 유길준에게 개인의 자유는 공공적
목적을 위해 언제든지 제한이 가능하였다.[153] 유길준을 포함한 개화파에
게 건강한 국민이란 부국강병을 추구하는 국가의 구성원으로서 의미를
지니는 것이었지, 독립적인 개인으로서 의미는 중요하지 않았던 것이다.

　유길준에 따르면 국가의 개입은 대체로 두 가지 수단을 통해 이루어졌
다. 하나는 법률, 다른 하나는 경찰이었다. 우선 법률적인 제도와 관련하여

---

151) 신동원, 『한국근대보건의료사』, 한울, 1997, 184쪽.

152) 兪吉濬, 『西遊見聞』, 交詢社, 1895, 172~173쪽. 유길준은 "국법 불범(不犯)ᄒᄂ
　　사(事)ᄂ 인(人)의 지선(至善)ᄒ 도리어니와 양생ᄒᄂ 규칙에도 일조(一條) 대
　　강(大綱)"이라고 하며, 국법의 준수가 양생을 위한 주요한 방법 중에 하나임을
　　천명하고 있었다. 위의 책, 300쪽.

153) 유길준은 "애국ᄒᄂ 충성은 빈부와 귀천의 수이(殊異)가 무(無)ᄒ야 천성의
　　품부(稟賦)로 자연(自然)ᄒ 직분"이라고 표현하였다. 위의 책, 311쪽. 박영효
　　역시 건백서에서 강병을 추진하기 위해서는 민중들의 일치감이 중요하며, 군민
　　의 동심(同心) 여하, 즉 국민적 통합 여부가 국가 번성의 기초가 된다고 피력하였
　　다. 따라서 박영효에게 국민적 일치를 해치는 민중 반란은 진압의 대상일 뿐이었
　　다. 崔德壽, 「朴泳孝의 內政改革論 및 外交論 硏究」, 『民族文化硏究』21, 1988,
　　209쪽. 이러한 박영효의 개혁론 속에서 국가의 부강을 위한 개인의 희생은 당연
　　한 것으로 치부될 수 있었다.

유길준은 "정부가 양생ᄒᆞᄂᆞᆫ 법을 정ᄒᆞ야 인민으로 준수ᄒᆞ게 ᄒᆞ고 만약 소홀ᄒᆞᆫ 자가 유(有)ᄒᆞ면 엄법(嚴法)으로 금단ᄒᆞ야 도로와 궁실이 청결ᄒᆞᆫ 즉 족히 전염병의 유행ᄒᆞᄂᆞᆫ 세(勢)를 억색(抑塞)"할 수 있다고 주장하였다.154) 청결과 관련된 법규를 제정하고 법적 제재를 통해 국민들이 엄격하게 준수할 수 있도록 하여야 한다는 주장이었다. 개인의 천부인권을 인정하면서도 실질적으로는 법률에 의해 권리와 자유가 제한되는 법부인권(法賦人權)을 주장하였던 유길준의 논리155)는 위생 분야에서도 그대로 관철되고 있었다.

유길준이 국가적 차원에서 위생정책을 수행하는 데 있어 법률과 함께 또 하나 중요한 수단으로 간주한 것은 경찰이었다. 경찰이란 "법제의 질서를 파궤(破潰)ᄒᆞ야 인세(人世)의 안녕에 방해되ᄂᆞᆫ 자를 구제(驅除)ᄒᆞ며 온평(穩平)ᄒᆞᆫ 대지(大旨)에 장애(障碍)ᄒᆞ야 사회의 화호(和好)에 손상되ᄂᆞᆫ 자를 억알(抑遏)"하는 국가기구였다. 사회 유지를 위해 제정된 법률이 준수되지 않을 때 그 준수를 강제하거나 위법자를 처벌하는 역할을 담당함으로써 사회의 질서와 안녕을 유지하는 역할을 수행한다는 것이었다. 유길준은 이러한 역할을 담당하는 경찰의 범주를 크게 행정경찰과 사법경찰로 나누고, 행정경찰이 담당해야 할 임무 중 하나로 "인민의 건강을 간호ᄒᆞᄂᆞᆫ 사(事)"를 거론하였다. 국민의 건강을 보호하는 일이 경찰의 중요 임무로 상정된 것이었다. 그리고 그 구체적인 내용으로 "전염병의 예방법 급(及) 소독법과 종두와 음료수 급(及) 음료물과 의료약품과 가축도륙장과 장지와 화장소 급(及) 기타 위생법에 관계ᄒᆞᆫ 사항"을 제시하였다.156) 1880년대 초반 치도와 관련하여 경찰의 역할이 주목된 이래 국민의 위생과 관련된 전반적인 업무를 담당하는 국가기구로 위생경찰이 상정되었던 것이다.

---

154) 兪吉濬, 『西遊見聞』, 交詢社, 1895, 172쪽.
155) 김봉렬, 『兪吉濬 開化思想의 硏究』, 경남대학교 출판부, 1998, 72~77쪽.
156) 兪吉濬, 『西遊見聞』, 交詢社, 1895, 272~274쪽.

그러나 유길준이 생각하기에 법률과 경찰은 자신의 임무의 일부로 위생사무를 담당할 뿐이며, 따라서 총괄적인 위생사무를 담당할 국가기구는 별도로 존재해야 했다. "일국의 양생은 기(其) 규모와 권세가 기(其) 국의 정부에 존(存)훈 고로 정부가 기(其) 직임을 행흐기 위흐야" 그 임무만을 담당하는 일정한 국가기구가 존재해야 한다는 주장이었고, 유길준은 그 기구를 '위생관사(衛生官司)'라고 지칭하였다. 즉, 1894년 갑오개혁을 통해 현실화된 위생국의 존재와 활동을 구상하였던 것이다. 유길준에 따르면, 위생국이 담당해야 하는 일은 아래와 같았다.

> 위생관사를 입(立)ᄒ고 기(其) 부비(浮費)는 인민의 통동(通同)훈 세로 이(以)ᄒ야 군읍의 기포(棊布)훈 지방마다 차(此) 사(司)의 무(無)훈 처(處)가 무(無)ᄒ니 도로를 정결히 ᄒ는 사(事)는 정부가 시(是)를 행ᄒ며 우(又) 혹 전염병이 유행ᄒ면 예기(穢氣) 소제ᄒ는 약으로 기(其) 전포(傳布)홈을 예방ᄒ고 병인이 피접(避接)ᄒ는 시(時)는 정부가 역(亦) 병인의 소승(所乘)ᄒ는 거(車)를 구(具)ᄒ야 호송호되 예독(穢毒) 소제ᄒ는 약으로 기(其) 거(車)에 도(塗)ᄒ야 경과ᄒ는 도로에 기(其) 기(氣)가 불산(不散)ᄒ고 우(又) 혹 병인의 가실(家室)이 노변에 재(在)ᄒ야 거마의 잡환(雜還)훈 성적(聲跡)을 염문(厭聞)ᄒ든가 우(又) 혹 수(睡)에 취(就)ᄒ기 불능훈 즉(則) 정부가 역(亦) 기(其) 가(家) 근처에 목설(木屑)과 세사(細沙)의 연유(軟柔)훈 종류로 포치(布置) (후략)[157]

위생국은 중앙뿐 아니라 각 지방에도 설립되어 평상시에는 청결사업을 주 내용으로 한 전염병 예방업무를 수행하고, 전염병이 발생한 유사시에는 확산 방지와 환자 치료를 담당하는 것으로 상정되었다. 특히 위생과 관련된 일들 중에 세밀하게 처리해야 할 일들이 많이 있었는데, 유길준은 위생국이 이러한 구체적인 업무를 담당할 수 있는 것으로 상정하고 있었

---

157) 위의 책, 300쪽.

다.158)

물론 유길준이 위생국의 설립을 주장하기 이전에도 이미 중앙 행정기관
으로 위생국의 존재와 역할에 대한 소개는 이루어지고 있었다. 1881년
조사시찰단의 일원으로 일본을 방문한 박정양(朴定陽)은 고종에게 보고
한 「일본 내무성 직장(職掌) 사무」에서 인구 관리를 목표로 한 중앙 위생
국의 조직과 전국 차원의 위생조직 그리고 그 조직을 규정한 법령과 활동
을 소개한 바 있었다.159) 1884년 『한성순보』에 게재된 「만국위생회」라는
기사에서는 서양 각국에 설립된 위생국에 대해 다음과 같이 소개하고
있다.

　현재 구주 각국에는 자체 내에 위생국이 있어서 마음을 다해서 대책을
강구하고 여러 방면으로 검사하고 실험하며, 이런 일에 능통한 사람을
관리로 채용하여 모든 전국 위생사무에 관계하고 감독하는 업무를 겸하
게 하고 있으니 대체로 그 규칙에 다섯 가지 조항이 있는데 제1조에는
모든 음식을 조사 실험하여 음식에 해로운 물질이 있으면 판매를 금하며,
샘이나 우물 등을 조사하여 물이 좋지 못하면 모조리 폐쇄해서 길어가서
마시지 못하도록 한다. 제2조에는 시도(市道)와 골목길과 하수도 등과
변소 등을 소제하여 더러운 것이 흘러내리거나 증발하지 못하게 한다.
제3조에는 만일 감염되는 병에 걸린 사람이 있으면 병원에 옮겨 치료하
게 하고, 이어 소독을 시행하여 그 병이 유포되지 못하도록 하며 또
만일 갑지에 병이 발생하였고 을지에는 병이 발생하지 않았는데 갑지
사람으로 을지에 들어가려고 하면 반드시 검사를 받게 하여 이 병이
없음을 확인한 뒤에 들어가도록 한다. 제4조는 자녀가 출생하면 반드시
우두법에 따르도록 한다. 제5조는 일체의 의약도구를 검사하여 경솔하
게 사용하거나 부질없이 시험하지 못하도록 한다. 이상이 그 대략이
다.160)

---

158) 위와 같음.
159) 신동원, 『한국근대보건의료사』, 한울, 1997, 51~52쪽.

위생국이란 음식과 음료에 대한 단속, 청결사업 실시, 전염병 치료 및 전파 방지, 우두법 실시, 의약기구 조사 등 개인의 섭생 차원에서 나아가 국가의 구성원인 국민 전체의 건강을 보호하기 위한 역할을 담당하는 기관으로 소개되었다.161) 종래 조사시찰단의 보고가 국왕 개인에게 보고되는 차원에 머물렀다면 『한성순보』의 기사는 일반인을 대상으로 한 계몽을 목표로 게재되었다는 점에서 그 전파 범위는 넓어졌다고 할 수 있다. 그러나 이러한 소개는 대부분 외국의 예를 단순히 전달하는데 머물렀다는 한계를 지녔다. 반면에 유길준은 장기설에 입각한 병리관, 위생법규와 경찰제도의 정비, 그리고 위생개혁 조치 등 질병관, 국가기구, 법률제도 등의 내용을 모두 포괄하는 가운데 담당 부서인 '위생관사'를 구상하였다는 점에서 이전의 위생론의 수준을 넘어서 근대적 의학체계를 지향하는 내용의 논의를 전개하고 있었다. 그리고 그가 참여했던 갑오개혁 과정에서 근대적 의학체계의 형성을 위한 노력이 가시화되기 시작했다.

첫 작업은 위생행정을 담당할 부서의 설치였다. 1894년 6월 28일(7월 30일) 새롭게 설치된 의정부 관제 중에서 내무아문 안에 위생국이 설치되었다.162) 위생국은 전염병 예방사무와 함께 의약, 우두와 관련된 사무를 담당하였으며, 참의 1명, 주사 2명을 두도록 규정되었다. 그동안 방역사업, 의약 관련 사무, 우두사업 등이 별개의 기구들을 통해 진행되는 과정에서 발생했던 혼란을 극복하고 제반 위생 관련 사무를 총괄하는 단일 기구로서 위생국이 설치된 것이었다.163)

위생국의 설치는 조선시기 동안 중앙 의료기관으로 활동해 왔던 전의감

---

160) 「萬國衛生會」, 『漢城旬報』, 1884. 5. 5.
161) 1887년 한성주보에서도 「일본위생국관제조례」라는 기사를 통해 일본 관보에 게재된 위생국 담당 활동을 소개하였다. 「日本衛生局官制條例」, 『漢城周報』 1887. 6. 27.
162) 『官報』 1894. 6. 28.
163) 1880년대에 진행된 방역사업, 우두사업에 대해서는 신동원, 『한국근대보건의료사』, 한울, 1997, 104~124쪽 참조.

(典醫監)의 혁파와 연결된 것이었다. 사실 전의감을 비롯한 대민 의료기관은 이미 양난 이후 재정상 궁핍과 담당 관리의 부패 등의 원인으로 인해 활발한 활동을 펼치지 못하고 있었다.[164] 개항 이후 역시 마찬가지였다. 따라서 조선정부는 1882년 "절검(節儉)을 숭상하고 쓸모없는 것은 없애며 국용(國用)을 풍족하게 하고 민막(民瘼)"을 없애기 위한 일련의 기구 혁파과정에서 대민 의료기관이었던 혜민서와 활인서를 혁파하였다.[165] 그리고 새로운 의료기관으로 제중원을 설치하였듯이 갑오개혁 과정에서 조선시기 중앙 행정기관이었던 전의감을 대체하는 새로운 기관으로 위생국을 설립하였던 것이다.

위생국이 설치됨으로써 조선정부가 기울이는 국민의 건강에 대한 관심은 본격화되기 시작했다. 그 관심은 국가의 부강을 도모하는 데 있어 반드시 필요한 것이었다. 국가의 구성원인 국민이 병에 걸리지 않고, 국민의 사망률이 낮아야 인구가 증가하며 그 증가는 국가의 부강과 연결된다는 사고 속에서 위생국은 국가의 부강을 도모하는 주요한 국가기관이었다.[166] 이제 조선정부는 위생행정의 도입을 통해 부강이라는 국가의 전체적인 목표 속에서 각 개인의 건강 보호에 본격적인 관심을 기울이기 시작했다.

1895년 관제 개혁을 통해 위생국이 담당하는 사무는 더욱 구체화되었다. 전염병 및 종두와 관련된 사무는 "전염병·지방병의 예방 및 종두, 기타 일체 공중위생에 관한 사항"으로, 의약 관련 사무는 "의사, 약제사의 업무 그리고 약품 및 매약의 관리, 조사에 관한 사항"으로 세분화되었고, 방역 관련 사무로 "검역, 정선(停船)에 관한 사항"이 추가되었다.[167] 전염병이 주로 외국에서 발병하여 항구를 통해 조선에 전염되는 현실에서

---

164) 許在惠, 「18세기 醫官의 經濟的 活動樣相」, 『韓國史硏究』 71, 1990, 93~98쪽.
165) 『高宗實錄』 高宗 19年 12月 29日.
166) 「논셜」, 『독립신문』 1896. 6. 27.
167) 『官報』 1895. 4. 17.

검역에 대한 규정은 반드시 필요했다. 위생국의 사무가 세분화되자 방역 사무 등 공중위생과 관련된 업무와 의료인과 병원 등 의약 관련 업무를 담당하는 부서가 내부에 설립되었다. 공중위생업무를 담당할 위생과와 일반 의약업무를 담당하는 의무과(醫務課)였다.168)

위생국의 설치가 제도적인 측면에서 중앙기구의 탄생을 의미했다면 경찰은 실무적인 측면에서 위생 관련 업무를 담당하는 기관으로 상정되었다. 1894년 7월 14일(8월 14일)에 반포된 경무청 관제에 의하면 경무청에서는 전염병 예방, 소독, 검역, 종두, 음물(飮物), 음수(飮水), 의약, 가축, 도장(屠場), 묘지 기타 위생과 관련된 일체 사무를 담당하도록 되어 있었다.169) 전염병 예방 및 소독과 관련된 위생업무를 포함하여 의약업무까지 담당하도록 규정되어 위생국의 업무를 실제적으로 집행하는 역할을 담당하였던 것이다.170) 1895년 5월 1일(5월 24일)에는 경무청 관제가 개정되었는데 그 관할 업무로 "위생경찰에 관ᄒᆞᆫ 사항"을 포함하였다는 점에서는 변화가 없었다.171) 경찰의 구체적인 담당업무는 윤5월 5일(6월 27일) 반포된 경무청처무세칙을 통해 확정되었다. 그 내용은 경우에 따라 1894년 반포된 경무청 관제의 규정을 보다 구체화한 것으로, 예를 들면 종래 "음물(飮物)"로만 규정되었던 내용이 "부패안조(腐敗贋造)와 기타 유해ᄒᆞᆫ 음식물에 관ᄒᆞᆫ 사항"으로 구체화되어 설명되었다.172)

김옥균, 유길준 등 개화파들은 자신의 위생론을 전개하는 과정에서 위생정책의 시행기관으로 경찰의 존재를 반드시 전제하고 있었다. 특히 유길준의 경우 경찰을 위생 관련 법규와 함께 위생정책 수행의 핵심 부서로 상정하고 있었다.173) 그들은 위생업무 수행과정에서 각 개인이 하늘로

---

168) 「內部分課規程 中 改正件」, 『官報』 1899. 5. 29.
169) 「警務廳官制」, 『官報』 1894. 7. 14.
170) "行政警察之爲務在防民災害" 「行政警察章程」, 『官報』 1894. 7. 14.
171) 「警務廳官制」, 『官報』 1895. 5. 1.
172) 『韓末近代法令資料集』 1, 國會圖書館, 1970, 428쪽.
173) 兪吉濬, 『西遊見聞』, 交詢社, 1895, 272~274쪽.

부터 부여받았다고 인정된 자유나 권리가 침해당하더라도 그것이 사회의 안정과 국가의 부강을 위해서라면 불가피하다고 간주하고 있었다. 개화파들에게 있어 국민은 법에 의한 통치의 대상, 교육에 의한 교화의 대상으로 피동적인 존재일 뿐이었다.[174] 이러한 그들의 인식 속에서 우선적인 위치를 차지했던 것은, 따라서 각 개인의 권리나 자유가 아니라 부강한 국가 건설이었다. 그리고 이들의 인식은 갑오개혁의 진행과정 속에서 위생경찰 제도의 정비를 통해 현실화되어 나갔다.

개항 이후 형성되기 시작한 위생론은 1894년 갑오개혁을 즈음하여 하나의 의학체계를 구상하는 단계에 이르렀다. 중앙 행정기관으로 위생국이 설치되었고, 실무기관인 경찰기구의 정비가 이루어짐으로써 근대적 의학체계의 근간을 이루는 부분인 행정기구가 성립된 것이었다. 특히 위생론은 갑오개혁의 핵심 담당자였던 유길준에게서 가장 수준 높은 내용으로 전개되는데, 그는 위생을 개인의 권리 차원으로까지 인식하였다. 그러나 유길준 역시 부강한 국가 건설이라는 목적을 조선의 우선적인 과제로 상정하고 있었고, 위생의 주요 목적은 근대국가의 구성원으로서 개인의 건강에 있었다. 따라서 그가 비록 천부인권 차원에서 위생을 논의하기는 하였지만, 구체적인 위생정책의 실시과정에서 국가의 개입은 강화될 수밖에 없었다. 그 대표적인 예는 1895년 콜레라 방역과정에서 나타났다.

2) 방역법규 제정과 방역위원회 조직

위생국이 맞이한 첫 번째 문제는 1895년 청일전쟁의 와중에서 발생한 콜레라였다. 일련의 근대적 개혁을 시행하고 있던 조선정부로서는 개혁의 효과를 민중들에게 인식시킬 필요가 있었고, 그 방법 중 하나는 체계적인

---

174) 왕현종, 『한국 근대국가의 형성과 갑오개혁』, 역사비평사, 2003, 98~100쪽.

전염병 방역을 통해 국가권력의 효용성을 보여주는 것이었다. 과거의
방역활동이 단순한 격리 차원의 수준에서 진행되었다면, 근대적 개혁의
진행과정에서 과거와는 다른 수준의 방역활동을 시행해야 한다는 의무감
역시 있었을 것이다. 그리고 그 의무감은 민중에 대한 정부의 책임감을
의미했다. 만일 "예방법을 행치 안코 안좌(安坐)ㅎ야 인민의 환란을 불고
(不顧)ㅎ면 정부의 책(責)을 실(失)홈"175)이라는 인식, 즉 방역활동은
국가의 중요 책무 중 하나라는 인식이 정부 책임자들 사이에 공유되고
있었던 것이다.

조선정부의 방역활동은 크게 두 가지 방향에서 이루어졌다. 방역의
지침이 될 수 있는 법규의 제정과, 실제적인 예방과 소독 그리고 치료활동
이었다.

콜레라 방역을 위해 최초로 제정된 법규는 검역규칙이었다. 콜레라를
포함한 전염병의 만연을 방지하기 위해 필요한 항구에서 검역과 정선(停
船)을 실시한다는 내용이었다.176) 그러나 그 내용은 소략했다. 검역 방법
에 대한 세부 규정이 없을 뿐 아니라 검역지 선정, 유행지 결정 등도
내부대신의 판단에 따라 결정하도록 규정해 놓아 다분히 모호한 모습을
띠었다.177) 외국에서 발생한 콜레라의 전파를 막기 위해 우선적으로 필요
한 조치였던 검역의 당위성만을 표명하는 데 머물렀다고 할 수 있다.

하지만 조선정부의 생각은 달랐다. 조선정부는 검역규칙 제정을 장기
적인 방역 조치를 준비하는 하나의 단계로 상정하였다.

차(此) 규칙 거세(巨細)규정을 주무대신의 부령에 위임ㅎ미 외면으로
는 온당치 아닌듯ㅎ나 기실(其實)은 아방(我邦)이 아직 검역사무에 경
험이 핍(乏)ㅎ므로 실시상 규정의 개정을 필요ㅎ는 경우가 무(無)ㅎ믈

---

175) 「流行病 豫防費 請求ㅎ는 件」, 『內部請議書』 1-64 (奎 17721).
176) 「檢疫規則」, 『官報』 1895. 윤5. 13.
177) 신동원, 『한국근대보건의료사』, 한울, 1997, 150쪽.

보(保)치 못하니 후래 실시하는 중에 차(此) 경우를 당하는더로 일일이 기포(己布)한 법률의 개정을 청하믄 사체(事體)에 온당치 못홀 뿐더러 긴급한 실용을 오(誤)하는 우려가 업지 아닐지니 시고(是故)로 본규칙의 편성을 간이하게하는 연유라[178]

만일 구체적 법령 제정 요청에 따라 조급히 세부적인 내용을 규정할 경우 검역 사무 경험이 부족한 당시 상황에 비추어 추후 개정은 불가피하며, 향후 개정이 요청될 때마다 법령 개정을 추진하는 것은 오히려 사무를 번잡하게 할 염려가 있다고 조선정부는 판단했다. 더구나 방역활동을 전개하는 동안 긴급한 상황을 맞이할 수 있고, 그 경우 적절한 조치를 취하기 위해서도 검역규칙은 포괄적으로 규정할 필요가 있다고 판단하였다.

검역규칙이 콜레라가 국외에서 국내로, 혹은 국경지방에서 주요 거주지로 전파되는 것을 막는 내용이라면, 국내에서 이미 유행이 시작되었을 경우에 필요한 조치들을 규정할 법률이 제정될 필요가 있었다. 따라서 콜레라 예방을 위한 지방관·의사·단체장의 신고의무, 콜레라 확산 방지를 위한 환자 격리·소독 방법, 콜레라 만연시 집회 금지·교통 차단 등을 규정하는 내용의 「호열자병예방규칙(虎列剌病豫防規則)」이 반포되었다.[179] 이 규칙의 반포를 통해 향후 콜레라가 발생할 가능성이 있을 때 예방과 확산 방지를 위해 취해야 할 구체적인 방법과 절차가 최초로 법률로서 규정되었다.

콜레라가 전파되었을 때 시행해야 할 소독방법과 내용에 대해서는 더욱 구체적인 법규가 곧이어 반포되었다. 「호열자병소독규칙」과 「호열자병예방과 소독집행규정」이 그것이었다.[180] 이 법규들은 콜레라 환자가 발생

---

178) 「檢疫規則裁定請議書」, 『內部請議書』 1-57 (奎 17721).
179) 「虎列剌病豫防規則」, 『官報』 1895. 윤5. 13.
180) 「虎列剌病消毒規則」, 『官報』 1895. 6. 8 ; 「虎列剌病豫防과 消毒執行規程」,

했을 때 취해야 할 소독을 비롯한 제반 조치들의 내용을 규정하고 있었다. 특히 이 법규들은 검역과 방역에서 경찰의 역할을 중심에 두었다는 점에서 특징적이었다.

콜레라로 의심되는 토사병이 발생하면 신고해야 할 곳은 경찰서였고, 의사 역시 환자 진찰 후 경찰서에 보고해야 했다.[181] 소독을 집행하는 주체 역시 경찰이었다. 경찰은 콜레라나 토사병 환자가 발견되는 즉시 소독법을 시행해야 했고, 자기 집에서 요양하는 환자를 때때로 시찰해야 했으며, 환자를 피병원으로 이송할 때도 참여해야 했다.[182] 환자의 발생이나 사망 보고 관청을 경무서로 하고, 소독법을 시행하는 주체나 환자 수송 등을 시행하는 주체를 경찰로 상정함으로써 실무적인 방역사업에서 경찰 중심의 활동이 이루어지는 단초를 제공하였던 것이다.

그러나 경찰의 활동은 법률적으로 볼 때 구체적인 실무 차원에 국한된 것이었다. 방역활동의 개시, 예방법의 실시 등 포괄적인 방역조치는 내부, 지방장관, 지방관, 단체장 등으로 이어지는 지방행정조직을 통해 이루어졌다. 방역활동은 지방장관이 내부에 전염병 발생을 보고한 후 시작되었고, 각 지역의 단체장은 지방관과 협의 후 방역법을 실시하였다. 전염병 관련 신고가 취합되는 곳은 경찰서였지만, 경찰서에 보고된 내용은 지방청을 거쳐 내부로 전달되어 정리되었다.[183] 즉, 방역과 관련된 정책적 차원의 협의는 지방행정조직을 통해 이루어지고, 예방과 소독 등 실무적인 방역조치는 경찰이 시행하는 방식의 방역체계가 법규를 통해 구성되기 시작한 것이었다.

1895년 콜레라 유행을 계기로 반포된 각종 방역 관련 법규는 지방관, 의사, 단체장 등의 의무 사항을 적시함으로써 정부 차원의 방역활동이

『官報』 1895. 6. 10.
181) 「虎列剌病消毒規則」, 『官報』 1895. 6. 8.
182) 「虎列剌病豫防과 消毒執行規程」, 『官報』 1895. 6. 10.
183) 「虎列剌病豫防規則」, 『官報』 1895. 윤5. 13.

구체화되는 계기를 마련하였고, 산발적으로 이루어지던 소독 및 청결사항
을 명시하여 방역활동의 체계화를 도모하였다. 비록 콜레라라는 한 질병
에 국한된 것이기는 하지만 제반 방역법규의 정비는 이제 조선에서 이루
어지는 방역사업이 법률적 기초 위에서 체계적으로 실시될 수 있는 단계
에 이르렀다는 의미를 지녔다.

  법규의 정비와 함께 콜레라의 국내 전파를 막기 위한 조치로 주요 교통
로인 인천, 평양, 의주에 검역소와 피병원을 설치하기 위한 예산외 지출이
승인되었다. 위생사무란 평시에도 소홀히 할 수 없는 사항이지만 특히
콜레라 같은 치명적인 전염병이 발생했을 때는 정부사업 중 방역보다
더 중요한 일은 없다는 인식 하에 방역을 위한 예산의 지급이 결정되었던
것이다.184) 각 검역소에서 검역사무에 종사할 총순(總巡)과 순검에 대한
여비도 예산외로 지출 결정이 이루어졌다. 그 내용은 인천·평양·의주
검역소에 각각 총순 2명, 순검 5명을 파견하는 것이었다.185) 이와 함께
위생국장을 비롯한 검역위원들이 인천·평양·의주 등 콜레라가 유행하
는 지역에 파견되었다.186)

  각 지방에 검역위원이나 검역소가 파견, 설치되었다고 하지만 조선정
부가 육성한 의료인력이 존재하지 않는 상황에서 효율적인 방역은 이루어
지기 어려웠다. 조선정부가 선택할 수 있는 방법은 국내에 거주하고 있는
외국인 의사들을 고용하는 것일 수밖에 없었다.187) 당시 국내에는 선교를

---

184) 「仁川平壤義州에 檢疫所避病院을 設ᄒᆞ야 流行疫氣豫防ᄒᆞᄂᆞ 費로 豫算外支出
    ᄒᆞᄂᆞ 件」 1895. 윤5. 13, 『議奏』 2, 99쪽.

185) 「仁川平壤義州檢疫所에 派送巡視ᄒᆞᄂᆞ 總巡巡檢旅費로 豫算外 支出ᄒᆞᄂᆞ 件」,
    『議奏』 2, 221～222쪽.

186) 「官廳事項」, 『官報』 1895. 윤5. 18 ; 「流行病 豫防費 請求ᄒᆞᄂᆞ 件」, 『內部請議
    書』 1-64 (奎 17721).

187) 외국인 의사를 고용하여 방역활동에 종사하게 하는 모습은 대한제국 전기(前期)
    동안 지속되었다. 1902년 의주 지방에서 콜레라가 발생했을 때에도 경무청은
    임시위생원을 설치하고 이 곳에 외국인 의사들을 참여시켜 전염병 방역을 위한
    조치를 논의하게 하였다. 「照會 28」 1902. 7. 28, 『議政府來去文』 (奎 17793).

목적으로 활동중인 의료선교사들과 각 개항지를 중심으로 활동중인 일본 의사들이 있었다.

조선정부는 이들을 방역사무에 참여시키기 위해 방역위원회의 설치를 추진하였다. 방역위원회의 설치를 주장한 당사자는 당시 내부대신인 유길 준이었다. 1895년 방역위원회가 외국 의사들로 구성될 수 있었던 배경에 는 현실적으로 방역사업에 참가할 수 있는 조선인 의료인력이 부족하다는 이유가 컸다. 하지만 국가행정에서 방역사업이 차지하는 중요성을 알고 있었던 유길준의 존재 역시 큰 위치를 차지하고 있었다.[188]

유길준은 미국 공사를 통해 내부 위생국 관리인 남궁을 제중원 원장이 었던 에비슨에게 보내 피병원의 설치와 콜레라의 확산 방지를 요청하였 고, "서울 일원의 예방과 치료에 관한 모든 책임"을 맡겼다.[189] 유길준의 요청을 받은 에비슨은 서울에 거주하는 모든 의사들을 망라하는 방역위원 회의 조직이 필요함을 인식하고, 곧 서양인과 일본인을 모두 포함하는 방역위원회를 조직하였다. 방역위원회 위원장은 에비슨이 맡았고, 위생국 관리인 남궁이 조선정부를 대표하여 참가하였다.[190] 유길준은 방역의 총책임자인 내부대신으로 방역위원회의 자문역할을 맡으면서 방역위원 회 예산 청구, 검역담당 경찰의 파견을 추진하였다. 구체적으로 그는 방역 위원회에 2만 불의 예산을 배당하고자 하였을 뿐 아니라 방역 업무를 보조할 수 있도록 경찰을 파견하였다.[191] 에비슨의 따르면 유길준은 "그 때 시절에는 상당이 다액인 돈과 이십 명의 순포를 나에게 주며 누구던지

---

188) 유길준의 위생사상에 대해서는 2장 2절 1소절 및 신동원,『한국근대보건의료사』, 한울, 1997, 176~183쪽 참조.

189) Oliver R. Avison,『舊韓末秘錄』上, 대구대학교 출판부, 1984, 197쪽.

190) O. R. Avison, "CHOLERA IN SEOUL," *THE KOREAN REPOSITORY* Sep, 1895, 339~340쪽.

191) 유길준이 요구했던 2만 원의 예산은 재정 부족을 이유로 탁지부의 조정을 거쳐 7,759원 65전으로 감액되었다. 「漢城內 檢疫費로 豫算外 支出ᄒᆞᄂ 件」,『議奏』 2, 373~375쪽.

내 말을 잘 듣지 않는 자 잇으면 면직하는 권리까지 허락"하였다.[192] 인적, 재정적 지원과 함께 방역업무의 효율적인 집행을 위해 경찰의 면직권리까지 부여한 것이었다.

방역위원회에서는 콜레라 환자를 격리하기 위한 조치로 서울의 동부와 서부에 각각 피병원을 설립하고 환자 치료에 종사하는 한편 민중들을 대상으로 한 위생계몽활동에 착수하였다. 콜레라에 감염되었을 경우 치료할 수 있는 뚜렷한 방

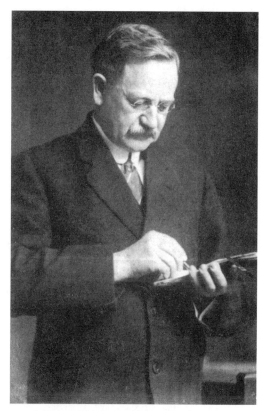

1895년 콜레라 유행 당시 방역위원장 에비슨

법이 없는 상황에서 가장 효율적인 방역활동은 병에 걸리지 않도록 하는 것이었다. 당시 콜레라가 만연하게 될 경우 민중들이 선택할 수 있는 방법은 "부모의 병을 자식이 피하고, 자식의 병을 부모가 피하여" 교외로 도망치는 것이었다.[193] 에비슨에 따르면 "환자 치료가 아모런 효력을

---

192) 「魚丕信博士小傳」16, 『긔독신보』 1932. 5. 4.
193) 「朝鮮國虎列刺病ノ儀語學所雇教師金守喜ニ質問」, 『朝鮮國釜山日本人居留地ニ於テ虎列刺病豫防法施行及其費用官民分擔一件』日本 外務省史料館 소장번호 3. 11. 4. . 7 ; 『官報』 1895. 6. 22.

내지 못하게 되매 의사들은 교육의 방법을 리용하여 병에 걸니지 않도록 하기로 작정"하였다. 방역을 위한 계몽활동에 착수한 것이었다. 방역위원회의 의사들은 소책자를 통해 민중들에게 질병 예방을 위한 방법들을 교육하였다. 그것은 "날 음식 먹지 말고 상당히 끄려 먹을 것과 음식을 먹기 전에 반듯이 손과 얼굴을 씨서서 입으로 불결한 것이 드러가지 못하도록 하기를 설명"하는 것이었다.[194] 세균학적 병리관에 기초한 계몽활동이 본격적으로 이루어지기 시작했고, 이것은 세균의 전파를 막을 경우 전염병 예방이 가능하다는 인식으로 이어져 정부에 의해 진행되는 방역사업에 대한 신뢰감을 높일 수 있었다.

1895년 음력 5월부터 발생한 콜레라는 대체로 수만 명의 사망자를 남기고 소멸한 것으로 보인다.[195] 그러나 1895년 행해진 방역활동에 대한 후대의 평가 중 하나는 "전례가 없는 시설을 하였다"는 것이었다.[196] 종래 콜레라와 같은 전염병이 발생했을 경우 정부적 차원에서 할 수 있는 일이란 성 밖에 병막을 짓고 환자들을 격리시킨 후 약을 주거나 곡식으로 연명하게 하는 것, 병을 일으킨 귀신을 물리치거나 달래기 위해 제사를 지내는 것 등이었다.[197] 그러나 1895년의 경우에는 일련의 방역법규가 제정되고, 방역위원회라는 조직이 구성된 상태에서 방역활동이 진행되는 등 일정한 체계를 잡아나갔던 것이다.

갑오개혁 과정에서 설치된 위생국, 그리고 위생국의 관여 아래 진행된 1895년 방역활동 등은 조선에서 새로운 근대적 의학체계가 출발하기 시작했다는 것을 의미했다. 그리고 그것은 1880년대 이후 지속적으로 제기된 서양의학 수용론이 조선에서 본격적으로 현실화되어 나가고 있음을 실증

194)「魚丕信博士小傳」17,『긔독신보』1932. 5. 11.
195) 신동원,『한국근대보건의료사』, 한울, 1997, 164쪽.
196)『京城府史』2, 京城府, 1936, 636쪽.
197) 신동원,「조선말의 콜레라 유행, 1821-1910」,『한국과학사학회지』11-1, 1989, 66~73쪽.

하는 사례이기도 했다. 새롭게 중앙 행정을 담당할 기관의 명칭으로 서양
의학 개념인 '위생'이 차용된 점이나, 방역과정에서 서양 의료선교사에게
방역의 전권을 부여한 것이나 모두 서양의학에 대한 절대적인 신뢰에서
이루어진 조치들이었다. 적어도 갑오개혁 과정에서 의학과 관련하여 중요
하게 대두된 문제는 서양의학의 우선적인 수용이었다.

갑오개혁에서 이루어진 근대적 의학체계는 출발로서 의미를 지니는
것이었다. 위생행정을 담당할 실무자들이 초기에 배치되지 못했고,[198]
의료의 혜택으로부터 소외되었던 지방에 대한 배려가 없었으며, 전반적인
위생 개선을 위한 계몽이 이루어지지 않았다.[199] 더욱이 서양의사나 일본
의사들에 의해 주요한 방역조치가 취해졌다는 점에서 알 수 있듯이 근대
적 의학체계를 운영할 수 있는 전문인력의 양산이 이루어지지 않고 있었
다. 물론 갑오정권은 말기에 이르러 의학교와 부속병원 설치를 위한 예산
을 편성했다.[200] 비록 규모는 축소되었지만 의학교의 설립, 학생들의 실습
을 위한 부속병원의 설립은 갑오정권이 위생국의 설치에 이어 의료인력
양산을 통해 근대적 의학체계의 내용들을 갖추어 나가려 했다는 것을
의미했다. 그러나 갑오정권은 1896년 2월 아관파천으로 붕괴했고, 갑오정
권이 이루지 못한 근대적 의학체계의 형성이라는 과제는 광무정권의 몫으
로 넘겨질 수밖에 없었다. 광무정권 역시 갑오정권이 추진했던 근대적
개혁을 부정하고 폐기하기보다는 그 성과에 기초하여 제반 개혁사업을

---

198) 신동원에 따르면 1895년 4월 3일 위생국장으로 김인식(金仁植)이 임명되었지만,
　　실제 직원과 시설을 갖춘 것은 1898년에 접어들어서였다. 신동원,『한국근대보건
　　의료사』, 한울, 1997, 144쪽.
199)「司法及警察 - 衛生に關する一般槪況」,『朝鮮彙報』3, 1915, 129~130쪽.
200) 1896년 예산표에 의하면 의학교는 설립비 3,050원, 유지비 3,856원, 부속병원은
　　설립비 4,555원, 유지비 9,798원이 책정되어 있었다.「建陽元年歲入歲出總豫算
　　說明」,『官報』1896. 1. 20. 이 예산은 처음 제출된 요청액보다 축소된 것이었다.
　　의학교는 본래 계획했던 교관 수보다 감원되었고, 부속병원은 계획상 30인의
　　환자를 수용할 수 있는 규모로 설립하고자 하였으나 15인으로 줄어들었다.

진행시키고자 하였고,[201] 따라서 근대적 의학체계의 형성 시도는 계속되어 나갔다. 하지만 광무정권이 추구한 근대적 의학체계의 내용은 갑오정권의 그것과는 일정한 차이를 보이고 있었다. 그 차이는 종래 개화파들이 주목하지 않았던 한의학에 대한 일정한 평가로부터 시작되었다.

3) 일본의 한성병원 설립과 조선인 관리 치료

부산을 필두로 각 개항장에 설치된 일본의 거류지 관립병원들이 영사관 관리를 비롯한 거류민의 건강보호 및 질병치료에 중점을 두었다면, 조선인 회유라는 정치적 목적을 보다 명확히 가진 병원은 서울의 공사관의원이었다. 위치가 조선의 수도였던 만큼 회유의 대상도 일반 민중에 머물지 않았고, 정부의 주요 관리까지 포괄하였다. 하지만 1880년대 일본의 재정 정책이 긴축 기조로 바뀌면서 시작된 관립병원 폐지의 흐름 속에서 서울 공사관의원 역시 예외일 수 없었다. 그러나 공사관의원의 폐지 배경에는 긴축정책 이외에 일본의 정치적 의도를 좌절시킨 사건이 있었다. 1885년 미국인 선교사 알렌에 의해 추진된 조선 최초의 서양식 병원인 제중원의 건립이었다.

일본정부는 공사관의원을 장래 조선 진출을 위한 유리한 기반으로 활용하려는 목적에서, 그 곳을 단순한 진료 공간에서 나아가 교육기관으로 육성하려는 계획을 세웠다. 1883년 인공 신체를 부위별로 수입한 사실에서 알 수 있듯이 조선인 의학생의 교육을 시도한 것이었다.[202] 조선침략을 위한 하나의 논리로 자신의 선진성을 선전하던 일본으로서는 그 대표적인 상징물인 서양의학의 효과를 최대한 활용하고자 하였고, 일본인 의사가 진행하는 조선인 의학생 교육은 조선의 의학분야에서 확고한 기반을 마련할 수 있는 방법이었다.

---

201) 왕현종,『한국 근대국가의 형성과 갑오개혁』, 역사비평사, 2003, 424~426쪽.
202) 「醫療器械備付ノ件」1883. 4. 23,『韓國警察史』5, 430쪽.

그러나 일본보다 먼저 미국인에 의해 중앙 의료기관으로 제중원이 설립되고, 그 곳이 조선정부의 재정부담 속에서 운영되는 과정을 보면서, 일본정부는 지금까지 공사관의원을 통해 진행해 왔던 모든 계획들이 "이번의 변동에 의해 … 수포로 돌아가 버렸다"고 한탄하였다. 이러한 일본정부의 언급은 그들이 공사관의원을 제중원과 같이 조선정부의 지원을 받는, 나아가 조선정부의 동도서기적 서양의학 수용정책을 현실화시키는 핵심 기관으로 육성하고자 하였음을 알려준다. 그런데 그 의도가 좌절되어 버린 것이었다. 일본 공사는 이제 더 이상 군의를 파견할 필요가 없다고 일본정부에 알렸다.203) 개항 이후 서양의학 시술을 통해 조선인을 회유하고, 그 기반 위에서 병원을 조선 진출의 기지로 활용하려던 일본의 기도가 좌절되는 순간이었다.204)

조선 진출기지로서 병원의 역할이 다시 부각된 시기는 청일전쟁 이후였다. 1880년대 중반 이후 조선에서 청나라의 영향력 확대로 열세에 처해 있던 일본이 청일전쟁 승리로 재부상하면서 자신의 영향력 확대를 위한 수단으로 병원의 역할에 다시 주목했던 것이다. 특히 서울은 정치·행정의 중심지로서 의학을 통한 거점 확보의 필요성이 더했고, 1895년 설립된 한성병원(漢城病院)은 그 중심에 서 있었다.205)

---

203) 「米國醫アーレン氏 病院創立ノ件」 1885. 2. 23, 『韓國警察史』 5, 437쪽. 1890년 제중원 2대원장 헤론이 사망하고 알렌이 다시 제중원에 부임한 후에 일본은 마땅한 담당 의사를 찾지 못하던 제중원의 운영을 이관받으려는 시도를 하기도 하였다. 해링톤, 『開化期의 韓美關係』, 一潮閣, 1973, 99쪽.

204) 이후 일본 공사관에서는 직원과 거류민 진료를 위해 알렌과 계약을 맺었다. 그러나 영어를 사용하는 알렌과 의사소통에서 문제가 생기고, 부담해야 할 약가가 과대하다는 이유로 의사 파견을 재요청하게 되었다. 이 때 파견된 의사가 1899년 관립의학교의 교사로 임용된 후루시로 바이케이(古城梅溪)였다. 「公使館附屬醫員再派ノ件ニ付上申」 1885. 9. 16, 『韓國警察史』 5, 443쪽 ; 「外務省發令」 1886. 3. 25, 『韓國警察史』 5, 447쪽.

205) 부산, 원산, 인천 등에 설립된 공립병원의 경우 거류민회가 운영을 담당하게 되면서 기본적인 설립목적인 일본 거류민 진료에 중점을 두게 되었다. 그러나

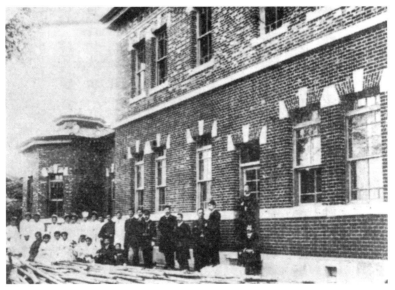

한성병원

한성병원의 설립자는 세와키 도시오(瀬脇壽雄)였다. 그는 1895년 갑오
개혁의 진행과정에서 "위생 급(及) 의학의 관ᄒᆞ는 일체 사무에 당(當)"한
다는 조건으로 고용된 위생고문이었는데,[206] 그가 설립한 한성병원은
아관파천으로 세와키 도시오가 해고되자 일본 해군사령부에서 매수하였

공립병원은 적극적이지는 않았지만 여전히 조선인 진료를 계속적으로 병행하였
다. 각 공립병원의 운영규칙에는 병원의 주요 시술대상은 일본인이지만 조선인
을 비롯한 외국인에 대한 치료를 병행한다는 점을 명시하였고, 원산의 경우에는
조선인 환자의 증가로 인해 1896년 조선인 통역을 채용하기도 하였다. 『仁川府
史』, 仁川府, 1933, 1397쪽 ;『釜山府立病院小史』, 1936, 8쪽 ;『元山發達史』,
1916, 234쪽.

206) 1895년 조선에 와 한성병원을 설립한 세와키 도시오는 1895년 5월 25일(6월
17일) 내부 명예고문관으로, 10월 15일(12월 1일)에는 정식 내부 고문관으로
임용되어, 검역사무, 의학교 설립, 병원 설치, 종두의양성소, 우두종계소(牛痘種
繼所) 사무를 담당하다가 1896년 3월 31일 해임되었다. 「前內部顧問官 瀬脇의
賠償請求와 解雇理由 回報要請」,『舊韓國外交文書(日案)』5, 354~358쪽.

다. 아관파천 이후 전개되는 조선의 정치적·외교적 대립 속에서 "일본과
러시아 간에 위기가 올 것을 예상한 정략" 때문이었다.207) 청일전쟁을
계기로 그동안 조선에서 가장 유력했던 청나라가 배제되자, 이제 일본의
유일한 상대는 러시아가 되었다. 그들의 대립은 의학분야에서도 이루어졌
고, 한성병원의 주요한 목적은 "의술로써 정부의 요로, 대신을 회유"하는
것이었다.208) 즉, 한성병원은 의술을 통해 조선의 정부관리 내부에 일본세
력을 부식한다는 정치적 목적을 강하게 가지고 있었고, 이 역할은 1880년
대 중반까지 서울의 공사관의원이 담당했던 그것과 같았다.

　일본정부는 조선인 회유를 목적으로 한성병원을 매수하였지만 이미
아관파천이라는 정치적 좌절을 겪은 다음인지라 한성병원이 일본정부와
직접적으로 연계되어 있다는 사실을 감추고자 하였다. 초대 원장이었던
야스다 미노루(安田穰)는 외무성과 해군에서 보조금을 받았음에도 불구
하고 그 사실을 "가능한 한 공표되지 않도록 하고 개인이 독립적으로
경영하는 것" 같이 보이고자 하였다.209) 더구나 야스다 미노루라는 이름
은 해군 군의라는 신분을 감추기 위해 스즈키 유조(鈴木裕三)라는 본명
대신 사용한 가명이었다.210) 아관파천 이후 러시아와의 정치적 대립 속에
서 조심스럽게 자신의 영향력을 확대시켜 나가려는 일본정부의 의도가
엿보이는 대목이다.

　한성병원의 조선인 회유 수단은 다른 관립병원의 예와 같은 무료 혹은
저가 치료였다. 1897년 7월과 8월 사이에 한성병원에서 진료받은 일본인
환자와 조선인 환자를 대비해 보면 한성병원의 조선인에 대한 고려의
정도를 분명히 알 수 있다.

207) 三城景明,『韓末を語る』, 朝鮮硏究社, 1930, 74쪽.
208) 和田八千穗,「韓末に於ける日本醫學の半島進出」,『朝鮮の回顧』, 近澤書店,
　　 1945, 377~378쪽.
209)「漢城病院狀況ノ件」1897. 9. 28,『韓國警察史』5, 461쪽.
210)『京城府史』2, 京城府, 1936, 749쪽 ; 三城景明,『韓末を語る』, 朝鮮硏究社,
　　 1930, 73쪽.

1897년 7~8월 한성병원 이용 국적별 외래환자 수

	일본인			조선인		
	갑종	을종	병종	갑종	을종	병종
7월	997	13	8	0	85	100
8월	1404	35	0	0	39	175
전체	2,401	48	8	0	124	275
	2,457			399		

(「漢城病院狀況報告の件」, 『漢城病院關係雜纂』 日本 外務省史料館 소장번호 3.
　11. 3. . 5.)

여기서 갑종은 약가규칙 규정대로 진료비를 납부한 자, 을종은 생계
곤란으로 반액만을 납부한 자, 병종은 무료환자를 가리키는데, 일본인
환자의 경우 2,457명의 환자 중 을종 환자는 2%, 병종 환자는 0.3%에
불과한 데 비해 조선인 환자는 을종이 31%, 병종은 69%를 차지하고
있으며, 진료비를 전액 납부하는 갑종 환자는 한 명도 없었다. 무료 및
저가 진료를 통해 조선인에 대한 적극적인 회유가 진행되었고, 이런 모습
은 한성병원에 대한 호감도를 높여 조선인들이 자발적으로 찾아가 "일본
의사에게 치료를 바라는 곳은 한국에서는 홀로 한성병원"뿐이라는 평가
를 받게 할 정도였다.[211]

　한성병원은 정치·행정의 중심지에 소재한 만큼 조선인 회유라는 목적
을 관철시키는 과정에서 정계 인물들을 포섭하는 데 노력하였다. 정부관
리의 치료과정에서 한성병원의 경쟁 상대는 역시 러시아 공사관 주재
군의였다. 당시 러시아 공사관에는 육군 중좌에 해당하는 군의가 활동하
고 있었는데 한성병원은 "이 군의와 어느 때라도 환자 쟁탈"을 하였다.[212]
　이 쟁탈전의 대상이 된 인물 중 하나가 이용익(李容翊)이었다.[213] 1903

211) 「淸韓に於ける本邦醫師の現況」, 『同仁』 3, 1906, 19쪽.
212) 和田八千穗, 「韓末に於ける日本醫學の半島進出」, 『朝鮮の回顧』, 近澤書店,
　　　1945, 379쪽.
213) 한성병원이 진료하고자 했던 대상은 조선인 관리에 머물렀던 것은 아니며 서울에
　　　거주하는 각국 외교관에 대한 진료 역시 병행하고자 하였다. 이 과정에서 각

년 5월 22일 당시 내장원경이었던 이용익이 근염(筋炎) 등의 치료를 위해
한성병원에 입원하게 되었다.[214] 이용익의 입원은 한성병원이 러시아
군의관과 벌이던 의학적 전투에서 거둔 승리였다. "친로파의 두령"이
일본병원인 한성병원에 입원했기 때문이다.[215]

그러나 이용익이 한성병원에 입원해 있던 1903년 6월 15일 이용익의
입원실에서 폭탄이 폭발하는 사건이 일어났다. 마침 이용익은 실내에
있지 않아 부상을 입지 않았고, 곧 순사와 병사의 호위를 받으며 집으로
돌아갔다.[216] 이 사건은 즉시 정치쟁점화되어 일본 공사에게 범인을 조속
히 체포하여 엄벌에 처하라는 요구가 가해졌고,[217] 아울러 폭발 당시
병원장이 진료시간에 늦은 점이나 주재 순사가 없었던 점에 의문을 제기
하며 일본의 정치적 의도를 의심하는 여론이 대두되었다.[218] 아울러 러시
아 공사는 이용익에게 안전한 러시아 공사관으로 피신할 것을 제안하는
한편, 일본인 의사에게 진료를 받지 말라는 조언을 하였다.[219] 진료활동을
통해 조선의 유력한 정계인물에게 접근하려는 일본의 정치적 의도를 차단
하고자 한 의도였다.

외교관과 원활한 의사소통을 위해 군의의 외국어 실력 역시 중요한 역할을 하였
다. 따라서 한성병원 원장이 영어 회화가 가능하고, 부원장이 독일어를 구사하였
다는 점은 외교적인 접근을 위한 좋은 수단이 되었다. 和田八千穗, 「朝鮮に醫術
をもたらした頃を中心」(學習院大學　東洋文化硏究所　所藏　녹음 테이프
8325(T4)).

214) 和田八千穗, 「韓末に於ける日本醫學の半島進出」, 『朝鮮の回顧』, 近澤書店,
1945, 382 ; 383쪽.

215) 和田八千穗, 「朝鮮に醫術をもたらした頃を中心」(學習院大學 東洋文化硏究
所 所藏 녹음 테이프 8325(T4)).

216) 「病院爆變」, 『皇城新聞』 1903. 6. 17.

217) 「爆變交涉」, 『皇城新聞』 1903. 6. 22.

218) 「漢城病院 爆發事件犯人 深査와 新聞浪說取消要望」, 『駐韓日本公使館記錄』
20, 179쪽.

219) 「李容翊ニ對スル爆烈彈事件續報」 1903. 6. 23, 『漢城病院ニ入院中ノ李容翊病
室內ニ爆烈彈裝塡一件』日本 外務省史料館 소장번호 4. 2. 2. . 117.

　개원 후 한성병원의 경영은 점차 확대되어 일본 정부 당국자 스스로 "본방인(本邦人)이 경영하는 회유책 중 성과가 가장 현저한 것"이라는 평가를 낳을 정도였다.[220] 현실적으로 의사가 부족한 상황에서 조선인들은 "빈한 무의흔 환자에게는 약가도 불취ᄒ고 진심 치료ᄒ야 자혜의 목적"을 시행하는 일본병원에 대해 긍정적인 반응을 보였다.[221] 가난한 환자들에게 무료 진료를 시행한다는 점이 조선인들에게 호감을 불러일으켰던 것이다. 한성병원의 성과에 고무된 일본정부는 한성병원의 규모를 확장하고자 하였다. 단순히 병원 규모의 확장뿐 아니라 1880년대 한 차례 좌절되었던 의학교의 건립을 재추진하고자 하였다. 확장안의 내용은 하나의 의학교와 3개 지원을 설치하는 것으로 5개년 동안 59,800원의 예산을 요구하였다.[222] 이 계획은 실현되지 않았지만 초창기 한성병원이 거둔 조선인 회유 효과가 지대했음을 반증해준다.

　그러나 한성병원의 운영이 원활하게만 진행된 것은 아니었다. 해군에서 운영하는 병원이었던 만큼 군의가 의사로 부임하였는데 그들의 교체가 원활하게 이루어지지 않았기 때문이다. 해군 측으로서는 기량 있는 군의를 외국에 장기간 파견하기가 곤란했을 뿐 아니라 파견된 군의 역시 진급 등의 문제로 인해 장기 근속을 원하지 않았다.[223] 한성병원이 조선인 회유라는 정치적 목적을 수행하고 있었고, 그 성과 역시 컸지만 해군의 일방적인 봉사를 요구할 수도 없었다. 대안으로 제출된 의견이 개업의의 한성병원 운영이었다. 그러나 개업의가 경영할 경우 오로지 병원 수입을 통해 의사의 급여를 해결해야 하는 문제점이 발생하게 되어 조선인을 회유하기 위한 무료진료 등은 불가능해질 수 있었다.[224]

---

220)「漢城病院長安田穰歸朝ニ關スル件」,『駐韓日本公使館記錄』13, 250쪽.
221)「漢城病院景況」,『皇城新聞』1901. 10. 10.
222)「漢城病院擴張ニ關スル上申」,『駐韓日本公使館記錄』12, 416쪽.
223)「漢城病院ヲ同仁會ニ於テ引受度儀ニ關スル諮問ノ件」1904. 5. 16,『韓國警察史』5, 476~477쪽.
224)「漢城病院ヲ同仁會ニ引受ケシム件」,『駐韓日本公使館記錄』22, 406쪽.

일본공사관 측에서는 한성병원의 경영은 해군이나 군의 개인에 한정된 문제가 아닌 정치외교적 측면에서 고려되어야 한다고 주장하며 계속적인 군의 파견을 요청하였다. 만일 한성병원의 운영이 중단될 경우 "지금까지 고생이 수포로 돌아갈 뿐 아니라 한국 관리 및 외국인에 대해 일본인이 경영하는 사업은 하나같이 기초가 확실하지 않다는 불신을 불러일으켜 장래 제반 대한 경영상 지장이 적지 않을 것"으로 생각했기 때문이다.225) 한성병원의 폐쇄가 일본의 대외적 공신력을 손상시킬 수 있다는 현지 외교관의 우려였다. 따라서 일본정부는 야스다 미노루 군의가 귀국한 후 1899년 군의인 오키 게지로(隱岐敬次郎)를 일본공사관 의무촉탁의 형식으로 파견하여 한성병원을 담당하도록 하였고, "기밀보수로서 연 1,800엔의 액수를 매달 공사관에서 지급"하도록 하였다.226) 이후 와다 야치호(和田八千穗) 등이 계속적으로 교체 근무를 하는 등 한성병원은 해군성 소속의 병원으로 지속되었다.

그러나 러일전쟁이 발발하고 조선에 대한 일본의 지배권이 명확해지면서 군의들에 의해 운영되던 한성병원은 그 역할을 다하게 되었다. 조선에서 일본의 우위가 확연해지면서 일본정부가 비용을 부담하는 병원 경영의 필요가 없어졌기 때문이다.

한성병원의 경영 형태가 변화하게 된 계기는 1904년 하사된 대한제국 황실의 내탕금이었다. 1904년 러일전쟁 발발 후 한국 황실은 내탕금으로 18만 원을 하사하였다. 일본이 "동양평화를 보호"하기 위해 러시아와 전쟁을 벌이는 만큼 "친목의 심정"으로 군사적 목적에 사용하라고 내놓은 돈이었다. 이에 "군수 목적에 적합한 것으로 영원히 후대의 기념이 될

---

225) 「漢城病院長安田穰歸朝ノ件」, 『韓國警察史』 5, 467쪽.

226) 「外務次官이 海軍次官에게 보내는 문서, 1899. 9. 22.」, 『漢城病院關係雜纂』 日本 外務省史料館 소장번호 3. 11. 3. . 5 ; 「外務大臣이 在韓 特命全權公使에게 보내는 문서, 1899. 10. 31.」, 『漢城病院關係雜纂』 日本 外務省史料館 소장번호 3. 11. 3. . 5.

것"으로 추천된 것이 일본병원의 설립이었다.227) 러일전쟁을 기념하기
위해 한국 황실에서 기증한 돈으로 일본 거류민을 위한 병원 건설이 추진
된 것이었다.

이 일을 계기로 한성병원의 소유자인 일본 해군성과 외무성 사이에
한성병원의 처리를 위한 논의가 시작되었다. 협의 과정에서 해군성은
한성병원을 민단에서 운영하는 공립병원으로 전환시키는 동시에 한성병
원의 재산을 그대로 이월해주는 데 합의하였고, 1904년 한성병원은 서울
에 거주하는 일본 거류민이 경영하는 공립병원으로 전환되었다.228) 그리
고 한성병원이 담당했던 조선인 회유라는 정치적 역할은 1906년 통감부
설치 이후 이토 히로부미(伊藤博文)의 구상 아래 설립된 대한의원으로
이관되었다.229)

227) 「在韓林公使發小村外務大臣宛電報」 1904. 2. 28, 『韓國警察史』 5, 483쪽.
228) 「漢城病院ノ處分ニ關スル件」 1904. 12. 9, 『韓國警察史』 5, 494~495쪽 ; 『京城
府史』 2, 京城府, 1936, 722쪽. 이후 한성병원은 경영난 때문에 민간인에게 위탁
경영되었다가 1913년 3월 폐지되었다. 『京城府史』 2, 京城府, 1936, 806~807쪽.
229) 和田八千穗, 「韓末に於ける日本醫學の半島進出」, 『朝鮮の回顧』, 近澤書店,
1945, 381쪽.

Ⅲ. 동서병존의 의학체계 형성과 통감부의 의학체계 재편

1. 대한제국기 동서병존의 의학론과 의학체계의 정비

1) 서양의학 수용론의 확산과 한의학의 근대화 요구

아관파천으로 갑오정권을 붕괴시킨 고종은 1897년 대한제국 선포를 계기로 국왕권 강화를 중심 내용으로 하는 일련의 근대적 개혁을 추진해 나갔다. 이전 갑오정권은 전제군주권을 제한하는 가운데 권력을 관료집단이 장악하는 정치체제를 지향해 나갔다. 표면적으로는 인민의 정치 참여를 주장하였지만, 실질적으로 일반 국민의 정치 참여를 도모하기보다는 관료들의 권력 독점을 추진했던 것이다.[1] 이에 대해 대한제국의 권력구조는 황제권을 중심으로 재편되었다. 갑오정권이 국왕권을 소외시키는 가운데 외세에 의존한 개혁을 진행시킨 데 대한 대응이었다. 군주는 국정에 관련된 모든 안건이 의결되는 의정부회의에 참여하였고, 의결을 거친 안건 역시 군주의 재가를 거쳐 반포되었다. 군주가 국정의 운영권을 장악하고 국정 전반에 걸쳐 자신의 의견을 관철시켜 나갈 수 있게 되었던 것이다.[2]

---

[1] 왕현종, 『한국 근대국가의 형성과 갑오개혁』, 역사비평사, 2003, 85~100쪽, 224 ~245쪽.

광무정권은 군주권을 강화시키는 가운데 갑오개혁의 성과에 기반을 둔 제반 근대적 개혁을 진행시키고자 하였다. 하지만 갑오정권의 붕괴로 그동안 약화되었던 보수적 주장들이 재차 대두하는 상황은 개혁의 추진을 어렵게 만들고 있었다. 따라서 광무정권은 서로 대립되는 여론 사이에서 개혁사업을 보다 효과적으로 지속시킬 수 있는 현실적이고 주체적인 방침을 수립할 필요가 있었다. 그 과정에서 갑오개혁이 외국의 제도를 그대로 모방했다는 점을 비판하는 동시에 종래 근대적 개혁이 조선 봉건사회의 개혁을 위해 제기되었으므로 그 원칙은 준수될 필요가 있다고 지적하였다. 그리고 결론적으로 새로운 개혁은 신법과 함께 구법을 절충·참작해야 한다는 신구절충의 방침을 정립하였다.[3]

신구절충이 개혁의 노선으로 부각되면서, 의학과 관련하여 개항 후 서양의학의 일방적인 수용론이 제기되던 차원에서 벗어나 조선의 주류 의학인 한의학을 비판하는 주장이 제기되기 시작했다. 지금까지 새로운 의학으로서 서양의학이 주목받았다면 이제 의학체계의 내용과 관련하여 조선의 '구학'인 한의학에 대한 논의가 시작된 것이다. 더구나 한의학이 조선의 주류 의학으로 일반 민들에게 보다 친숙한 의학이었다는 점에서 한의학에 대한 논의가 본격적으로 대두되기 시작한 것은 민중의 권리를 일정하게 보장하는 방식으로 추진되던 대한제국의 개혁노선과 상통하는 것이었다.[4] 하지만 한의학에 대한 논의가 대두되었다고 하여 종래 서양의학 수용론이 축소될 수는 없었다. 동도서기론이 제기되던 근대적 개혁의 초기 과정부터 서양의학의 효용성은 널리 인정받고 있었고, 광무정권 역시 국왕권이 침해받지 않는 범위 내에서 서양문명의 적극적 수입을

2) 朱鎭五, 『19세기 後半 開化 改革論의 構造와 展開』, 延世大 史學科 博士論文, 1995, 178~181쪽.
3) 金容燮, 「光武年間의 量田·地契事業」, 『韓國近代農業史研究』 下, 一潮閣, 1988, 258~268쪽.
4) 崔元奎, 『韓末 日帝初期 土地調査와 土地法 研究』, 延世大 史學科 博士論文, 1994, 47~54쪽.

추진하였기 때문이다.5)

1885년 제중원의 설립을 계기로 본격적으로 조선에 수용되기 시작한 서양의학은 이전의 한의학이 보여주지 못했던 외과학의 치료효과를 기반으로 점차 확산되어 나가기 시작했다. 제중원이 명성을 높일 수 있었던 분야도 외과술이었다. 예를 들면 조선정부는 제중원의 광고에서 알렌을 소개하면서 "학술이 정교하고 좋으며 특히 외과에 뛰어나므로 한 번만 진료를 받아도 곧바로 탁월한 효과를 볼 수 있다"고 표현하였으며,6) 제중원의 개원 1주년에 즈음하여 제중원의 현황을 소개한『한성주보(漢城周報)』의 기사에도 환자의 치료 중에서도 "뼈가 어긋난 것과 종양 등의 증상에는 효험이 신통"하다고 서술하고 있다.7)

외과술에 대한 긍정적인 평가가 대체로 서양의학에 입각한 치료가 이루어진 개항 이후 형성되기 시작했다면, 해부학·생리학 등 서양의학의 기초학문에 대한 긍정적인 평가는 이미 조선후기 실학자들에 의해 이루어졌다. 이익(李瀷)의 경우「서국의(西國醫)」라는 글에서 서양의학의 생리설을 소개하면서 종래 한의학 이론과 달리 뇌가 감각을 느끼는 기관이라는 점을 지적하고, 서양의학의 "이러한 이치가 마땅하다"고 평가하였다. 정약용(丁若鏞)의 경우는 종래 한의학에서 근원시의 원인을 음양의 부족에서 찾는 것을 비판하면서 서양의학의 생리설에 입각하여 근원시가 안구의 두께, 초점의 원근에서 연원함을 지적하였다.8) 비록 이들의 관심은 임상적인 진료 부분이 아니라 학문적인 분야로 국한되어 있었지만,9) 서양의학의 유용성을 인정하는 동시에 한의학의 기초이론을 비판했다는 점에

5) 徐榮姬,『光武政權의 국정운영과 日帝의 국권침탈에 대한 대응』, 서울大 國史學科 博士論文, 1998, 82~84쪽.
6)『統理交涉通商事務衙門日記』高宗 22年 2月 18日 (奎 17836).
7)「設濟衆院」,『漢城周報』1886. 2. 1.
8) 三木榮,『朝鮮醫學史及疾病史』, 大阪 : 自家出版, 1963, 231~233쪽 ; 金斗鍾,『韓國醫學史 全』, 探究堂, 1966, 360~364쪽.
9) 신동원,『한국근대보건의료사』, 한울, 1997, 43~49쪽.

서 개항 이후 서양의학 수용론의 기조와 맥을 같이한다고 할 수 있다.

기초학문으로 서양의학에 대한 긍정적인 평가는 개항 이후의 논의에서도 반복되었다. 특히 해부학은 그동안 한의학이 주목하지 않았던 분야로서 서양의학의 우월성을 입증하는 근거가 되었다. 예를 들어『한성순보』기사 중 하나는 서양식 의학교 수립의 필요성을 제기하면서 그 이유 중 하나로 "사지백체(四肢百體)와 오장육부를 각 부분별로 하나하나 병원에 나열하여 학습하는 사람들에게 마음껏 참고"하게 하는 점을 거론하고, 그 결과 "그들의 공부하는 방법이 정밀하고 상세"하다고 평가하였다.[10] 해부학에 기초한 학습이 서양의학의 우수함을 입증하는 근거 중 하나로 거론된 것이었다. 개화파의 일원이었던 지석영 역시 서양의학의 전반적인 내용들에 대해 높은 평가를 내리고 있었다. 그에 따르면 서양의학은 "해부학의 정확한 방법과 전통한 실기를 연구하는 법과 정밀한 재료"를 갖추고 있었다.[11]

기초와 임상의 양 분야에 걸쳐 이루어진 서양의학에 대한 긍정적 평가는 기존 한의학의 교육방법에 대한 누적된 불만에서 연원한 것이었다. 독립신문에 게재된 다음 기사는 기존 한의학계의 교육에 대한 전면적인 비판으로 일관되어 있었다.

> 죠션 의원은 첫지 사롬이 엇더케 싱긴 것도 모로는 거시 의원 공부홀 써에 죽은 사롬을 히부 ᄒ나 ᄒ여 본 일이 업슨즉 엇지 각식 혈관과 신경과 오쟝륙부가 엇더케 노여시며 그것들이 다 무슴 직무를 ᄒᄂ 거신지 그즁에 ᄒ나가 병이 들면 엇던 병즁세가 싱기ᄂ지 화학을 모론즉 약이 엇지 효험이 잇ᄂ지 약을 쓰면 그 약이 엇더케 사롬의 몸에 관계가 되ᄂ지 도모지 모로고 덥허 노코 약을 주며 덥허 노코 침을 주니 이거슨

---

10) 「各海口宜設西醫學堂論」, 『漢城旬報』 1884. 3. 27.
11) 池錫永, 「上學部大臣書」(이 논문에서는 『松村 池錫永』, 아카데미아, 1994, 173~176쪽에 실린 번역문을 참조하였다).

곳 사름을 위퇴훈 더다가 집어 넛는거시라12)

해부학과 생리학 교육이 이루어지지 않음에 따라 질병의 원인을 파악할
수 없고, 약리학과 화학에 대한 지식이 없기에 약의 조제가 올바르게
이루어지지 않아 적절한 치료를 할 수 없다는 평가였다. 더욱이 의학의
기초 분야에 대한 지식과 경험이 부족한 상태에서 자의적으로 조제를
하거나 침을 놓아 오히려 상태를 악화시키는 경우까지 있다는 비판이
뒤를 이었다.
서양의학은 의학 내용뿐 아니라 교육과 시험 그리고 면허제도의 측면에
서도 기존의 한의학보다 높은 평가를 받고 있었다.

외국셔는 사룸이 의원이 되랴면 적어도 닙곱 히를 날마다 학교와 병원
에셔 각식 병을 눈으로 보고 다스리는 법을 공부훈 후에 대학교 교관들
앞희셔 시험을 지낸 후 다시 의원 노릇을 ᄒ랴면 그 동리 판윤 압회
가셔 샹등 의원들을 쳥ᄒ야 다시 시험ᄒ야 그 사룸이 닉치 외치와 부인병
들과 ᄋ희병들과 히산ᄒ는더 관계되는 학문과 화학과 약물학과 약ᄆ드
는 법을 다 시험을 지낸 후라야 판윤이 인가쟝을 ᄒ야 주어 비로쇼 민간
에 나아가 의원 노릇슬 ᄒ는 법이라13)

서양의학은 장기적이고 체계적인 교육, 객관적인 시험과 평가, 공적인
면허 부여 등 종래 한의학이 가지지 못했던 의료제도를 갖추었으며, 이러
한 체계성, 공정성, 객관성이 서양의학의 수준을 향상시킨다는 주장이었
다. 입문서 몇 권을 읽고 의사로 자처하거나 심지어는 한의학의 기초서적
인 "의학입문이 무워신지 황뎨소문이 무워신지 아지 못ᄒ야 방문 훈 쟝도
내지 못ᄒ"면서도 진료행위를 하던 기존 한의사에 대한 비판이기도 했

---

12) 「론셜」, 『독립신문』 1896. 12. 1(1).
13) 위와 같음.

다.[14)

　서양의학에 대한 긍정적인 평가는 의학이론이나 진료경험을 교류하는 역할을 했던 서양의 의사회에 의해서도 강화되었다. 서양의 경우 내과, 외과, 안과 등 각 전문 분과별로 의사회가 조직되어 일상적인 학술토론을 전개하고, 난치병이 발생했을 경우에는 여러 의사들이 모여 집단적인 논의를 통해 치료에 임함으로써 임상진료에서 발전을 모색하는 점 역시 기존의 한의사들에게서 찾아볼 수 없는 장점으로 지적되었던 것이다.[15) 종래 한의사들은 다른 의사들과의 교류에 큰 비중을 두지 않았고, 환자 진료에 유효한 방법을 개발했다 하더라도 배타적으로만 소유하면서 다른 의사들과 공유를 회피했다. 그 결과 하나의 질병을 진단하고 치료함에 있어 객관적이고 합의된 원칙이 부재하게 되고, 따라서 어떤 한의사에게 진단받느냐에 따라 각기 다른 치료법이 제기되는 폐단이 생기고 있었다.[16) 이러한 한의사들의 배타성에 비해 서양의사들은 "위싱ᄒᆞᄂᆞᆫ 도리에 유익ᄒᆞᆫ 방칙과 약이 잇으면 세상에 파젼홈을 위쥬ᄒᆞ야 ᄒᆞ나도 독젼기리홈"[17)이 없다는, 즉 의학이론과 경험의 공유가 보편화되어 있음을 긍정적으로 평가하였다.

　의학 내용, 교육 및 평가제도, 의사회의 조직 등 다양한 측면에서 서양의학의 우월성을 강조하는 주장들이 제기되었고, 따라서 현단계의 가장 큰 과제는 "대한에셔도 셔양 의술을 빅화 익혀 의방ᄒᆞ야 시힝홈이 위싱의 급션무"라는,[18) 즉 서양의학의 수용이라는 주장이 이어졌다.

　서양의학이 종래 한의학에 비해 우월한 점이 있으며, 특히 국가 부강을 추구하는 데 유력한 수단이라는 주장은 개항 이후 서양의학 수용론이

14) 「론셜」, 『뎨국신문』 1899. 4. 19.
15) 「론셜」, 『독립신문』 1899. 10. 3.
16) 「勸告醫學硏究之必要」, 『皇城新聞』 1903. 8. 29.
17) 「론셜」, 『뎨국신문』 1899. 4. 19.
18) 「ᄉᆞ민 편지」, 『독립신문』 1898. 7. 18.

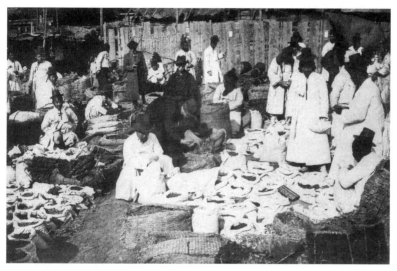

대구 약령시

제기되는 단계부터 나왔다. 그러나 대한제국기에 접어들면서 서양의학의 장점을 피력하는 논의와 동시에 한의학에 대한 비판론이 제기되기 시작하였다. 이러한 한의학 비판은 종래 개화파에게서는 보이지 않던 모습으로 이제 대한제국기의 개혁노선과 관련하여 일방적인 서양의학 수용론의 차원에서 벗어나 조선의 구체적인 현실에 입각한 의학론들이 본격적으로 제기되기 시작했음을 의미했다.

　그러나 한의학을 비판하는 논조 속에서도 한의학에 대한 평가를 둘러싸고 일정한 견해 차이가 노정될 수 있었다. 한의학에 대한 동일한 비판이 이루어지는 가운데서도 그 비판이 한의학 자체에 대한 부정이냐, 아니면 한의사에 대한 비판이냐에 따라 구분될 수 있었다. 즉, 한의학을 부정할 경우 그 대안은 서양의학에 대한 일방적인 수용으로 귀결되겠지만, 한의사들을 비판할 경우 한의사 육성방법과 의료행위, 즉 한의학에 대한 체계적인 교육과 시술행위에 대한 일정한 규율이 동반된다면 한의학은 여전히 유효한 의학으로 활용될 수 있다는 논리로 연결될 수 있었다.

　　근래 의사라 칭ㅎ는 자ㅣ 진맥한다ㅎ되 칠표팔도구후십경(七表八道
九候十經)을 분변키 불능ㅎ며 심증(審症)한다ㅎ되 음양표리경락(陰陽
表裏經絡) 분야를 해석키 불명ㅎ며 용약(用藥)ㅎ다ㅎ되 온량보사종치
반치(溫凉補瀉從治反治)를 적당키 불필(不必)ㅎ고 기차(其次) 향곡
(鄉谷)에 의사라 칭ㅎ는 자는 감초의 미(味)가 감(甘)흔지 고(苦)흔지
부자(附子)의 성(性)이 열(熱)흔지 냉(冷)흔지 불변(不卞)ㅎ고 약재를
무취(貿取)홀 시(時)에 겸ㅎ야 의방활투(醫方活套) 일책을 구(購)ㅎ야
매야(昧野)흔 향리에 개국설방(開局設方)도 ㅎ며 우(又) 기차(其次)는
동인(銅人)이 하양(何樣)인지 침구가 하법(何法)인지 부지(不知)흔 자
ㅣ 침통을 패(佩)ㅎ고 환단(丸丹)을 이(裏)ㅎ야 촌리에 행걸(行乞)타가
생옹(生癰)도 파(破)ㅎ며 부종(浮腫)도 궤(潰)ㅎ니 삼등 기술이 일반
조열(粗劣)이라 고어에 왈 유병불치(有病不治)면 상득중의(常得中醫)
라ㅎ니 차등(此等) 의술은 무(無)홈만 불여(不如)ㅎ도다[19]

　이 글은 실력을 갖추지 못한 한의사들에 대한 비판으로 일관하고 있다.
한의학 진단과 치료의 기초인 음양과 경락에 대한 이해가 부족하고 약재
의 맛과 성질에 대한 지식이 없으면서도, 실용적인 한의서 한 권을 읽고는
자의적으로 의원을 개설하여 함부로 의술행위를 함으로써 환자에게 오히
려 진료를 받지 않은 것보다도 못한 결과를 낳는 현실을 비판한 것이었다.
그러나 이 비판의 어디에서도 한의학 자체에 대한 비판은 찾아볼 수 없
다.[20] 오히려 한의학의 이론과 시술에 대한 올바른 학습과 이해가 이루어
지지 않는 현실에 대한 비판이 논의의 목적이라고 할 수 있다.

---

19) 「論說」, 『皇城新聞』 1899. 10. 9.
20) 신동원에 따르면 대한제국기 발표된 언론의 위생논설들은 서양의학의 효능을
　　찬탄하고 한의사들에 의한 약화사고를 비판하고 있었지만 한의학 자체를 부정하
　　지는 않고 있었다. 신동원, 『한국근대보건의료사』, 한울, 1997, 308~320쪽.

대한제국기 한의학에 대한 평가가 비판 일변도로 이루어진 것만은 아니
었다. 특히 한의학의 유구한 역사와 관련하여 "아국(我國)에 한방지의약
(漢方之醫藥)이 유래구의(由來久矣)오 견효비불다의(見效非不多矣)"
라며, 한의학은 역사가 오래되었고 효과 역시 크므로 그 효용성을 인정해
야 한다는 의견 역시 제시되고 있었다.[21] 그러나 한의학의 효용성이 단지
시간의 유구함에만 근거하여 주장된 것은 아니었다. 무엇보다도 한의학이
활용되어 온 조선과 조선인이라는 지역적·신체적 특수성은 한의학이
효과를 발휘할 수 있는 조건이었다.

한의학은 서양과 다른 조선의 풍토와 조선인의 체질 때문에 효과적인
것으로 간주되었다. 외과적 시술에서는 서양의학이 분명한 효과를 보이지
만 내과적 치료에서는 "수토유이(水土有異)ㅎ고 장위부동(腸胃不同)"하
여, 그들에게 맞는 것이 우리에게 맞지 않을 염려가 있었다.[22] 즉, 체질과
풍토에서 서양과 상이한 조건을 갖춘 조선이기에 서양의학으로는 충분한
임상효과를 거둘 수 없다는 주장이었다. 그리고 이러한 주장은 철저히
한의학적인 인식론에 기초하여 제기되었다.

> 인신지수병(人身之受病)이 개유품부지불균(皆由稟賦之不均)ㅎ야
> 수기사방지이의고(隨其四方之異宜故)로 내경운(內經云) 동남은 지오
> (地墺)ㅎ야 열습자(濕熱者) 다(多)ㅎ고 서북은 풍고(風高)ㅎ야 상한자
> (傷寒者) 다이병유잡증난변지단(多而病有雜症難辨之端)ㅎ고 약유온
> 량보사지제(藥有溫涼補瀉之劑)ㅎ야 기병기약(其病其藥)에 난이일규
> (難以一規)는 지연인지품부불균(只緣人之稟賦不均)과 지지풍토부동
> 고야(地之風土不同故也)[23]

---

21)「勸告醫學研究之必要」,『皇城新聞』 1903. 8. 29.
22)「醫校說明」,『皇城新聞』 1899. 5. 5.
23)「請設大韓醫學」,『皇城新聞』 1904. 4. 18(3).

인간이 가진 체질이 균일하지 않고, 지역적인 풍토가 동일하지 않기 때문에 질병의 발생에서 차이가 나타나고, 따라서 치료 역시 일률적으로 규정하기 어렵다는 주장이었다. 즉, 체질과 풍토에서 서양과 다른 조선에서는 서양의학이 아니라 전통적인 한의학이 유효하다는 주장이었다. 이런 인식 하에서 필요한 것은 체계적인 한의학 교육이었다. 그동안 특별한 체계 없이 도제식으로 진행되어 왔던 한의학 교육을 지양하고 서양의학 교육기관처럼 일정한 교재, 교수진, 학제를 가진 한의학교의 설립이 필요하다는 주장이 이어진 것은 당연했다.

체질과 풍토의 차이로 인해 한의학이 서양의학과 대별되는 독자적인 영역을 가질 수 있다는 인식은 한의학 전반에 대한 신뢰로 이어져 서양의학의 효용성이 대표적으로 확인된 방역활동에서도 한의학이 유효하다는 주장이 제기되기도 하였다. 서양의학이 세균설을 매개로 전염병의 발생을 설명하면서 점차 자신의 영향력을 강화시켜 나갔음에도 불구하고 내과적 질환에 대해서는 한의학이 보다 효력이 있다는 믿음이 지켜지고 있었던 것이다. 전염병 역시 피해를 입은 장부에서 외부로 발산되는 까닭에 그 증상이 한결같지 않으며, 한약을 복용하여 효과를 보는 것이 있는 반면에 양약을 사용할 경우 효과를 보지 못한 것이 많다는 지적이었다.[24] 나아가 치료에 있어 일정한 역할 분담을 상정하는 주장도 제기되었다. 각 의학이 가진 장점을 동시에 이용하자는 논리였다. 예를 들면 전염병에 걸렸을 경우 양약은 소독하는 데 사용하고, 한약은 복용하여 치료를 시행하자는 것이었다.[25]

대한제국기에 접어들면서 서양의학 수용론은 더욱 확산되어 나갔다. 종래 서양의학이 인구의 증강을 통해 부국강병을 도모할 수 있다는 필요성에서 그 수용이 주장되었다면, 대한제국기에는 서양의학의 교육 내용,

---

24) 「□□□□」, 『皇城新聞』 1905. 5. 11.
25) 「衛生會組織」, 『皇城新聞』 1910. 5. 26.

시험 및 면허제도, 의사회의 활동 등 서양에서 형성된 의학체계 전반에
대해 긍정적인 평가가 내려지고 있었다. 아울러 대한제국기에는 한의학에
대한 비판론이 제기되기 시작하였다. 그러나 한의학에 대한 비판이 전면
적인 한의학 부정으로까지 연결된 것은 아니었다. 비체계적이고 사적인
교육을 통해 한의사가 배출됨에 따라 실력 없는 한의사들이 진료를 하는
현실이 주요 비판의 대상이 되었을 뿐이다. 그 비판이 한의학의 효용성
자체를 부정하지는 않았다. 나아가 한의학은 과학이라는 보편성을 가지고
들어오는 제국주의에 대해 하나의 대항 논리를 제공해줄 수 있었다. 풍토
를 비롯한 지역적 특성을 강조하는 논리는 과학이 대변하는 보편의 논리
에 대항하는 근거를 제공해줄 수 있었기 때문이다.

그러나 한의학 역시 내부적으로 변화를 모색하지 않을 수 없었다. 새로
운 국제질서 하에서 자국의 독자성만을 강조하는 논리는 방어의 기제로서
만 기능할 수 있었을 뿐이다. 한의학이 발전하기 위해서는 서양의학의
장점으로 간주되었던 교육제도, 시험제도, 면허제도 등 보편적 측면들을
수용하면서 종래 한의학이 안주해 왔던 의학체계에서와는 다른 형태로
재구성되지 않으면 안 되었다.[26] 근대적 의학체계의 한 부분으로 재구성
되어야 했던 것이다. 결국 대한제국기 의학과 관련된 논의는 서양의학과
한의학이 각자의 효용성과 존재를 인정받으며, 어느 하나가 다른 하나를
부정하거나 폐기하기보다 각 의학의 장점을 살리자는 식으로 진행되었다.
동서병존이 모색되었던 것이다.[27]

---

26) 일제시기에 접어들면서 한의학은 학문활동이 이루어지는 사회적 방식과 의술이
　　펼쳐지는 제도적인 장치에 대한 고민과 대안을 모색해 나가기 시작하였다. 여인
　　석, 「조선 개항 이후 韓醫의 動態」, 『東方學志』 104, 1999, 315~319쪽.
27) 대한제국의 개혁노선을 신구절충으로 집약할 수 있음에도 불구하고, 이 책에서
　　동서병존이라는 개념을 채택한 이유는 이 시기 의학과 관련하여 서양의학과
　　한의학 사이에 구체적인 '절충'이 이루어지지 않았다는 생각 때문이다. 서양의학
　　수용론자들의 경우 서양의학 자체의 효용성에 관심을 집중하면서 상대적으로
　　한의학에 대한 관심을 소홀히 하였고, 한의사들 역시 서양의학에 대해 방어적인

2) 제중원의 이관과 기독교 의학교육

1894년 제중원의 운영권은 미 북장로회 선교부로 이관되었다. 제중원 설립과정에서 조선정부가 보여주었던 적극성도 시간이 지남에 따라 약화되고, 복음 전도를 직접적으로 성취하기 힘들다는 이유로 선교부의 관심도 약화되던 상황에서, 미 선교부가 독자적으로 운영하는 기관으로 재탄생하게 된 것이다.[28] 제중원을 설립한 알렌이 이미 간파하고 있었듯이 제중원이 선교부에게 의미있는 기관이 되기 위해서는 선교활동이 가능한 기지로 재편성될 필요가 있었다.[29] 따라서 미 선교부 측에서는 제중원을 조선정부로부터 이관받는 과정에서 제중원 운영에 관한 일체의 권리를 요구하였고, 목적 달성을 위해 일체의 비용을 지불할 준비가 되어 있었음을 밝혔다.[30] 알렌이 처음 내한할 때 기독교 복음 전파라는 본래의 목적을 감추고 '공사관 소속 의사'라는 명칭을 빌려야 했던 상황이 변화되어 독자적인 선교기지를 확보하려는 시도를 할 만큼 선교부가 성장했음을 반증해 주는 사례이다. 그리고 협상 결과 제중원을 인수함으로써 미 북장로회

입장을 취하면서 적극적인 절충을 모색하지 않았다. 물론 의학이론과 의술의 내용이 가지는 상이성 역시 서로의 절충을 어렵게 만드는 요인이었다. 따라서 본문에서도 지적했듯이 대한제국이 이 시기의 의학체계 내용과 관련하여 취할 수 있는 정책의 내용은 서양의학과 한의학 각각의 존재와 장점을 인정하며 공존을 모색해 나가는 것이었다.

28) 여인석 외, 「구리개 제중원 건물과 대지의 반환과정」, 『醫史學』 7-1, 1998.
29) 알렌이 엘린우드(Ellinwood)에게 보낸 편지, 1890. 6. 21. *Records of Board of Foreign Missions of the Presbyterian church of U. S. A., Korea, Letters and Reports 5*.
30) 에비슨에 따르면 "선교부에서 내가 계약한 것을 접수할년지는 의문이엇다"라고 한다. 제중원의 운영을 둘러싸고 조선정부와 갈등이 벌어지는 과정에서 선교부의 전적인 권한 위임에 따라 행동한 것이 아님을 반증하는 회고이다. 그러나 선교부에서 "병원 사무가 속히 진행되기를 원하는 것만은 잘 알고 잇엇든 것"이라는 언급처럼, 제중원 운영권의 이관에 대해 일정한 공감대는 형성되어 있었음을 알 수 있다. 「魚丕信 博士 小傳 (十四) 제중원의 유래(속)」, 『긔독신보』 866호, 1932. 4. 20.

선교부는 의료를 간접적인 선교의 수단으로 사용하는 단계에서 나아가
제중원에서 직접적이고 효율적인 선교를 수행할 수 있게 되었다.[31]

제중원의 운영권을 장악한 후 에비슨은 1887년 알렌이 떠나고 약화되
었던 의학교육을 본격화하고자 하였다. 무엇보다 먼저 의료선교사들을
도와줄 의료인력이 필요하다는 현실적인 이유 때문이었다. 조선 각지에
설립되기 시작하던 선교병원에서는 의료선교사들이 거의 혼자 모든 진료
업무를 담당하고 있었다. 더 많은 의료선교사들이 파견된다면 부족한
의료공급이라는 문제가 해결되겠지만, "선교본부에서 충분한 의사를 보
내줄 것을 기대할 수 없다는 사실은 분명"했다.[32] 따라서 선교의사들은
자신들의 진료 업무를 도와줄 보조 의료인력을 필요로 했고, 그들을 '학생
조수'라는 명칭으로 부르고 있었다.

그러나 정식 의학생이 아닌 조수라는 이름을 붙여 시작된 교육은, 에비
슨의 판단에 따르면 "참된 의료 교육의 인식"은 아니었다. 선교의사들이
자신의 병원에서 행하는 비체계적이고 단편적인 지식 전달 위주의 의학교
육은 진료를 독점하고자 하는 선교의사들의 이해만을 충족시킬 수 있을
뿐이라는 비판이었다.[33] 에비슨은 의학교육에 대해 일반 의료선교사들이
가졌던 생각에 머물지 않았다. 그는 조선인들을 단지 진료의 보조인력으
로 이용하는 데 머물지 않고, 그들을 장래 조선의 의료수요를 충족시킬
수 있는 의료인으로 양성해야 한다는 생각을 지니고 있었다. 에비슨은
자신의 생각을 아래와 같이 회고하였다.

처음에 의료 선교사로 조선에 나온 서양 사람은 몇이 못 되엿다. 그러나

---

31) "Graduate Exercises," *Korea Mission Field* 4-8, 1908, 123쪽.
32) O. R. Avison, "Some High Spots in Medical Mission Work in Korea", *Korea Mission Field*, 1939, 146쪽.
33) 「魚丕信 博士 小傳 (三三) 세부란스 의학교의 유래」, 『긔독신보』 878호, 1932. 9. 28.

임이 나와 잇는 이들과 앞으로 계속하여 나올 사람이 아모리 열심히 말을 한다 하도래도 조선의 보건을 증진하고 위생을 개량함에 큰 공헌을 하기가 어려웟다. 그들로서 당시 조선에서 할 수 잇는 일은 끈임없이 발생하는 무수한 환자의 지극히 적은 수를 치료하여 줄 뿐이엇고 서양 의사들이 조선의 질병을 방지하는 동시에 과학적 의술과 위생의 사상을 보급하려면 조선 사람을 교육시켜서 조선 사람으로 서양 의술에 통한 의사를 양성하는 것밖에 상책이 없음을 깨닷게 되엿다.[34]

소수에 불과한 의료선교사들이 조선의 의료수요를 충족시킬 수 없는 상황에서 진료의 효과를 거두고, 보다 근본적으로는 보건이나 위생문제를 해결하기 위해 조선인들에게 서양의학교육을 시켜야 한다는 주장이었다. 조선인들에게 체계적인 의학교육을 시키고자 하는 에비슨의 구상은 점차 좀더 수준 높은 보조인력을 필요로 하던 의료선교사들의 공감을 얻어갔고,[35] 미 북장로회 선교부 역시 그 구상을 현실화시키는 것에 동의했다. 선교부가 동의한 가장 큰 이유는 정식 의학교육을 통해 기독교 소양을 갖춘 의사를 양성할 수 있고, 이들은 조선에서 기독교 전파라는 선교부의 목적을 보다 효율적으로 달성시킬 수 있는 존재로 인식되었기 때문이다.[36] 즉, "적절하게 의학을 교육받은 기독교인이 기독교 공동체의 미래를 책임"질 수 있다는 판단 때문이었다.[37] 알렌이 설립한 제중원의학교가

---

34) 「魚丕信 博士 小傳 (二四) 조선의료교육의 시작(一)」, 『긔독신보』 866호, 1932. 7. 6.

35) 「魚丕信 博士 小傳 (三三) 세부란스 의학교의 유래」, 『긔독신보』 878호, 1932. 9. 28.

36) 각 선교병원에서 조수 역할을 하던 조선인들도 보다 체계적인 의학교육을 받고자 하였다. "비록 그들이 조수로 고용이 되여서 오기는 하엿다 할지라도 의학 교육을 완전히 받고저 하는 욕망은 간절하엿다." 「魚丕信 博士 小傳 (三三) 세부란스 의학교의 유래」, 『긔독신보』 878호, 1932. 9. 28. 이러한 조선인 조수들의 요구도 공식적인 의학교육이 실시되는 배경이 되었을 것이다.

37) 「1901년도 제중원 연례보고서」, 『延世醫史學』 4-3, 2000, 228쪽. 1922년 *Korea Mission Field*에 게재된 글은 세브란스의학전문학교 졸업생들의 활동을 평가

지속되지 못했던 이유 중 하나가 '이교도'인 조선정부의 지원 아래 병원이나 학교 경영을 지속해 나가는 것에 대한 감리회나 장로회 자체 내의 비판이었다고 할 때[38) 기독교 의사 양성을 목표로 한 에비슨의 의학교육 구상은 선교부 내에서 충분한 설득력을 가질 수 있었다.

제중원의학교의 교육목표로 기독교 의사의 양성이라는 점이 분명해짐으로써 이제 제중원의학교는 알렌이 운영하던 시기와는 다른 성격의 의사들을 배출하게 되었다. 조선정부의 일정한 영향 아래 운영되던 시기, 제중원의학교는 근대적 의학체계를 운영할 실무 인력으로 정부의 관리인 관의의 양성을 목표로 하였다. 그러나 조선정부의 영향력이 사라지고 사립기관으로 전환된 상황에서 제중원의학교의 목표는 변경될 수밖에 없었다. 즉, 기독교적 소양을 갖춘 의사, 그리고 국가의 관리가 아닌 일반 임상의사의 역할에 충실한 의사가 주요 교육목표로 상정된 것이었다.

임상의사를 육성하고자 하는 제중원의학교의 목표는 그 충족 조건을 이미 갖추고 있었다. 의학생들은 부족한 의료인력을 보충하기 위해 의료선교사들의 진료업무를 도와야했고, 그 과정에서 충분한 실습을 할 수 있었기 때문이다. "임상 조수(clinical helper), 드레서(dresser), 약제사, 조수로서 일하면서 학생들은 훌륭한 임상의사가 될 수 있었"던 것이다.[39)

하면서 그들이 기독교 사회의 중요 인물로 활동하고 있음을 지적하고 있다. 즉, 정식 의학교육의 결과가 조선 기독교계에 긍정적인 영향을 미쳤음을 보여주고자 하는 것이었다. T. D. Mansfield, "Our Work in Seoul,", *Korea Mission Field* 18-10, 1922, 226쪽.

38) 해링톤, 『開化期의 韓美關係』, 一潮閣, 1973, 82쪽.

39) O. R. Avison, "Some High Spots in Medical Mission Work in Korea," *Korea Mission Field*, 1939, 147쪽. 1906년 관립의학교를 졸업한 홍석후(洪錫厚), 홍종은(洪鍾殷)이 세브란스의학교로 전학한 이유도 세브란스병원에서 이루어지는 임상교육을 받기 위해서였다. 에비슨의 회고에 따르면, 관립의학교의 교육 "과정이 오직 일본의 의서 강독으로만 이루어져 있었고 병원의 환자들이나 연구실을 접할 수 없었기 때문에 졸업생들은 질병이나 그 치료법에 대한 실제적인 지식이 없었다." Oliver R. Avison, 『舊韓末秘錄』上, 대구대학교 출판부, 1984, 72~73

학교교육을 받는 과정에서 이미 일부 의학생들은 "성공적으로 외과분야
의 대수술을 하였고, 그들 모두는 모든 종류의 소수술을 하였다."[40] 의학
생들은 단순한 진료 보조인력이 아닌 진료의 주체로 활동하고 있었고,
그 경험은 그들이 임상의사로 성장할 수 있는 기반이 되었다.

1년 반에 이르는 긴 휴가를 마친 에비슨은 1900년 9월, 정규적인 의학교
육을 시작하였다.[41] 그러나 의학교육이 원활하게 진행된 것은 아니었다.
에비슨이 진료로 인해 자신들에게 많은 시간을 투여하지 않는 것에 실망
하여 학생들이 자퇴를 하는 등 난관에 부딪혔다.[42] 불안정하게 이어지던
의학교육이 정상화될 수 있었던 계기는 의료인력의 확충에 있었다. 1901
년 일본인 간호사 2명을 고용하면서 에비슨이 보다 의학교육에 정진할
수 있게 된 것이었다. 그 때부터 "해부학, 화학, 그리고 생리학에서 정기적
인 강의가 이루어져 조수들이 더욱 유능하게 되었고, 일에 관심을 가지게
되었으며, 스스로 일을 잘 처리할 수 있게 되었다."[43] 1904년 의사인 허스
트(J. W. Hirst)의 합류는 병원의 진료와 함께 의학교육 인력의 확보라는
점에서 의학교육이 본격화될 수 있는 계기였다.[44] 에비슨이 지속적으로

쪽.

40) "REPORT OF KOREA MISSION OF THE PRESBYTERIAN CHURCH
IN THE U. S. A., 1908," *Records of Board of Foreign Missions of the
Presbyterian church of U. S. A., Korea, Letters and Reports* 76, 14~15쪽.
41) CATALOGUE SEVERANCE UNION MEDICAL COLLEGE, 1917, 7쪽.
42) "ANNUAL REPORT OF SEOUL STATION TO THE KOREA MISSION,
OCTOBER, 1902," *Records of Board of Foreign Missions of the
Presbyterian church of U. S. A., Korea, Letters and Reports* 81, 24쪽.
43) "ANNUAL REPORT OF SEOUL STATION, 1904", 36쪽.
44) O. R. Avison, "The Severance Hospital," *The Korea Review* 4-11, 1904,
490쪽. 에비슨의 회고에 따르면 허스트와 에비슨은 병원 업무를 "거의 동등하게
나누었다." 덜어진 진료 부담으로 인해 "에비슨은 의사가 되고자 자신을 찾아온
학생들에게 의학을 가르칠 수 있는 시간"을 더 많이 가질 수 있었다. O. R.
Avison, "A Tribute to Dr. J. W. Hirst," *Korea Mission Field* 30-4, 1934,
76쪽.

보여준 의학교육의 체계화를 위한 노력은 선교사들의 공감대를 얻어갔고, 1905년 미 북장회 선교부는 에비슨이 7년제의 의학부 과정으로 이루어진 학제를 시행할 수 있음을 인정하였다.45)

　1904년 세브란스의 기부로 남대문 밖 복숭아골[桃洞]에 새로운 병원으로 세브란스병원이 세워지면서 제중원의학교도 자연스럽게 세브란스의학교로 명칭이 변경되었고,46) 1908년 1회 졸업생을 배출하게 되었다. 이 과정에서 의학교육의 체계와 관련된 중요한 변화가 세브란스의학교에서 일어나는데, 그 변화는 일본식 의학교육체계의 수용이었다. 에비슨의 회고이다.

　　일본으로 말하면 현대식 교육에 잇어서 중국보다 훨신 진보된 나라엇고 관게에 잇어서도 조선과 일본 사이가 더 밀접하게 되엇으므로 우리는 마침내 일본의 교육 방침을 따라가기로 결정하엿다. … 그래서 조선에 일본 교육제도가 실시되자 우리 학교 학생들은 잠간 동안 일본용어에 통하게 되엿든 것이다.47)

　통감부 설치 이후 확고해지는 일본 우위의 정치 상황, 서양문명의 수용에서 선진적이었던 일본의 교육제도 등이 일본식 의학교육체계를 수용하게 된 계기였다는 회고이다. 그리고 1910년 병합이 되면서 의학생들이 쉽게 일본의 용어에 익숙해질 수 있었다는 언급처럼, 통감부와의 협조는 세브란스의학교에서 진행되는 의학교육을 보다 효율화시키는 배경이 되었다.

　통감부와 협조관계 유지는 조선의 지배권이 실질적으로 일본으로 이관

---

45) 이만열, 『한국기독교의료사』, 아카넷, 2003, 182쪽.
46) 1909년 6월 '세브란스의학교'라는 명칭으로 학부에서 인가를 받았다. CATALOGUE SEVERANCE UNION MEDICAL COLLEGE, 1917, 7쪽.
47) 「魚丕信 博士 小傳(二五) 조선의료교육의 시작 (二)」, 『긔독신보』 867호, 1932. 7. 13.

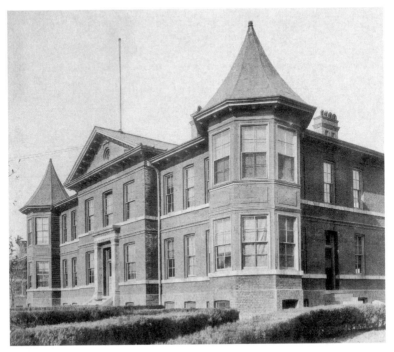

세브란스병원

되는 상황에서 의료선교사들의 불가피한 선택이었다. 만일 통감부의 교육 정책에 반대할 경우 세브란스의학교의 졸업생들에게 "개업을 할 수 있게 해줄 의학학위도 줄 수 없었다"라는 것이 당시 교장이었던 에비슨의 판단 이었다.[48] 그리고 통감부는 세브란스의학교 1회 졸업생들에게 최초의 의사면허를 부여함으로써 그들의 협조에 보답하였다. 당시 통감이었던 이토 히로부미가 직접 졸업식에 참가하여 졸업장을 수여하고, 졸업생들은 곧 내부 위생국으로부터 의사면허를 부여받았던 것이다.[49] 의사 면허의 부여는 "의사들에게 이 나라에서 공인된 지위를 부여"한다는 의미를 지녔

48) Oliver R. Avison, 『舊韓末秘錄』 上, 대구대학교 출판부, 1984, 206쪽.
49) 「의슐허가」, 『大韓每日申報』 1908. 6. 6.

다.50) 즉, 선교부에 의해 이루어진 의학은 통감부라는 막강한 권력의 지원으로 '공식성'을 인정받게 되었고, 그것은 세브란스의학교의 졸업생들뿐 아니라 선교의학에 대한 일종의 공인이었다.

그러나 그 공인이 일본에서 이루어진 의학교육과 동등함으로까지 나아간 것은 아니었다. 이 때 세브란스의학교 졸업생들이 받은 학위의 명칭은 의학득업사(醫學得業士)였는데, 이 학위는 일본에서 학

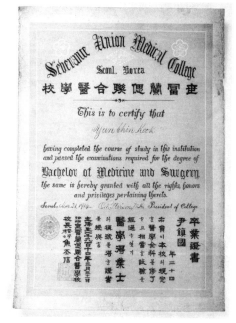

세브란스의학교 4회 졸업생 윤진국의 졸업증서

위 없이 단순히 의사시험에 합격한 사람에게 부여되는 것이었다. 일본에서 대학을 마친 사람들에게는 의학사(醫學士)라는 칭호가 부여되고 있었다. 즉, 일제는 조선에서 이루어진 서양식 의학교육을 공식적으로 인정하면서도, 이면에서는 일정한 차별을 가하고 있었던 것이다.51)

---

50) "REPORT OF KOREA MISSION OF THE PRESBYTERIAN CHURCH IN THE U. S. A., 1908," *Records of Board of Foreign Missions of the Presbyterian church of U. S. A., Korea, Letters and Reports* 76, 15쪽.

51) 세브란스의학교 졸업생들에게 의학사 학위가 수여되기 시작한 시기는 1923년 총독부 지정으로 세브란스의학전문학교 졸업생들이 졸업과 동시에 총독부 인정 의사면허를 받게 되면서부터였던 것으로 보인다. 1926년에 발행된 세브란스의학전문학교 일람에 졸업장을 제시할 경우 의사면허를 부여받을 수 있다는 언급과 동시에 졸업생들은 의학사 학위를 받는다는 내용이 적혀 있기 때문이다.

3) 의학교 설립 청원과 서양의학 교육기관 설립

제중원의학교에서 교육이 지속되었고, 각 선교병원이나 일본병원에서
도 조수 교육의 형태로 의학교육이 진행되고 있었지만[52] 정부가 관할하
는 의학교육기관이 없다는 사실은 한 국가로 볼 때 수치였다.[53] 더구나
조선과 같은 중앙집권적 국가에서 위생정책이나 의료시술을 담당할 의사
를 국가적 차원에서 육성해 나가지 못한다는 것은 근대적 의학체계의
형성을 포기하는 결과로 이어질 염려가 있었다.

정부 차원에서 의학교 설립을 추진한 것은 사회 전반적인 근대적 개혁
을 진행하던 갑오정권이었다. 갑오정권은 1896년 6,706원과 14,353원의
예산으로 각각 의학교와 의학교 부속 병원의 설립비를 책정해 놓고 있었
다.[54] 그러나 갑오정권이 1896년 아관파천으로 붕괴되면서 의학교 설립
계획 역시 현실화되지는 못했다. 그 이유는 정권의 붕괴로 인한 정책의
단절이라는 측면도 있었지만, 가장 큰 이유는 재정 부족에 있었다. 광무정
권은 세입 부족으로 인해 국가재정이 궁박해지면서 우선 시급하지 않다고
생각되는 예산을 삭감했는데, 그 중 의학교와 의학교 부속병원 설립 및
운영비가 있었다.[55] 그러나 의학교와 달리 내부 예산으로 편성된 항목
중 종두의양성소비 1,368원과 우두종계역비(牛痘種繼易費) 2,866원은
삭감되지 않았다. 그 이유는 두 항목의 예산이 상대적으로 소액이라는
점도 있었지만 장기적인 투자가 요구되는 의사 양성에 비해 우두법은
즉각적인 효과를 보였기 때문일 것이다.

SEVERANCE UNION MEDICAL COLLEGE CATALOUGE 1925-6, 18쪽.
52) 이들 중 일부는 개인적인 개업 형태로 서양의학을 시술하고 있었다. 『미일신보』,
「잡보」, 1898. 6. 3.
53) 「의학교」, 『독립신문』 1899. 3. 29.
54) 『官報』 1896. 1. 20.
55) 「本年度 總豫算中 不足額 補充間의 出給停止에 關ᄒᆞᄂᆞ 件」, 『議奏』 4, 521~
522쪽.

의학교를 설립해야 한다는 주장은 정부 차원이 아니라 민간 차원에서 먼저 제기되었다. 1896년 설립 이후 대한제국의 광무개혁을 민간 차원에서 추동하는 역할을 담당하던 독립협회가 일반 민중들의 요청이라는 형태로 의학교 설립을 청원한 것이었다.56) 구체적으로 1898년 7월 15일 종로에서 열린 만민공동회에서 총대위원을 선정하여 학부대신에게 서양의학을 배우고 익힐 수 있는 학교의 설립을 청원했다.57)

서양의학에 입각한 의학교육의 실시와 정비는 자주 제기되었던 주장이었다. 즉, 실력 있는 의료인의 양성을 위해 이론과 실습을 겸비한 의학교육과 국가에 의한 시험관리 및 면허 등에 대한 요구가 제기되고 있었다. 그리고 그 주장의 결론은 서양의 발달된 의학적 내용에 기초하여 교육제도를 정비하자는 것이었다.58) 당시 신문에는 외국인 의사들의 치료로 효험을 본 환자에 대한 기사가 자주 게재되었는데,59) 이러한 모습은 일종의 민족적 수치로 여겨졌다. 이러한 수치를 극복할 수 있는 대안은 "빅셩의 위싱 흐기를 위흐야 의학교를 셜시"하는 것이었다.60) 더구나 당시 국가의 부강을 인구의 대소로 평가하는 인식이 증대하면서 인구의 증가를 도모하는 주요한 수단으로 의학의 중요성은 강조되고 있었다.61) 백성이 병이 없어야 나라가 부강해지고, 백성의 사망률이 낮아져야 인구가 증대하며 인구의 증가는 곧 국가의 부강으로 이어진다는 논리였다.62) 그리고 의학교는 민중의 건강을 보호하고 인구를 증대시킬 수 있는 주요한 기관

---

56) 「ᄉ민편지」, 『독립신문』 1898. 7. 18(3).

57) 신동원, 『한국근대보건의료사』, 한울, 1997, 251~252쪽.

58) 「론셜」, 『독립신문』 1896. 12. 1(1).

59) 裵圭淑, 「大韓帝國期 官立醫學校에 관한 硏究」, 梨花女大 史學科 碩士論文, 1991, 7쪽.

60) 「론셜」, 『데국신문』 1899. 4. 19.

61) 李仁淑, 「'독립신문'論說에 나타난 體育・衛生思想硏究」, 이화여대 사학과 석사논문, 1984, 73~75쪽.

62) 「논셜」, 『독립신문』 1896. 6. 27.

이었다.[63]

조선의 의료계에 대한 비판과 함께 근대국가 건설에서 차지하는 인구의 중요성에 대한 관심이 고양되면서 체계적인 의학교육에 대한 요구가 분출하고 있었던 것이다. 그러나 독립협회의 의학교 설립청원은 정부에 의해 수용되지 않았다. 예산 부족이라는 이유 때문이었다.[64] 1896년 의학교 예산을 삭제해 버릴 때와 같은 이유였다.

그러나 의학교 설립은 또 다른 민간인의 요청에 의해 현실화되었다. 그는 1876년 개항 이래 개화파의 일원으로 우두법의 도입을 위해 노력하던 지석영이었다. 그는 학부대신에게 의학교 설립을 청원하는 상소를 제출하였다. 그는 "천하의 학문이 의학보다 중요한 것"이 없음에도 불구하고 "우리나라 풍속은 의학을 보기를 낮은 기술로 보고 의사를 대접하기를 천한 장인같이 생각"한다며 의학과 의료인에 대한 인식을 개선할 것을 촉구하였다. 그는 저열한 수준에 머무르고 있던 의료계의 현실을 개선하는 방법으로 의학교 설립을 제안했다. 그리고 자신이 그 의학교를 운영할 교장으로 취임할 의사가 있음을 피력하였다. 그는 자신이 "중국과 서양을 통하는 의학자"이기 때문에 교장의 역할을 충분히 수행할 수 있다고 자평하였다.[65] 동서양을 통하는 의학자로 자신을 소개한 지석영의 발언은 향후 설립될 의학교가 서양의학의 일방적인 수용이 아니라 동서의학을 병존하여 교수하는 교육기관으로 설립될 가능성을 예고하는 것이었다.

나아가 지석영은 의학교를 당시 시급히 요청되는 서양의학을 전공한 임상의사 양성기관으로 협소화시키지 않았다. 그가 생각하기에 의학교의 졸업생들은 전국에 의학을 보급할 교수 역할을 담당해야 했다. 그리고 졸업생들의 진로에 대해 정부가 책임을 지고 관리로 임용해야 함을 역설하였다. 그의 구상은 의학교 졸업생들에게 "태의, 군의의 품계를 주어

63) 「호구 감흔 일」, 『독립신문』 1899. 8. 10.
64) 「학부 회답」, 『독립신문』 1898. 7. 25(3).
65) 池錫永, 「上學部大臣書」.

넉넉히 각 도로 파견하여 의학교를 설립하고 학생들을 교육"하도록 하는
것이었다.66) 즉, 그는 의학교 졸업생들이 단순히 임상의사로 활동하면서
당시 부족했던 의료 수요에 부응하는 역할을 담당하는 데 머무는 것이
아니라, 각 지방에 파견되어 의학교를 설립하고 그 곳에서 의학생들을
다시 양성하는 교수의 역할을 담당할 것을 기대하였다.

이러한 지석영의 구상은 대한제국의 의학체계를 형성할 의료인력의
양성을 위해 중앙의 의학교를 정점으로 하여 그 아래에 지방 의학교를
편재하고, 의학교육에 있어 지방 의학교를 중앙의 의학교에 종속된 형태
로 유지하는 의학교육 구조를 지향하는 것이었다.67) 중앙에 설립되는
의학교가 대한제국의 의학체계 수립을 위해 기여해야 할 부분은 직접
의술을 시행하는 의사의 양성이 아니라 의학생 교육을 담당할 교수의
양성에 있다는 인식이 지석영에게는 강하게 내재되어 있었던 것이다.

그의 청원은 의학교의 설립에 결정적인 역할을 하였다. 정부 스스로
의학교 관제를 반포하면서 "인민의 청원이 있어 의학교를 설립"한다는
점을 분명히 하였기 때문이다.68) 이러한 의학교 설립은 1880년대 제중원

---

66) 1902년 제1회 졸업생의 배출을 앞두고 졸업생들을 광제원과 위생국에 파송하여
시무하게 한다는 기사에서 알 수 있듯이 의학교 졸업생들은 정부에서 수립한
의료기관 및 의학 관련 행정기관에서 근무할 예정이었으며, 실질적으로 1904년
군부 내에 의무국이 설치되면서 군의관으로 임명되기도 하였다. 「醫校試選」,
『皇城新聞』 1902. 5. 10 ; 「의무국 신설」, 『大韓每日申報』 1904. 10. 5. 의학교가
설립되면서 향후 전망과 관련하여 "지방 정황에 의ㅎ야 의학교를 지방에도 치
(置)홈"이라고 언급한 것처럼 의학교는 서울에만 설립되는 것이 아니라 각 지방
에도 설치될 예정이었다. 「醫學校官制」, 『官報』 1899. 3. 28.
67) 지석영의 구상에 따르면 의학교는 일본에서 의학교육기관의 중심에 서 있던
동경대학 의학부의 역할과 유사한 기능을 담당하게 되었다. 동경대학 의학부의
역할은 다른 의학교에서 의사 양성교육에 종사할 수 있는 의학사를 배출하는
데 있었다. 중앙집권화된 의학교육의 피라미드 정점에 동경대학 의학부가 위치
해 있었던 것이다. 川上武, 『現代日本醫療史』, 東京 : 勁草書房, 1965, 103쪽
참조.
68) 「醫學校官制」, 『奏本』 3, 156쪽.

의학교에서부터 시작된 조선정부의 의학교 설립 노력이 1890년대 갑오개
혁을 거치면서 외국인과의 연합적 형태가 아닌 정부의 주도 아래 진행됨
을 의미했다. 종래 제중원의학교가 설립이나 운영과정에서 의료선교사들
의 주장이 강하게 반영되었던 반면에 의학교는 학교 운영을 책임질 교장
이 임명되고, 학교 운영 전반에 대한 규정인 「의학교 관제」, 「의학교 규칙」
등을 통해 정부가 학교 운영에 보다 적극적으로 관여할 수 있는 기틀을
마련해 놓았던 것이다.

다만 문제는 서양의학의 수용 정도와 방법이었다. 제중원이 서양의사
를 통한 서양의학의 일방적인 수입이 이루어진 사례라고 할 때 이미 지석
영을 포함한 당시 여론에서 알 수 있듯이 광무정권 아래서 설립되는 의학
교는 종래 조선의 대표적인 의학이었던 한의학의 병행 교육이 가능할
수 있었다.

그러나 문제는 동서의학의 내용을 어떻게 교육과정에서 현실화시켜
나갈 것인가에 있었다. 그리고 그 핵심은 교육을 담당할 교사의 채용이었
다. 어떤 교사가, 어떤 교육 내용을, 어떠한 교육 방법에 의거하여 가르치
느냐에 따라 의학교의 성격이 결정될 것이기 때문이었다. 더구나 의학교
졸업생들이 관의와 교수로 활동한다고 할 때 의학교육의 내용과 성격은
곧 대한제국 의학체계의 그것을 규정짓는 중요한 요소였다.

의학교의 교육 내용은 의학교 교사를 채용하고, 의학교 규칙을 제정하
는 등 의학교의 설립운영 방식과 내용이 정비되는 과정에서 구체화되어
갔는데, 그 내용은 처음에는 동서병존의 방향을 모색하다가 교사 채용이
결정되면서 서양의학 위주로 확정되어 갔다. 1899년 3월 반포된 의학교
관제에 따르면 의학교는 "국민에게 내외 각종 의술을 전문으로 교수"하는
곳으로 규정되었다.[69] 여기서 내외의술이 구체적으로 무엇을 가리키는지
에 대해서는 설명이 없지만, 당시 한 신문은 그것을 "내과는 태서와 동양의

---

69) 「醫學校官制」, 『官報』 1899. 3. 28.

술을 참호(參互)하야 교수"하는 것으로 이해하였다.[70] 즉, 내과의 경우
한의학과 서양의학을 병행하여 교육하는 것으로 간주하고 있었으며, 이러
한 이해는 의학교가 단순히 서양의학만을 교육하는 기관으로 상정되지
않았음을 추정하게 한다. 그러나 1899년 5월 일본인 교사 후루시로 바이케
이(古城梅溪)의 임명을 거치면서 1899년 7월 반포된 「의학교 규칙」은
의학교가 서양의학을 위주로 한 교육기관으로 결정되었음을 보여주었다.
의학교가 개설되면서 학습될 교수 과목들은 그 명칭으로 보아 대부분
서양의학인 "동물 식물 화학 물리 해부 생리 약물 진단 내과 외과 안과
부영(婦嬰) 위생 법의 종두 체조"였기 때문이다.[71] 이것은 서양의학의
수용 이후에도 한의학이 조선과 조선인의 특수성에 비추어 유효하다는,
특히 내과적 질환에 유효성을 발휘하고 있다고 본 당시 여론이 의학교
설립과정에서 반영되지 않았음을 의미했다.

관립의학교가 서양의학 위주 교육을 시행하게 된 결정적 계기는 서양의
학을 전공한 일본인 의사 후루시로 바이케이의 고용이었다고 생각된다.[72]
학부에서는 당시 서울 진고개에 찬화의원(贊化醫院)을 개설하고 있던
일본인 의사 후루시로 바이케이를 의학교 교사로 추천했다. 그는 이미
수년 동안 찬화의원에 부설된 종두의양성소에서 종두의를 배출함으로써
"외국 사롭으로 나와서 이럿케 열심히 명예잇고 유공ㅎ기ᄂ 이 사롭에서
더흔 의원"[73]이 없다는 평가를 받고 있었고, 그 공로를 인정받아 관립의학
교 초대 교관으로 추천받았던 것이다.

그러나 후루시로 바이케이를 학부에서 관립의학교 교사로 추천하자
중추원에서 반대 의견이 제출되었다. "대한 사롭 중에도 의슐에 릉통ᄒ

---

70) 「醫學校設立」, 『皇城新聞』 1899. 3. 8.
71) 「醫學校規則」, 『官報』 1899. 7. 7.
72) 이 의학교의 공식 명칭은 '의학교'이다. 그러나 보통 명사인 '의학교'가 이해에
    혼동을 줄 수 있으므로 이하에서는 이 '의학교'를 지칭하는 용어로 관립의학교를
    사용하고자 한다.
73) 『뎨국신문』 1899. 3. 9.

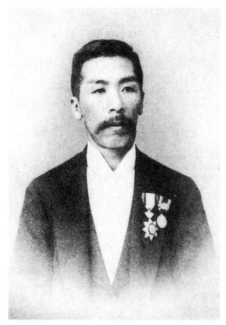

관립의학교 교관 후루시로 바이케이

이들이 만히 잇는디 하필 외국 사름만 고빙ᄒ여 교샤를 삼으려 ᄒᄂ뇨"라는 반문이었다.[74] 이 반문은 그동안 정부가 근대화 정책을 추진해 나가는 과정에서 자문이나 고문의 형태로 고용한 외국인에 대한 불신에서 기인한 것이었다.[75] 이미 양지아문의 설립과정에서 외국인 기사의 채용에 대해 국내의 언어와 풍속에 익숙하지 못하다는 이유로 반대의견을 피력한 적이 있었던 중추원이[76] 관립의학교 교사의 외

---

74) 「하회 여하」, 『독립신문』 1899. 5. 6(3).
75) 내부 병원이 설립되는 과정에서 외국인 의사 고용에 대한 불신은 동일하게 표명되었다. 즉, 내부 위생국장이 설립될 새 병원에 외국인 의사를 고용하자는 의견을 제시하자 당시 지방국장이었던 정준시는 우리나라에서는 무슨 일이든지 하려고 하면 외국 사람 부리기를 원하나 그 사람으로 일 시킬 줄도 모르고 가만히 앉아서 놀리면서 공연히 매달 돈 삼백여 원씩 갖다바치고 그 사람에게 끌려다니는 일이 많은지라 외국 사람을 고용시키려면 그 나라에서 명예 있고 쓸 만한 사람을 선택하여 쓰고 일 시킬 줄 알아야 할 터인데 어디서 빌어먹는 거지 같은 사람을 학문이 익숙하고 명예가 높은 줄로 속아서 고용시킬 지경이면 나라 돈만 허비하고 실효는 없다는 주장을 하였다. 『뎨국신문』 1899. 4. 5. 관립의학교에서는 외국인 교관이 학사운영에까지 관여하는 것을 막기 위해 「의학교관제」를 통해 "교관을 외국인으로 이(以)ᄒ야 충(充)홀 시(時)에는 교수(敎授)만 장(掌)" 한다는 점을 분명히 하였다. 「醫學校官制」, 『官報』 1899. 3. 28.
76) 왕현종, 「대한제국기 量田 · 地契事業의 추진과정과 성격」, 『대한제국의 토지조사사업』, 민음사, 1995, 58쪽.

국인 채용에 대해서도 역시 반대 의견을 제출한 것이었다. 하지만 중추원의 의견이 단지 외국인에 대한 불신에서만 기원한 것은 아니었다. 그의견은 관립의학교가 전래의 한의학을 부정하고 서양의학만을 교육하는기관으로 정착될지 모른다는 염려에서 제기된 것이었다. 중추원에서는관립의학교 교사 채용과 관련된 설명서에서, "기어외치즉왈다현효(其於外治則日多顯效)ᄒ나 지약내치(至若内治)ᄒ야는 수토유이(水土有異)ᄒ고 장위부동(腸胃不同)ᄒ야 명약진치지절(命藥疹治之節)에 필유실중이미극진선(必有失中而未克盡善)홀지라"라고 주장하면서 동서의학의진료상 차이점을 지적하였다. 동서양은 지리적·문화적으로만 차이가있을 뿐 아니라 체질적으로도 차이가 존재하므로 동서의학은 동시에 교육되어야 한다는 주장이었다. 결론적으로 중추원은 조선인 중에서도 동서의학에 숙련된 사람이 있을 테니 그중에서 우수한 자를 선발하여 교사로임명하라고 제안했다.[77]

그러나 당시 의학교 설립을 추진하는 담당자들이 가지고 있던 서양의학에 대한 평가는 서양의학이 정밀함과 엄격함에서 기존 한의학보다 우월하다는 것이었다. 의학교 설립의 실무 담당자였던 학부 관리는 "대한 의슐도미샹불 정밀타 ᄒ지무는 근리에 외국 사름들의 지졍지미"한 데는 비할수 없다며, 서양의학의 우월성에 대한 확신을 표명하였다. 특히 "외국의슐들은 물약을 쓰는 고로 급흔 병에 미우 신속ᄒ고 젼쟝에 나아가 졉젼ᄒᄂᆫ 째라도 군ᄉ가 혹 병이 급ᄒ게 나거나 총환을 멋거나 ᄒ면 그 물약으로 당각에 효험"이 있었다.[78] 서양의학이 신속한 치료효과를 나타내며,특히 전쟁에서 부상한 군인을 치료하는 데 있어서도 효험이 크다는 주장

---

77) 「醫校說明」, 『皇城新聞』 1899. 5. 5. 양지아문에 외국인 기사가 채용되는 것을
   반대할 당시에도 중추원 의관은 조선의 지리적 조건이 서양과 다름에도 불구하
   고 서양식 방법에 따라 측량하는 것은 적절하지 않다는 의견을 제출한 바 있었다.
   「議革量衙」, 『皇城新聞』 1899. 3. 10.
78) 「의학교샤 연빙」, 『독립신문』 1899. 5. 11(2).

이었다. 그 결과 후루시로 바이케이가 의학교 교사로 채용되고 교과목이
서양의학 위주로 제정되는 상황이 벌어지게 되었던 것이다.

한의학의 효용성을 주장하는 중추원과 서양의학의 우월성을 제기하는
학부 사이에 의학교의 교육 내용을 둘러싸고 전개된 의견 대립은 결국
중추원의 의견이 실무 부서인 학부에 의해 수용되지 않는 것으로 귀결되
었다. 서양과 다른 조선의 특수성을 주장하는 중추원의 의견이 서양의학
의 일반적인 우수성, 나아가 강병책 추진의 효율성을 인정한 학부에 의해
수용되지 않았던 것이다. 이러한 과정은 1890년대 후반까지 정부의 각
부서에 따라 서양의학, 나아가 서양문명의 수용 정도를 둘러싼 의견 대립
이 여전히 존재하고 있었음을 반증해 주며,79) 아울러 향후 대한제국의
의학체계가 한의학에 대한 비판적 계승보다는 서양의학의 수용이라는
측면을 중심으로 형성되어 나갈 것임을 시사하는 것이었다.

후루시로 바이케이의 채용 이후 관립의학교의 수업은 일본 교과서에
기초하여 진행되었고, 일본어가 한국어와 함께 사용되었다.80) 일본인 교
사 채용은 부임 후 1년 만에 후루시로 바이케이가 사직한 이후에도 이어져
대한제국정부에서는 일본 공사에게 "일본인 중 의술 정명(精明)"한 사람
을 관립의학교 교사로 추천해줄 것을 요청하였고, 그 결과 고타케 다케지
(小竹武次)가 추천을 받았다.81) 일본인 교사의 연속적인 채용은 관립의
학교를 일본 편향으로 이끄는 계기였다. 당시 서울을 비롯하여 전국 각지
에 서양 선교의사들이 활동하고 있었음에도 불구하고 이들을 활용하려는

---

79) 이 시기 서양문명 수용론은 기독교 수용을 통한 문명개화론으로까지 발전하고
   있었다. 金度亨, 『大韓帝國期의 政治思想研究』, 지식산업사, 1994, 30~34쪽.
80) 리하리트 분쉬, 『고종의 독일인 의사 분쉬』, 학고재, 1999, 49쪽. 1901년에는
   교과서가 모두 일본어로 쓰여진 까닭에 일본어에 능통하지 않고는 교육의 효과
   를 성취할 수 없으므로 수업 시간 중에 산학시간을 없애고 대신에 그 시간을
   일본어 학습시간으로 대치하자는 의견이 의학생들의 청원 형태로 제출되기도
   하였다. 「請添日語」, 『皇城新聞』 1901. 4. 7.
81) 「照覆 제13호」 1900. 5. 28, 『學部來案』(奎 17798).

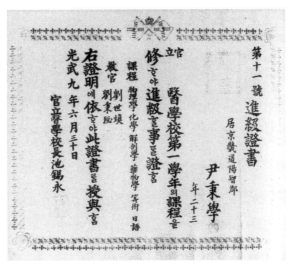

관립의학교 1학년 윤병학의 진급증서

대한제국의 노력은 보이지 않았다. 비록 이들이 선교를 목적으로 활동하고 있었다 할지라도 1885년 제중원 설립, 1895년 방역위원회의 활동처럼 정부의 주관 하에 선교의사의 활용은 가능했을 것이다. 제국주의 열강들의 견제 속에서 자주적인 개혁을 추진해 나가야 할 대한제국에게 계속되는 일본의사의 교사 채용은 이미 갑오개혁과정에서 노골적인 보호국화 의도를 노출시킨 바 있던 일본의 침략을 의학적인 측면에서 방조할 가능성을 낳았다. 더구나 1902년, 1903년 졸업생 배출 이후에는 대한제국의 역동성이 약화되었고, 따라서 관립의학교에서는 교육을 주관한 일본인 교사의 서양의학, 그 중에서도 일본을 통해 수용된 서양의학 일변도의 교육이 진행되어 나갈 수밖에 없었다.[82]

---

82) 김승태는 일본인에게 의학교육을 받은 관립의학교 출신들이 군의로 채용되면서 일본 군대와 함께 의병탄압에 참여한 점에 주목하면서 그들의 행동이 관립의학교의 일본 편향적인 의학교육 때문에 생긴 결과라고 이해하였다. 金承台, 「日本을 통한 西洋醫學의 受容과 그 性格」, 『國史館論叢』 6, 1989, 239쪽.

새로운 교육내용과 방법에 입각하여 새로운 성격의 의료인을 양성하기 위해 출발한 관립의학교는, 그러나 설립 초기부터 운영상에 문제점을 노정하면서 궁극적인 목표인 근대적 의학체계를 운영할 의사의 배출이라는 역할을 제대로 수행하지 못하였다. 그 이유는 관립의학교의 교육과 예산의 양 측면에서 나타난 파행성에 있었다.

우선적으로 제기된 문제는 교육을 담당할 교관들의 잦은 변동과 자질 문제였다. 설립 초 지석영, 후루시로 바이케이, 경태협(景台協), 남순희(南舜熙), 유홍(劉泓)으로 출발했던 관립의학교 교사의 구성은 1902년 지석영, 김익남(金益南), 장도(張燾), 전용규, 그리고 새로이 임명된 일본인 교관 고타케 다케지로 정비되기까지 인원 교체가 잦았고, 그 결과 불안정한 교육 여건이 조성되었다. 더구나 임명된 교관의 자질문제를 둘러싸고 학생들이 수업을 거부하는 사태까지 발생하였다. 서양의학 담당 교관으로 채용되었던 후루시로 바이케이가 1900년 해부학 수업시간에 교수상 실수를 한 것을 계기로 학생들이 극단적으로 그를 불신하게 되면서 학사 운영이 중단되는 상황이 발생했던 것이다.[83] 결국 후루시로 바이케이의 자원퇴직 형태로 문제가 수습되고, 후임으로 고타케 다케지가 임명되면서 수업은 재개되었지만, 이러한 교육상의 혼란은 관립의학교의 위상을 추락시키는 것이었다.

불충분한 예산 역시 관립의학교의 원활한 운영을 가로막은 장애요인이었다. 설립 후 1년이 지난 1900년 11월 관립의학교장 지석영은 의학교 학생들이 교육을 받는 데 필요한 지필묵과 식비, 그리고 학사 운영에 필요한 제반 경비가 부족하여 학교가 폐교될 위기에 있음을 지적하면서 교장에서 면직시켜줄 것을 학부에 청원하였다.[84] 이 청원에 외국어학교장, 중학교장 등이 함께 참여한 점으로 미루어 보아 재정상의 문제는

---

83) 신동원, 『한국근대보건의료사』, 한울, 1997, 255~276쪽.
84) 「校長請願」, 『皇城新聞』 1900. 11. 5.

단순히 관립의학교로만 국한된 것은 아니었지만, 학교운영에 막대한 지장을 주고 있었던 것도 사실이다. 학사운영을 위해 가장 중요한 요소인 교사와 재정의 문제는 의학교육의 전반적인 부실화로 연결될 수 있는 것이었다.

그러나 무엇보다도 중요했던 것은 진로였다. 관립의학교 졸업생은 본래 관리 임용이 예정되어 있었다. 하지만 관리로 진출하는 길이 확정되지 않음에 따라 관립의학교가 개설된 다음 해인 1900년에 이미 학생들 중에는 중도에 자퇴하거나 전학하는 사람들이 생겼으며, 입학 정원을 채우기 어려운 상황이 벌어졌다.[85] 비록 관립의학교를 졸업한 자에게는 자동적으로 내부대신 명의의 의술개업 면허장을 수여한다는 규칙을 만들어 별도의 시험 없이 의사 자격 취득을 인정해주는 특혜를 마련하였지만 그것만으로는 의학교 입학을 충분히 유인할 수 없었던 것이다.[86]

따라서 학부대신은 1900년 10월 각 학교의 "우등 졸업인은 교관을 즉일 서임"할 것을 요청하였다.[87] 졸업생들이 우선적으로 출신 학교의 교관으로 임용될 수 있도록 보장함으로써 미래에 대한 불안감을 해소시키려는 조치였다. 이러한 학부대신의 청의는 의정부회의에서 필요성이 공감되었고, 그 결과 외국어학교와 관립의학교 그리고 중학교 졸업자들을 각 학교에서 수용한다는 원칙이 공표되었다. 졸업생들을 교관으로 서임하

---

85) 「各學校卒業生該校官敍任事」, 『奏本』 4, 611쪽.
86) 관립의학교 지원자가 적었던 이유 중에는 "의료행위의 가치가 수치스러울 만큼 낮게 평가"되고 있던 당시의 일반적인 상황도 있었을 것이다. 리하리트 분쉬, 『고종의 독일인 의사 분쉬』, 학고재, 1999, 51쪽. 사립 세브란스의학교의 교장이었던 에비슨도 자신의 회고에서 초기에 의학생들을 모집하기 어려웠던 상황을 서술하고 있다. 즉, 처음에는 양반들은 대개 교육을 받았을 것이라 생각하고 고등계급에서 학생을 얻고자 하다가 의료 종사자를 천시하는 그들의 생각을 읽고는 그 뜻을·단념하고 하류사회 사람이라도 누구든지 험한 일 하기를 좋아하는 사람을 모아서 학교를 시작했던 것이다. 「에비슨 박사 소전(24)」, 『긔독신보』 1932. 7. 6.
87) 「各學校卒業生該校官敍任事」, 『奏本』 4, 611쪽.

였다가 교관 중에서 결원이 생기면 특별 시험을 거쳐 임용한다는 내용이 었다.[88)

그러나 졸업생들이 규정대로 교관으로 임용되었던 것은 아니었다. 졸업생들은 졸업과 동시에 관립의학교 교관으로 발령을 받기는 하였지만 그것은 대체로 명목에 불과한 것이었으며, 실제 교관으로 활동한 사람은 소수에 불과했다.[89) 따라서 대한제국기에 접어들어 활발히 설립된 각 학교에서 졸업생이 배출되기 시작하던 1904년 9월 학부대신은 정부에서 각 학교 졸업생들을 관리로 채용하여 줄 것을 청의하였다. 그는 만일 학교와 별개로 관리 충원이 이루어진다면 누가 "학교에 고심ㅎ야 졸업홈을 노력"하겠느냐며, 정부에서 "학자의 진취(進取)ㅎ는 정도를 확정ㅎ야 전국 인민으로 하야곰 학교 이외는 경(更)히 천진(薦進)홀 문로(門路)가 무(無)"함을 알려야 한다고 하였다.[90) 학교를 관리 임용의 유일한 통로로 만들어야 한다는 주장이었다. 이어 학부에서는 각 학교 졸업생들과 외국 유학생들의 성명을 취합하여 각 관청에 보내면서 자격에 따라 적당한 직위에 충당해줄 것을 요청하였다.[91) 관립 학교와 관리 채용을 유기적으로 연결시키는 것만이 학교 교육을 활성화시키는 방안임을 주창한 것이었다.[92)

---

88) 「외국어 학교와 의학교와 중학교 졸업인을 該學校에 收用ㅎ는 관제」, 『官報』 1900. 10. 27.

89) 황상익, 「역사 속의 학부(學部) "의학교", 1899-1907」, 『한국과학사학회지』 22-2, 2000, 186쪽.

90) 『各部請議書存案』 27-32 (奎 17715).

91) 「照會 제15호」 1904. 9. 5, 『學部來案』 (奎 17798).

92) 그러나 몇 가지 정부의 보완조치에도 불구하고 관립의학교의 재학생들은 자신의 진로에 대해 불안해하였고, 그 중 일부는 졸업까지 학업에 정진하기보다는 중도에 관리 채용시험에 응시하여 관리로 진출하는 길을 모색하기도 하였다. 「醫徒擅試」, 『皇城新聞』 1906. 11. 7(2). 당시 의료 수요가 절대적으로 부족한 상황에서 관립의학교 졸업생들은 일반 개업의로 활동할 수도 있었다. 그러나 그들이 주로 교재에 의거한 이론교육을 받았던 점을 고려할 때 개업의로의 진출 역시 쉬운 것은 아니었다. 따라서 관립의학교를 졸업하고도 다시 다른 사립 의학교에 재입

설립 후 1902년, 1903년 연이어 졸업생을 배출했던 관립의학교는 불안 정한 학사운영으로 인해 제3회 졸업생을 1906년에야 배출하기에 이르렀 다. 그리고 1907년 통감부의 대한의원 설립으로 인해 관립의학교는 대한 의원 의육부로 재편되었고, 일본인에게 장악된 의학교육기관으로 변질되 어 버렸다.

1897년 광무정권이 출범하면서 대한제국의 의학체계는 갑오정권에서 이루지 못한 내용을 갖추어 나가기 시작했다. 그 내용은 종래 갑오개혁시 기까지 서양의학 수용에만 치중하던 흐름과 달리 한의학에 대한 일정한 긍정 속에서 형성되어 나갔고, 그 첫 결실이 1899년 관립의학교의 설립이 었다. 관립의학교는 대한제국의 근대적 의학체계를 운용할 실무 인력을 양성하는 교육기관이었다는 점에서 병원의 설립과 함께 이제 대한제국이 의학분야와 관련하여 하나의 체계를 형성시켜 나가고 있었음을 반증해주 는 사례였다.

의학의 내용과 관련해서 관립의학교에서는 서양의학에 입각한 교육이 실시되었다. 종래 서양에서 발달한 의학 내용에 대한 긍정적인 평가가 확산되고 있었던 점에 비추어볼 때 관립의학교가 서양의학만을 교과목으 로 채택한 점은 일면 타당성이 있었다고 하겠다. 그러나 서양의학의 우월 성에 대비되어 한의학의 효용성이 계속적으로 지적된 점을 고려한다면 관립의학교의 교육 내용은 급진적인 것이었다고 할 수 있다. 그리고 한의 학에 대한 신뢰는 의학교 설립이 아닌 다른 부분에서 관철되어 나갔다. 구료기관인 병원의 설립 그리고 의사인허제의 실시였다.

4) 구료기관의 부활과 한의사의 법적 공인

서양의학 교육기관인 관립의학교의 설립으로 대한제국의 의학체계는

학하는 경우까지 생겨나게 되었다. Oliver R. Avison, 『舊韓末秘錄』上, 대구대 학교 출판부, 1984, 73쪽.

서양의학 습득자에 의해 운영될 가능성이 높아졌다. 그러나 대한제국기 한의학에 대한 신뢰감은 여전히 높은 상황이었고, 일본인 교사 채용에 반대한 중추원의 의견에서 알 수 있듯이 의학체계의 운용 방향에 대해서도 동서의학 어느 한 쪽의 편중에 대한 경계가 존재하고 있었다. 그리고 한의학에 대한 신뢰는 의학교와 함께 근대적 의학체계의 중요 요소인 관립병원의 운영과 관련하여 관철되었다.

1899년 대한제국정부는 의학교와 함께 대민 구료기관으로 내부 소속의 병원을 설립하였다. 활인서를 폐지한 이후로는 병원이 설치되지 않아 "의약의 수저(收貯)홈과 질병의 구료홈과 시기(時氣)의 예방"에 문제가 발생하고 있다는 인식이 대두되었기 때문이다.[93] 활인서 폐지 이후 제중원이 설치되었지만 1894년 미 선교부로 이관된 후, 의약을 저장하고 빈민 환자를 진료하며 전염병 예방의 업무를 담당할 정부 소속 의료기관이 없다는 비판이었다. 그리고 병원을 설치하여 "피륭(疲癃) 잔질(殘疾)로 유차(由此) 전활(全活)ㅎ고 시진(時疹) 괴진(怪疹)으로 뇌차(賴此) 잠소(潛消)"할 수 있도록 하자는 주장이 이어졌다. 평상시 질병 치료와 전염병 유행시 방역활동을 담당할 수 있는 병원을 설치하자는 것이었다.

병원 설립에 대한 필요성은 갑오정권 역시 인식하고 있었다. 1896년 갑오정권은 의학교와 부속병원을 설립하기 위한 예산을 편성하였다. 그러나 대한제국시기에 건립된 내부 병원은 갑오정권의 구상과는 다른 성격의 병원이었다. 무엇보다도 내부 병원은 "인민의 질병을 구추(救瘳)"[94]한다는 말이 나타내듯이 대민 구료기관이었다. 1896년에 설립 예산이 편성되었던 병원은 의학교 부속병원이라는 명칭에서 알 수 있듯이, 대민 구료가 병행된다 할지라도 우선적인 목표는 의학교 학생들의 임상실습을 위한 수련 공간의 제공에 있었다. 그러나 1899년 대한제국정부에서 설립 추진

---

93) 「病院官制에 關ㅎ 請議書」, 『奏本』 3, 217쪽.
94) 「病院官制」, 『官報』 1899. 4. 26.

한 병원은 의학교의 실습과는 무관한 민중들의 질병 치료를 위한 구료병원이었다.

병원 성격이 변경된 이유는 새로이 성립된 대한제국의 성격과 관련이 있었다. 대한제국은 대민 구료기관을 부활시킴으로써 국왕 중심으로 진행되던 근대적 개혁에 대한 지지기반을 확대시키고자 하였던 것이다. 민중들을 국왕 주위로 결집시키는 방법 중 유력한 것은 민중들에 대한 국왕의 관심을 표현하는 것이었고, 그 주요 수단 중 하나는 대민 구료기관의 설립이었다.95) 만일 빈궁한 백성들이 질병에 걸렸으나 적절한 치료를 받지 못하고 사망할 경우, 그 정치는 진정한 왕정이라 할 수 없었고, 백성을 포기하는 기민(棄民)에 해당되는 것으로 평가되었다.96) 1885년 동도서기적 근대화 정책을 수행해 나가는 과정에서 개혁의 구심점으로서 국왕의 상징성을 강화하기 위해 제중원을 설립하였듯이 이제 광무개혁이라는 새로운 근대적 개혁을 진행해 나가는 과정에서 민중들의 지지를 확대하기 위한 방법으로 국왕의 시혜성을 구현하는 내부 병원의 개원이 이루어진 것이었다.

내부 병원에는 병원장과 기사를 1명씩, 의사는 15명으로 각각 대방의(大方醫) 2명, 종두의 10명, 외과의 1명, 소아의 1명, 침의 1명을 두었고, 제약사와 서기를 각각 1명 배치하였다.97) 비록 외과의라는 명칭이 있지만 이들은 모두 한의사들로 구성된 것으로 보인다. 종기를 비롯한 외과적 증상에 대해 병원 의사들이 사용한 방법은 서양 약재를 지급하는 것일 뿐 외과적 치료를 시행하지는 못하였기 때문이다.98) 이것은 광제원에

---

95) 조선 건국과 함께 태조는 건국 초 혼란한 민심을 수습하기 위해 대민 진료기관으로 제생원(濟生院)을 설치하였다. 三木榮, 『朝鮮醫學史及疾病史』, 大阪 : 自家出版, 1963, 114쪽.

96) 「病人措處報告」, 『皇城新聞』 1907. 5. 16.

97) 「病院官制」, 『官報』 1899. 4. 26.

98) 「醫師檢獄」, 『皇城新聞』 1899. 6. 13 ; 「病院實施」, 『皇城新聞』 1899. 7. 6 ; 「獄囚檢診」, 『皇城新聞』 1899. 8. 20.

고용된 의사들이 서양의학을 습득한 의사가 아니라 한의사들이었다는 사실을 알려준다.[99] 아직 서양의학 전공자들이 본격적으로 육성되지 못하고 있다는 한계는 있었지만, 종래 제중원과 같이 서양 의료선교사들에게 일방적으로 국가의 구료를 맡기는 것이 아니라 의료계 주류를 형성하고 있는 한의사들에게 그 책임을 맡겼던 것이다. 이러한 한의사의 선정과정에는 한의학에 대한 신뢰감이 내재되어 있었다. "한국인은 아직 외국 의술에 충분한 신용"을 두지 않고 있으며, 그 이유는 "반드시 한방의를 믿음이 깊은 까닭"이었다.[100] 따라서 내부 병원이 서양의학의 수용기관으로 기능할 가능성은 희박했다. 병원의 업무와 관련하여 모든 직무는 조선인들이 담당하였고, 오직 업무 감독 및 약품 감사의 역할을 담당할 기사만 원무의 확대에 따라 외국인을 고용하는 것이 허용되었다.[101] 서양의학의 수용 범위를 제한하고, 그 허용 영역 역시 제약 분야로 한정하려는 조치였다.[102]

대민 구료적 성격을 강화하기 위해 1900년 내부 병원의 명칭이 변경되었다. 처음에 단순히 병을 치료하는 장소라는 의미의 '병원'에서 "의질(醫疾) 제생(濟生)ᄒᆞᄂᆞᆫ 본지(本旨)"를 분명히 하기 위해 '광제원(廣濟院)'으로 명칭을 변경한 것이었다.[103] 광제원으로의 명칭 변화는 종래 내부

---

99) 이외의 자료에서도 광제원 의사들이 외과적 수술을 비롯한 서양의학 치료를 시행했다는 기록은 나오지 않는다.

100) 金正明 編, 『日韓外交資料集成』6(上), 東京 : 巖南堂書店, 1964, 180쪽.

101) 「病院官制」, 『官報』 1899. 4. 26.

102) 이러한 제한조치가 약화되는 시기는 1905년 이후였다. 1905년 7월 21일부터 시행된 광제원 시술세칙에 따르면 "병정(病情)이 의현(疑眩)ᄒᆞ야 국외(局外) 의견을 광수(廣收)코ᄌᆞᄒᆞᄂᆞᆫ 경우에ᄂᆞᆫ 내외국인을 물론ᄒᆞ고 의술 정명(精明)ᄒᆞᆫ 자로 청요질의(請邀質議)홈을 득(得)홀 사(事)"라 하여, 아직까지 알려지지 않은 질병이 발생했을 경우 외국인을 포함하여 널리 의견을 구하는 것이 허용되었다. 「廣濟院施術細則」, 『官報』 1905. 8. 1.

103) 「病院官制 中 改正에 關ᄒᆞᆫ 請議書」, 『奏本』 4, 408쪽. 이하에서는 서술의 통일성을 기하기 위해 시기와 관계없이 '광제원'을 이 병원의 단일한 명칭으로 사용하고자 한다.

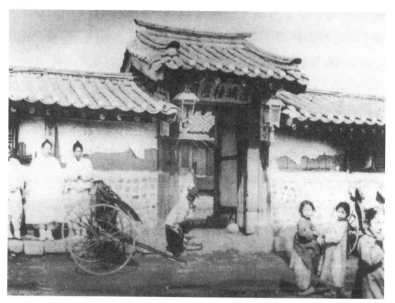

서울의 종두사업을 담당하던 한성종두사

병원에서 담당하던 종두사무가 종두사로 이관되는 과정과 연관되어 빈민
을 중심으로 한 질병 구료기관의 성격을 보다 명확히 하는 것이었다.

그러나 1899년 설립된 광제원의 역할은 단순히 민중들의 질병구료에만
한정되지 않았다. 병원장의 자격 요건 중 화학 지식을 요구한 점, 약품
매약을 검사할 기사를 둔 점 등에서 알 수 있듯이 광제원에서는 약품의
검사와 아울러 소아 종두의 시행, 가축 질병의 검사, 제약사의 육성 등을
담당하였다.104) 병원과 시험소 그리고 약학교의 기능을 아울러 담당하였
던 것이다.

그렇지만 청의서에서 활인서를 언급한 점에서 알 수 있듯이 광제원의
주요 목적은 어디까지나 민중들의 구료에 있었다.105) 따라서 광제원의

104) 「病院官制」, 『官報』 1899. 4. 26.
105) 「病院官制에 關한 請議書」, 『奏本』 3, 217쪽.

주요 치료대상 역시 경제적으로 궁핍하거나 사회적으로 소외되어 적절한 치료를 받지 못하는 사람들이었다. 이러한 내용은 병원세칙에도 반영되어 환과고독(鰥寡孤獨)하여 무실무의(無室無依)한 사람과 감옥에 수감된 죄수에게는 무료로 약을 주고, 그 외에는 약을 팔되 시중 약값보다 매우 싼 가격으로 팔아야 했다.106) 구체적으로 광제원에서는 빈곤한 환자에게 죽을 끓여 연명을 시키면서 치료하거나,107) 길에 쓰러져 있는 행려병자를 치료하거나,108) 지방에서 상경하였다가 질병에 걸려 의뢰할 곳이 없는 환자를 치료하는 등 구료기관에 걸맞는 시술을 시행하였다.109)

광제원의 치료 대상이 주로 빈민에 집중되었음은 1900년도 진료 실적을 통해서도 알 수 있다. 1900년 한 해 동안 치료한 환자수는 모두 16,414명인데 이 중 돈을 받은 숫자는 1,779명, 돈을 받지 않은 숫자는 9,268명으로 각각 전체 환자수의 11%, 56%를 차지했다. 이외에 감옥 죄수를 치료한 숫자가 3,755명, 침으로 치료한 숫자가 512명이었다.110) 감옥 죄수가 전체 환자수의 23%로 이 숫자와 무료 치료자를 합치면 총 환자의 80%에 해당했다. 광제원의 치료 대상이 빈민 그리고 감옥의 죄수였음을 반증하는 기록이다.

광제원은 국왕의 시혜성을 강화하기 위한 방법의 하나로 진료의 범위를 확대하고자 하였다. 전염병 유행을 계기로 종래 서울에 국한되었던 질병 구료의 범위를 전국적으로 확산하고자 하였던 것이다. 이미 광제원이 설립되던 시기부터 지방의 사정을 참작하여 향후 병원을 각 지방에 설치할 수 있다는 규정은 마련되어 있었다. 상시적인 진료를 담당하는 병원은 아닐지라도 지방에 특별히 검사해야 할 사항이 발생했을 경우 관립의학교

---

106) 「病院細則」, 『官報』 1899. 5. 12.
107) 「廣濟病人」, 『皇城新聞』 1902. 9. 4.
108) 「普渡慈航」, 『皇城新聞』 1901. 3. 1.
109) 「果是廣濟」, 『皇城新聞』 1906. 4. 25.
110) 「잡보」, 『뎨국신문』 1901. 1. 21.

졸업생을 임시위원으로 임명하여 조사를 담당할 수 있도록 하는 규정 역시 존재하였다.111) 그러나 광제원의 지방 진출이 현실화된 것은 1902년 콜레라 유행이었다. 임시 방역위원을 임명하고 이들을 콜레라가 유행하는 지방에 내려보내 병자를 구료하게 하였고, 추후에는 상시적인 형태로 사무위원을 두어 총 912명을 임명하기에 이르렀다.112) 비록 매관매직이라 는 비판을 받았지만 광제원 사무위원의 임명은 대한제국의 의학적 고려가 지방적 차원으로 확대되어 나가는 과정을 보여주는 것이었다.

이러한 광제원의 활동은 동일하게 국왕권 강화를 목적으로 설립되었던 제중원이 서울에만 국한된 진료를 시행한 점과 비교해 볼 때 지역적으로 확대된 국왕의 대민 관심도를 보여준다. 지방에 대한 정부의 고려는 광제 원 관제 개편으로 이어져, 1903년 3월에는 위원 16명, 주사 3명이 증가 배치되었는데 이들에게는 피병소와 감옥에 대한 감독과 함께 지방 검사가 부가되었다.113)

관립 병원인 광제원에 한의사들을 배치한 점에서 알 수 있듯이 대한제 국은 한의학에 대해 여전히 신뢰감을 표시하고 있었다. 서양의학의 효율 성을 인정하면서도 한의학의 존립을 인정하였던 것이다. 나아가 대한제국 은 한의학을 자신의 정식 의학으로 인정하는 조치를 취했다. 한의학 전공 자들을 정식 의사로 인정한 것이다.

근대적 의학체계를 형성함에 있어 의료인에 대한 자격 규정은 필수적이 었다. 특히 기존의 한의사들이 일정한 자격심사를 거치지 않은 채 자의적 으로 진료활동을 전개하고 있었다는 점에서 국가에 의해 공인화된 자격 기준이 필요했다. 당시 정부에서 파악한 의료계의 진료 현황을 내부의 훈칙을 통해 살펴보면 아래와 같았다.

---

111) 「病院官制」, 『官報』 1899. 4. 26.
112) 신동원, 『한국근대보건의료사』, 한울, 1997, 285~289쪽.
113) 「廣濟院官制 改正에 關호 請議書」, 『奏本』 6, 113쪽.

의슐과 약계ᄒᄂᆫ 제약ᄉ들이 힝슐ᄒ고 약파ᄂᆫ 셩업이 위싱ᄒᄂᆫ디 관
계가 심히 중ᄒᆫ지라 인민의 슈요장단이 미상불 의슐과 약셰ᄉ의 슈단에
잇슨 즉 의원을 졍ᄒ게 취ᄒ지 아니홀 슈 업고 약품을 퇵ᄒ지 안니홀
슈 업거늘 의슐을 비호ᄂᆫ 쟈ᄂᆫ 텬디 긔후와 위싱에 닉지 못ᄒ고 함부로
방문을 시험ᄒ고 약파ᄂᆫ 쟈ᄂᆫ 약지료의 진가와 약짓ᄂᆫ 디 졍추를 알지
못ᄒ고 함부로 지어주니 그 희가 엇지 ᄭᅳᆺ치 잇스리오 진실노 그 폐단의
근원을 막고져 ᄒ면 규측으로 범ᄒᆫ을 뎡ᄒᆫ만 갓치 못ᄒ지라[114]

의사와 약제사가 의학에 대한 지식이 없이 함부로 치료를 행하고 조제
를 함으로써 폐단이 막대하다고 지적하면서, 그 폐단을 막기 위한 근원적
인 방법으로 의사와 제약사를 비롯하여 의료인에 대한 자격규정이 필요하
다는 주장이었다. 특히 이 주장은 의료인 관련 규칙 제정의 배경으로
위생이 인민의 건강과 장수 여부에 결정적인 영향을 미친다는 점을 지적
하고 있었다. 위생론의 수용 이후 국가부강을 위한 개인의 건강 보호가
무엇보다도 중요한 국가적 과제로 대두되는 가운데 대한제국정부 역시
근대국가 건설을 모색하는 데 있어 위생에 관심을 가질 수밖에 없었고,
인구의 건강과 그 증진을 모색하는 주요한 수단의 하나로 의료인에 대한
일정한 자격 구비를 요구하게 되었던 것이다.

대한제국이 의료인 기준 마련을 위해 제정한 규칙은 1900년 1월 2일
의사규칙(醫士規則), 약제사(藥劑士)규칙, 약종상규칙(藥種商規則)으로
로 반포되었다. 이 규칙들은 의료인에 대한 자격 요건과 인허 절차 그리고
진료행위 등을 규정하고 종래 관습적으로 분리·혼재되어 활동하던 의료
인들을 의사, 약제사, 약종상으로 나누어 각각의 성격을 부여하였다.

이 규칙은 의료인의 핵심이라고 할 수 있는 의사에 대해 "의학을 관숙
(慣熟)ᄒ야 천지운기(天地運氣)와 맥후진찰(脈候診察)과 내외경(內外
景)과 대소방(大小方)과 약품온량(藥品溫涼)과 침구보사(針灸補瀉)를

114) 『뎨국신문』 1900. 2. 9.

통달ᄒᆞ야 대증투제(對症投劑)ᄒᆞᄂᆞᆫ 자"로 규정하였다. 즉, 종래 한의사들을 의사로 규정하였다. 이것은 대한제국이 지녔던 한의학에 대한 긍정적인 인식을 단적으로 보여주는 조치였다. 이 규칙의 반포로 한의사는 대한제국이 공식적으로 인정하는 의사로 확정되었다. 아울러 의사가 되기 위해서는 의과대학과 약학과의 졸업증서를 가지고 있어야 하며, 내부에서 시행하는 시험에 합격해야 한다고 규정하였다.115) 의사의 자격을 의과대학 졸업이라는 일정한 학력을 가지고 내부 시행 시험이라는 자격시험을 거쳐야 받을 수 있는 것으로 한정한 것이었다. 그러나 당시 대한제국에는 의과대학이 존재하지 않았으므로 "의술 우열을 위생국에셔 시험ᄒᆞ야 내부대신이 인허장을 급여"하는 과도기적 유예조치가 취해졌다. 당분간 내부 위생국에서 실시하는 시험을 통과하는 것만으로도 의사 자격을 부여한다는 것이었다. 비록 시행에 있어 유예조치가 취해지기는 했지만, 의사 규칙을 통해 대한제국은 의사의 자격 획득조건으로 의학교육과 자격시험이라는 두 가지 요건을 명시적으로 제시함으로써 향후 의사의 질을 향상시켜 나가겠다는 의지를 표명하였다.

약제사에 대해서는 "약국을 개설ᄒᆞ고 의방을 거(據)ᄒᆞ야 약재에 진안(眞贋)을 분별ᄒᆞ고 조제에 숙련ᄒᆞᆫ 자"로 규정하였다.116) 약국을 개설하고 의사가 처방한 약방문에 의거하여 조제를 담당하며, 약재의 분별에 익숙한 자였다. 약종상에 대해서는 약품을 판매하는 자로 지방관청의 인허가를 받은 후에 판매업에 종사할 수 있다고 규정하였다.117) 이러한 의료인에 대한 규정은 종래 진료와 처방을 주로 하는 의원, 약의 조제 및 투약을 주로 하는 주부(主簿), 그리고 약의 판매를 담당하는 약상이라는 조선의 전통적 구분 방식에 따라 이루어진 것이었다.118) 그리고 이러한 구분에

---

115) 「醫士規則」, 『官報』 1900. 1. 17.
116) 「藥劑士規則」, 『官報』 1900. 1. 17.
117) 「藥種商規則」, 『官報』 1900. 1. 17.
118) 신동원, 『한국근대보건의료사』, 한울, 1997, 299~300쪽.

근거하여 향후 의료인은 크게 의사, 약제사, 약종상이라는 세 범주로 나뉘어 양성·관리될 것임을 시사하는 것이었다. 특히 의사와 약제사규칙의 내용은 의사와 약제사가 각각 처방전을 발행하고 그에 입각하여 조제한다는 의약분업의 법률화를 시도한 것이기도 했다.119)

나아가 대한제국은 의료인규칙의 반포를 통해 점차 의료인에 대한 구체적인 개입과 규제를 시도해 나갔다. 우선 의료인에 대한 등록제도를 취함으로써 향후 의료인에 대해 국가가 개입할 수 있는 여지를 만들어 두었다. 의사와 약제사는 의업에 종사할 수 있다는 인허장을 받으면서 내부에서 작성하는 '명부'에 등록되었다. 약제사의 경우에는 개업·휴업 혹은 폐업하거나, 사망하는 등 신상에 변동이 생겼을 때 지방청에 신고하도록 하는 규정이 마련되어 국가 관리를 위한 구체적인 단초를 만들어 놓았다.120) 특히 명부의 제작은 구체적인 관리나 감독의 내용이 제시된 것은 아니지만 향후 의학체계의 가장 중요한 인적 자원인 의사와 약제사에 대해 국가가 일정하게 개입할 수 있는 기초적인 자료가 마련되었다는 의미를 지녔다.

대한제국에서 보다 강력한 개입의지를 보인 분야는 약제사나 약종상이 관여하는 약품 관련 사무였다. 약품순시규칙(藥品巡視規則)을 통해 위생관리, 경찰관리, 약제사 중에서 내부대신이 임명하는 감시원이 약품 판매 및 제조하는 장소를 순찰하도록 하였고, 구체적으로는 약품에 관한 사항, 약품 영업 및 의사규칙·약제사규칙에 관한 사항, 공사립병원과 약품저장소의 검사에 관한 사항 등을 수시로 순시할 수 있도록 규정을 만들어 놓았다. 아울러 한약과 양약 중에서 극독약을 명시하여 사용에 주의하도록 하였다.121) 비록 의료인과 병원에 대한 검사를 명시하기는 했지만

---

119) 초보적인 형태로나마 의약분업이 시행되고 있었던 조선의 의학체계는 1913년 의생규칙이 반포되면서 의생들이 조제까지 담당함에 따라 변화되어 나가기 시작했다. 小串政治, 『朝鮮衛生行政法要論』, 自家出版, 1921, 312쪽.
120) 「內部令 第27號」, 『官報』 1900. 1. 17.

관리 대상이 주로 약품과 관련되어 있을 뿐 아니라 별도로 특별 관리해야
할 극독약의 이름을 적시한 것 등으로 미루어 대한제국이 의학 분야 중에
서 약재에 주된 관심을 기울였음을 알 수 있다.

　일련의 의료인 관련 규칙은 단순한 규정에만 머물렀던 것은 아니었다.
정부는 규칙 반포 이후 곧 지방관에게 공문을 보내 각 군에서 활동하는
의사와 약제사를 모아 시험을 시행하고, 그 성명과 주소를 기록하여 내부
로 발송하도록 하였다.[122) 각 지방관이 시행하는 시험은 향후 전국적으로
실시될 시험을 위한 기초자료로 활용될 예정이었다. 만일 정해진 기한
내에 시험에 응시하지 않는 사람은 규칙에 의거하여 벌금을 부과하겠다는
경고도 하였다.[123) 자발적인 응시 이외에도 정부에서는 경찰로 하여금
각 지역의 약국과 병원을 조사하여 내부에 보고하게 하였다.[124) 나아가
"의술규칙에 자격이 무(無)"[125)한 사람에게는 의술 개업신청을 거절하는
등 의료인의 자격 부여에 일정한 기준을 적용하였다.[126)

　광무개혁의 진행과정에서 형성된 대한제국의 의학체계는 동서병존의

121) 「藥品巡視規則」, 『官報』 1900. 1. 17.
122) 「飭試醫業」, 『皇城新聞』 1900. 2. 10(2).
123) 「醫藥試才」, 『皇城新聞』 1900. 3. 3(2). 의료인 관련 규칙에는 관청의 허락 없이
　　의사나 약제사로 활동하는 사람들에게 "십원 이상 백원 이하 벌금에 처"할 수
　　있는 강제 조항이 부칙으로 규정되어 있었다. 「內部令 第27號」, 『官報』 1900.
　　1. 17.
124) 「醫藥調査」, 『皇城新聞』 1900. 1. 25(2).
125) 「醫學尙無」, 『大韓每日申報』 1910. 6. 5.
126) 그러나 정부의 의료인 관련 규칙의 시행은 출발부터 순조롭지 않았다. 규칙의
　　적용 대상인 한의사들이 이번 조치가 자신들에 대한 자격 공인보다는 정부의
　　재정 충당 차원에서 시행되는 것이 아니냐고 반발하였기 때문이다. 그들은 자격
　　을 인정받기 위해 지불해야 하는 수수료 3원 이외에 다시 돈을 지불하는 일이
　　없도록 해달라는 청원을 하였다. 담당 관청인 내부에 모여 만일 자신들의 요구가
　　수용되지 않으면 일제히 문을 닫겠다는 위협까지 하였다. 결국 내부에서는 수수
　　료를 징수하겠다던 방침을 변경해야 했다. 신동원, 『한국근대보건의료사』, 한울,
　　1997, 304쪽.

내용을 지니게 되었다. 그러나 그 병존은 유동적인 것이었다. 무엇보다도
향후 의료인력의 충원이 서양의학 교육기관을 통해서만 이루어지도록
구성된 점에서 알 수 있듯이 점차 서양의학의 확산을 지향하고 있었기
때문이다. 의사규칙과 관련해서는 현재 의료인의 다수를 차지하고 있는
한의사를 정식 의사로 규정하면서도, 향후 새롭게 충원될 의사들에게는
의과대학 졸업 자격을 요구함으로써 서양의학을 학습한 인력이 점차 한의
사들을 토대로 한 현재의 의학체계를 대체시켜 나가게 하였다. 관립 구료
기관인 광제원 역시 설립 당시에는 한의사들을 기용하였지만, 관제를
통해 향후 의사는 의학교를 졸업한 자들 중에서 선용하며, 각 지방에
특별히 검사할 일이 생기면 역시 의학교 졸업자들을 임시위원으로 임명하
여 파견한다고 규정하였다.127) 한방병원으로 설립된 광제원이지만 향후
서양의학 수업자들을 채용하는 방식으로 운영해나가겠다는 의도였다.128)

　그러나 대한제국의 의학체계에서 한의학이 종국적으로 폐기나 부정의
대상이 될 수는 없었다. 무엇보다도 한의학에 대한 신뢰감은 여전히 높았
고, 풍토와 체질의 상이성에서 기인한 한의학 효용론은 서양의학의 논리
로 설득할 수 없는 것이었다. 특히 대한제국에서 서양의학 교육기관 이외
에 한의학 교육기관의 설립에도 관심을 기울였다는 사실은 향후 대한제국
의 의학체계가 서양의학의 확산일로로만 나아가지는 않을 것임을 의미하
였다.129)

---

127)「病院官制」,『官報』1899. 4. 26.
128) 실제적으로 1902년 콜레라가 유행할 때 "의학 졸업인을 임시위원으로 파견ᄒ와
　　원근 병요(病擾)를 구제"하였고, 1904년 콜레라가 유행할 때는 의학교 졸업생들
　　을 방역위원으로 임명하고자 인원의 추천을 의학교에 요청하는 등 의학교는
　　광제원의 활동과 밀접한 관계를 가지고 있었다.「내부 소관 광제원위원 여비
　　及 藥費를 예산외 지출 청의서」,『各部請議書存案』23-96 (奎 17715) ;「의ᄉ십
　　인」,『大韓每日申報』1904. 10. 4 ;「졸업위원」,『大韓每日申報』1904. 10. 13.
129) 1906년 한의학과 서양의학을 동시에 교육하는 기관으로 설립된 동제학교(同濟
　　學校)가 그 예라고 할 수 있다. 동제학교는 고종의 적극적인 후원 아래 설립되었
　　고, 탁지부와 황실의 일정한 지원 아래 1년 정도 운영되었다는 점에서 대한제국

2. 동인회의 활동과 위생경찰제도의 정비

1) 동인회의 조선 진출과 청한개발론

1904년 러일전쟁을 전후로 일본의 조선침략은 식민화를 위한 구체적인 수순을 밟아 나가기 시작했다. 의학분야 역시 통감부의 주도 아래 조선지배를 위한 의학체계의 재편이 시작되었다. 그 과정에서 주요한 역할을 담당한 의사단체가 동인회(同仁會)였다.

동인회는 1902년 6월 일본에서 조직되었다. 통상적으로 의사들의 친목도모와 영업이익 확보를 목적으로 조직되기 마련인 의사단체와 달리 동인회는 자신의 목적을 다른 곳에서 찾았다. 즉, "중국, 조선 기타 아시아여러 나라에 의사위생(醫事衛生)의 학술 및 사업의 보급을 도모하고, 각국 민중과 일본 거류민의 건강을 보호하며, 병고를 구제하고, 아울러사업을 통해 각국 인민과 일본민의 친화를 도와 교정(交情)을 돈독하게하고, 또한 문명의 복리를 증진"하는 것을 자신의 목적으로 내세웠다.[130] 의학의 보급을 위해 진료 혹은 교육에 종사하여 동아시아 제국과 일본의우의를 도모하며, 아울러 각국의 문명발전을 지원하겠다는 내용이었다.

동인회 결성의 맹아를 이룬 단체는 동아동문회(東亞同文會) 계통의인사와 의사들이 모여 결성한 동문의회(同文醫會)였다.[131] 동아동문회가 청일전쟁 이후 러시아의 아시아 진출이 본격화되는 과정에서 러시아를포함한 서구 열강의 중국 분할을 막고 일본의 이익을 확보하기 위한 지나보전론(支那保全論)을 제창한 단체라는 점에서 알 수 있듯이,[132] 동문의

　　의 의학체계 구상에 부합하는 측면을 가지고 있었다고 할 수 있다. 동제학교에
　　대해서는 奇昌德, 『韓國近代醫學敎育史』, 아카데미아, 1995, 406쪽 ; 신동원,
　　『한국근대보건의료사』, 한울, 1997, 421~426쪽 참조.

130) 『同仁會事業槪要』, 東京 : 同仁會本部, 1913, 1쪽.

131) 『同仁會二十年誌』, 東京 : 同仁會本部, 1924, 2~3쪽.

132) 千鉉明, 「韓末 日本 東亞同文會의 朝鮮 敎育 進出」, 淑明女大 韓國史學科
　　석사논문, 2000, 4~12쪽.

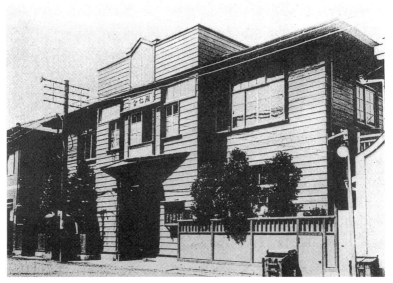

동인회 본부

회 역시 일본의 국가적 이익 확보를 위한 의학 차원의 지원을 위해 결성된
단체였다. 이 동문의회가 1902년 아세아의회(亞細亞醫會) 등 기본 목적
을 같이하는 의사단체와 합동하여 결성한 단체가 동인회였다.

　동인회가 설립되게 된 배경에는 1900년 의화단사건을 전후로 변화된
중국 정세에 대한 일본사회의 불안감이 있었다. 동인회를 조직한 의사들
은 서양의 중국 진출에 서양 선교사들의 의료활동이 개재되어 있다고
평가하고, 일본의사들 역시 일본이 중국에 진출하는 데 있어 일정한 역할
을 담당해야 한다고 판단하였다. 비정치적인 성격을 가진 의학을 중국에
전파시키면서 "문화시설에 의해 동문동종(同文同種)의 중국과 인근 각국
의 개혁을 도와 국민 친선을 도모"한다는 명분 아래 일본의 세력을 확대시
키고, 그 과정에서 중국에 진출하려는 서양에 대항할 수 있다는 생각이었
다.133) 비정치적이고 문화적이라는 외면을 가진 의학이 일본의 동아시아

진출에서 주요한 수단으로 활용될 수 있다는 것이었다.

동인회의 활동명분은 발달된 서양문명을 상대적으로 일찍 수용한 일본
이 그 선진문명을 상대적으로 미개한 청나라와 조선에 전달함으로써 각국
을 문명개발한다는 것이었다. 동인회는 서양문명의 우수성을 확신하고
있었다.

> 근세 과학적 문명에서 태서인의 지식이 우리 동아인보다 약간 우수하
> 기 때문에 우리의 개명이 금세기에 그들보다 일보 늦은 느낌이 없지
> 않다. 그에 따라 태서인을 우승한 민족이라 하고 우리 동아인을 지칭하여
> 열등한 민족이라고 판정하는 결과가 나온 것 역시 어쩔 수 없다.[134]

과학문명의 발달 여부에 따라 민족적 우열을 평가할 수 있으며, 서양이
과학의 개발에서 앞서 있기에 동양보다 우수하다는 주장이었다. 그리고
그들은 자신들이 누구보다도 먼저 발달된 서양문명을 수용하였으므로
동아시아의 다른 국가를 개발할 수 있다고 자신하였다. "구미에서 연원한
문화가 동아에 연원한 문화에 비해 우월한 바가 많은 것은 오늘날 이미
일반이 승인한 바로 말할 필요"도 없는 것이었고, 일본은 이미 "일찍이
이 학문을 흡수 소화하여 지금은 동양 유일의 대표자로서 자웅을 세계의
학단"에서 다투는 경지에 이르렀다고 자평했다.[135] 우월한 서양문명을
상대적으로 일찍 수용한 일본이 이제 동양의 대표자와 같은 위치에서
다른 서양 국가들과 경쟁하고 있다는 평가였다. 동인회는 그 단적인 예를
러일전쟁에서 일본이 러시아와 대등한 전력을 보였다는 점에서 찾았다.

---

133) 丁蕾, 「近代日本の對中醫療·文化活動 - 同仁會硏究(一)」, 『日本醫史學雜誌』
　　45-4, 1999, 546~549쪽.
134) 「發刊の辭」, 『同仁』 1, 1906, 1쪽.
135) 『同仁會二十年誌』, 東京 : 同仁會本部, 1924, 22~24쪽.

이번 러일전쟁에서 전술 및 그에 수반한 각종 기량 능력을 발휘할 수 있는 국민은 다른 방면에서도 같은 기량 능력이 있음을 믿지 않을 수 없다. 이후 우리 국민이 정치에서도 외교에서도 나아가 상공업에서도 전쟁 전술과 같은 승리를 거둘 수 있다는 것을 우리는 결코 의심하지 않는다.[136]

러일전쟁에서 발휘한 군사적 능력을 정치, 경제, 외교의 측면에서도 동일하게 발휘할 수 있다는 자신감의 표명이었다. 따라서 지금 그들이 할 일은 "우리나라가 먼저 얻은 바를 취하여 우방이 결핍한 것을 구"하는 것이었고, 이 임무는 "당연히 동양 계발을 천직"으로 하는 일본의 책임이기도 하다라고 주장했다.[137] 지금 일본은 동아시아 국가에 자신이 수용한 서양문명을 전파할 책임이 있으며, 그것은 곧 그 국가의 문명개발이라는 주장이었다.

동인회는 자신들의 궁극적인 목적은 "동일 인종인 한국인도 청국인도 또한 우리 일본과 동일한 문명을 향수"할 수 있도록 하는 것이라고 밝혔다.[138] 예를 들면, 당시 조선의 위생상태는 "인류 이하의 것"으로 4, 50년 전 일본 도쿄와 유사한데, 도쿄가 불결한 위생상황을 극복하여 지금과 같이 청결한 도시가 되었듯이 "한국도 일본의 지도 부액(扶腋)"으로 지금부터 4, 50년 후 문명국 중 하나로 발달시킬 수 있다는 주장이었다.[139] 조선을 포함한 동아시아 국가들이 서구화·문명화를 달성할 필요가 있고, 그 목표를 성취하기 위해 일본의 지도가 필요하다는 내용이었다.

동인회는 동아시아 각국을 일본과 같은 수준의 문명국으로 발전시키는 데 필요한 수단으로 서양문명을 지적했다. 그리고 서양의 과학적 문명을

---

136) 「發刊の辭」, 『同仁』 1, 1906, 1쪽.
137) 『同仁會二十年誌』, 東京 : 同仁會本部, 1924, 22~24쪽.
138) 「雜報」, 『同仁』 8, 1907, 25쪽.
139) 「佐藤博士の渡韓」, 『同仁』 2, 1906, 1쪽 ; 佐藤進, 「大韓醫院」, 『同仁』 5, 1906, 3쪽.

동아시아 각국에 고취함으로써 그들이 과학상 이익을 충분히 향수할 수 있도록 하겠다고 주장했다.[140] 특히 서양문명 중에서도 서양의학은 중요한 수단이었다. 그 이유는 "건강이 인생 일체의 활동과 행복의 기초"라는 보편적인 이유도 있었지만, 무엇보다도 "의술은 문명의 선구로서 많은 경우에는 문명의 현신(現身)"이었기 때문이다.[141] 서양문명을 선도한 분야가 의학이며, 의학은 서양문명의 상징이기도 하다는 평가였다. "반개국(半開國)에 대해 문명의 진가를 소개하는 것은 의술로서 제일"이었다.[142]

서양의 발달된 문명을 수용하여 문명화의 길로 나서기 위해서는 기존의 관습을 타파할 필요가 있었는데, 전통을 파괴하는 데 있어서도 의학은 유효한 수단이었다. "전통에 집착하는 누습을 혁파하게 하는 데는 먼저 실지로 증명하여 가장 명백하게 인심을 취하기 쉬운 의술"로써 해야 한다는 것이었다.[143] 의술은 치료효과를 직접 눈으로 확인할 수 있다는 점에서 "가장 직접적으로 인심에 이해가 쉬운 것"이었다. 따라서 "의학·의술을 문명 사업의 선구자라고 하는 것은 이 학술이 이와 같이 인심에 부합하기 쉽고 물질적 문명을 이해시키는데 가장 적절한 도리이기 때문"이었다.[144] 기존의 강고한 전통적 관습을 타파하는 데 있어 의학은 치료효과가 단기간에 직접적으로 나타난다는 점에서 유효한 수단이라는 주장이었다. 이러한 관점에 입각한다면 효과가 분명한 서양의학적 외과시술은 동인회 의사들이 가장 주력해야 할 부분이었다.[145]

비문명국을 문명화시키는 데 의학이 유효한 이유는 그것이 정치나 종교처럼 대상국에 직접적인 반발감을 부르지 않기 때문이기도 했다.[146] 조선

---

140) 「發刊の辭」, 『同仁』 1, 1906, 2쪽.
141) 『同仁會二十年誌』, 東京 : 同仁會本部, 1924, 24~25쪽.
142) 山田信吉, 「韓國 定州通信」, 『同仁』 43, 1909, 11쪽.
143) 『同仁會二十年誌』, 東京 : 同仁會本部, 1924, 25쪽.
144) 大隈重信, 「淸國開發の第一義」, 『同仁』 1, 1906, 4쪽.
145) 「金泉通信」, 『同仁』 9, 1907, 21쪽.
146) 大隈重信, 「淸國開發の第一義」, 『同仁』 1, 1906, 5쪽.

과 같은 경우 동인회가 활동을 시작한 1904년 이후 각지에서 의병이 봉기
하고, 일본의 경제적 침략을 저지하기 위한 국채보상운동 등이 전개되고
있었는데, "이와 같은 경우에 있어 홀로 조금도 그 영향을 받지 않고
더욱더 환영받고 발달하는 것"은 의학이라고 동인회는 판단했다.[147] 의학
은 학술의 한 분야이며 "학술 그것은 항상 독립하여 움직이는 것으로
결코 종교에 수반하여 움직이고 정치에 수반하여 움직이는 것"이 아니었
다. 의학은 정치나 종교와 달리 가치중립적인 성격을 지닌 과학기술에
해당한다는 주장이었다. 더구나 동인회의 활동목적은 당시 제국주의 열강
이 동아시아국가에 대해서 가지는 주된 관심인 "영토 확장에 있지 않고
타국 침략에 있지 않고 동양 평화를 영원히 확보하고 진장(進張)"하는
데 있다고 강조하였다.[148] 동인회의 주장은 한 마디로 자신들이 선차적으
로 수용한 서양의학을 동아시아 제국에 보급하여 일본과 같은 수준의 문명
국으로 발전시키겠다는 "일시동인(一視同仁)의 대주의(大主義)"[149]라는
것이었다.

　동인회는 자신의 목적을 달성하기 위해 수행할 사업으로 여섯 가지를
제시하였다. ① 청한, 기타 동아시아 제국에 의학교 및 의원을 설립하는
것, ② 각국에 의사 및 약제사를 소개하는 것, ③ 각국의 의사위생 및
약품에 관한 사항을 조사하는 것, ④ 각 국에 일본 의사들이 이주하여
개업할 수 있도록 보조하는 것, ⑤ 각 국의 의학생 및 약학생의 일본
유학을 권유하는 것, ⑥ 의학 및 약학에 관련된 도서를 간행하는 것이었
다.[150]

　이들의 활동은 비록 표면적으로는 정치와 무관한 과학기술의 영역에
속하였고, 스스로 정치와 무관한 활동을 벌인다는 점을 강조하였지만,

---

147) 田代亮介, 「滿韓報告」, 『同仁』 14, 1907, 10쪽.
148) 「發刊の辭」, 『同仁』 1, 1906, 1쪽.
149) 大隈重信, 「淸國開發の第一義」, 『同仁』 1, 1906, 5쪽.
150) 『同仁會二十年誌』, 東京 : 同仁會本部, 1924, 7~8쪽.

"동인회 사업은 근원적으로는 인도적이지만 결과는 국가적"[151]이라는 동인회 간부의 말처럼 본질적으로는 대외팽창을 시도하는 일본의 국가정책을 민간차원, 특히 의학 차원에서 보조하는 것이었다. 따라서 "의사위생 설비와 같은 것은 국가행정 혹은 국민문화 발달상에서 다른 여러 점과 적어도 동일한 보조"를 취해야 하며, 국가정책을 보조하는 "국민 후원의 중요한 일원 중 하나"여야 한다고 다짐했다.[152] 20세기 접어들어 동아시아 진출을 노리는 일본의 국가적 목표 달성에 참여해야 한다는 점을 분명히 밝힌 것이었다.

동인회는 자신들이 일본의 동아시아 진출을 적극적으로 지원하지 못하고 "사회 정면의 무대에 서는 것이 아니라 주로 무대 뒤편"에 서는 '산사(山師)의 단체'라는 비판을 접하고 다음과 같이 반박하였다. "사회에 대해 유명(幽冥)적 신념을 지배하고 유도·계발·회유·제도(濟度)"하는 데 의학보다 유력한 것은 없으며, "괄목하여 수년 후의 실적을 보라."[153] 당장에 즉각적인 효과가 나타나지 않더라도 장기적인 효과 면에서 자신들의 활동이 일본의 국가적 목표를 실현하는데 유력한 기여를 할 것이라는 자신감의 표명이었다.

동인회는 자신들의 활동이 일본의 대외정책을 보조하는 사실이 분명한 만큼 일본정부가 자신들을 지원해야 한다고 주장하였다. 동인회의 사업은 "일본 제국이 지금부터 경영할 대외사업의 한 문제를 익찬(翼贊)"하는 것이고, "국가가 스스로 할 수 없는 일"을 담당한다는 것이었다. 그리고 일본정부 역시 동인회의 사업에 찬동의 뜻을 표했다. 동인회의 사업이 "정부가 시설한 사업에 대해 사실상 그것을 익찬 실행하여 국가의 청한 경영에 다대한 이익"을 준다는 점을 인정하여 중의원에서 상당한 지원을 결의한 것이었다.[154] 동인회사업이 일본의 국가적 이익에 부합함을 인정

---

151) 위의 책, 42쪽.
152) 「韓國に要する人才」, 『同仁』 9, 1907, 2쪽.
153) 刀水逸史, 「韓國に於ける醫業」, 『同仁』 17, 1907, 47쪽.

한 것이었다.

동인회가 조선에 조직적으로 진출하기 시작한 시기는 1904년 러일전쟁 발발 직전이었다. 일본은 러시아와의 전쟁에 대비하여 "러시아의 함포사격으로부터 안전한 병참간선(兵站幹線)을 확보하는 일"을 우선적 과제로 추진하였고, 그 방법은 경부·경의철도의 건설이었다. 본래 10년 계획이었던 경부철도 건설 기간이 1904년 내 완성으로 변경된 것 역시 러일전쟁에 대한 준비 때문이었다. 따라서 경부철도 건설은 급속히 진행될 수밖에 없었고,155) 야간 공사와 고강도 공사가 추진되었으며, 그 과정에서 속출한 부상자 치료를 전담할 의사가 필요하게 되었다.156)

공사를 지연시킬 수 있는 위험한 요소 중 하나는 전염병의 발생이었다. 급성 전염병의 발병은 곧 노동력의 감퇴를 의미하는 것이었고, 조속한 완공을 지연시키는 주요 원인이 될 수 있었다. 더욱이 공사기간 중에 날씨가 더워지면서 각종 전염병이 빈발하여 "철도원은 물론 공사 청부인인 일본인도 병에 걸리지 않은 자가 드문" 상황이었다.157) 전염병의 발발로 공사를 수행할 인력들에게 큰 피해가 발생했던 것이다. 이러한 문제를 해결하기 위해 의사의 파견이 요구되었고, 동인회는 파견될 의사의 추천을 담당하였다.158)

동인회가 파견한 의사들이 도착한 시점은 1904년 2월이었고, 경부철도 남부 건설구역에 6명, 북부 건설구역에 7명이 배치되어 철도 종사원들의 진료를 담당하였다.159) 동인회 의사들은 경의선 건설공사구간에도 파견되었다. 경의선의 경우 초기에는 육군 소속 위생원들이 의료업무를 담당

---

154) 「淸韓醫事衛生ニ關スル建議案」, 『帝國議會日本衆議員議事速記錄(朝鮮關係拔萃)』1, 太山, 1991, 299~304쪽.
155) 정재정, 『일제침략과 한국철도』, 서울대학교 출판부, 1999, 215~221쪽.
156) 「大邱同仁醫院の開院」, 『同仁』10, 1907, 19~23쪽.
157) 佐藤剛藏, 『朝鮮醫育史』, 茨木 : 佐藤先生喜壽祝賀會, 1956, 17쪽.
158) 『同仁會二十年誌』, 東京 : 同仁會本部, 1924, 47~48쪽.
159) 『朝鮮鐵道史』1, 朝鮮總督府鐵道局, 1937, 546쪽, 586쪽.

하였지만, 공사구간이 넓어지고 위생원의 증원이 어려워지자 "한국에
와서 개업하고 있는 일본인 의사를 이용할 필요"를 느끼고 동인회에 의사
파견을 요청했던 것이다. 의사들의 수가 부족한 상황에서 동인회 파견
의사들이 담당해야 하는 지역은 넓었다. 그들의 표현을 빌리면 치료를
위해 "남쪽으로 가면 북쪽에서 부르고, 북쪽으로 가면 남쪽에서 불러
종사원들을 만족시킬 수 없"는 상황이었다.160)

　　나아가 경부철도주식회사에서는 동인회에 철도위생과 관련된 모든 업
무를 담당해줄 것을 요청하였다. 양측의 교섭은 경부철도가 국유로 전환
되는 과정에서 잠시 지체되었다가 통감부 철도관리국에 의해 재추진되었
고, 1907년 4월 1일 통감부 철도관리국장과 동인회장 사이에 계약이 체결
되어 철도의 의사위생을 동인회에서 담당하게 되었다.161)

　　경부철도 공사 과정에서 철도의를 파견한 동인회는 조선 진출을 위한
발판으로 한성병원을 인수하고자 하였다. 한성병원을 인수하려는 동인회
의 목적은 조선 진출을 위한 재정 기반의 안정화에 있었다. "한성병원을
인수하여 그 수익에 의해 한국 내 의료기관이 설치되지 않은 지방으로
업무를 확장"하려는 목적이었다.162) 충분한 재정 기반을 확보하지 못한
동인회로서는 독자적인 병원의 설립보다는 기존의 병원을 인수하여 운영
하는 것이 보다 안전한 조선진출의 방법이었다.

　　한성병원을 인수하여 경영하고 싶다는 동인회의 제안은 1904년 5월
일본정부에 제출되었다. "의사는 충분히 선택하여 적당한 인물을 파견"하
는 것은 물론 만일 파견된 의사가 기량이 부족하다는 평가를 받을 경우
"어느 때라도 곧 인물을 교체하여 파견"할 것이며, 당시 동인회 부회장인
사토 스스무(佐藤進)가 1년에 1회 정도는 서울에 직접 출장하겠다는 조건

160)「大邱同仁醫院の開院」,『同仁』10, 1907, 20쪽.
161)『同仁會二十年誌』, 東京 : 同仁會本部, 1924, 48~49쪽.
162)「漢城病院ヲ同仁會ニ於テ引受度儀ニ關スル諮問ノ件」1904. 5. 16,『韓國警察
　　史』5, 480쪽.

152

을 덧붙였다.163)

군의들의 장기 국외 주재로 인해 곤란을 겪고 있던 해군성이나 외무성의 입장은 동인회의 의견을 수용하자는 것이었다. 해군 측으로서는 "기량 있는 군의를 외국에 파견"하는 것에 대해 부담을 느끼고 있었고, 외무성에서 생각하기에 일반 "의사는 기술의 범위가 넓고 또한 숙달된 인물이 많아 적당한 인물만 있다면 오래도록 근무"할 수 있는 장점도 있었다.164) 그러나 조선인 회유라는 정치외교적 목적을 달성하기 위해서는 경제적 이해관계와 무관한 군의의 파견이 향후 수년간은 더 요청된다는 서울 공사관 측의 의견에 따라 동인회의 한성병원 인수는 실패로 돌아갔다.165) 동인회가 아직 일본정부의 전적인 신뢰를 받지 못하고 있다는 반증이었다.

한성병원의 경영권 인수 시도 이외에도 동인회는 조선에서 우두법을 시행하고, 두묘의 제조를 담당하겠다는 제안을 하였다. 동인회가 생각하기에 조선에서 위생사업이 여러 가지 있을 수 있지만 "그 시설 중 가장 급하고 민중에게 미치는 이익도 가장 넓은 것은 종두사업"이었다. 전염병 예방 같은 사업은 통감부 혹은 경무국에서 시행할 수 있지만 종두사업은 민간 차원에서 관여할 수 있었다.166) 따라서 동인회는 조선 각지에 의사를 파견하고, 그 의사들로 하여금 우두법을 실시하도록 하여 "그 나라 재래의 재앙인 천연두를 박멸하여 우방의 수만 생명을 이 질병에서 구출"하겠다는 제안을 하였다. 아울러 "양의(良醫)를 파견하여 양묘(良苗)를 제조하고" 종래 30전 하던 종두료를 인하하여 "10전 정도로 하고 빈민에게는 감액을 하여 한국 일반에 종두를 보급"할 수 있도록 하겠다고 하였다.167)

163)「漢城病院ヲ同仁會ニ引受度キ儀ニ關スル諮問之件」,『駐韓日本公使館記錄』22, 463쪽.
164)「漢城病院ヲ同仁會ニ於テ引受度儀ニ關スル諮問ノ件」1904. 5. 16,『韓國警察史』5, 476~477쪽.
165)「漢城病院ヲ同仁會ニ引受ケシム件」,『駐韓日本公使館記錄』22, 406쪽.
166)「佐藤博士の渡韓」,『同仁』2, 1906, 1~2쪽.

동인회가 설치한 두묘 제조소에는 소장 1명, 기사 1명, 사무장 1명, 기수 5명, 소사 2명이 배치될 예정이었다.[168] 다만 동인회는 이 사업의 진행을 위해 대한제국정부에서 상당한 조력과 편의를 제공해야 한다는 점을 명시하였다.

동인회의 제안에 따라 일본 공사는 동인회에 두묘 제조와 관련된 특허를 부여해 줄 것을 대한제국 외부에 요청하였다. 동인회를 일본에서 가장 신용할 만한 단체라고 소개한 일본 공사는 동인회에서 두묘 제작을 담당한다면 "양호한 두묘를 염가에 공급"할 수 있다고 강조하였다.[169] 그러나 두묘의 보급 사무가 광제원에서 동인회로 이전된다는 소식이 전해지자 조선의 여론은 한 푼에 불과한 이익마저도 모두 일본인의 손에 넘기려 한다고 비판하였다.[170] 이러한 여론 때문인지 모르지만 동인회의 요청은 받아들여지지 않았다. 그러나 동인회의 활동은 이미 통감부의 조선지배정책에서 중요한 부분을 차지하고 있었다. 이토 히로부미에게도 "한국을 의사위생상 문명으로 인도하는 것은 찬성할 수단"이었으며, 무엇보다도 "한국경영에서 진실로 필요한 사업의 하나"였다.[171] 조선의 안전한 지배를 위한 의학체계를 구축해 나가는 데 있어 동인회는 민간 차원의 유력한 보조단체였던 것이다. 따라서 동인회의 활동은 통감부시기 동안 계속 강화되어 나갔다.

2) 동인의원의 설립과 의학교육 실시

167) 「韓國に於ける種痘及痘苗製造事業稟申」 1905. 1, 『韓國ニ於ケル種痘苗製造事業經營ニ關シ同仁會ヨリ稟申一件』 日本 外務省史料館 소장번호 3. 11. 1. . 20.
168) 「痘苗同仁」, 『皇城新聞』 1905. 10. 5.
169) 「두묘공급의 동인회에의 특허 권고」, 『舊韓國外交文書(日案)』 7, 750쪽.
170) 「專歸日人」, 『大韓每日申報』 1906. 10. 12.
171) 「伊藤侯爵招待會」, 『同仁』 16, 1907, 36쪽.

1904년 경부철도 건설과정에 필요한 철도 촉탁의를 파견하면서 조선 진출을 본격화한 동인회는 각지에 의사를 파견하는 한편 철도 중심지에 동인회 소속 병원을 건립하기 시작하였다. 경의선의 중심역인 평양, 경부선에서 가장 큰 역인 대구였다.

시기적으로 앞서 건립된 것은 평양동인의원으로 1906년 12월 1일에 개원하였다.[172] 평양동인의원의 개원을 주도한 이는 나카무라 도미조(中村富藏)였다. 그는 1903년 12월 14일 평양 거류민의 요청에 따라 거류민의 진료 및 위생을 담당하기 위해 파견된 인물로 공의활동을 벌이고 있었다.[173] 그는 자신의 사재까지 투자하면서 동인의원 건설에 매진하여, 경무 고문부의 도움으로 평양시 감리서 자리를 병원 부지로 충당하는 동시에 "주위의 가옥 30여관(餘貫)을 매수하여 병실 2동, 사무실 1동을 신축"하였다.[174] 병원장에는 히라마쓰 고마타로(平松駒太郎), 부원장에는 실질적으로 병원의 설립을 주도하였던 나카무라 도미조가 취임하여 경영을 담당하였다.

대구동인의원은 평양보다 2개월 늦은 1907년 2월 10일에 개원하였다.[175] 개원과 동시에 원장으로서 이케가미 시로(池上四郎)가 파견·취임하였고, 부원장 겸 사무장에는 후지나와 분준(藤繩文順)이 취임하였다. 직원은 의원, 약제사, 통역 이하 직원 용인을 합쳐 20명으로 1년 경비는 약 2만 원을 예상했다.[176] 대구동인의원의 설립을 주도한 사람은 부원장으로 선임된 후지나와 분준으로, 그는 사무장을 겸하면서 병원의 경영을 담당하였다.[177]

---

172) 「滿洲に於ける同仁會の經營」, 『同仁』 7, 1906, 3쪽.
173) 「公立平壤同仁醫院沿革」, 『同仁』 38, 1909, 1쪽.
174) 佐藤剛藏, 『朝鮮醫育史』, 茨木 : 佐藤先生喜壽祝賀會, 1956, 23쪽 ; 「平壤監理署 建築物 移屬 警察醫事務所 同仁病院事」, 『奏本』 9, 728쪽 ; 「公立平壤同仁醫院沿革」, 『同仁』 38, 1909, 3쪽.
175) 『同仁會二十年誌』, 東京 : 同仁會本部, 1924, 56쪽.
176) 田代亮介, 「滿韓報告」, 『同仁』 14, 1907, 6쪽.

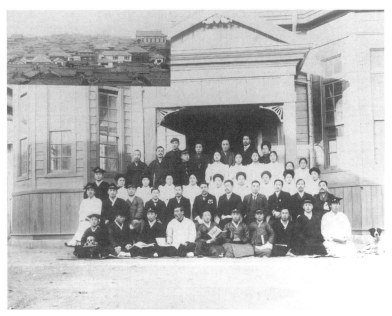

평양 동인의원. 둘째 줄 왼쪽에서 여섯 번째가 1대 동인의원장 나카무라 도미조, 일곱 번째가
2대 동인의원장 사토 고조. 이이다 미유키(飯田深雪) 소장

특히 대구동인의원의 개원에는 경부철도회사의 기부금 5천 원이 사용
되었다.[178] 대구가 경부철도의 중심지라는 점에서 철도의 안전한 운영을
위한 투자의 일환으로 경부철도회사에서 대구동인의원의 개원을 원조한
것이었다. 대구동인의원 역시 기부에 대한 대가로 "특히 철도에 대해
충실"히 할 것과 "철도국의 다른 촉탁의에 대해서도 관문을 개방하여
편익을 제공"할 것을 약속하였다.[179] 동인의원을 경부철도의 원활한 운영
을 위해 개방적으로 사용될 수 있는 의료공간으로 제공하겠다는 약속이었
다. 나아가 대구동인의원은 평양과 함께 철도국 지정병원으로 인정되어

---

177) 佐藤剛藏, 『朝鮮醫育史』, 茨木 : 佐藤先生喜壽祝賀會, 1956, 18쪽.
178) 「滿洲に於ける同仁會の經營」, 『同仁』 7, 1906, 2쪽.
179) 「大邱同仁醫院の開院」, 『同仁』 10, 1907, 22쪽.

철도에서 발생한 부상자 수용을 담당하게 되었다.[180]

이외에도 대구동인의원의 경우 제일은행에서도 2천 5백 원을 기부받았는데 이러한 기부금은 동인회의 취지와도 맞는 것이었다.[181] 동인회에서 제정한 「동인회의원장정」에 따르면 "동인회 의원의 경제는 각지 자치로써 본지"를 삼으며, "사정에 따라 본회에서 보조"한다고 규정되어 있었다.[182] 각 지역에서 활동을 위한 자금을 자체적으로 조달해야 한다는 요구였다. 동인회가 초창기 민간의 기부금으로 운영되었다는 점에서 동인회의 활동을 위한 보조금은 필수적이었다.[183]

각 지역에 설립된 동인의원의 일차적인 목적은 거류민 진료였다. 평양이나 대구 같은 대도시에는 이미 일본인들이 다수 이주하여 1906년 현재 평양에는 6천여명, 대구에는 2,500여명을 헤아리고 있었다.[184] 이들이 환경적으로 낯선 조선생활에 안정적으로 적응하는데 있어 의료기관은 반드시 필요했다. 더구나 평양이나 대구같은 대도시에는 여러 일본 기관이 진출해 있었고, 이 기관 관리들의 안전한 활동을 위해서도 병원은 필요했다. 그 목적을 수행하기 위해 세워진 동인의원은 "국민적 발전을 도와주는 것"으로 "국가적으로 다대한 공헌이라고 말하지 않을 수 없다"고 평가되었다. "질병에 걸렸을 때 의사만은 편리하게 얻을 수 있"는

---

180) 田代亮介, 「滿韓報告」, 『同仁』 14, 1907, 6쪽.
181) 「滿洲に於ける同仁會の經營」, 『同仁』 7, 1906, 2쪽.
182) 『同仁會二十年誌』, 東京 : 同仁會本部, 1924, 35쪽.
183) 사토 고조(佐藤剛藏)는 회고에서 동인회 본부의 재정 기반이 튼튼하지 못했던 만큼 평양과 대구의 동인의원은 부원장인 나카무라 도미조와 후지나와 분준에게 동인회가 명의를 빌려주어 설립된 데에 불과하다고 평가했다. "좋은 표현이 아닐지도 모르지만 동인회는 남의 잠방이 입고 춤추는 격"이었다는 것이다. 그에 비해 중국 안동에 있는 동인의원은 동인회의 직영이었으며, 이런 비교를 해보면 "동인회의 목적은 중국 만주방면이 그 주체이고 조선은 그다지 힘을 기울이지 않았던 것으로 생각된다"고 하였다. 佐藤剛藏, 『朝鮮醫育史』, 茨木 : 佐藤先生喜壽祝賀會, 1956, 16쪽.
184) 「滿洲に於ける同仁會の經營」, 『同仁』 7, 1906, 2~3쪽.

환경을 조성함으로써, 통감부의 지배력을 지방에 침투시키는 역할을 담당
하던 식민이주자들에게 생활의 안정감을 불어넣어 주었기 때문이다.[185]

　동인의원의 관할 범위가 단순히 일본 거류민 진료에 머물렀던 것은
아니다. 이들의 목표가 "각국 인민과 일본민의 친화를 도와 교정(交情)을
돈독"[186]하게 하는 것이라고 할 때 조선인에 대한 진료는 그 목적을 달성
하기 위해 시행해야 할 사업이었다. 즉, 조선인 진료는 일본의 조선진출
보조라는 동인회 본연의 목적을 현실화시키는 과정이었다. 그들은 자신이
"일본 의술의 개척자"이며, 비유한다면 "상업 판로 확장원과 같고 상품
견본"과 같다고 생각하였다. 이들은 서양의학이라는 그동안 조선인이
소비하지 못했던 '상품'을 판매함으로써 조선인들의 "신망을 얻고 신용을
쌓아"[187] 궁극적으로 일본의 선진성을 조선인에게 부식시키는 역할을
담당하고자 하였던 것이다. 자신들이 그리고 자신들이 시술하는 서양의학
이 일본 문명화의 상징이었다는 점에서 동인의원의 조선인 진료는 국교
확대 이래 각 개항장에 설치된 관립병원의 예에서 알 수 있는 조선인
회유를 통한 친일화와 일본 지도에 의한 문명개발을 이끄는 수단이었다.

　동인회 소속 의사들은 "개업 이래 귀회의 취지에 따라 한국인에 대해서
는 특히 간절 친절 모든 방면에서 주의를 하고 있어 가급적 많은 수의
한국인으로 하여금 일진(日進) 의술의 덕택을 입을 수 있도록 전심 업무에
노력"하고 있다고 자평하였다.[188] 일본과 조선의 친목도모라는 목적을
수행하기 위해 조선인 진료에 특히 유의하고 있다는 보고였다. 그들은
조선인 환자에 대해서는 일반적으로 진찰료를 면제해주었으며, 약값과
치료비를 청구할 경우 일본인의 반액으로 감액하였고, 조선인 치료의
편의를 위해 온돌 병실까지 마련해 두었다. 빈민에 대해서는 외래와 입원

---

185) 「大邱同仁醫院の開院」, 『同仁』 10, 1907, 21쪽.
186) 『同仁會事業槪要』, 東京 : 同仁會本部, 1913, 1쪽.
187) 「大邱同仁醫院の開院」, 『同仁』 10, 1907, 23쪽.
188) 伊藤岱賢, 「韓國咸鏡南道通信」, 『同仁』 33, 1909, 12쪽.

을 불문하고 무료 진료를 시행하였다.189)

동인회가 대한제국정부에 보조금을 신청한 것도 조선인 진료를 담당한다는 명분이 가장 컸다. 동인회는 자신이 "일한 양 국민에 대해 고르게 일시동인의 주지"를 가지고 있으며, 따라서 그 주지를 실현하는 방안으로 조선민들을 진료하고 있다는 점을 강조하였다. 동인회의 요청에 대해 대한제국정부에서는 보조금 지급의 필요성을 인정하였고, 1907년 9월부터 평양과 대구 동인의원에 3년 동안 월 3백 원씩의 보조금을 지급하기로 결정하였다.190) 기부금에 의해 운영되는 동인회로서는 원활한 활동을 위해 보조금이 필수적이었는데, 대한제국정부의 보조는 상징적인 의미뿐 아니라 실질적인 병원 운영에도 큰 도움을 주었다.

나아가 동인회는 동인의원을 단순한 진료기관에서 전반적인 도시의 위생행정을 주도하는 기관으로 성장시키고자 했다. 동인의원이 공립의원(公立醫院)을 표방한 이유도 "일한 제관아 및 공공단체의 위생기관"이기 때문이었다.191) 구체적으로 평양동인의원의 경우 경찰의 사무, 감옥의무, 철도 관리국 의무, 일본 민단 의무, 이사청 감옥의무 등을 담당하였으며, 대구동인의원의 경우는 철도청, 경찰서, 재무소, 우편국에 근무하는 관리들을 주요한 진료대상으로 삼았다.192) 조선인과 관련해서도 단순한 진료뿐 아니라 종두보급과 건강검진 등 전반적인 위생사무를 담당하고 있었다.193)

동인회는 이 병원들을 기초로 하여 "적어도 관찰사가 있는 곳 혹은 관찰부 이외에도 상당히 번창하고 있는 장소에는 동인회의 힘으로 크거나 작거나 병원을 건립하는 것"을 목표로 하였다.194) 전국 13도, 나아가 전국

---

189) 「平壤大邱同仁醫院補助費 一千八百圓 豫備金 中 支出事」, 『奏本』 11, 297쪽.
190) 「朝鮮の於ける同仁會事業の變遷」, 『同仁』 54, 1910, 4~5쪽.
191) 「公立平壤同仁醫院沿革」, 『同仁』 38, 1909, 4쪽.
192) 「平壤通信」, 『同仁』 33, 1909, 9~10쪽 ; 「大邱同仁醫院」, 『同仁』 42, 1909, 3쪽.
193) 예를 들면 대구동인의원의 경우 학생들에 대한 신체검사, 종두 시술 등을 시행하였다. 「學校種痘」, 『皇城新聞』 1907. 12. 24.

의 주요 도시에 동인회 소속 병원을 건설하겠다는 포부였다. 지방에 의료
기관을 소유하고 있지 않은 조선의 의학체계가 가지는 공백을 보완하는
동시에 통감부시기 일제의 지배력이 각 지방으로 침투하는 데 의료 안전
망을 구축함으로써 일제의 조선침략을 보조하는 역할을 충실히 담당하겠
다는 계획이었다.

　평양과 대구에 설치된 동인의원이 조선 진출과정에서 하나의 획기를
그은 사업은 의학교육이었다. 동인회의 목적이 "의사위생의 학술 및 사업
의 보급을 도모"[195]하는 것이라고 할 때 의학교육은 그 목적을 달성할
수 있는 중요한 사업이었다. 아울러 "일본의학을 한국에 보급시키는 것은
일본 전문화 정도를 인식시키는 최량의 방법"이기도 했다는 언급처럼,[196]
의학교육의 실시는 조선인들에게 일본의 선진성을 인식시켜 일본의 지배
를 용인하게 하는 주요한 방법이었다.

　각 동인의원은 서양의학을 교육하는 부속 의학교를 개설하여 조선인
학생들을 교육시켰는데, 상대적으로 의학교육이 활발하게 진행된 곳은
대구보다는 평양이었다.[197] 평양에서 실시된 의학교육은 "오로지 나카무
라 부원장의 생각"으로 그는 의학교육에 상당한 관심을 가지고 평양동인
의원이 개원하기 전인 1905년 4월부터 의학교육을 시작하였다.[198] 동인
회 본부의 승인을 얻어 "간이한 의학을 교수"하기 위해 십수 명의 조선인
학생을 모집하여 '평양의학교'라 칭하고 의학교육을 시행하였던 것이
다.[199] 그러나 이 때 시작된 의학교육은 나카무라 도미조가 질병 치료를

194) 山田烈盛, 「淸韓視察」, 『同仁』 31, 1908, 3쪽.
195) 『同仁會事業槪要』, 東京 : 同仁會本部, 1913, 1쪽.
196) 山田信吉, 「韓國定州通信」, 『同仁』 43, 1909, 11쪽.
197) 평양동인의원 원장으로 활동하면서 의학교육을 실시하였던 사토 고조의 회고에
　　따르면 "대구 동인의원도 의학교육을 했지만 이것은 평양동인의원과 대립상
　　어쩔 수 없이 한 것"이었다. 佐藤剛藏, 『朝鮮醫育史』, 茨木 : 佐藤先生喜壽祝賀
　　會, 1956, 20쪽.
198) 佐藤剛藏, 『朝鮮醫育史』, 茨木 : 佐藤先生喜壽祝賀會, 1956, 19쪽.

위해 일본에 체류하는 사이에 중단되었고, 결국 1907년 5월 1일 '공립평양 동인의원 부속의학교'라는 명칭 하에 의학교육을 재개하게 되었다.

수업이 개시된 것은 1907년 5월 7일이었고, 다음 해 4월 25일에 1학년 수업을 마쳤는데 이 때 교수된 과목은 기초에 해당하는 생리, 해부, 조직, 물리, 화학이었다.[200] 2학년에 진급한 학생에게는 기초의학과 실용의학의 유도편(誘導編)으로 병리학, 진단학, 약물학, 해부학, 생리학, 화학, 물리 학 등을 교육하였다.[201] 대구의 경우는 1907년 9월에 의학교육을 시작하 여 1학년에게는 윤리, 해부, 화학, 물리, 식물, 산술, 일어, 체조를, 다음 해 2학년에게는 윤리, 생리, 조직, 의화학, 유기화학, 외과총론, 진단학, 약물, 일어, 산술을 교수하였다.[202]

동인의원이 자신의 영향력을 확대시키는 방안으로 의학교육을 실시하 였지만, 그 과정이 순조롭지만은 않았다. 우선은 교사 충원에 문제가 있었 다. 동인의원이 우선적인 목표로 삼은 것은 일본 거류민의 진료 및 위생행 정이었고, 아울러 조선인의 진료를 병행하고 있는지라 동인의원 의사들로 서는 의학교육을 위한 여가를 만들기 어려웠다. "경비가 풍부하지 않아 다수 강사를 초빙"할 수도 없는 상황이었고, "소수 의원이 업무 여가, 야간까지도 이용하여 교수"한다 하더라도 충분한 교육은 불가능했다.[203] 의학교육이 병원 운영의 주목적이 아니었던 만큼 외부 강사의 초빙은 어려웠고, 의사들의 여가시간에 이루어지는 교육의 질은 높지 않았다는 지적이었다. 이 문제의 해결을 위해 평양동인의원에서 시도한 것은 그 지역에 주둔하고 있는 군의들을 교사로 임시 채용하는 것이었다. 즉, "육 군위술병원의 원장을 시작으로 하여 군의와 약제관을 총동원"하여 의학

199) 「公立平壤同仁醫院沿革」, 『同仁』 38, 1909, 2쪽.
200) 「韓國平壤通信」, 『同仁』 26, 1908, 7쪽.
201) 「韓國平壤同仁醫院報告」, 『同仁』 28, 1908, 11쪽 ; 「平壤通信」, 『同仁』 33, 1909, 9쪽.
202) 「大邱同仁醫院」, 『同仁』 42, 1909, 6쪽.
203) 山田信吉, 「韓國定州通信」, 『同仁』 43, 1909, 11쪽.

교육을 담당하도록 한 것이었다.204)

상대적으로 대구의 경우는 교사 문제를 자체적으로 해결한 편이었다. 원장, 부원장, 의원이 각 과목을 분담하여 교수하였고, 약학 및 유기화학은 약국장이, 일어와 보통학은 소학교 교원이 교수하였다. 특히 대구동인의 원에서는 1908년 겨울방학 동안 2학년 중 3명을 선발하여 교토의과대학에 1개월간 실습을 보내 교육의 효과를 높이기도 하였다.205)

의학교육을 시작한 후에도 문제가 발생하기는 마찬가지였다. 무엇보다도 문제는 교육 언어였다.206) 교육생 중에 관립일어학교 출신자들이 있었고 교육의 편의를 위해 통역을 매개로 강의를 시행하기도 했지만, 전문적인 의학용어의 해설 등에서는 곤란을 겪지 않을 수 없었다.207) 더욱이 의학교육 과정에서 "조금 일어를 해독하면 다른 곳에 고용되어 퇴학하는 자"가 많았다.208) 통감부 통치하에서 각 관청에 근무하던 일본인과 조선인 사이를 매개할 통역의 필요성이 증대하고 있었고, 따라서 일어를 습득한 의학생들이 각 지방관청에 임용될 수 있었던 것이다. 아울러 학생들에게는 교육에 소요되는 학자금도 문제가 되었다.209)

그러나 동인의원의 의학교육은 1907년 개시 후 지속되었고, 대한제국 정부에서도 이들 교육기관에 보조금을 지급하였다. 1907년 당시 내부대신이 중앙 의료기관인 대한의원장을 겸임하고 있는 상황에서 지방의 교육기관에 대한 보조가 필요하다는 여론의 뒷받침도 있었다.210) 보조금 지급

---

204) 佐藤剛藏, 『朝鮮醫育史』, 茨木 : 佐藤先生喜壽祝賀會, 1956, 19쪽.
205) 「大邱同仁醫院」, 『同仁』 42, 1909, 6쪽.
206) 山田信吉, 「韓國定州通信」, 『同仁』 43, 1909, 11쪽.
207) 佐藤剛藏, 『朝鮮醫育史』, 茨木 : 佐藤先生喜壽祝賀會, 1956, 19쪽. 평양동인의 원에서는 의학학술용어의 혼동을 막기 위해 독일어를 병행해서 가르쳤다. 「韓國 平壤同仁醫院報告」, 『同仁』 28, 1908, 12~13쪽.
208) 「朝鮮の於ける同仁會事業の變遷」, 『同仁』 54, 1910, 2쪽.
209) 山田信吉, 「韓國定州通信」, 『同仁』 43, 1909, 11쪽.
210) 「醫育費 請求」, 『皇城新聞』 1907. 8. 10.

162

은 동인회 관련자들을 고무시켰다. 자신들의 활동을 대한제국정부가 공식
적으로 격려하는 것으로 받아들였기 때문이다. 이어 1909년 순종의 순행
시에도 대구와 평양 동인의원에 하사금이 내려짐으로써 그들의 활동에
대한 지원은 재확인되었다.[211]

1907년 이후 지속된 교육의 결과 평양동인의원에서는 1910년 5월 13일
3학년을 마친 의학생들을 제1회 졸업생으로 배출할 수 있게 되었다.[212]
일본인 의학교육기관에서 배출된 최초의 졸업생이었다. 1880년대 서울
공사관의원에 의학교를 설립하려는 시도가 있은 지 20여 년 만에 일본인
이 독자적으로 교육한 조선인 의사가 배출된 것이었다. 이들은 졸업 후
1년의 교육을 더 이수하게 되었고, 1910년 동인의원이 자혜의원으로 이관
된 후 의주, 광주, 춘천, 평양 등 각 자혜의원의 조수 및 견습으로 임용되었
다.[213] 이외의 교육생들은 각 지역에 설립된 자혜의원에 인계되어 교육되
다가 1911년 총독부의원 부속 의학강습소에 편입되었다.[214] 종래 의사
파견과 병원 건립을 통해 통감부의 의학정책을 보조하는 민간 단체로서
활동하던 동인회가 일제 초 군의 중심의 의학체계가 형성되는 과정에서
배제된 결과였다.[215]

통감부시기 평양과 대구에 설립된 동인의원은 일본 식민이주자의 보호
를 위한 의료적 지원과 무료 혹은 감액 진료를 통한 조선인 회유를 목적으
로 활동하였고, 서양의학을 교육하는 부속 의학교를 개설하여 조선인
학생들을 교육시켰다. 나아가 동인의원은 단순한 진료기관이 아니라 그
지역의 위생행정까지 담당하고자 하였다. 동인의원은 평양과 대구 등
주요 도시에 통감부의 지배력이 침투하고 정착하는 과정을 의학적 차원에

211)「同仁會 記事」,『同仁』33, 1909, 16쪽 ;「同仁會 記事」,『同仁』34, 1909, 5쪽.
212)「平壤同仁醫院 附屬醫學校 卒業式」,『同仁』49, 1910, 25쪽.
213)「同仁醫學校卒業生」,『同仁』56, 1911, 18쪽.
214) 佐藤剛藏,『朝鮮醫育史』, 茨木 : 佐藤先生喜壽祝賀會, 1956, 20쪽.
215) 총독부 성립 초 동인회가 총독부에 의해 배제되는 과정에 대해서는 4장 1절
    3소절 (1) 참조.

서 지원하는 동시에 조선에 동인회의 영향력을 확대시키는 역할을 담당하고 있었던 것이다.

3) 경무고문의의 파견과 위생경찰 활동

1904년 러일전쟁을 계기로 일본의 조선침략은 본격화되기 시작했다. 한일의정서의 체결을 통해 조선을 군사동맹국으로 삼은 후 일본이 취한 다음 단계의 조치는 '시정개선'을 진행하기 위한 고문관의 임용이었다. 철도부설권, 연안 어업권, 토지소유권 등 실질적인 이권의 획득과 함께 조선 행정 전반을 장악하기 위해 고문관 파견을 주요한 수단으로 강구한 것이었다. 고문관 파견이 우선적으로 고려된 분야는 재정과 외교였다. 조선을 식민지화하는 데 있어 다른 외세의 개입을 막기 위해 외교의 장악이, 조선의 세입·세출 관리를 통해 조선 행정의 기초를 관할하기 위해 재정의 장악이 필요했기 때문이다.216)

이후 일본은 경찰제도의 정비를 목적으로 경무고문을 파견하였다. 고문으로 파견된 이는 일본 경시청 경시였던 마루야마 시게토리(丸山重俊)였다. 1905년 1월 조선에 부임한 그는 2월 7일부터 본격적인 시무를 시작하였다.217) 마루야마 시게토리가 대한제국정부와 체결한 계약에 따르면, 경무고문의 업무는 경찰사무를 협찬·정리하고 경무사무상 제반 설비에 대해 성실히 심의·기안하는 것이었다. 이 사무를 추진함에 있어 의정부 회의에 참여하고 내부대신을 통해 의견을 제출할 수 있으며, 대한제국정부는 경찰에 관한 일체의 사무에 대해 고문의 동의를 얻어야 했다.218) 일본인 경무고문이 조선의 경찰사무를 기획·입안하고, 사무집행에 있어

---

216) 李潤相, 『1894-1910년 재정 제도와 운영의 변화』, 서울대 국사학과 박사논문, 1996, 209쪽 ; 徐榮姬, 「光武政權의 국정운영과 日帝의 국권침탈에 대한 대응」, 서울大 國史學科 博士論文, 1998, 194~204쪽.
217) 「고문시무」, 『大韓每日申報』 1905. 2. 9.
218) 「警顧合同」, 『皇城新聞』 1905. 2. 9.

서도 동의라는 형식으로 관여한다는 내용이었다.

처음에 일본인 경무고문의 취임에 반대하는 경무청의 비협조로 인해 사무 진행에 어려움을 겪던 마루야마 시게토리는 "독단적으로 경성 경무청 및 각도 소재지에 고문보좌관의 명칭 아래 일본인 경찰관을 배치하여 경찰 실무에 간여"하기 시작하였다.[219] 구체적으로 1905년 3월부터 서울에 경부 7명, 각 도에 경시 1명, 순사 2명 내지 4명을 배치하여 조선의 경찰업무를 장악하기 시작했다.[220] 이 시점부터 경무고문부는 향후 진행될 일련의 경무 확장계획에 따라 재무고문부와 함께 가장 많은 일본인을 고용한 기구로 발전해 갔다.[221]

마루야마 시게토리는 부임 후 경찰서장에게 행한 연설에서 행정경찰로서 사무를 주의 깊게 수행할 것을 요구하는 가운데 위생경찰 사무도 강조하였다.[222] 향후 경무고문부가 진행할 경찰사무의 정비과정에서 위생경찰이 주요 부분을 차지할 것임을 시사하는 연설이었다.

마루야마 시게토리는 위생업무와 관련하여 중앙 행정기관인 위생과를 자신이 장악한 경무국 소관으로 이관하고자 하였다.[223] 종래 내부에 속해 있던 위생국은 1905년 4월 관제 정비과정에서 지방국 위생과로 행정적 지위가 하강해 있는 상태였다.[224] 위생과의 이관을 위해서는 관제 개정이 필요했고 그에 따라 내부관제 개정안이 의정부에 제출되었다. 내용은 "지방국 소관 위생과 사무 배치가 부적기의(不適其宜)ᄒ야 집무상에 파유불편(頗有不便)혼지라 해과 사무를 경무국 관내로 이부(移付)ᄒ오미 타당"하다는 것이었다.[225] 위생행정을 담당하는 위생과를 경무국으로

219) 『松井茂自傳』, 東京 : 松井茂先生自傳刊行會, 1952, 238쪽.
220) 『韓國施政年報(1906-1907)』, 統監官房, 1908, 108~109쪽.
221) 위의 책, 12쪽.
222) 「警顧演說」, 『皇城新聞』 1905. 2. 27.
223) 「廣濟院の沿革」, 『同仁』 15, 1907, 3쪽.
224) 「內部分課規程」, 『官報』 1905. 4. 12.
225) 「內部官制 中 改正」, 『奏本』 9, 5쪽.

이관시키는 것이 업무추진상 효율적이라는 내용이었다.

그 결과 1906년 1월 10일 내부 관제가 개정되어 경무국에서는 전염병·지방병의 예방과 종두 기타 일체 위생에 관한 사항, 검역정선에 관한 사항, 의사 및 제약사·약제사의 개업시험과 약품 검사에 관한 사항 등 위생 관련 업무를 담당하게 되었다.226) 위생과 관련된 전반적인 분야가 모두 경찰 소관으로 귀속된 것이었다. 위생사무가 경무국으로 이관됨에 따라 경무국에서는 자체 부서로 위생사무만을 담당하는 위생과를 별도로 설치하였다.227) 그동안 경찰이 위생업무의 집행을 담당하면서도 자체의 별도 조직을 통해 그 업무를 운용한 적이 없었던 점에 비추어 위생과의 설치는 위생경찰 임무가 강화됨을 의미하였다.228) 나아가 위생 관련 업무가 모두 경찰의 권한으로 귀속되는 식민지 의학체계의 연원이 마련되었음을 의미하는 것이기도 했다.

경무고문부에서 위생 업무의 추진을 위해 실무 인력의 파견을 도모한 것은 1905년 7월이었다. 당시 서울에서 확산되고 있던 전염병 방역을 위해 "경무고문 마루야마 씨와 내부대신이 상의하고 유행병에 예방법을 실행 차로 의사 일인을 고빙하기로 결의"하였던 것이다.229) 이 때 파견되어온 사람이 시미즈 다케후미(淸水武文)였다. 그는 "고문경찰의 빙용의 효시"로서 검역사무를 시작으로 11월부터는 검시·검증 및 검안 등 전반적인 위생경찰사무를 담당하였다. 이후 1905년 12월 5일 야다 후사오(矢田房雄)가 경무고문부 경성지부의 경찰의로, 1906년 1월 3일 가토 슈코(加藤周乎)가 경무고문부 위생사무원으로, 시미즈 시게미쓰(淸水重滿)가 위생주임으로 임용되어 "위생경찰의 기초"가 만들어졌다.230)

---

226) 「칙령 제3호 내부관제 중 개정안」, 『官報』1906. 1. 13.

227) 「內部分課規程改正件」, 『官報』1906. 2. 28.

228) 경무국 위생과로 집중된 위생사무는 1907년 3월 대한의원의 설립과 함께 대한의원으로, 1907년 12월 다시 내부 위생국으로 분산되었다가 1911년 4월 내무부 위생과의 폐지를 계기로 경찰의 담당업무로 귀착되었다.

229) 「日醫請聘」, 『皇城新聞』1905. 8. 1.

1905년까지 주로 서울을 중심으로 진행되던 위생경찰제도의 정비는 1906년 경무고문부가 각 지방에 설치되면서 전국적인 차원으로 확대되었다. 위생경찰제도의 확산은 경무 확장계획의 진행과정과 궤를 함께하였다.

경무고문부의 제1기 경무 확장계획은 1906년 6월부터 실행되어 종래 경시가 파견되지 않은 5개 도에 경시가 파견되고, 각 관찰사 소재지에 경무고문부가 설치되었다. 그 결과 전국 13도에 경무고문 지부, 각 도에 평균 2개씩 26개의 분견소, 그 아래에 120개의 분파소가 설치되었다.[231] 경무고문부는 경무고문 지부의 설치와 함께 각 도에 경무고문 보좌관을 배치하여 경찰과 관련된 행정업무를 정비하도록 훈령을 내렸다. 그 일들은 대체로 고등경찰, 행정경찰, 사법경찰, 외국인 사무 등이었고, 그 중에 "전염병 예방에 관한 사(事)" 역시 포함되어 있었다.[232] 방역을 시작으로 위생사무를 경찰이 장악해 나가기 시작한 것이었다.

1907년 7월에 접어들어 경무고문부에서는 1906년 제1기에 이어 제2기 고문경찰 확장계획을 마련하였고, 그 해 7월부터 보좌관보 26명, 보조원 6백 명을 증원하고, 보좌관보는 각 도지부와 분견소 14곳에 1명씩, 보조원은 분견소와 종래 보조원이 배치되지 않았던 부군 511개 소와 기타 필요지에 파견하였다.[233] 이 때 경무고문부에서는 경무고문의 47명을 증빙하기로 결정하고 종래 고문의가 배치되지 않은 각 도지부와 분견소에 파견하기로 하였다.[234] "각도 지부에는 의사가 없는 장소가 있어 위생경찰의

---

230) 『顧問警察小誌』, 韓國內部警務局, 1910, 227~228쪽.
231) 『韓國施政年報(1906-1907)』, 統監官房, 1908, 110쪽.
232) 「內訓各道」, 『皇城新聞』 1905. 9. 5.
233) 『松井茂自傳』, 東京 : 松井茂先生自傳刊行會, 1952, 239쪽. 이 시기 고문경찰의 확장은 일본 군부의 세력 증강을 견제하려는 이토 히로부미의 치안구상에 기초하여 이루어졌다. 松田利彦, 「朝鮮植民地化の過程における警察機構」, 『朝鮮史研究會論文集』 31, 1993, 132~138쪽.
234) 『韓國施政年報(1906-1907)』, 統監官房, 1908, 112쪽.

집행은 물론 지부원의 질병조차 치료하기 어려웠"기 때문이다. 1907년 경무고문의의 증원이 이루어지기 전까지 경무고문의가 파견된 곳은 서울에 소재한 경무고문 지부 외에는 공주, 광주, 전주, 진주, 강릉 등 5곳에 불과했다.235) 각 지방에 설치된 경무고문 지부는 "한국 전 국토의 정세를 보도"236)할 수 있다는 점에서 일본의 조선지배정책을 진행하는 데 중요한 역할을 담당하였고, 경무고문부 소속원들의 안전한 활동을 위해서 의사의 존재는 중요했다.

경무고문부는 경무고문의가 위생경찰 사무뿐 아니라 진료에도 종사해야 한다는 점에서 위생사무에 대한 전문적인 지식을 지닌 의사를 원하였고, 일본의 대외정책을 민간에서 보조하기 위해 설립된 동인회에 의사 추천을 요청하였다. 동인회는 일본의 동아시아 침략이라는 국가적 목표를 수행하는 데 적극 참여할 것을 표명한 단체로서, 이미 조선의 구료기관인 광제원에 소속 의사를 파견하여 경무고문부의 광제원 개편작업을 주도하고 있었다.237)

경무고문의들이 파견될 지역은 지방이었고, 경우에 따라서는 신변의 안전을 보장받을 수 없는 경우도 있었다. 특히 1907년 이후 전국 각지에서 의병들이 봉기하여 일본인을 살상하는 상황이었고, 그에 반해 "경찰의로서 공무 때문에 전사 혹은 병사할 때 후사를 걱정하지 않도록 하는 내규"는 마련되어 있지 않았다. 당시 인식 역시 "화적 때문에 전사할 때는 흡사 개죽음과 같아 친구들의 웃음거리"가 될 정도로 좋지 않았다.238) 경무고문의들의 안전한 활동과 복리를 보장해주는 법적 준비가 이루어지지 않았고, 더구나 경무고문의의 활동에 대한 평가도 그다지 높지 않은 상황이었던 것이다. 이런 조건에서 영업 이익을 추구하는 개업의들의 파견은 불가

---

235) 『顧問警察小誌』, 韓國內部警務局, 1910, 231~232쪽.
236) 『松井茂自傳』, 東京 : 松井茂先生自傳刊行會, 1952, 238쪽.
237) 광제원 개편에 대해서는 3장 3절 1소절 참조.
238) 伊野宮貢, 「南韓 醫事」, 『同仁』 38, 1909, 37~38쪽.

능했다.

동인회에서는 1907년 7월 11일 8명의 경무고문의를 추천한 데 이어 1907년 8월에는 31명을 추천하였다.[239] 이들의 파견에 힘입어 각 지방의 경무고문부에는 총 54명의 경무고문의가 배치될 예정이었다. 이들의 배치 지역은 다음 표와 같다.

1907년 경무고문의 배치 계획

본부	서울	수원	청주	공주	전주	광주	진주	대구	춘천	함흥	경성(鏡城)	영변	평양	해주	계
0	3	3	3	3	4	4	4	5	5	4	4	6	3	3	54

(「雜報」, 『同仁』 14, 1907, 26쪽)

8월에 추천된 31명의 의사들은 동인회에서 개최하는 단기 강습회에 참가하여 의사, 수의사, 경찰에게서 자신의 업무와 관련된 내용을 교육받았다. 이들은 강습의 일종으로 일본의 각종 위생 관련 기관을 답사하였다. 그 곳은 전염병연구소, 피병원, 화장장, 급수장, 감옥, 도살장 등으로, 이들이 조선에 파견된 후 담당하게 될 업무와 관련된 기관들이었다.[240] 즉, 이들은 조선에서 환자 진료라는 의사의 임무 외에 위생경찰의 고유 임무라고 할 수 있는 방역활동, 화장장·급수장·도살장 단속, 감옥 의무 등을 담당하도록 예정되어 있었던 것이다.

경무고문의들이 담당할 임무는 「고문경찰의 복무규정」에 적시되어 있었다. 그 내용에 따르면 경무고문의들은 경무고문부에 소속된 관리와 가족의 진료 그리고 위생경찰과 관련된 업무를 담당하도록 되어 있었다. 위생경찰과 관련된 업무는 구체적으로 변사상자의 검안 및 구급 치료, 행려병자의 구급 치료, 전염병 예방에 관한 의무, 공중위생에 관한 조사,

---

239) 「韓國警務顧問醫 推薦」, 『同仁』 15, 1907, 14쪽 ; 『同仁會二十年誌』, 東京 : 同仁會本部, 1924, 50쪽.
240) 「警務顧問醫 短期講習會」, 『同仁』 17, 1907, 18쪽.

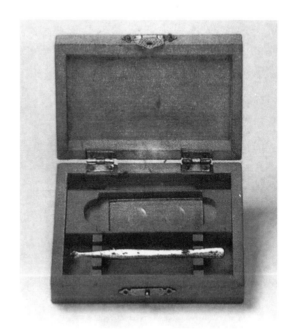

종두용 침과 두장판

경무감옥에 관한 의무, 종두상황 시찰, 경무상 필요한 건강검진 등이었
다.241)

　경무고문의들이 담당해야 하는 업무가 포괄적이기는 했지만, 우선적인
것은 일본인 진료였다. "조선의 영구적 이익 및 권리의 발달·장려에
관한 경영"을 위해서는 각 지역에 근무하는 일본인 관리를 위한 각종
시설을 갖추지 않을 수 없었는데 그 중 중요한 것은 "병원의 설립, 의사의
초빙"이었기 때문이다.242) 통감부 권력의 지방장악 과정에서 실무관리들
의 안전한 활동을 보장해주는 일을 경무고문의들이 담당해야 했던 것이

---

241) 『顧問警察小誌』, 韓國內部警務局, 1910, 232쪽.
242) 「在韓邦人利權ノ發達ニ關スル建議案」, 『帝國議會日本衆議員議事速記錄(朝
　　鮮關係 拔萃)』 1, 298쪽.

다. 그들은 "일본 경찰관이나 조선 관리의 질병 치료, 건강진단이라든가 혹은 기타 일본인 관리, 우편국, 재무서 관리만을 치료하면 그것으로도 족"했다.[243) 경무고문의의 진료범위는 군대에까지 확대되어, 군의가 부속되지 않은 군대가 담당 지역에 주둔할 경우 부대원들의 진료를 담당하기도 하였다.[244)

1907년 한일신협약을 통해 일본인들의 조선 관리 임용이 가능해짐에 따라 더 이상 고문 혹은 참여관이라는 명칭 하에 일본인을 고용할 필요가 없어졌고, 종래 경무고문의로 불리던 위생경찰의 호칭도 변하여 경찰의라는 이름을 가지게 되었다. 한 경찰의는 그 사정을 다음과 같이 말했다.

관제 개정에 따라 우리 고문의는 1월 1일부터 경찰의가 되었고, 관등은 주임관 3등으로 개정되었다. 이 때까지는 거의 촉탁의(고등관 대우)와 같이 직무하였지만 지금 주임 3등으로 정해진 후에는 오로지 전염병 예방방법 또는 검역 등을 행하고 재판소 설립 후에는 재판의와 감옥의도 겸무할 것이라고 한다. 고등관 3등은 황송한 것이지만 아직 사령장은 받지 못했다.[245)

경무고문의가 조선의 정식 관리에 해당하는 경찰의로 호칭이 변경되었으며, 경찰의가 된 후에는 일반 진료보다 위생사업에 보다 중점을 두고 일할 것 같다는 예상이었다.[246) 이것은 1908년을 계기로 종래 일본인

---

243) 磯野愼吾, 「在韓警察醫の現狀」, 『同仁』 36, 1909, 6쪽.

244) 「韓國堤川通信」, 『同仁』 21, 1908, 14쪽.

245) 伊野宮貢, 「韓國 順天通信(1月 27日)」, 『同仁』 21, 1908, 16쪽.

246) 그러나 경찰의로 임명된 종래의 경무고문의들이 실제로 받은 직위는 '경찰의무촉탁(警察醫務囑託)'이었다. "의사의 입장에서 말하면 촉탁이라는 명칭 때문에 자신은 순연한 관리가 아니고 오직 촉탁을 받고 있다"고 생각하기 쉬운 명칭이었다. 그러나 내부나 경무국에서는 "촉탁으로 있어도 경찰의라고 하는 하나의 관리로 간주"된다고 해명하였다. 磯野愼吾, 「在韓警察醫の現狀」, 『同仁』 36, 1909, 1쪽.

진료임무 못지않게 위생경찰사무의 비중이 높아져간 것을 의미했다. 이렇게 위생경찰사무의 비중이 확대됨에 따라 통감부에서는 경찰의가 활동하지 않는 지역에는 개업의나 군의에게 의무촉탁의 지위를 부여하여 경찰의무를 담당하도록 하였다.[247]

경찰의로 명칭이 변경되면서 생긴 변화 중 하나는 조선인에 대한 진료를 병행하기 시작했다는 점이다. 대한제국의 관리가 된 만큼 조선인의 행복을 도모하는 일에 참여하는 것은 당연했다.[248] 따라서 경찰의들은 공무를 수행하고 남은 여가에 조선인들을 실비로 치료하였다. 그러나 치료의 목적은 조선인들로 하여금 "신의(新醫)의 은택을 함영(涵泳)"[249] 하게 하자는 데 있었고, 그 은택은 물론 새로운 통감부 정치의 결과로 선전되었다. 조선인들을 회유하여 통감부 권력에 대한 호의적인 인식을 심어주기 위해 실비치료가 진행된 것이었다.

조선인 진료과정에서 경찰의들은 종래 한의학이 해만 있고 이익이 없다고 설명하며 "일본의약에 의존할 것을 권유하는 데 노력"하였다.[250] "대신 같은 대관들조차 한법의(韓法醫)를 가장 효능이 있다고 하여 초근목피를 존중"[251]하는 상황에서 경찰의의 활동을 통해서 서양의학에 대한 거부감을 없애 나간다는 것이었고, 그것은 곧 서양의학을 시술하는 일본에 대한 거부감을 없애는 효과로 이어질 수 있었다.

진료비와 관련해서는 경찰의로 임명된 의사들이 비용을 많이 받거나 고가의 약재를 이용하는 등 지나치게 영리적 행위를 할 경우 면직시키는 조치가 취해졌다.[252] 진료를 원하는 조선인들은 고가의 진료비 때문에 경찰의에게 진료받는 것을 회피할 수밖에 없었고, 이러한 상황은 일반

247)『警察醫 通譯 任免一件綴』政府記錄保存所 문서번호 88-41, 69쪽, 242쪽.
248) 磯野愼吾,「在韓警察醫の現狀」,『同仁』36, 1909, 6쪽.
249)「衛生善施」,『皇城新聞』1908. 6. 7.
250)『韓國警察一斑』, 韓國 內部 警務局, 1910, 358쪽.
251)「朝鮮の衛生行政」,『同仁』53, 1910, 17쪽.
252)『警察醫 通譯 任免一件綴』政府記錄保存所 문서번호 88-41, 6~7쪽.

진료를 통해 조선인들의 신뢰감을 획득하려는 통감부의 목적에 위배된다
는 이유 때문이었다. 적어도 통감부가 생각하기에 경찰의는 일반 개업의
와 같이 이익 위주의 진료를 해서는 안 되었다.

그러나 경찰의의 조선인 진료가 용이한 것은 아니었다. 특히 지방의
경우 "한인은 일반적으로 일본 의사가 있는 곳에 오는 것을 좋아"하지
않았다.[253] 그 이유 중 하나는 경찰의가 각 지방에 배치되면서 위생개선을
위한 강제적인 조치들이 취해졌기 때문일 것으로 생각된다. 특히 종두의
경우 종래 종두위원이나 종두인허원들이 시행하고 있던 업무를 경찰의들
이 장악해 나가기 시작하면서 각 경찰서를 중심으로 종두가 강제로 시행
되고 있었다.[254]

조선인들 사이에 퍼져 있던 반일감정 역시 일본 의사들의 조선인 진료
가 순조롭게 진행되지 못한 요인이었다. "일본 의사가 독을 써 조선인을
살해해 버린다"는 풍문이 돌 정도였고, 따라서 통감부에서는 "경찰의는
일반 한인을 친절 정중히 가능한 한 경찰직원과 같이 취급하여 치료해야
한다는 훈령"을 내려보내야 했다.[255] 반일감정을 지닌 조선인을 회유하기
위해 일본인 관리와 동등한 대우로 진료해주어야 한다는 명령이었다.

경찰의들이 담당하는 업무가 일본인·조선인 진료, 위생경찰사무 등
포괄적으로 규정되기는 했지만, 구체적인 집무규정이 마련된 것은 아니었
다. "일을 하지 않고 있으면 하나도 없지만, 하려고 생각하면 어느 정도
있다는 것이 현재 경찰의의 상태"였다.[256] 따라서 경찰서장과 경찰의
사이에 갈등이 초래되는 경우가 생겼다. 경찰 측에서는 경찰의들이 적어
도 하루에 1시간 이상 정기적으로 출근하여 경찰의무나 위생사무를 담당

---

253) 磯野愼吾, 「在韓警察醫の現狀」, 『同仁』 36, 1909, 3쪽.
254) 「種痘委員 廢止」, 『皇城新聞』 1908. 2. 13 ; 『顧問警察小誌』, 韓國內部警務局,
　　 1910, 222쪽.
255) 磯野愼吾, 「在韓警察醫の現狀」, 『同仁』 36, 1909, 3~6쪽.
256) 위의 글, 5~8쪽.

해줄 것을 기대했지만 출근하는 일조차 극히 드문 경우가 있었던 것이다.257) 고문경찰의 복무규정에 따르면 "경무고문의의 복무시간은 미리 그것을 한정"하지 않았고, 따라서 경찰의들은 "필요에 따라 언제든지 집무"할 수 있었다.258) 더욱이 개업을 하고 있는 경찰의의 경우 상당한 업무량에 시달리는 경찰서장보다 봉급이 많았다.259) 제대로 정비되지 않은 초창기 위생경찰제도의 모습을 보여주는 대목이다.

그러나 내용적인 혼선과는 무관하게 서울을 포함한 각 도에 경찰의가 파견되면서 제도적인 면에서 위생경찰제도의 정비는 계속적으로 진행되었다. 그 예로 1907년 12월 지방제도 개편에 따라 각 도에 설치된 경찰서의 담당 업무로 '위생에 관흔 사항'이 결정되었다.260) 1898년 8월 지방경무장정을 통해 지방경찰이 각종 위생사무를 담당한다는 원칙만이 천명된 이후261) 이제 각 도 경찰서가 공식적으로 위생사무를 담당한다는 내용이 제도화된 것이었다.

종래 조선정부에서 법령상으로 혹은 서울 중심으로 위생경찰사무를 시행하고 있었으나 그 범위가 지방까지 미치지는 못하고 있었다는 점에서, 통감부가 추진한 경찰의의 파견은 지방차원에서 위생경찰사무가 본격화된 것을 의미했다. 이후 각 지방별로 경찰의가 중심이 되어, 각 주거지의 청결향상을 위한 청소작업, 위생사무의 집행을 위한 위생조합 지도, 천연두 방지를 위한 종두시행, 매춘부 검진, 수의 업무 등 공중위생과 관련된 작업을 시행하였다.262)

257) 『警察醫 通譯 任免一件綴』政府記錄保存所 문서번호 88-41, 39~40쪽.

258) 『顧問警察小誌』, 韓國內部警務局, 1910, 232쪽.

259) 磯野愼吾, 「在韓警察醫の現狀」, 『同仁』36, 1909, 7~8쪽.

260) 「地方官官制 改正」, 『官報』1907. 12. 18.

261) 「地方警務章程」, 『官報』1898. 8. 1.

262) 『韓國警察一斑』, 韓國 內部 警務局, 1910, 348~382쪽. 특히 위생경찰이 주력한 활동은 전반적인 주거환경의 개선을 도모하기 위한 청결사업, 즉 청소작업이었다. 그 내용은 도로·우물 정비, 화장실·쓰레기장 설치·정비, 규칙 제정을

174

통감부에서는 위생경찰업무의 확산을 위해 경찰의의 활동영역을 해안 지역으로까지 확대하였다. 1908년부터 남해안 도서(島嶼)지역에 경찰의 를 파견하였던 것이다. 당시 통감부는 각 해안선을 따라 활동하던 의병들 을 토벌하기 위해 경비선을 제작하였는데, 이 경비선에 경찰의를 탑승시 켜 종래 의료혜택을 받지 못하던 주민들의 순회 진료와 함께 질병 예방사 무를 진행하였다.263) '민지 계발(民智啓發)'이라는 목표 하에 진행된 순회 진료에 대해 "도서민의 환희는 물론 성적도 자못 양호"하였다.264) 그동안 의료 소외지역이었던 도서지역에 의료의 혜택을 넓혔다는 점에서 순회진 료는 긍정적인 측면을 지니는 것이었다.

그러나 도서민들의 진료과정에서 이러한 의료혜택이 "통감 각하의 깊 은 관심"265)에 의한 것임이 선전되고 있었다는 점에서, 순회진료는 행정 적으로 가장 말단지역에 해당하는 곳까지 통감부 권력에 대한 우호적인 인식을 심어주는 효과를 노리고 있었다. 더구나 "경찰관은 특히 직접 민중을 접하는 까닭"266)에 위생경찰의 영향력이 말단 행정지역까지 미친 다는 것은 통감부 지배의 전국화를 의미하는 것이기도 했다.

더욱이 통감부시기 위생경찰제도가 정착됨에 있어 일본 경찰들은 위생 사무는 "강제적이 아니면 실행이 지극히 어렵다"는 인식을 가지고 있었 다. 자율적으로 위생업무를 수행하기에는 조선인들의 위생인식이 너무

통한 정기적인 청소작업 등이었다. 청소작업은 집안 및 집 주변의 오물을 소제하 거나 도랑 등을 준설하여 오물의 소통을 원활히 하는 것이었고, 아울러 가능하면 위생조합을 설치하여 쓰레기 청소, 분뇨 처리를 담당하도록 하였다. 위생경찰사 무에서 특히 청결작업에 비중이 두어진 이유는 환경개선이 전염병 등 각종 질병 을 사전에 예방하는 근본적 조치라는 이유 외에 재정적인 부담 없이 각 개인의 노력으로 시행될 수 있는 사업이라는 이유가 있었다.
263) 『隆熙三年 警察事務槪要』, 韓國內部警務局, 年度 不明, 29쪽. 『松井茂自傳』, 東京 : 松井茂先生自傳刊行會, 1952, 245쪽.
264) 「南韓島嶼の衛生」, 『同仁』 48, 1910, 19쪽.
265) 『隆熙三年 警察事務槪要』, 韓國內部警務局, 年度 不明, 31쪽.
266) 위의 책, 95쪽.

유치하다는 이유 때문이었다. 청소의 경우는 호구조사나 시찰을 통해 불결한 장소가 없는지 확인해야 한다는 점이 강조되었고, 위생조합이 설치되거나 운용되는 과정에서 경찰의 지도는 반드시 전제되었다.267) 이러한 위생경찰제도의 정비는 대상이 되는 조선인들을 위생과 청결의 논리로 통제하는 효과를 가져오고 있었다.

이미 갑오개혁을 통해 경찰이 행정경찰 업무의 일환으로 위생사무를 담당하도록 제도적으로 규정되었다는 점에서 위생경찰제도는 이미 1894 년부터 시작되었다고 할 수 있다. 그러나 실질적으로 각 지방에까지 위생 경찰사무를 담당하는 관리들이 파견된 것은 경무고문부의 설치 이후였고, 따라서 위생경찰의 실질적인 출발은 1905년 이후에 이루어졌다고 할 수 있다. 그러나 그 출발은 조선의 위생경찰사무가 체계화되었다는 제도적인 의미를 지니면서도 그 이면에서는 통감부 권력이 경찰을 중심으로 한 위생업무를 통해 지방을 장악해 나갔음을 의미하는 것이었다.268)

3. 통감부의 의학체계 재편과정과 조선인의 대응

1) 광제원의 개편과 대한의원 설립

위생경찰제도의 정비를 통해 중앙과 지방의 위생행정사무를 실질적으로 장악해 나가던 통감부는 이와 병행하여 중앙 의료기관의 개편을 시도 하였다. 그 개편의 대상은 종래 구료기관으로 운용되던 광제원(廣濟院)이 었다.

경무고문부가 설치된 이후 마루야마 시게토리는 위생경찰제도의 정비 를 위해 위생과를 경무국으로 귀속시켰고, 이 과정에서 자연스럽게 종래

---

267)『韓國警察一斑』, 韓國 內部 警務局, 1910, 348~371쪽.
268) 일본 스스로 평가한 경무고문부의 공적 중 하나는 "위생경찰의 기초를 정한 것"이었다.「韓國警察沿革ノ槪要」,『韓國警察史』5, 887쪽.

지방국 위생과가 관할하던 광제원이 경무고문부 산하로 편입되었다.269) 광제원을 장악한 경무고문부에서는 광제원을 확대·개편하는 방안을 모색하였는데, 그 내용은 "광제원을 개선하여 일반 공중위생기관으로 하는 동시에 종두시행소"로 만드는 것이었다.270) 종래 빈민이나 죄수들을 치료하는 구료기관이었던 광제원을 종두 시술을 포함하여 전반적인 위생업무를 담당하는 기관으로 발전시킨다는 계획이었다.

이 계획을 실행함에 있어 경무고문부는 조선 진출을 모색하고 있던 동인회와 협력을 모색하였다. 조선 진출기반으로 서울에 개원중이던 한성병원을 이관받으려던 시도가 좌절된 후 동인회는 의사들을 개별적으로 파견하였을 뿐 조직 기반이라고 할 수 있는 병원을 가지지 못한 상황이었다. 광제원은 한성병원과 달리 조선정부의 공식 의료기관이었다는 점에서 재정 기반이 약한 동인회의 진출 통로로도 적절했다.271)

광제원 개편을 위해 동인회에서 파견한 의사는 동인회 상무위원이었던 사사키 요모시(佐佐木四方支)였다. "조선에서 동인회 사업의 책임자"272) 였던 사사키 요모시는 광제원을 장악하면서 자신의 결재를 거치지 않은 공문들은 비록 광제원장의 허가가 있었다 하더라도 다른 기관으로 전달되는 것을 금지하는 등 공식적인 상관인 광제원장을 능가하는 권력을 행사하였다.273)

광제원 개편 과정에서 처음 취해진 조치는 광제원에 소속되어 있던 한의사들을 면직시키는 것이었다. 당시 일본 의사들이 평가한 광제원

---

269) 「廣院移屬」, 『大韓每日申報』 1905. 12. 29.

270) 『同仁會二十年誌』, 東京 : 同仁會本部, 1924, 33쪽.

271) 광제원을 개편시키는 과정에서 문제가 될 수 있는 약품의 원활한 공급을 위해서도 통감부와 동인회는 협력관계를 맺었다. 이미 동인회는 약품공급기관으로 선린공사(善隣公司)를 설립한 바 있었는데, 이 선린공사가 약품 제공을 담당하게 되었던 것이다. 「京城通信」, 『同仁』 3, 1906, 15쪽.

272) 佐藤剛藏, 『朝鮮醫育史』, 茨木 : 佐藤先生喜壽祝賀會, 1956, 15쪽.

273) 「干涉太甚」, 『大韓每日申報』 1906. 7. 11.

의사들의 기량은 아래와 같았
다.

> 한약소장 이규선(李珪璿)
> 혼자 한법의학(漢法醫學)에
> 통달하여 의원의 자격을 조금
> 가졌고 다른 사람 중에는 약
> 품 및 병명도 모르는 자가 많
> 다. 양약소 의원은 일찍이 문
> 명적 의학의 수양이 없이 단
> 지 고약을 첨부하여 창상을
> 닦거나 함부로 극독약을 투여
> 하는 데 지나지 않는다. 종두
> 소 의원도 초심자 집합체이므
> 로 방부 소독술을 알지 못한
> 다. 제조한 두묘는 조악하여
> 위험하다.[274]

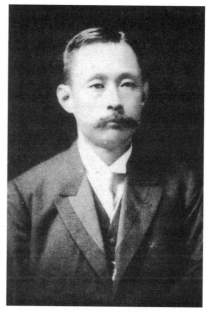

광제원 개편을 주도한 사사키 요모시

종래 광제원은 한약소, 양약소, 종두소로 나뉘어 빈민들에 대한 무료
약재투여, 종두 제조공급·시술 등을 담당하고 있었는데, 서양의학적 기
준으로 볼 때 이들 의사들은 무능했고, 따라서 광제원은 "유명무실"한
기관이 되었다는 평가였다.[275] 특히 문명적 의학의 수양이 없다는 표현에
서 알 수 있듯이 광제원에서 근무하던 한의사들은 문명과는 거리가 먼
후진적인 대상으로 파악되었고, 그들에 대한 대안은 서양의학을 습득한
일본 의사들이었다.

광제원에서 한의사들을 면직시키는 방법으로 처음에는 광제원장 명의

---

274) 佐佐木四方支, 「廣濟院の沿革」, 『同仁』 15, 1907, 1~2쪽.
275) 위의 글, 2~3쪽.

의 청원서 제출이 이루어졌다. 광제원의 책임자가 소속 한의사들을 면직 시키고자 한다는 청원을 정부에 제출한 것이었다. 그러나 담당 부서인 내부에서는 요청을 수용하지 않았다. 반대 이유는 명시되지 않았지만 당시 신문에서 광제원장의 요청을 "음회제사지도(陰懷濟私之圖)"라고 표현한 것으로 미루어 면직 청원이 공적인 기준이 아니라 사적인 판단에 서 연유한 것이라는 이유를 표면적으로 거론한 것으로 보인다.[276]

그러나 한의사 면직은 단순히 광제원장 개인의 판단에서 제기된 것이 아니라 일본인 의사들의 광제원 장악을 위해 시도된 것이었기에, 곧이어 다른 면직의 방법으로 시험이 사용되었다. 1906년 3월 사사키 요모시는 광제원 의원들에게 광제원을 확장하기 위하여 의원들을 독려하는 차원의 시험을 실시한다면서 관직의 거취와는 상관없는 시험이므로 부담 없이 치를 것을 권했다. 의원들은 그 말을 믿고 시험을 치렀고, 결과는 시험 낙제를 통한 면직이었다. 관제 개정 없이 시행된 시험이었고, 기존에 없던 평가였다.[277] 면직된 한의사들은 자신들이 수년간 구료사업에 종사하였 고, 따라서 국가에 봉사한 공적이 많음에도 불구하고 아무런 이유 없이 면직된 것은 부당하다며 정부에 호소하였다.[278] 하지만 복직은 이루어지 지 않았다.

광제원에 근무하던 조선인 한의사들이 일방적으로 면직되고 그 자리가 일본인 의사들로 대체되는 상황은 상부 기관인 내부 관계자들에게 일정한 반발심을 불러일으켰다. 1906년 5월 종래 광제원에서 관리하던 감옥서의 의사가 면직되자 경무청에서는 충원을 위해 일본인 의사의 임용을 내부에 요청하였다. 고빙하려는 일본인 의사가 여러 해 동안 진료에 종사해오면 서 이름이 널리 알려졌다는 이유가 요청의 근거였다.[279]

276) 「醫師抑冤」, 『大韓每日申報』 1906. 3. 22.
277) 위와 같음.
278) 「醫師呼訴」, 『大韓每日申報』 1906. 4. 4.
279) 「醫師請雇」, 『皇城新聞』 1906. 5. 1.

그러나 내부에서는 경무청의 요구를 수용하지 않았다. 나아가 우선 경무청에 근무하는 의사로 하여금 촉탁 근무를 하게 하고, 궁극적으로는 "신의학에 한숙자(嫺熟者)를 본국인 중에 선발 서임ᄒ야 영구 시무"하게 하라는 지시를 내렸다.[280] 서양의학을 습득한 조선인 의사를 임명하라는 내용이었다. 일본 의사의 의료기관 장악에 대해 조선인 의사의 채용을 통해 대응하고자 하였던 것이다. 특히 당시 서양의학 교육기관인 관립의학교에서 이미 3회에 걸쳐 졸업생을 배출한 상황이므로 그들을 광제원 의사로 임용하는 것은 이른바 '문명적 의학'으로 서양의학을 강조하던 통감부의 주장에 대한 대응이 될 수 있었다. 그러나 광제원 장악을 추진하던 통감부에게 이러한 제안은 수용될 수 없었다.[281]

하지만 내부를 비롯한 정부 관계자들은 통감부의 광제원 장악과정에서 계속적인 반대 의견을 제기하였다. 1906년 12월 광제원장은 소속 의원과 기수의 의원 면직 청원을 내부에 제출하였다. 표면적인 이유는 "불감기책 (不堪其責)", 즉 직책을 감당할 수 없다는 것이었고, 대신에 "서양의술의 정명한숙(精明嫺熟)ᄒ 인(人)을 택서(擇敍)ᄒ야 위생상 사업을 점차 확장"하겠다는 것이었다.[282] 서양의학의 우월성을 전제한 가운데 그 전공자들로 한의사들을 대체함으로써 종래 부족했던 위생관련 업무를 확장하겠다는 내용이었다. 그러나 면직 당사자들은 근무하는 동안 특별한 과실이 없었음에도 불구하고 면직을 강요하는 것은 억울하다고 호소하였고, 당시 의정부회의를 마친 내부대신 서리 역시 "무고면관(無故免官)이 사불타당 (事不妥當)"하다는 이유로 "청원서를 봉환ᄒ고 면관보고를 물시(勿施)"하라는 명령을 내렸다.[283] 면직 이유가 타당하지 않으므로 면직 청원을

---

280) 「訓選醫師」, 『皇城新聞』 1906. 5. 5.

281) 광제원 한의사들에 대한 배제가 어느 정도 완료된 후에야 통감부는 의학교 졸업들을 의사로 채용하려는 모습을 보인다. 「廣告」, 『大韓每日申報』 1907. 2. 21.

282) 「請擇醫師」, 『大韓每日申報』 1906. 12. 22 ; 「廣院擇人」, 『皇城新聞』 1906. 12. 22.

받아들일 수 없다는 내용이었다. 그러나 정부의 반대도 당시 광제원장이었던 민원식(閔元植)을 저지하지 못했고, 그는 외국에 체류중이던 내부대신 이지용(李址鎔)이 귀국하자 재차 면직을 요청하여 자신의 주장을 관철시키기에 이르렀다.[284]

한의사들에 대한 면직을 시행하는 동시에 경무고문부에서는 광제원 장악을 위한 준비로 업무와 관련된 제반 사항들을 조사하였다. 입원료의 등급 및 가격, 투약 종류 및 가격, 환자 식비 등급 및 가격 그리고 수지(收支) 방법, 환자명부 양식, 처방록 및 처방전 양식, 임상일지 양식, 간호일지 양식, 입원료 조사부 양식, 투약 조사부 양식, 종두료 조사부 양식, 환자 식비 조사부 양식 등이 그것이었다.[285] 이러한 조사는 향후 광제원 장악을 위해 활용될 수 있는 세부 사항들에 대한 기초자료를 만드는 작업의 일환으로 진행되었다.

기초조사와 함께 광제원을 확대하기 위한 예산 신청이 이루어졌다. 1906년 5월 "일반 인민의 질병을 구료하고 국내 의무(醫務)를 발달"하게 한다는 목적 아래 경상비로서 15,519원 64전, 임시비로서 12,285원 84전 2리의 추가 지출을 내용으로 하는 '광제원 확장비'가 요청되었다. 1906년도 원 예산인 10,785원의 257%에 해당하는 추가 예산이었다. 그러나 추가 예산은 일본의사의 광제원 장악과 그 궤를 함께하는 것이었다. 추가 예산의 35%인 9,918원은 새로이 임용된 일본 의사의 급여였고, 26%인 7,353원 13전 2리는 일본 의사들이 사용할 치료기계 및 설비에 소요될 예산이었기 때문이다.[286]

광제원의 개편 방안은 궁극적으로 서양의학 시술기관으로 전환이었다. 그 출발은 한의사의 면직에서 시작되었지만, 그 내용은 서양의학적 분과

283)「三氏將免」,『大韓每日申報』1907. 2. 2.
284)「兩씨免官」,『大韓每日申報』1907. 3. 7.
285)『顧問警察小誌』, 韓國內部警務局, 1910, 230쪽.
286)「奏本 第232號」,『奏本存案』(奎 17704).

개설과 일본의사의 고용을 통해 채워졌다. 1906년 5월 종래 한약소, 양약소, 종두소로 나누어져 있던 조직을 서양의학적 분류기준에 입각한 내과, 외과, 안과, 이비인후과, 부인과로 나누고, 시미즈 다케후미(淸水武文), 우치다 도시(內田徒志), 가나이 도요시치(金井豊七), 스즈키 겐노스케(鈴木謙之助)를 의사로, 이타카키 쓰토무(板垣懋)를 약제사로 임용하였다.[287] 1907년 의사를 선발할 때도 광제원은 서양의학 교육기관이었던 의학교 졸업자에게만 응시자격을 줌으로써 서양의학 중심의 개편 의도를 명백히 하였다.[288] 이러한 광제원의 개편방향은 종래 의료계의 주류를 형성했던 한의학을 완전히 배제시켰다는 점에서 동서병존의 의학체계를 지향한 대한제국의 구상과는 배치되는 것이었다.

그러나 경무고문부가 광제원을 중앙 의료기관으로 확대·개편하려던 계획은 1906년 중반에 접어들면서 변경되기에 이른다. 통감으로 부임한 이토 히로부미가 광제원의 개편과는 다른 새로운 구상을 제시하였기 때문이다. 그것은 광제원이 아닌 적십자사병원을 새로운 중앙 의료기관으로 확장한다는 내용이었다.[289] 1906년 4월 9일에 열린 제3회 한국시정개선에 관한 협의회에서 이토 히로부미는 적십자사에 다른 의료기관들을 통합할 것을 주장하였다.

경성에는 한성병원, 적십자병원, 내부 소속 광제원, 학부 소관 의학교 부속병원이 있지만 병원의 체재를 갖춘 것은 한성병원뿐이다. 다른 세 병원은 모두 규모가 작고 분립하여 사회에 이익되는 바가 적은데 병합하여 적십자병원 하나로 하면 조금 완전한 것을 설립할 수 있다.[290]

---

287) 『顧問警察小誌』, 韓國內部警務局, 1910, 229쪽. 이들 중 동인회 파견 의사는 시미즈 다케후미, 우치다 도시, 가나이 도요시치, 이타카키 쓰토무였다.

288) 「醫師試選」, 『大韓每日申報』 1907. 3. 2.

289) 경무고문부의 활동을 결산하는 책자에서는 이토 히로부미의 구상에 대해 "경무고문의 계획은 마침내 일대 발전을 하여 대한의원의 설립으로 변천하는 데 이르렀다"고 평가하였다. 『顧問警察小誌』, 韓國內部警務局, 1910, 231쪽.

규모가 작은 병원들이 분산되어 진료활동에 종사하기보다 통합된 하나의 병원이 되어 진료를 시행하는 것이 궁극적으로 사회에 큰 이익을 준다는 주장이었다. 그리고 통합의 주체는 1905년 대한제국 황실에서 건립한 적십자사병원이었다.

병원의 통합논의에서 의학교육문제도 함께 논의되었다. 구체적으로 학부 소속인 관립의학교 부속병원의 거취가 논의되어 적십자사병원에 부속병원을 통합시키자는 주장이 나왔다. 그러나 학생들의 교육을 위해서 실습병원이 없어서는 안 된다는 반론이 제기되었고, 논의 결과는 학교를 병원에 부속시키자는 것이었다.[291] 실습할 병원이 없다면 의학교의 목적을 충분히 달성할 수 없다는 이유 때문이었다.

이토 히로부미는 적십자사병원을 확대·강화한 후 적십자사병원 총재에 "황족을 봉대(奉戴)하고 부총재에 사무에 민달한 인물을 추천하는 것이 지당하다고 생각"했다. 그 이유는 "황족을 총재로 모시는 것은 지방에 미치는 영향 상으로 보아도, 사업 발달을 도모하는 것으로 보아도 진실로 바랄 일"이었기 때문이다.[292] 아직 통감부 권력이 확고한 지배력을 장악하지 못한 상태에서 대한제국 황실의 권위를 일정 기간 이용할 필요가 있다는 생각이었다. 이렇게 적십자사병원의 확대 구상이 논의되는 가운데 당시 신문에는 광제원과 의학교가 적십자사병원에 통합되고,[293] 사장에는 의친왕(義親王)의 수원(隨員)인 유세남(劉世南)이, 부사장에는 한응이(韓應履)가 추천되었다는 예고기사가 실리기도 하였다.[294]

그러나 적십자사병원을 새로운 통합 의료기관으로 육성시키고자 했던 이토 히로부미는 그 구상은 곧 바꾸어버렸다. 명분은 한국적십자사가

290) 金正明 編, 『日韓外交資料集成』 6(上), 東京 : 巖南堂書店, 1964, 178쪽.

291) 위의 책, 178~179쪽.

292) 위의 책, 179~180쪽.

293) 「社院合設」, 『皇城新聞』 1906. 4. 12.

294) 「醫校合社」, 『皇城新聞』 1906. 7. 17.

일본의 적십자사와 같은 유력한 자선단체가 아니며, 병원이 통합될 경우 적십자사 사업이 주가 되고 위생이나 종두사업은 부대사업이 될 염려가 크기 때문이라는 것이었다.295) 그러나 보다 본질적인 이유는 적십자사병원으로의 통합이 대한제국의 상징적 구심점이었던 황제의 위상을 강화시킬 수 있다는 우려에 있었다. 적십자사병원은 대한제국의 이념 중 하나였던 '작고참신(酌古參新)'을 구현한 기관일 뿐만 아니라 '민유방본(民惟邦本)'이라는 인식 하에 조선 건국 이래 실시되었던 위민정책의 연장선상에서 설립된 기관이었다. 전통적인 구료기관이었던 혜민서와 활인서의 전통을 이었을 뿐 아니라 여기에 서양에서 유래한 적십자사의 정신을 수용하여 설립한 기관이었던 것이다.296) 따라서 적십자사는 대한제국, 그리고 그 구심점이었던 고종을 상징하는 대표적인 기관이었다고 할 수 있다.

그 연결성을 끊기 위해 이토 히로부미는 새롭게 설립되는 병원이 황실과는 전연 무관한 병원임을 재삼 강조하였다.

> 이번에 설립하고자 하는 대한병원(大韓病院)은 한국황실이 사회 일반을 위해 경영하는 것이 아니라 순연한 정부 병원이다. 따라서 국고에서 경비를 부담한다. 이 구별은 명확히 하지 않으면 안 된다.297)

새로이 설립되는 대한병원은 황실과 관련이 없는 정부병원이며, 따라서 운영비용 역시 황실이 아니라 정부에서 부담한다는 내용이었다. 그리고 적십자사병원에 대해서는 대한의원의 일개 부서로 축소시키는 것으로 충분하다고 말했다. 대한의원을 "진보적 국가사업"이요, "한국을 위해 가장 충실하고 유익한 일"이라고 생각한 이토 히로부미는 이 사업의 성과가 대한제국 황실로 귀속되는 것을 경계하였던 것이다.298)

---

295) 金正明 編, 『日韓外交資料集成』 6(上), 東京 : 巖南堂書店, 1964, 262~263쪽.
296) 「赤十字社設立」, 『皇城新聞』 1905. 7. 10.
297) 金正明 編, 『日韓外交資料集成』 6(上), 東京 : 巖南堂書店, 1964, 263쪽.

적십자사병원으로 의료기관이 통합될 경우 정부와는 무관하게 황제가 중심이 된 황실의 위상이 강화될지 모른다는 염려는 당시 내부대신이었던 이지용(李址鎔) 역시 가지고 있었다. 그는 "하나의 큰 병원을 조직하여 그것을 적십자병원으로 하고 의화궁(義和宮) 전하를 적십자사 총재로 하는 것은 완전히 정부의 손을 떠난 것은 아닌가"라고 걱정하고 있었다.[299] 적십자사병원이 정부와 무관한 황실 사업으로 귀착될지 모른다는 염려였다.

이토 히로부미는 자신의 구상을 실현시키기 위해 일본에서 동인회 부회장으로 재임중이던 사토 스스무(佐藤進)를 초빙하였다. "위생상의 설비 개량 및 한국 의술 방법을 진보"시키기 위하여 "학식 경험이 탁월흔 군의 총감 의학박사"인 사토 스스무를 초빙한다는 것이었다.[300] 동인회 부회장인 사토 스스무의 내한은 그동안 철도의, 광제원 의사 파견 등을 통해 이어지던 통감부와 동인회의 협력관계가 최고조에 이르렀음을 의미하였다.

동인회에서는 사토 스스무의 조선 파견을 계기로 조선의 모든 의학 관련 사무를 자신들이 장악할 수 있을 것으로 기대하였다. 그들은 사토 스스무가 조선에서 행할 임무가 "사실은 한국의 의사위생을 두 어깨에 짊어진, 말하자면 위생통감이라는 의미와 같은 임무"라고 해석하고 있었다.[301] 사토 스스무 스스로도 자신은 "한국 의술을 발달시키는 것은 의사 및 학자로서 가장 명예로운 일"이기 때문에 조선에 왔으며, "금전을 위해 내한한 자가 아니라는 것을 명언"할 정도였다.[302] 나아가 그는 조선이 일본보다 4, 50년 정도 뒤처져 있다고 언급하면서, 조선이 일본의 지도와

298) 위의 책, 262~265쪽.
299) 위의 책, 262쪽.
300) 「統發 제82호」 1906. 7. 9, 『統監府來去案』(奎 17850).
301) 「佐藤博士の渡韓」, 『同仁』 2, 1906, 1쪽.
302) 金正明 編, 『日韓外交資料集成』 6(上), 東京 : 巖南堂書店, 1964, 260~261쪽.

원조로 4, 50년만 경과하면 동양에서 문명국으로 부상할 수 있을 것이라고
말했다.[303] 자신의 역할이 일개 병원장의 그것이 아니라 조선의 문명개발
을 위한 위생사무 쇄신이라는 보다 높은 목표달성에 있음을 염두에 둔
발언이었다. 이렇게 사토 스스무가 조선의 위생사무 전반을 장악하는
과정에서 동인회는 통감부의 협조 아래 자신의 활동기반을 확대시켜 나갈
수 있었다.

사토 스스무는 조선 도착 후 대한의원(大韓醫院) 창립을 위한 준비위원
회를 조직하였다. 위원장에는 자신이 취임하였고, 위원에는 통감부 서기
관 고쿠부 쇼타로(國分象太郎), 통감부 기사 고야마 젠(小山善), 육군
1등 군의 사사키 요모시(佐佐木四方支), 육군 3등 군의정(軍醫正) 고타
케 다케지(小竹武次), 적십자병원 촉탁의 요시모토 미쓰아키(吉本潤亮),
건축소 기사 구니에다 히로시(國枝博)가 참가하였다.[304] 이들은 이토
히로부미의 구상 아래 새로운 중앙 의료기관인 대한의원의 창립을 진행시
켰다. 그 내용은 "한국민의 위생사무 확장홈을 위ᄒ야 대한병원을 창설ᄒ
고 광제원과 의학교롤 통합ᄒ고 일본의 고명ᄒ 의학박사롤 연빙(延聘)ᄒ
야 시무"한다는 것이었다.[305] 조선의 위생사무 확장을 위하여 광제원과
의학교를 통합한 형태의 대한의원을 창설하겠다는 내용이었다. 그리고
1906년 10월 25일 대한제국정부는 광제원, 의학교, 적십자사병원을 통합
한다는 결정을 내렸다.[306]

그러나 대한의원의 설립은 기존 대한제국의 의학 관련 기관을 폐지한다
는 점에서 반대에 직면하였다. 특히 의학 관련 기관의 증설이 요구되는
시점에서 기존 기관들이 통폐합된다는 사실은 주요한 비판의 대상이 되었
다. 그러한 비판 중 하나는 아래와 같다.

---

303) 佐藤進,「大韓醫院」,『同仁』5, 1906, 3쪽.
304) 「函 第12號」1907. 2. 7,『統監府來去案』(奎 17850).
305) 「病院刱設」,『皇城新聞』1906. 9. 20.
306) 「院校移屬」,『大韓每日申報』1906. 10. 27.

내부 소관 광제원과 학부 소관 의학교를 적십자사에 합병ᄒᆞᆫ다홈은
전보(前報)에 게재ᄒᆞ얏거니와 일반 공론을 거ᄒᆞᆫ즉 의약이 인생에 관계
됨이 음식 의복과 상사(相似)하야 병원과 의교(醫校)ᄂᆞᆫ 다다익선이온디
금(今) 기(其) 합병코ᄌᆞ하ᄂᆞᆫ 이유가 통감의 권고라ᄒᆞ니 전국 중에 일구
(一區) 적십자사만 유(有)ᄒᆞ면 허다 인민의 질병을 능히 다 치료홀ᄂᆞᆫ지
약유(若有) 자비제중지심(慈悲濟衆之心)이면 병원 급 의교(醫校)ᄂᆞᆫ 확
이장지(擴而張之)ᄒᆞ야 인민의 위생상 사업을 기어일진일보(期於日進
一步)케홀거시어날 금반축이합지(今反縮而合之)ᄒᆞ니 이약정치대가
(以若政治大家)로 기유차등경제야재(豈有此等經濟也哉)아 직불과일
언출구(直不過一言出口)에 소위 정치대관자(政治大官者)의 청종여부
(聽從與否)ᄅᆞᆯ 시험코져홈이라 희(噫) 피(彼) 대관자(大官者)ᄂᆞᆫ 억하(抑
何) 의사로 욕폐축관립(慾廢縮官立)하야 송교우공립여(送交于公立
歟)아 왈 교육 확장이니 왈 위생 확장이니 ᄒᆞ면셔 약차(若此)히 폐축(廢
縮)ᄒᆞ면 불과시자권(不過是自權)을 자삭(自削)이오[307]

의학은 생활의 필수적인 조건인 의식과 같아 많으면 많을수록 이익이
고, 따라서 기존 병원이나 의학교를 확장할 필요가 있음에도 불구하고
기존의 의학 관련 기관들을 통합하는 이유를 이해하기 곤란하다는 주장이
었다. 그러나 이 글에서 문제로 삼은 부분은 단순한 관련 기관의 통폐합이
아니었다. "합병코ᄌᆞ하ᄂᆞᆫ 이유가 통감의 권고"이고, 통감의 "직불과일언
출구(直不過一言出口)에 소위 정치대관자(政治大官者)의 청종여부(聽
從與否)ᄅᆞᆯ 시험코져홈"이라는 언급처럼 통감의 구상을 그대로 추종하는
정부 관료들에 대한 비판이 주목적이었다. 이렇게 통감부의 활동을 그대
로 용인할 경우 그 결과는 "자권(自權)을 자삭(自削)"하는, 즉 자신이
마땅히 행사해야 할 권리를 스스로 포기해버리는 것과 마찬가지였다.
통감부 설립 이후 일제의 의도에 따라 대한제국의 기존 기구들이 재편되
거나 폐지되는 상황에서 의학 관련 기관의 통폐합을 계기로 통감부의

307)「合倂何意」,『大韓每日申報』1906. 4. 18.

이해를 추종하기만 하는 대한제국의 지배층, 나아가 대한제국의 내정을
전횡하는 통감부를 비판한 것이었다.

당시 여론은 새로운 의료기관의 설립이 결국 일본인 의사 고용을 위한
방책이 아니냐는 의문도 품고 있었다. 병원이나 의학교의 설립은 일종의
'진전'된 조치로 평가할 수 있지만, 그것을 운영하기 위해 의사들의 고용이
필요하고, 따라서 궁극적으로 "빈한흔 일본 의사의게 신수(薪水)를 기혹
(其或) 공급"하기 위한 목적으로 활용되는 것이 아니냐는 의문을 표시한
것이었다.308) 나아가 이러한 의료기관의 설립이 진료를 통해 기독교 포교
에 성공한 제중원의 예를 모방하여 자신의 정치적 목적을 달성하려는
일본의 의도에 따라 이루어지는 것이라고 단정지었다. 비록 표면적으로는
조선인에게 서양의학에 기초한 의료의 확대공급을 목적으로 의료기관을
설립한다고 주장하였지만, 그 이면에는 조선을 정치적으로 장악하려는
일제의 의도가 있음을 정확히 지적한 것이었다.

통폐합의 대상인 각 기관의 소속원들 역시 향후의 불확실한 전망 때문
에 불안해하고 있었다. 특히 관립의학교 학생들의 경우 의학교가 폐지된
다는 소문에 장기간 '정학'을 하였다. 아직 운영체계가 완성되지 않았던
의학교였지만 자신의 소속 기관이 폐지된다는 소문에 학생들은 불안해하
지 않을 수 없었다. 서양의학 교육기관인 의학교의 폐지는 서양의학의
우월성을 계속적으로 강조해 온 통감부의 주장과 배치되는 조치로 간주될
수도 있었다. 따라서 정부 관계자는 당시가 "학무가 발달홀 시(時)"이고,
따라서 까닭 없이 의학교를 폐지하지 않을 것이라고 약속해야 했다.309)

비록 설립 당시의 상황은 아니지만 지석영의 의학교육에 대한 비판
역시 통감부의 구도대로 진행되는 의료제도의 재편을 대상으로 하고 있었
다. 통감부는 의학교를 폐지하고 대신에 대한의원에서 의학교육을 진행하

---

308) 「論說」, 『大韓每日申報』 1907. 5. 5.
309) 「醫校無恙」, 『皇城新聞』 1907. 3. 18.

였고, 그 과정에서 일본인 교관들은 일본어에 익숙한 사람만을 입학시키자는 의견을 제시하였다. 그러나 지석영은 일본어에 능통한 사람보다는 "학문이 유여(有餘)ᄒ고 자격이 가합(可合)ᄒᆫ 자"를 선발하자는 의견을 제시하였다.310) 일본인 교관들이 학습의 효율성과 관련하여 일본어의 사용을 주장하였다면, 지석영은 학습의 도구인 언어의 중요성 못지않게 의학을 공부할 수 있는 학문적 기초와 자격을 강조했던 것이다.

나아가 그는 의학교육이 일본어로만 진행되는 상황을 막기 위해 다음과 같은 반대 의견을 제시하였다.

개(蓋) 의학은 인생의 생명에 유관ᄒᆫ 학문인즉 외타(外他) 각종 과학에 비ᄒ면 회별(廻別)ᄒᆷ이 유(有)ᄒᆫ바 부득불 한문자본이 초유(稍有)ᄒᆫ 학생이라야 오해(悟解)ᄒᄂᆫ 역(力)과 활용ᄒᄂᆫ 공(功)이 유(有)ᄒᆯ터인 더 현금(現今) 청년계로 논ᄒ면 능히 외국어로 직접 교회(敎誨)를 수(受)ᄒᆯ만ᄒᆫ 자는 보통학교의 학문독본도 무사(舞師) 해독ᄒᆯ만ᄒᆫ 인(人)이 절무근유(絶無僅有)ᄒᆫ온즉 곤란이 일야(一也)요 설령 일어도 능ᄒ고 한문도 초우(稍優)ᄒᆫ 인(人)이 유(有)ᄒᆯ지라도 금일 인민의 곤군ᄒᆫ 상황으로ᄂᆫ 금전의 첩경을 모(謀)ᄒ야 목전 생활을 요ᄒᆯ터인즉 사오년 후 이익을 회망ᄒᆯ 자ㅣ 부다(不多)ᄒ리니 곤란이 이야(二也)요 설혹 약간의 직접 교수ᄒᆯ만ᄒᆫ 인(人)이 유(有)ᄒ드리도 이소수인(以小數人)으로 설(設) 일학반(一學班)이 국재(國財)만 도비(徒費)ᄒᆯ뿐 아니라 외관적으로ᄂᆫ 치소(恥笑)를 면치 못ᄒ리니 곤란이 삼야(三也)요 설혹 어문이 구비ᄒ야 직접 교수ᄒᆯ만 ᄒ드리도 과학의 미사오지(微辭奧旨)를 단이(但以) 보통 일어 한숙자(嫻熟者)로ᄂᆫ 도저 기(其) 진의를 해득ᄒ기 난(難)ᄒ야 격화파양(隔靴爬癢)의 우(虞)를 면치 못ᄒ리니 곤란이 사야(四也)라 … 일어ᄂᆫ 비록 능통치 못ᄒ드리도 한문의 능력이 파유(頗有)ᄒᆫ 자를 다수 모집ᄒ고 통역에 십분 완전자(完全者)를 영택(另擇)ᄒ야 일어와 의학을 병력(竝力) 교수ᄒ오면 수삼년 후에ᄂᆫ 일어로 직접 교수

---

310) 「池氏當論」, 『大韓每日申報』 1909. 4. 17.

하게 되리니 차(此) 소위 사반공배(事半功培)라[311]

지석영이 의학교육에서 일본어 사용을 반대한 이유는 네 가지였다. 첫째 의학이 생명을 다루는 분야인 만큼 정확한 용어 사용이 중요한데 현재 학생들의 수준은 일본어는 물론 한문을 독해하기 힘들고, 둘째 일본어나 한문에 능통한 학생이 있다 하더라도 생계문제가 급박한 상황에서 장기간의 교육을 받기 어려우며, 셋째 설령 교육을 받겠다는 학생이 있다 할지라도 소수의 인원을 교육하는 것은 국가재정의 낭비이며, 넷째 의학의 미묘하고 깊은 뜻을 헤아릴 만큼 일본어에 능통하기는 어렵다는 것이었다. 따라서 지석영은 대안으로 우선 한문 능력이 있는 학생을 수용하고 당분간 일어강의는 통역을 활용하면서 의학교육을 진행시키자고 제안하였다. 이러한 지석영의 제안은 한문을 과도기적으로 사용하자는 것으로 일본어 교육에 대한 전면적인 비판은 아니었다. 하지만 적어도 통감부의 일방적인 구도 아래 진행되는 의료제도 재편의 속도를 제어한다는 의미는 지니고 있었다.[312]

그러나 이러한 비판이나 반대는 보호조약 체결 이후 조선의 외교와 내정을 장악한 통감부의 구도를 변화시키지 못했고, 대한의원의 설립은 계획대로 진행되어 나갔다. 대한의원 설립에서 통감부가 처음 고민했던 부분은 부지의 선정이었다. 대한의원 설립을 위해서는 병원 본관, 병실, 기타 부속건물을 포함하여 최소 7, 8천 평 정도가 필요했고, 그만한 면적의 적당한 부지를 선정하는 일은 어려웠다.[313] 대한의원 설립을 위해 조선에 도착한 사토 스스무가 이토 히로부미의 구상을 듣고, 자신의 생각보다도

---

311) 「池氏等意見」, 『皇城新聞』 1909. 4. 29.
312) 지석영이 통감부의 의학교육시책에 반대의 의견을 표시하자 그를 면직시키기 위해 그의 직위였던 학감의 폐지가 협의되기도 하였다. 「學監廢止擬議」, 『皇城新聞』 1909. 4. 25.
313) 「佐藤總監の談話」, 『同仁』 5, 1906, 19쪽.

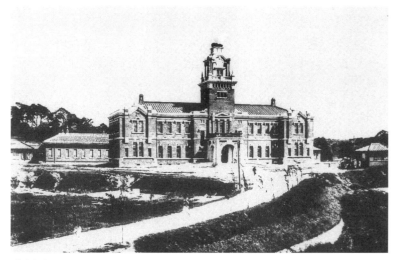

대한의원

병원의 규모가 더 크다고 표현할 정도로 신축 병원은 대규모의 부지를 필요로 하였다.[314]

25, 6개 소의 장소를 물색한 결과 최종적으로 결정된 곳은 창경궁에 접해 있는 마등산(馬登山)이었다. 사방에 소나무가 울창하고 풍광이 빼어나 병원 부지로 적당하다는 판단이었다.[315] 부지 선정 후 최종적으로 결정된 대한의원 건설비는 293,566원에 이르는 막대한 비용이었다.[316] 당시 재무고문인 메가타 다네타로(目賀田種太郎)의 적극적인 협조가 없었다면 병원 건립이 쉽지 않았을 규모의 예산이었다.[317] 그리고 이토

---

314) 「京城通信」, 『同仁』 3, 1906, 15쪽.
315) 佐藤進, 「大韓醫院」, 『同仁』 5, 1906, 1쪽.
316) 「光武十一年度歲入歲出總預算及特別會計歲入歲出預算」, 『官報』 1906. 11. 22.
317) 佐藤進, 「大韓醫院」, 『同仁』 5, 1906, 1~2쪽. 대한의원 설립에 많은 비용이 소비되었다고는 하지만 1907년 내부 임시부 예산에서 보다 많은 비용을 차지한 것은 치도비(治道費)와 수도공사비였다. 즉, 통감부에서는 일본의 경제적 진출

히로부미의 구상이 발표된 지 2년 반이 지난 1908년 10월 24일 4만 9백여 평의 대지에 본관, 병실, 부속병사를 합쳐 2천 90평의 건물을 지닌 대한의원의 낙성식이 거행되었다.318) 개원식에 참가한 한 인사의 표현을 빌리면 대한의원은 "그 규모나 설비가 일본의 유수한 병원에 비하여 손색이 없"었고, 무엇보다도 그 규모에서 "한성 시가지를 위압하기에 족"했다.319) 조선을 지배하는 통감부 시정의 상징물로서 대한의원이 위치하고 있었음을 알려주는 대목이다.

대한의원의 역할과 위상은 관제 반포를 통해 구체화되었다. 1907년 3월 반포된 대한의원 관제의 내용은 대한의원을 의정부에 직속시키고, 내부대신이 원장을 겸임하며, 내부에는 치료부, 교육부, 위생부를 둔다는 것이었다.320) 치료부에서는 질병 치료와 빈민 시료, 교육부에서는 의사, 약제사, 산파 및 간호부 양성을 담당하였다. 이러한 업무 구분은 종래 광제원과 관립의학교가 담당하였던 역할을 치료부와 교육부가 대신하는 것을 의미했다.

대한의원의 특징은 위생부에 있었다. 위생부는 종래 경무국 위생과가 담당하였던 각종 위생 관련 업무를 이관받아 처리하게 되었다. 구체적으로 의사·약제사 및 산파의 업무 그리고 약품 매약 단속에 관한 조사, 전염병 및 지방병의 예방, 종두 기타 공중위생에 관한 조사, 성병 검사·검역 및 정선에 관한 조사, 위생회 및 지방병원에 관한 조사였다. 의학의 담당 주체인 의료인에 관한 사무, 천연두를 비롯한 전염병 예방과 위생청결에 관한 사무, 전염병 예방을 위한 검역 사무, 그리고 위생조직과 병원에

이나 거류민의 위생을 위한 사업에 보다 많은 재정 지출을 행했던 것이다. 이윤상, 「초기 식민통치의 경제정책과 그 결과」, 『일제 식민통치연구 1 : 1905-1910』, 백산서당, 1999, 141~142쪽.

318) 「開院式에 勅語」, 『皇城新聞』 1908. 10. 25 ; 『朝鮮總督府救療機關』, 朝鮮總督府, 1912, 4쪽.

319) 旭邦, 「大韓醫院を見るの記」, 『朝鮮』 2-3, 1908, 53쪽.

320) 「奏本 제82호」, 『奏本』 10, 99~102쪽.

관한 사무 등 의학과 관련된 모든 사무들을 총괄하는 기구가 대한의원
내에 설치된 것이었다. 이러한 업무 수행은 대한의원이 "위생행정의 중추
기관으로서 일반 위생행정 사무를 통할하고 위생경찰 사무도 관장"하게
되었음을 의미했다.[321] 종래 경무고문부의 구상이 광제원과 경무국 산하
위생과로 위생업무를 분리한 것임에 비해, 대한의원은 위생경찰사무를
포함하여 모든 의학 관련 사무가 한 곳으로 집중된 의료기관으로 규정된
것이었다.[322]

대한의원 설립의 목적은, 사토 스스무의 말을 빌리면, "첫째 한인 중
빈곤자를 시료하는 데" 있었다.[323] 대한의원이 설립되던 통감부 초기
통치정책의 기조는 즉각적인 병합이 아니라 점진적인 시정개선을 통해
조선인의 거부감과 저항을 무마시킴으로써 궁극적으로 조선의 병합을
도모한다는 것이었다.[324] 이러한 기조와 관련하여 볼 때 대한의원을 통한
시술은 조선인의 환심을 사는 데 적절한 방법이었다. 대한의원이 조선인
회유를 통해 통감부의 조선지배를 원조한다는 점은 일본인 스스로도 인정
한 바였다. 그들이 판단하기에 "이등 통감이 본 병원 창설에 대해 이와

---

321) 『朝鮮總督府救濟機關』, 朝鮮總督府, 1913, 4쪽.
322) 대한의원이 모든 의학 관련 업무를 총괄하는 중앙기관으로 상정되었지만 1907년
　　한일신협약의 체결로 일본인이 대한제국정부의 관리가 될 수 있는 길이 열림에
　　따라 위생행정 분야는 다시 내부 위생국으로 이관되었고, 위생시험소에서 담당
　　하던 두묘 제조사업 역시 내부 위생국에서 담당하게 되었다. 이러한 변화는
　　행정, 치료, 교육을 통합하는 방식으로 출발한 대한의원의 형태가 일시적이고
　　방편적이었음을 반증해주는 것이었다. 신동원, 『한국근대보건의료사』, 한울,
　　1997, 349~350쪽. 행정 및 두묘 사무가 위생국으로 이전되고, 1909년 의학교육
　　업무 역시 부속 의학교로 이관되면서 대한의원은 질병 치료를 전담하는 기관이
　　되었다. 『京城府史』 2, 京城府, 1936, 116쪽.
323) 佐藤進, 「大韓醫院」, 『同仁』 5, 1906, 2쪽. 일본인 및 외국인에 대해서는 조선인에
　　비해 약값은 50%, 입원료는 100% 할증하여 받았다. 『朝鮮總督府醫院二十年
　　史』, 朝鮮總督府醫院, 1928, 75쪽.
324) 도면회, 「일제 식민통치기구의 초기 형성과정」, 『일제 식민통치연구 1 : 1905
　　-1910』, 백산서당, 1999, 18쪽.

같이 진력한 것은 통감의 대한정책으로서 오른손에 회유책과 동시에 왼손
에 검을 들고 선 것"과 같았다. 군대파견과 의병탄압 등 강경책을 보완하
는 회유책으로 조선인 진료가 선택된 것이었다. 따라서 일본인들은 "대한
병원의 발전이 우리 한국경영에 일조할 것을 믿어 의심"하지 않았다.325)

대한의원의 조선인 진료는 현실적으로 의료공급이 부족한 상황에서
조선민들의 요구를 충족시키는 것이기도 했다. 따라서 당시 언론에서는
대한의원에서 "빈한흔 병자에 대ㅎ야 무료로 시약 혹 입원"시킨다는 점을
들어 "자선으로 설립흔 대한의원"이라 칭하기도 하였다.326) 대한의원의
무료진료에 대해 그 자선적인 모습을 긍정적으로 평가한 것이었다. 더구
나 대한의원의 시술은 종래 조선인들이 접하기 어려웠던 서양의학에 입각
한 전문치료였다. 광제원에서의 진료가 단순히 환자 구료라는 측면에서
약재투여에 주력한 것이었다면, 이제 대한의원에서는 구체적인 질병에
대해 전문적인 치료가 가능해진 것이었다. 언론에 소개된 자상으로 중상
을 입은 외과환자에 대한 치료, 이비인후과 질환으로 고생하던 환자에
대한 치료, 안질로 고생하던 부인에 대한 치료, 종래 수치심으로 진료를
받지 못했던 여성들에 대한 부인과적 치료 등이 그것이었다.327) 특히
외과적 치료에 대한 신뢰가 높아 조선인 시의들이 근무하는 "궁중에서도
외과적 질환은 대한의원에게 치료를 청"하는 상황이었다.328)

그러나 그 시술은 단순한 시혜만을 의미하지는 않았다. "미개한 땅을
계몽하여 그 인민을 심복시키는 데는 먼저 의술로써 하는 것"이라는 표현
처럼,329) 대한의원의 설립은 그 시술을 통해 조선인들의 위생적 후진성을

---

325) 「韓國の衛生」, 『同仁』 45, 1910, 17쪽.
326) 「大韓에 有慈惠醫院」, 『皇城新聞』 1909. 11. 10.
327) 「醫術神奇」, 『皇城新聞』 1906. 6. 26 ; 「日醫高明」, 『大韓每日申報』 1907. 2.
　　26 ; 「高明醫士」, 『皇城新聞』 1907. 9. 26 ; 「貧病者 無料施術」, 『皇城新聞』
　　1908. 11. 3.
328) 「醫術の勝利」, 『同仁』 45, 1910, 17쪽.
329) 「韓國の衛生」, 『同仁』 45, 1910, 16~17쪽.

인정하게 하고, 일본의 지도를 수용하도록 하는 지배의 효과를 노리고 있었다. 대한의원의 시술을 통해 "아직 위생이 어떤 것인지 이해하지 못하거나 우리 일신의술(日新醫術)의 진정한 가치를 깨닫지 못한 일천만 민중으로 하여금 점차 그 꿈을 깨도록" 할 수 있다는 것이었다.[330] 대한의원의 조선인 진료가 조선의 후진성을 인식시키는 주요한 수단으로 사용된 것이었다.

하지만 대한의원은 조선인만을 위한 진료기관은 아니었다. 대한의원은 조선인 시료환자의 치료를 통해 통감부의 위상을 높이는 역할과 함께 식민개척을 위해 조선에 온 일본인을 진료하는 역할 역시 담당하였다. 사토 스스무는 대한의원이 "거류민의 희망에도 응할 계획"임을 분명히 하였다.[331] 대한의원 건립 이후 인구 대비 이용률을 보면 대한의원은 오히려 일본인을 위한 병원이었다.

1908~1910년 대한의원 이용환자 수

			1907	1908	1909	1910	
일본인	입원	보통	116	428	699	786	825
		시료				39	
	외래	보통	839	5,253	8,413	9,366	9,551
		시료				185	
조선인	입원	보통	89	189	208	100	278
		시료				178	
	외래	보통	1,928	4,913	6,474	4,079	7,219
		시료				3,140	

(『總督府統計年報(1910年)』, 504쪽)

위의 표에서 알 수 있듯이 당시 조선에 거주하고 있던 조선인과 일본인의 인구 수를 대비할 때 일본인 환자의 이용률이 조선인에 비해 훨씬 높았다. 1910년 당시 경기도에 거주하고 있는 일본인 54,760명, 조선인

---

330) 「佐藤總監の談話」, 『同仁』 3, 1906, 19쪽.
331) 위와 같음.

1,363,089명을 대비해 보면 일본인 거주자의 18.9%가 대한의원을 이용한 반면 조선인 거주자는 0.5%만이 대한의원을 이용했던 것이다. 이렇게 대한의원을 이용하는 일본인 환자의 수가 상대적으로 많았던 이유는 주로 일본인이 의사로 근무하는 병원인 만큼 이용에 불편이 적었다는 점과 조선인이 이용하기에 입원료가 고가라는 점에 있었다. 조선인 중 대한의원을 이용할 수 있는 사람은 고가의 진료비를 감당할 수 있는 인물이거나 무료로 진료를 받을 수 있는 시료환자들이었다.[332]

더구나 대한의원이 조선인 회유를 위해 시행하던 무료 혹은 감액 치료는 제한되어 있었다.

1908~1910년 대한의원 예산

	1908년	1909년	1910년
지출 예산	149,566	173,530	249,499
진료비 수입	52,054	67,085	95,444
진료비 수입/지출 예산	34.8%	38.7%	38.3%

(『官報』1907. 12. 20, 1908. 12. 28, 1909. 12. 27)

위의 표에서 알 수 있듯이 대한의원은 1907년 설립 이후 34~38%에 이르는 액수를 진료비로 충당하고 있었다. 이 비율은 국고보조금의 비율이 높았던 자혜의원(慈惠醫院)과 비교해 보면 그 차이가 뚜렷하다. 자혜의원의 경우 1909년과 1910년의 경상비를 대비해 보면 각각 총 수입 50,410원, 71,820원 중 치료비 수입은 5,400원, 9,320원으로 10.7%, 12.9%를 차지하여 대한의원 진료비 수입의 1/4에서 1/3에 불과했다.[333] 자혜의원에 비해 훨씬 높은 진료비 수입을 올리고 있는 것을 볼 때 대한의원은 조선인을 위한 구료병원이기보다는 전문화된 서양의학이 시술되는 고급 의료기관의 성격이 강했다.

---

332) 신동원, 『한국근대보건의료사』, 한울, 1997, 361쪽.
333) 「豫算」, 『官報』1909. 12. 27 ; 「豫算及豫備金支出」, 『官報』1910. 6. 17.

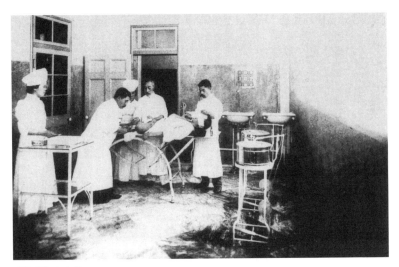

대한의원 수술실

　대한의원의 전문화 경향은 점차 강화되어 1908년 내과, 외과, 안과, 산부인과, 이비인후과로 나누어 진료하던 과목에 1909년 11월에는 소아과, 피부과, 치과가 더해졌다.[334] 진료의 전문화 경향은 진료와 관련된 비용인 의무비가 지출예산에서 차지하는 비중이 높아지는 것을 통해서도 알 수 있다.

1908~1910년 대한의원 예산

	1908년	1909년	1910년
지출 예산	149,566	173,530	249,499
의무비	18,756	48,222	109,744
의무비 / 지출 예산	12.5%	27.8%	44.0%

(『官報』 1907. 12. 20, 1908. 12. 28, 1909. 12. 27)

　위의 표에 나타나듯이 1908년부터 1910년 사이에 대한의원 총 예산에

---

334) 「大韓醫院分科規程」, 『官報』 1909. 11. 30.

서 차지하는 의무비는 12.5%에서 44%로 비약적인 증가세를 보였다. 의무비가 대체로 의료기구 구입비, 약품비 등으로 구성되었다는 점에 비추어, 대한의원이 점차 문명국 일본의 상징이기도 한 서양의학이 시술되는 장소로서 자신의 전문성을 강화시켜 나가고 있었음을 알 수 있다.

1907년 3월 관제 반포를 계기로 설립된 대한의원은 1909년 2월 사토 스스무 대한의원장의 사임을 계기로 내부구성이 변화해 나갔다. 그것은 대한의원 설립 초기에 의원으로 참여하였던 동인회 인사들의 면직으로 나타났다. "현금(現今) 근무ᄒᆞ는 관리를 일체 도태하고 경(更)히 택선(擇選) 서임"335)한다는 예상이 나오는 가운데 시미즈 다케후미(淸水武文)가 7월 21일, 우치다 도시(內田徒志)가 8월 27일 각각 면관되었다.336) 이러한 모습은, 1909년 12월 자혜의원 설치를 계기로 군의들이 대거 임용되고, 1910년 총독부 성립을 계기로 동인의원이 자혜의원으로 이관되는 상황과 겹쳐 의학적인 면에서 일본의 조선지배정책이 군대·경찰을 중심으로 한 그것으로 협소화되는 과정과 일치했다.

광제원을 서양의학 시술기관으로 변모시켜 종두 시술을 포함한 전반적인 위생업무를 담당하는 기관으로 발전시키려던 경무고문부의 구상은 통감부 설치를 계기로 변경되어 새로운 중앙 의료기관인 대한의원이 창립되기에 이르렀다. 규모, 설비, 대지 등으로 미루어 대한의원은 의학분야와 관련하여 1876년 이후 조선인 회유라는 목적 아래 단절적이지만 일관되게 추진되어 온 일제의 대조선정책의 결정체라고 할 수 있었다. 아울러 대한의원은 구료기관인 광제원의 폐지와 함께, 대한제국과 연관을 약하게나마 지니고 있었던 적십자사병원의 폐지를 통해 설립됨으로써 종국적으로 통감부의 의학지배를 완성하는 의미를 지녔다.

---

335)「醫官將汰」,『皇城新聞』1909. 2. 9.

336)「敍任 及 辭令」,『官報』1910. 7. 26 ;「敍任 及 辭令」,『官報』1910. 8. 29. 사사키 요모시는 1909년 1월 이미 사직한 상황이었다.「敍任 及 辭令」,『官報』1909. 3. 6.

2) 콜레라 유행과 군사적 방역활동

통감부 설치 이후 중앙과 지방에서 위생경찰제도가 수립되는 가운데 1907년, 1909년 콜레라가 유행하게 되었다. 아직 지배체제가 공고화되지 못한 상태에서 통감부는 방역을 위한 준비에 착수하였고, 콜레라에 대한 특별한 치료대책이 없는 상황에서 그것은 예방과 전파 방지에 집중될 수밖에 없었다. 이 과정에서 군대가 방역활동에 참여하게 되었다. 각 지역마다 경찰기구가 배치되고 그 곳에 경찰의들이 파견되어 있었지만 통감부의 실질적인 방어력으로 존재하고 있던 것은 군대였기 때문이다. 그리고 콜레라 방역대책이 시행되는 과정에서 종래 정립중에 있던 위생경찰제도는 성격이 군사적으로 변화되어 갔다.

1907년 9월 2일 의주에서 첫 콜레라 환자가 발생한 후 이주일이 지난 9월 15일 서울에서 콜레라 환자가 발생했다는 보고가 전해지자 통감부는 극도의 긴장상태에 빠졌다. 10월 16일 일본 황태자의 조선 방문이 예정되어 있었기 때문이다. 통감부에서 생각하기에 "황태자의 방한은 대한정책에 중대한 관계를 가지는 공전(空前)의 성거(盛擧)"였고, 따라서 이토 히로부미 통감은 "인력이 있는 한 … 사력을 다하여" 콜레라 방역에 임하겠다는 결의를 다졌다.[337] 황태자의 조선 방문은 통감부의 시정에 대한 평가와도 연결된다는 점에서 통감부는 콜레라 방역에 전 조직을 동원하였다.

10월 4일 이토 히로부미 통감은 콜레라 방역과 관련된 일체의 권한을 하세가와 요시미치(長谷川好道) 군사령관에게 일임하였다. 군사적 방역활동이 시작되는 계기였다. 하세가와 요시미치는 곧 13사단장 오카자키 쇼죠(岡崎生三)를 방역총장으로, 군의감(軍醫監) 후지타 쓰구아키(藤田嗣章), 경무국장 마쓰이 시게루(松井茂)를 방역부총장으로 하는 방역위원회를 조직하였다.[338] 이렇게 방역활동에 군대가 전진 배치된 이유는

---

337) 「韓國現地의 虎列剌防疫現況 및 日皇太子迎接 件」, 『統監府文書』 4, 163쪽.

내부 위생국 같은 "행정기관으로는 위생행정의 기능을 완전히" 할 수 없을 뿐 아니라 "전염병 창궐할 때는 그 박멸 예방 조치를 유감없이 하기 위해서 헌병 및 군대의 원조"가 필수적이라고 생각했기 때문이다.[339] 방역활동이 주로 소독이나 단속 같은 개인의 권리를 제한하는 차원에서 진행되었다는 점에서 강압적인 성격의 군대의 활동이 유리하다는 판단이 었다.

10월 4일 방역위원회에서는 방역을 위한 주요 지침이 될 「방역지침」을 발표하였다.

一. 악역 유행의 우려가 있는 지구는 소독적 대청결법을 여행(勵行)할 것

二. 위 지구에서 불량하다고 생각되는 우물은 폐쇄하거나 석회유를 뿌려 사용을 금지하고 일정 기간 공비로써 좋은 음용수(얻기 어려운 지역은 끓인 물)를 공급할 것

三. 가장 열등하고 비위생적 생활을 하며 자력으로 개선할 능력이 없다고 생각되는 자는 공비로 약간의 기간 동안 의식을 공급할 것

四. 군집밀거 혹은 불결한 생활을 하고 도저히 개선의 가능성이 없는 자는 일시 공비로 다른 지역으로 이전시킬 것

五. 익지 않은 과일, 부패한 고기, 기타 위험하다고 생각되는 음식물의 판매를 엄금하고, 불결한 음식점으로 방역상 위험하다고 생각되는 곳은 일시 영업을 정지시킬 것[340]

콜레라 전파를 막기 위해 소독을 시행하고, 음료수를 비롯한 음식물에 대한 단속을 실시하며, 개인적 위생사항을 지키기 어려운 개인이나 집단

---

338) 『明治四十年韓國防疫記事』, 韓國統監府, 1908, 7쪽.
339) 『第三次韓國施政年報』, 統監府 編, 1911, 211쪽.
340) 『明治四十年韓國防疫記事』, 韓國統監府, 1908, 8~9쪽.

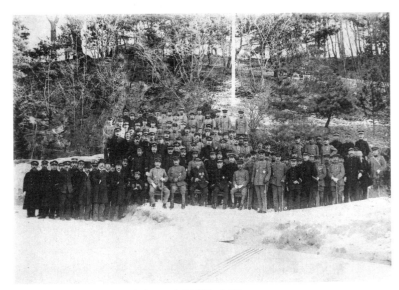

1907년 콜레라 방역활동을 마치고 모인 통감부 관리들

을 다른 곳으로 이주시킨다는 내용이었다. 이외에 콜레라가 이미 발생한 지역에 대해서는 교통 차단이 시행되었다.[341] 콜레라 발생 지역을 일정 시간 동안 주위와 차단시켜 전염을 방지하기 위한 조치였다.

콜레라 전파가 예상되는 지역에 소독이나 차단이 일정 정도 이루어진 상태에서 강조된 것은 개인적인 위생이었다. 콜레라균은 주로 입을 통해 전염되었으므로 개인의 위생에 대한 주의는 음식물에 집중되었다.[342] 콜레라 보균자에 대한 치료방법이 없는 상황에서 할 수 있는 최선의 예방 방법은 음식물 단속을 통해 콜레라균의 침입을 막는 것이었다.[343]

방역총장이 군사령관이었다는 점에서 알 수 있듯이 위에서 제시한 방역 활동은 "계엄령을 선포한 것과 같은 분위기"에서 진행되었다.[344] 이토

---

341) 위의 책, 52쪽.
342) 위의 책, 24쪽.
343) 金正明 編, 『日韓外交資料集成』 6(下), 東京 : 巖南堂書店, 1964, 1292쪽.

히로부미 통감 스스로도 방역활동은 "인권을 해치지 않는 한 계엄령적으로 행해도 상관이 없으며, 소요되는 비용은 아끼지 말라"고 한 바 있었다.345) 군대가 주도하는 군사적 방역활동이 본격적으로 시작된 것이었다.

계엄령적인 방역활동은 각 지역의 감시활동 속에서 뚜렷하게 나타났다. 각 지역마다 담당구역이 나누어져 감시원이 집집마다 상황을 감시하였는데 이 감시체계에 군대가 동원되었다. 감시원은 "장교 및 그에 상당하는 관리 약간 명을 한 조로 하고 거기에 헌병 하사 이하 약간 명"이 참가하는 형태로 이루어졌다.346) 이들은 "종횡으로 분주하게 시민을 지도하고 경관은 곳곳에 서서 비행을 경계"하고 있었으며, "시외의 각 곳은 쓰레기 태우는 연기"가 피어오르고 있었다.347) 준전시상태와 같은 모습이었다.

실제로 평양에서는 계엄령이 실시되기도 하였다. 평양 주둔 여단장의 지휘 아래 콜레라 유행지역이 군대에 의해 봉쇄되고, 군인들은 검을 찬 채 주민들의 출입을 통제하였던 것이다.348) 그러나 준비 없이 시행된 계엄령으로 인해 주민들은 식수를 비롯하여 식료품, 연료 등 제반 생활필수품의 공급이 막혀 큰 곤란을 겪었다. 서울의 경우 "필요에 따라서는 각지의 우물 사용을 금지하고 음식물 중 의심이 가는 것은 판매를 금지하여 경제기관은 정지하고 성내는 갑자기 불황"에 빠졌다.349) 음료수와 음식물에 대한 사용금지 조치들이 갑자기 취해짐에 따라 경제활동이 마비되는 결과에 이른 것이었다. 방역활동은 각 개인이 지니고 있는 권익에 대한 보호보다는 콜레라의 전파 방지라는 공적인 목표가 강조되었고, 따라서 심한 경우에는 콜레라 감염 여부를 검사하기 위해 경찰에 구인된 사람에게 소독의 명분 아래 다섯 차례 목욕을 시키기도 하였다.350)

---

344) 「韓國通信」, 『同仁』 19, 1907, 10쪽.
345) 『明治四十年韓國防疫記事』, 韓國統監府, 1908, 7쪽.
346) 위의 책, 11~12쪽.
347) 위의 책, 55쪽.
348) 위의 책, 71쪽.
349) 『京城府史』 2, 京城府, 1936, 50쪽.

1907년에 실시된 방역조치의 강압성은 상당한 정도여서 일본군 군의부
장 스스로 "아무런 준비 없이 실시한 육군의 계엄령은 잔인한 것"이었다
고 평가할 정도였다.[351] 법률이나 규칙에 근거하지 않은 채 방역활동을
전개함에 따라 일본에서와 같은 "조문의 근거 혹은 해석 운운 등의 번잡
함"은 피할 수 있었지만, "국제관계라든가 인도문제(人道問題)"를 생각
할 때 일방적으로 긍정할 수 있는 모습은 아니었던 것이다.[352] 방역활동이
진행되는 과정에서 각종 강제적인 조치들이 시행되고 있었고, 더구나
그런 조치들을 일정하게 견제할 수 있는 법률적·제도적 장치들이 만들어
지지 않은 상황이었기 때문에 방역에 참가한 의사 스스로도 방역조치들이
파생시킬 외교적이고 인도적인 문제에 대해 염려하고 있었던 것이다.

1907년 진행된 군사적 방역활동이 비록 일본 황태자의 조선 방문이라
는 일시적인 상황 때문에 발생했다고 하지만, 그 과정에서 형성된 군사적
성격은 이후 일제의 조선지배 과정에서 지속되었다. 특히 위생경찰제도가
정비되는 과정에서 헌병이 경찰사무를 담당하게 되었다는 점에서 군사적
성격은 변화하지 않았다.

1909년 9월 24일 반포된 방역본부 규정에 실질적인 방역업무를 담당하
는 집행위원으로 경시청 경시, 경부를 지정한 사실에서 알 수 있듯이
1909년 콜레라 방역 역시 경찰이 주도하는 방식으로 진행되었다.[353] "지
금 급한 것은 각 사람이 음식물에 주의하는 것"[354]이라는 언급처럼 방역
활동이 전염병의 확산을 막기 위한 개인위생 부분에 치중한다고 할 때
활동의 대부분은 경찰을 중심으로 한 단속이 될 수밖에 없었다.

경찰은 콜레라 발생 시점부터 방역활동의 중심에 서 있었다. 의료인들

350) 「沐浴消毒」, 『大韓每日申報』 1907. 10. 6.
351) 佐藤剛藏, 『朝鮮醫育史』, 茨木 : 佐藤先生喜壽祝賀會, 1956, 21쪽.
352) 奧貫恭助, 「新義州通信」, 『同仁』 17, 1907, 26쪽.
353) 「防疫本部規程」, 『官報』 1909. 9. 30.
354) 金正明 編, 『日韓外交資料集成』 6(下), 東京 : 巖南堂書店, 1965, 1291쪽.

중 콜레라가 의심되는 토사환자나 설사환자를 진단하거나 약을 투약한
사람은 즉시 경찰관서에 주소와 성명을 신고해야 했다.[355] 콜레라에 걸린
환자나 사망자가 있을 경우 그 가족은 의료인과 마찬가지로 경찰관서에
신고해야 하는 의무를 가졌다.[356] 콜레라 예방을 위해 실시되는 소독이나
청소작업 역시 마찬가지였다. 경시청 유시로 반포된 청결방법에 따르면
청결법 시행 일정, 쓰레기 반출, 기타 관련된 상세한 방법은 경찰의 지휘를
받아야 했고, 경찰은 청결법이 시행된 후에도 감독을 맡았다.[357]

　각 지역에 대한 감시활동 역시 경찰의 몫이었다. 그것은 다음의 방역본
부 지시를 통해 알 수 있다.

　　각 경찰서 관내를 예방구역에 구분ᄒ고 일인 경부 1인으로 ᄒ야금
　기(其) 구역 내 만반의 책임을 부(負)케 ᄒ고 구역 내는 경(更)히 중구(中
　區), 소구(小區)에 분별ᄒ야 중구에 일인 순사 1인, 소구에 한인 순사
　1인을 배치ᄒ야 일야(日夜) 기(其) 지(地)에 재(在)ᄒ야 방역 백반(百
　般)의 책(責)에 임(任)홈
　　각 경찰서장은 기(其) 경부를 독(督)ᄒ고 경부는 일본 순사를 독(督)ᄒ
　고 일본 순사는 한(韓) 순사를 독(督)ᄒ야 차(此)의 순서에 각자 기(其)
　책임을 부(負)케 홈[358]

경찰서장, 경부, 일본 순사, 조선 순사로 내려오는 수직적인 지휘체계
하에 주민들에 대한 통제가 지역별로 나뉘어 이루어졌던 것이다. 구체적
으로 경찰들은 주민들이 음식물을 끓여 먹는지 여부, 청결법을 시행하는
지 여부에 대한 조사, 격리 감시, 검병적 호구 조사 등에 종사하였다.
이러한 경찰의 활동은 법률적 규제를 동반한 것이었다. 경찰은 전염병

355)「警視廳令 第3號」,『官報』1909. 9. 14.
356)「警視廳令 第4號」,『官報』1909. 9. 16.
357)『明治四十年韓國防疫記事』, 韓國統監府, 1908, 57~58쪽.
358)「防本 제15호」1909. 9. 28,『內閣往復文』(奎 17755).

예방과 관련하여 자신의 명령을 위반하는 사람에게 구류와 벌금형을 처할 수 있었다.[359] 하지만 경찰의 규제는 실질적인 집행과정에서 법률이 지정한 정도를 충분히 지나칠 수 있었다. 경찰 최고 책임자인 경무국장이 주장하듯이 전염병 예방과 같은 사무는 다른 일반 행정사무와 달리 "가차없이 단호하게 위엄을 가지고 강제성을 가해도" 무방했기 때문이다.[360]

그리고 경찰만으로 인력이 부족할 경우 방역활동의 "일부를 헌병에게 일임할 필요가 생길지 모르겠다"는 이야기처럼, 군대의 개입 가능성은 항상 존재했다. 실제적으로 방역을 담당하던 내부의 실무자 역시 경찰만으로는 방역활동이 충분히 이루어질 수 없음을 인정하고 있었다.[361] 따라서 1909년 콜레라 방역과정에서도 용산 철도 이남 지역은 헌병이 직접 참가하여 감시활동을 벌였고, 인원이 부족할 경우 추가 인원 배치도 가능하였다.[362]

1907년, 1909년 콜레라 방역활동은 군대와 경찰이 주도하는 단속 위주의 활동이었다. 주민들은 감시의 대상이 되었고, 군인이나 경찰의 명령에 따라 소독을 시행하고 음식물을 가려먹는 등 개인의 권리를 제한당했다. 그리고 그 제한은 전염병 전파방지라는 위생의 논리로 정당화되었고, 군대의 동원 역시 효율적인 방역이라는 관점에서 시행되었다.

그러나 군대와 경찰이 중심이 되어 단속 위주로 진행하는 방역활동이 반드시 효율적인 것은 아니었다. 각 개인이 처한 사회적 · 경제적 조건에 대한 고려가 없이 진행될 경우 그 방역조치는 오히려 주민의 반발이나

---

359) 「警視廳令 第7號」, 『官報』 1909. 10. 1.
360) 『隆熙三年 警察事務槪要』, 韓國內部警務局, 年度 不明, 97쪽.
361) 金正明 編, 『日韓外交資料集成』 6(下), 東京 : 巖南堂書店, 1965, 1282쪽. 그러나 군대의 협조에 대해서는 이견이 존재했다. "경시청 순사만으로는 적어 부족을 느끼는 경향"이 있지만, "내부 순사도 원조하고 또 한편으로는 민단에서도 상용인부를 설치하여 노력하면 충분히 예방"할 수 있다는 주장이었다. 더구나 경찰이 헌병을 지휘할 경우 생기는 지휘계통상의 문제점 역시 존재하였다.
362) 金正明 編, 『日韓外交資料集成』 6(下), 東京 : 巖南堂書店, 1964, 1293쪽.

은폐를 낳음으로써 비효율적인 결과로 이어질 수 있었다.

당시 진행된 방역활동의 폐해는 검병적 호구조사나 교통차단의 경우에서 단적으로 드러났다. 호구조사의 경우 경찰들은 각 가호를 방문하면서 여자들이 거처하는 내방까지 들어갔다. 내방은 한집의 성지(城池)로 다른 사람의 출입이 허용되지 않아 관헌도 이 곳을 침입할 수 없었다. 하지만 일본인 순사들은 조선인들이 관습적으로 환자를 은닉한다는 구실 아래 이 곳까지 들어가 호구조사를 단행했던 것이다.[363] 환자가 발생하면 전파 방지를 위해 그 집을 차단하고 경찰로 하여금 감시하게 하는 교통차단의 경우에는 집안의 식구들조차 환자를 면회할 수 없었고, 불행히 사망할 경우는 경찰이 단독으로 소독 후 매장하였다.[364]

환자 격리과정에서도 개인의 권리 침해는 반복되었다. 예를 들면 설사 환자가 약을 복용하며 치료를 받다가 갑자기 경찰에 연행되어 피병원으로 우송, 그 생사를 알 수 없게 되기도 하였다.[365] 따라서 주민들은 방역활동이 전개될 경우 콜레라가 매우 위험한 질병임을 알면서도 "소독 혹은 교통 차단 등의 시행을 혐오"하면서 발병 사실을 "교묘히 은닉"하였다.[366]

조선인들의 경찰 연행에 대한 반발은 기본적인 위생시설이 갖추어지지 않은 상태에서 일방적인 단속만이 이루어짐에 따라 생긴 것이었다. 당시 조선인들은 전염병 환자 격리소인 피병원에 들어가더라도 의사들은 병을 치료하는 데 정성이 없고 간호사들은 환자 조리에 마음을 쓰지 않는다고 생각하였다. 결과적으로 그 곳은 조선인들이 보기에 산 사람을 죽이는 곳이었다. 특히 피병원이 일본인 의사와 간호사에 의해 운영됨에 따라 조선인들이 치료에서 느끼는 소외감은 더욱 컸다.[367]

---

363) 金正明 編,『日韓外交資料集成』6(下), 東京 : 巖南堂書店, 1964, 1284쪽 ;「防本 제15호」1909. 9. 28,『內閣往復文』(奎 17755).

364)「사러날 병인 잇슬가」,『大韓每日申報』1909. 9. 22.

365)「하느님 맙소셔」,『大韓每日申報』1909. 9. 23.

366)『明治四十年韓國防疫記事』, 1908, 50쪽.

367)「론셜」,『大韓每日申報』1910. 2. 6.

방역활동이 개인의 권리를 침해할 뿐 아니라 각 개인의 생활조건을 무시하면서 진행되었다는 점에서도 그 활동의 효율성은 낮아질 수 있었다. 1909년 경시청에서는 물에 씻은 채소류, 덜 익은 과일, 생포도, 불량한 고기류, 부패한 음식물의 판매를 금지하면서 이 명령을 위반한 사람에게는 10원 이하의 벌금이나 10일 이하의 구류에 처한다고 발표하였다.[368] 그리고 판매가 계속될 경우 경찰로 하여금 부패한 "과일은 몰수하여 곧 밟아 버리도록" 하는 조치를 취하게 하였다.[369] 그러나 이러한 조치는 단기적으로 방역 효과를 거둘 수 있을지 모르지만 그 과일을 판매하던 상인들의 생계를 박탈하는 것이었다. "이들 상점은 과일 등의 판매로 겨우 일상 생계를 유지"하는지라 "판매금지 조치는 그들에게 일대타격"이었기 때문이다.[370]

전염병 예방이라는 이유로 우물을 폐쇄하는 경우도 마찬가지였다. 콜레라균이 물을 통해 전염되는 경우가 많다는 점에서 우물폐쇄 조치가 이상적으로 옳을지 모르지만 현실적으로는 우물이 폐쇄됨에 따라 식수에 곤란을 겪는 상황이 벌어지게 되었다.[371] 통감부 스스로 인정했듯이 "만일 급수법이 보급되지 않"는다면 불량 음용수의 사용은 막을 수 없었다.[372] 하지만 보다 중요한 것은 주민들이 방역조치를 수용할 수 있는 객관적인 보호시책이 동반되어야 한다는 것이었다.[373]

---

368) 「警視廳令 제6호」, 『官報』 1909. 9. 25.
369) 金正明 編, 『日韓外交資料集成』 6(下), 東京 : 巖南堂書店, 1965, 1286쪽.
370) 『明治四十年韓國防疫記事』, 韓國統監府, 1908, 77쪽.
371) 「食水困難」, 『大韓每日申報』 1907. 10. 12.
372) 『明治四十年韓國防疫記事』, 韓國統監府, 1908, 79쪽. 따라서 1909년 당시 경시청은 수도회사와 교섭을 하여 일정 기간 동안 무료로 공동 수도를 공급하는 조치를 취했다. 「警視廳 告示 제2호」, 『官報』 1909. 9. 25.
373) "환자가 일단 입원하여 전치된 후 퇴원할 때에도 다수는 빈곤자로서 빈궁하여 곧 불량한 음식을 먹어 다시 질환에 걸려 죽는 자"가 많았다는 언급은 경제적인 보호조치가 전제되지 않는 방역조치는 곧 재발을 가져오는 미봉적인 수준에 머물 수밖에 없음을 반증해주고 있다. 金正明 編, 『日韓外交資料集成』 6(下),

통감부의 방역활동은 미봉적이고 강제적인 내용으로 인해 민중의 반발
을 야기시키고 있었고, 따라서 그에 대한 비판적 의견이 제기되었다. 관립
의학교 제1회 졸업생인 유병필(劉秉珌)은 통감부시기 단속 위주로 진행
되는 경찰의 방역행정에 대해 다음과 같은 비판을 제기하였다.

　근년 이래로 한성 이내에는 소위 위생경찰이니 청결방법이니 도취기
명(徒取其名)도 무비정부지긍념민생(無非政府之矜念民生)ᄒ야 위호
인명지양법미규(衛護人命之良法美規)이로되　기소시행(其所施行)은
반이민폐(反貽民弊)ᄒ야 무인불질수축알(無人不疾首蹙頞)ᄒ며 무가
불냉소반진(無家不冷笑反脣)ᄒ니　하위기연야(何僞其然也)오 기(其)
소위 해장서내방곡(該掌署內坊曲) 순검여본청순검칭명자(巡檢與本廳
巡檢稱名者)가 반동일본순사배(伴同日本巡査輩)ᄒ고 자칭 검사라ᄒ
야　맥연돌입민가지내정(驀然突入民家之內庭)ᄒ야　불계정오(不計淨
汚)ᄒ고 일장가질(一場呵叱)에 위협 홍갈(哄喝)ᄒ니 부유(婦幼)는 경
혁(驚嚇)ᄒ고 계견(鷄犬)은 난폐(亂吠)ᄒ며 치치잔민(蚩蚩殘民)은 막
지소조(莫知所措)ᄒ야 전지도지(顚之倒之)에 … 차과위생지양법호(此
果衛生之良法乎)아 해생지양법호(害生之良法乎)아 수연(雖然)이나
여사이폐지위생(如斯貽弊之衛生)이라도 수일안월이동칙(隨日按月而
董飭)이면 혹유폐중생익지영향(或有弊中生益之影響)이어니와 혹춘
혹추(或春或秋)에 일차 선동ᄒ고 묘무경칙(渺無更飭)ᄒ면 위생지능사
(衛生之能事)ㅣ 필여(畢歟)아 미지(未知)케라.[374]

최근에 위생경찰제도가 정비되면서 방역이나 청결사업이 진행되고 있
는데 그것이 오히려 민중에게 피해를 끼치는 동시에 냉소의 대상이 되고
있다고 진단하고, 그 이유를 경찰의 강제적이고 일방적인 단속에서 찾고
있다. 더구나 단속마저도 정기적이기보다는 단절적으로 시행됨에 따라

東京 : 巖南堂書店, 1965, 1306쪽.
374) 劉秉珌, 「行政의 衛生」, 『大韓自强會月報』 12, 1906, 33쪽.

위생의 효과를 거두지 못하고 있다고 비판하였다.

유병필은 경찰의 위생행정 개입 자체를 부정하지는 않았다. 오히려 유병필은 경찰의 위생업무 관여와 함께 법률에 의거한 강력한 집행을 주장하고 있었다. 그에 따르면 제반 위생사업을 전개하기 위해서는 "균의 일률사금(均宜一律査禁)ᄒ야 저위법령(著爲法令)ᄒ되 당감고위자(倘敢故違者)ㅣ면 단당중경(斷當重警)ᄒ야 엄징불대(嚴懲不貸)"하여야 했다.375) 위생과 관련된 준수사항을 법률로 제정하여 위반자가 있을 경우 엄중히 처벌함으로써 위생사업의 효과를 거둘 수 있다는 주장이었다. 유병필이 비판하고자 했던 대상은 경찰의 위생행정 개입이 아니라 경찰 위주로 진행되는 위생사업의 방식이었다.

유병필은 경찰 위주의 위생행정에 대한 대안으로 민간의 참여, 구체적으로 지역 단체장 그리고 무엇보다도 의사의 참여를 확대시키자고 주장하였다. 그는 위생을 실천하는 방법으로 우선 개인이 실천할 수 있는 청소작업을 제시하였다. "청적예이숙관첨(淸積穢以肅觀瞻)ᄒ야 면발독균(免發毒菌)"하는 것이 첫 번째 위생법이라는 것이었다. 그리고 병든 가축에 대한 규제, 청결한 음료수의 공급, 병원의 설립, 분뇨의 제거 등을 거론한 후 마지막으로 "시치시장(市置市長)ᄒ고 동치동장(洞置洞長)ᄒ야 각기 구역에 소사책성(所司責成)"할 것을 주장하였다. 각 구역마다 단체장을 선정하여 해당 지역에 대한 위생행정을 담당하게 하자는 주장이었다.376)

유병필은 지역 단체장들로 하여금 경찰이나 민간인을 지휘하여 위생행정을 시행할 것을 주장하였고, 나아가 전문직 의사들이 질병의 예방과 정책의 시행에서 중심적 역할을 담당할 수 있도록 배려해줄 것을 요청하였다.

---

375) 위의 글, 34쪽.
376) 위의 글, 32쪽.

서양지위생정규(西洋之衛生政規)는 무사의생(務使醫生)으로 전사
기민간지시증유행(專司其民間之時症流行)ᄒ야 제반불결지무예(諸般
不潔之蕪穢)와 용이기병지단예(容易起病之端倪)와 급기위생상유애
지일체사건(及其衛生上有碍之一切事件)을 책성사가차역(責成查街
差役)ᄒ야 매유견문(每有見聞)이면 첩보우각의생(輒報于各醫生)ᄒᄂ
니 각 의생은 매 일주일간에 의례회집(依例會集)ᄒ야 참의기각종미병
지방(參議其各種弭病之方)ᄒ며 예방거독전염지법(預防祛毒傳染之
法)ᄒ야 두점방미(杜漸防微)ᄒ기를 무불주밀(無不周密)케ᄒᄂ니 (후
략)377)

　의학이 발달된 서양의 경우 의사들이 방역사무를 전담하고 있으며,
그들이 전염병 발생의 원인을 연구하고, 정기적인 회의를 통해 방역지침
을 마련한다는 것이었다. 즉, 유병필이 생각하기에 질병의 예방과 조사,
방역조치를 수행하고 지도해야 할 주체는 의사였지, 경찰이 아니었다.378)
당시 일본의 경우에도 위생업무를 경찰이 담당하고 있었지만, 경시청의
경우 위생경찰업무를 담당하던 제3부는 "의사가 부장이 되야 일반 위생에
관흔 사무를 관할"하고 있었다.379) 결국 위생행정에 대한 유병필의 제안
은 통감부시기 진행된 방역활동, 위생행정에 대한 비판이었으며, 그 내용
은 민간의 참여, 특히 의사의 참여를 확대시켜 위생행정에 전문성을 제고
시키고, 경찰이 중심이 되어 진행되는 방역활동을 제어하자는 것이었다.
　당시 통감부 내부에서도 군사적 방역활동에 대해 일정한 비판적 의견이
제출되었다. 1909년 콜레라가 발생하자 미우라 야고로(三浦彌五郞) 이사
관은 다음과 같은 의견을 제시하였다.

---

377) 위의 글, 34쪽.
378) 이태훈 외, 「한말-일제하 유병필의 생애와 의료문제인식」, 『延世醫史學』 4-2,
　　 2000, 144~145쪽 ; 朴潤栽 외, 「韓末·日帝 初 醫師會의 창립과 朝鮮 支配」,
　　 『延世醫史學』 5-1, 2001, 11~12쪽.
379) 崔應斗, 「警察視察談」, 『西友』 9, 1907, 28쪽.

방역은 경관이 아무리 진력해도 일본인 중에도 왕왕 관심을 가지지 않는 경향이 있으므로 차라리 방역본부를 설치하여 각 방면에 통첩하게 하고, 환자 발생 가옥에 교통차단을 실시하는 등 모든 소독방법을 정하며, 한성부윤과 협의하여 민장(民長) 이하도 위생사무원에 더하여 방역사무를 맡도록 하는 것이 좋다고 생각한다.[380]

경찰을 중심으로 한 단속 위주의 방역활동을 진행할 경우 민간의 지원을 받기 어렵기 때문에 각 지역단위 단체장들의 협조 하에 민간인들의 참여가 좀더 보장되는 방역활동을 실시하자는 의견이었다. 민간의 의견을 포용한다면 전염병이 발생한 지역의 풍습이나 정서에 부합하는 방역활동을 전개할 수 있고, 따라서 위생경찰 주도의 방역활동보다 더 큰 효과를 거둘 수 있을 것이었다.[381] 특히 1909년 콜레라 유행 당시에는 이미 민관군의 합동체인 한성위생회(漢城衛生會)가 조직되어 있었다.[382] 당시 한성위생회에는 회장인 내부차관 외에도 경무국장, 대한의원장, 이사관, 민장(民長), 개인적으로 윤덕영(尹德榮), 유길준(兪吉濬) 등이 회원으로 참여하고 있었다. 미우라 야고로는 이들로 하여금 "방역위원에 충당하게 하고 이 위원들이 방역 방침을 결정하며, 환자가 발생하면 본부에 시시각각 보고"하도록 하는 방법을 취하자고 주장했다.[383] 민관군의 합동체인 한성위생회가 주체가 되어 대체적인 방역지침을 제정하고, 각 지역마다 민장을 비롯한 행정관리와 민간인들이 참여하는 방역활동을 펼치자는 의견이었다. 군인이나 경찰이 주도하는 방역이 아니라 민간의 참여가

---

380) 金正明 編, 『日韓外交資料集成』 6(下), 東京 : 巖南堂書店, 1965, 1286쪽.
381) 일본의 경우 초대 내무성 의무국장이었던 나가요 센사이(長與專齋)가 구상했던 이상적인 방역활동이란 "각 현에 의무취체(醫務取締)를 설치하고 각지의 풍속, 민정(民情)을 배려하면서 민중의 이해 위에 공중위생을 보급"하는 '자치위생'과 함께 위생'경찰'이 상호보완성을 가지며 진행하는 것이었다. 笠原英彦, 『日本の醫療行政』, 慶應義塾大學出版會, 1999, 46~51쪽.
382) 한성위생회에 대해서는 3장 3절 3소절 참조.
383) 金正明 編, 『日韓外交資料集成』 6(下), 東京 : 巖南堂書店, 1965, 1286쪽.

확대되고, 그들의 의사가 방역 지도부 내에서도 관철되는 가운데 방역활동이 진행되어야 한다는 것이었다.

미우라 야고로의 의견이 방역의 진행과정에서 민간의 참여, 참여 범위 확대 등을 요구한 것이었다면, 1909년 콜레라 방역과정에서 내부차관으로 참여했던 오카키 시치로(岡喜七郞)의 의견은 방역을 위한 근본적인 시설 완비를 요청하는 것이었다. 그는 방역활동의 효율성을 기하기 위해서는 전염병 발생의 근본적 원인을 제거하는 조치가 병행되어야 하며, 그 예로 상하수도의 개선, 피병원의 설립 등을 지적하였다. 그는 1909년 방역사업을 정리하면서 향후 두 가지 중요한 시설의 설비를 요청하였다. 하나는 종래 환자에게 불쾌감을 주고 치료상에도 곤란이 적지 않았던 피병원을 개선하여 "완전한 전염병원을 상설"하는 것, 둘째는 "전염병이 발생ᄒ면 홀연히 만도(滿都)에 전파ᄒ는이 필경 하수도의 불완전에 기인"한다는 판단 하에 "하수도의 소통을 급무"로 할 것이었다.[384] 환자들에게 불안감을 주지 않는 완전한 전염병원, 전염병 발생의 원인이 되는 하수도의 개선 등의 조치들은 모두 구조적인 방역 대책을 요구하는 것이었다.

그러나 실제적인 방역과정에서 실행되었던, 그리고 실행될 방안은 후지타 쓰구아키 군의감의 의견과 같은 것이었다.

> 내 희망은 경성 내에 구소(區所)를 정하고 거기에 담당 순사를 배치하고 그 담당 구역 내의 책임을 분담시켜 엄밀하게 명령하는 동시에 그 구내 인민으로 하여금 명령을 준봉(遵奉)하게 해야 한다는 것이다.[385]

각 지역을 분할하여 경찰을 배치하고, 분할 구역의 주민들은 일제의 통치권력을 상징하는 경찰이 내리는 명령을 준수함으로써 방역의 효과를

---

384) 「防本 제15호」, 1909. 9. 28, 『內閣往復文』 (奎 17755).
385) 金正明 編, 『日韓外交資料集成』 6(下), 東京 : 巖南堂書店, 1965, 1291쪽.

극대화할 수 있다는 주장이었다. 즉, 민간의 개입을 확대하기보다는 경찰을 중심으로 한 단속 위주의 방역활동을 펼쳐야 한다는 주장이었다. 군사적 방역활동이 지니는 문제점에 대한 보완보다는 통제를 통해 나타나는 방역의 효과에 치중한 의견이며, 주민들을 권리를 지닌 주체적 존재라기보다는 일방적인 단속의 대상, 통치의 객체로만 파악하는 의견이었다.

방역의 방향을 둘러싸고 진행된 이러한 대립은 통감부시기, 나아가 총독부시기 조선에서 시행될 방역의 전체적인 지향점과 관련된 대립이었고, 결과적으로 경찰·군대 중심의 단속 위주의 방역활동이 진행되었다는 사실은 일제의 조선지배가 지니는 통제성의 강도가 강화되어 나갈 것임을 시사하였다. 그리고 그것은 실질적으로 방역 업무를 담당할 수 있는 인적자원이 부족하다는 현실적인 이유뿐 아니라 보호국을 거쳐 식민지로 나아가는 과정에서 조선사회를 안정적으로 지배하기 위한 일제의 정책 의도가 반영된 것이었다. 1907년 일본 황태자의 방문 때 단적으로 드러났듯이 일본 지배자의 건강을 지키기 위해 군대를 투입할 정도로 지배의 안전화가 추진되었던 것이다. 더구나 1910년 경찰권 위임을 계기로 헌병경찰제도가 수립되면서 방역활동은 헌병이 중심이 된 경찰이라는 통제적 기구에 의해 진행되게 되었다.

3) 한성위생회의 설립과 위생사업의 확대

1907년 콜레라 방역활동 이후 통감부에서는 전염병 예방을 위한 근본적인 조치를 강구하기 시작하였다. 군대와 경찰이 중심이 되어 단속 위주로 진행한 방역활동의 결과 서울의 위생상태가 "면목을 일신"했다면, "장래 적당히 그것을 유지하고 더욱 개선해 나가기 위해서는 별도의 시설이 필요"했다.[386] 그것은 조선의 안전한 지배를 위한 청결화였다. 향후

---

386) 『京城府史』 2, 京城府, 1936, 119-120쪽.

안정적인 식민지배를 위해서는 인구의 급속한 감퇴와 민심 이반을 초래할 수 있는 급성 전염병 예방이 필수적이었고, 그 목적을 달성하기 위해서는 지속적인 청결사업을 통한 조선의 청결화가 필요했다. 서울에 한성위생회가 조직된 이유도 정기적인 청결사업을 담당할 위생조직의 필요성을 느낀 통감부의 정책에 있었다.

한성위생회는 1907년 10월 조선을 방문했던 일본 황태자가 "조선의 위생상태를 고려"하여 기부한 3만 원을 기초로, 통감부에서 "기념사업으로 오물 소제 기관을 설립"하기로 한 데서 시작되었다.[387] 통감부에서는 "지금의 청결법은 일시적인 소제에 머물고 장래 영원히 근본적 개선을 도모하는 것은 가장 긴요한 것"이라는 판단을 내리고 있었다.[388] 전염병이 유행할 조짐이 보일 때마다 일시적으로 소독이나 청소작업을 벌이기보다는 전염병을 미연에 방지할 수 있는 청결한 생활조건을 만들 필요가 있다는 판단이었다. 일단 전염병이 발생하면 그 이후 아무리 청결사업에 매진한다 해도 효과는 반감될 수밖에 없었다.[389]

전염병 방지를 위한 근본적 조치로 청소기관의 설립을 추진한 이유는 콜레라균의 전염경로 때문이었다. 1907년 콜레라 유행 당시 방역사업이 "분변(糞便)으로 막힌 하수도를 준설"하는 것에서 시작되었다는 점에서 알 수 있듯이 콜레라균은 "환자의 배설흐는 분변"에 있었고, "노방구거(路傍溝渠) 등에 분변을 배출홈은 병독을 살포홈과 무이(無異)"했다.[390] 콜레라균이 주로 보균자의 분뇨를 통해 전파되는 까닭에 철저한 분뇨 처리를 통해 콜레라균이 확산될 수 있는 여지를 없애는 조치가 필요했던 것이다.

387) 『漢城衛生會狀況一斑』, 漢城衛生會, 1914, 1~2쪽.
388) 『明治四十年韓國防疫記事』, 韓國統監府, 1908, 59쪽.
389) 金正明 編, 『日韓外交資料集成』6(中), 東京 : 巖南堂書店, 1964, 743쪽.
390) 「韓國通信」, 『同仁』17, 1907, 28쪽 ; 「虎列剌豫防注意」, 『皇城新聞』1907. 10. 11.

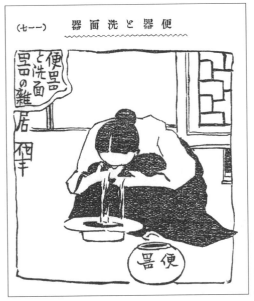

변기 옆에서 세수를 하는 모습을
그린 일본 만화

　일본 황태자의 기부금이 전달되고 여기에 "한국정부 보조금 및 경성
주재자로부터 징수한 부과금"이 합쳐지면서 먼저 제예사업(除穢事業)
경영에 착수하자는 결정이 내려졌다.[391] 그러나 서울지역의 분뇨 및 쓰레
기 처리를 위한 기관의 필요성은 이미 이토 히로부미 통감에 의해 1907년
6월 18일 열린 한국시정개선협의회에서 제기된 바 있었다. 한성위생위원
회를 설립하여 "한성 성내와 성내로 통하는 부근 요소의 위생상태를 개선"
하자는 제안이었다.[392] 당시 서울의 위생상태에 대한 일본의 시각은 다음
과 같았다.

<hr />

391) 『朝鮮總督府施政年報(1910年)』, 338쪽.
392) 金正明 編, 『日韓外交資料集成』 6(中), 東京 : 巖南堂書店, 1964, 542쪽. 이
　　때 제기된 한성위생회 조직은 예산부족을 이유로 다음 해로 이월될 예정이었다.
　　「衛生費不許」, 『皇城新聞』 1907. 8. 16. 그러나 10월 콜레라 유행, 일본 황태자의
　　방한을 계기로 한성위생회의 조직이 급속히 진행되었다.

경성은 오늘날까지 매우 불결한 곳으로 소개되고 있다. 변소와 같은
것도 설비가 없어 이전에는 집안의 구기(溝渠)에 돌을 쌓아 대소변을
누고 비올 때는 도로로 나 있는 하수도로 유출하여 황금하(黃金河)와
같은 모습을 보이며, 도로는 이르는 곳마다 불결하여 야간뿐 아니라
주간에도 주의하여 보행하지 않으면 분뇨를 밟는 상태였다.[393]

변소나 하수도와 같은 위생설비가 갖추어지지 않은데다 분뇨에 대한
처리가 제대로 이루어지지 않아 위생뿐 아니라 교통에까지 악영향을 미친
다는 지적이었다. 한성위생회가 사업을 시작한 목적은 이러한 서울의
불결한 위생상태를 개선하는 데 있었다. 통감부에서는 한성위생회 설립목
적을 아래와 같이 설명하였다.

　　무슨 까닭으로 경성에 이와 같은 설비를 할 것인가 라고 물음에 시골에
　는 이와 같은 위생의 필요가 없지만 시가에는 위생상 해로운 것이 산과
　같으므로 유행병도 자연히 많다. 그러므로 경성에서 일본 시가를 따라
　청결히 해도 한인 시가가 불결하면 유해한 것은 자연히 한인 거리로부터
　일본인 거리로 올 것이다. 한인 거리를 청결히 해도 지나(支那) 거리가
　불결하면 같은 결과를 낳을 것이다. 그러므로 전체적으로 합의하여 위생
　을 도모할 수밖에 없다.[394]

불결한 환경으로 인해 서울에 전염병이 빈발하고 있으므로 청결사업을
진행할 필요가 있고, 일본인들이 거주하는 지역만을 청결하게 유지하는
일이 불가능하기 때문에 조선인 거주지역을 포함한 도시 전 지역의 청결
화가 추진되어야 한다는 주장이었다. 이 글에서 일본인의 건강을 우선적
으로 적시한 점에서도 알 수 있듯이 사업 시행의 우선적인 목적은 서울에
거주하는 일본 식민 이주자의 건강보호에 있었다. 조선을 보호국화한

---

393) 「韓國通信」, 『同仁』 44, 1910, 8쪽.
394) 金正明 編, 『日韓外交資料集成』 6(中), 東京 : 巖南堂書店, 1964, 556쪽.

이후 본격적인 통치를 시행함에 있어 일본인들의 건강은 통감부에게 중요한 고려대상이 될 수밖에 없었다.[395]

이미 1904년 서울에서는 조선과 일본의 공동 청결사업이 실시된 바 있었다. 그 때 시행된 조치들은 "경성내 일반 구거(溝渠)를 소통"하는 것, "경성내 일반 진개(塵芥)를 성외에 배제"하는 것, "요시(尿屎) 운반법을 정"하는 것 등이었다. 한성위생회의 활동목적과 유사하게 하수도 정비, 쓰레기 · 분뇨 처리를 위한 공동작업이 진행된 것이었다. 특히 "일본군의 주재흔 한국 병영 급(及) 관아 부근 약 1정(町) 이내 지(地)에는 구거를 소통흐고 진개를 배제"할 뿐만 아니라 주변 민가에서 분뇨를 개울에 방류하지 못하도록 조치하였다.[396] 즉, 일제는 이 사업이 서울 주민들의 건강 보호를 위해서가 아니라 명백히 자국 군대를 위해 시행된다는 점을 분명히 하였다. 이러한 조치의 연장선상에서 향후 일제의 조선 지배의 중심지인 서울의 청결화를 위해 한성위생회가 조직되었던 것이다. 조선에 대한 본격적인 지배를 추진해 나감에 있어 정치 · 행정의 중심지인 서울을 청결하게 유지함으로써 식민 통치자의 안정적인 활동을 가능하게 하자는 의도였다.

한성위생회는 1907년 12월 21일 한성위생회의 목적과 조직 등을 규정한 한성위생회규약이 반포되면서 모습을 드러냈다.[397] 한성위생회는 "한성 및 부근 지역의 위생상태의 개선 도모를 목적"으로 하는 조직으로, 회장으로 내부 차관, 평의원으로 경무국장, 주차군 군의부장, 경시총감, 경성 이사청 이사관, 한성 부윤, 경성 거류민단장, 한성부민 총대(總代)를 두며, 경시총감을 위원장으로 하는 실행위원을 둔다는 내용이었다.

당시 한성위생회가 시행할 3대 사업 내용은 "첫째로 분뇨 진애(塵埃)를

---

395) 朴潤栽 외, 「韓末 · 日帝 初 醫師會의 창립과 朝鮮 支配」, 『延世醫史學』 5-1, 2001, 5~12쪽.
396) 「漢城內 淸潔法 設施에 關흔 請議書」 1904. 5. 10, 『各部請議書存案』(奎 17715).
397) 「漢城衛生會規約」, 『官報』 1907. 12. 23.

성문 밖으로 운반하는 것, 둘째 구거의 배설을 잘 하는 것, 셋째 시중에
공동변소를 설치하는 것"이었다.398) 분뇨·쓰레기 처리, 하수도 개선 그
리고 공동변소의 설치가 주요 사업으로 거론된 것이었다. 이 세 가지
과제 중 가장 먼저 시작된 것은 분뇨를 포함한 쓰레기의 처리로, 1908년
4월 평의원회에서 시행이 결정되었다.399) 그리고 평의원회의 결정이 난
지 5개월이 지난 1908년 9월 16일 한성위생회는 본격적인 활동을 시작하
였다. 종래 일본인 민단과 경시청에서 시행하던 서울 지역의 제예사업을
시작한 것이었다.400)

청결사업을 진행함에 있어 서울 주민들이 시행해야 할 일들은 1908년
4월 「제예규칙(除穢規則)」을 통해 반포되었다. 제예규칙에 따르면 서울
에 토지나 건물을 소유한 사람들에게는 청결을 유지해야 할 의무가 생겼
고, 오예물의 처리와 관련하여 오물 배출을 위한 배수로의 설치·수선,
쓰레기통의 비치, 화장실의 설치·수선을 해야 했다. 그리고 한성위생회
는 청소작업을 통해 각 호에서 배출된 쓰레기와 분뇨를 처리하였다.401)
이렇게 한성위생회의 활동은 주로 청소작업을 중심으로 이루어졌고, 그
조직 및 활동이 "경성 일원을 통제한 최초의 위생시설이고, 당시로서는
팽대(膨大)한 시설"이라는 평가를 받았다.402) 비록 1904년에 서울 전체를
포괄하는 청결사업에 관련된 규정이 반포되고 청결작업이 진행되었지만,
한성위생회가 창립되고 나서야 일정한 조직체가 진행하는 상시적인 청결
작업이 이루어질 수 있었기 때문이다. 나아가 한성위생회는 1911년에
이르면 가로수 설치, 거리 살수(撒水), 전염병원 설치 등 위생개선을 위한
포괄적인 작업에까지 활동범위를 넓혀 나갔다.403)

398) 金正明 編,『日韓外交資料集成』6(中), 東京 : 巖南堂書店, 1964, 743쪽.
399)『韓國衛生一斑』, 內部 衛生局, 1909, 36쪽.
400)「汚穢場 實施」,『皇城新聞』1908. 9. 10.
401)「除穢規則」,『官報』1908. 4. 4.
402)『京城府史』2, 京城府, 1936, 121쪽.
403)『漢城衛生會狀況一斑』, 內部 衛生局, 1914, 3~4쪽.

한성위생회의 조직은 종래 일본 거류민들이 부담해 오던 위생비를 조선인들에게 분담시키는 효과를 낳기도 했다. 일본 거류민들은 피병원·건강진단소·구미원(驅黴院) 등의 유지, 청결사업의 시행 등을 위해 위생비를 납부해 왔다. 하지만 한성위생회가 설립되어 서울에 거주하는 모든 주민들에게 위생비 납부 의무가 부과되면서 일본 거류민들의 위생비 부담은 점차 줄어들었다.404) 더구나 통감부시기 각종 의료시설들이 대한제국 정부의 소관 아래 설립되기 시작하면서 종래 일본인들이 운영해 왔던 청파(靑坡) 전염병치료소, 신정(新町) 건강진단소, 도산(桃山) 구미원(驅黴院) 등이 폐지되었고, 이들 시설에 소요되는 비용 역시 삭감되는 효과를 거두었다.405) 이런 일련의 조치에 대해 조선인들 사이에서는 일제의 침략 이후 청결위생에 대한 강조가 이루어지는 것은 일본인 자신을 위해 조선인들을 번거롭게 하는 것이라는 비판이 제기되기도 하였다.406)

한성위생회가 통감부시기 의학체계 형성에서 가장 크게 기여한 바는 위생경찰의 강화였다. 사업을 실질적으로 추진하는 실행위원장이 경시총감인 데서 알 수 있듯이 한성위생회에서 실시한 제반 청결사업은 경찰을 통해 진행되었다. 위생사업에 대한 지침은 한성위생회에서 의정하지만 시행은 경시청에서 담당하였던 것이다.407) 원칙적으로 경찰, 관리, 주민 등을 위촉하도록 되어 있는 실행위원에도 실제적으로는 경시만이 임명되었고, 한성위생회 사무소 역시 경시청에 설치되었다.408)

이렇게 위생경찰이 모든 청결업무를 담당하는 과정에서 중앙 행정기관이라고 할 수 있는 내부 위생국은 배제되어 갔다. 초기에 한성위생회의 물품 구입 및 제반 사무 준비를 진행중이던 내부 위생국은 실질적으로

404) 『京城府史』 2, 京城府, 1936, 890쪽.
405) 大村友之丞, 『京城回顧錄』, 朝鮮硏究會, 1922, 234~235쪽.
406) 『韓國警察一斑』, 韓國 內部 警務局, 1910, 371쪽.
407) 金正明 編, 『日韓外交資料集成』 6(中), 東京 : 巖南堂書店, 1964, 746쪽.
408) 『漢城衛生會狀況一斑』, 漢城衛生會, 1914, 6~7쪽.

한성위생회의 활동이 전개되던 1908년 7월에 접어들면서 배제되었고, 경시청에서 그 업무를 처리하였다.[409] 위생업무와 관련하여 중앙 행정기관인 내부 위생국의 역할이 축소되고, 그에 대비하여 위생경찰의 역할은 더욱 비대해지고 있었던 것이다.

구체적인 청결사무는 각 경찰서에 설치된 지소를 통해 진행되었다.[410] 그 구체적인 내용은 다음과 같다.

실행부에서는 경시총감을 위원장으로 ㅎ고 동청(同廳) 각 과장 급(及) 경성부 각 경찰서장 분서장을 위원으로 ㅎ며 기(其) 사업의 실행은 전(全)히 경찰관서에서 행ㅎ고 상(尙) 시민의 부담ㅎ 위생회비의 징수도 경찰관서에서 집행ㅎ 것이라.[411]

경시총감에서 경찰서, 경찰분서로 내려오는 조직체계 속에서 한성위생회의 구체적인 활동이 이루어졌고, 심지어 위생비의 징수조차 경찰이 담당하였던 것이다.

청소인부의 감독도 경찰의 임무였다. 다수의 인부를 감독하기 위해 인부 중에서 신원이 확실한 사람에게 감독의 임무를 맡기기도 했지만 기본적으로는 경찰이 감독을 담당했다.[412] 본래 일본의 경우 청소감독을 별도로 배치하여 그들로 하여금 청소에 대한 전반적인 감독업무를 시행하도록 하고 있었다. 그러나 조선에서는 감독업무를 경찰이 담당한 것이었다. "위력 있는 경찰관리가 아니면 인부의 사역은 물론 한성위생회의 사업 진행이 효과를 거두기 어렵다고 생각"했기 때문이다.[413] 전염병 확산을 방지하기 위해 급속한 조치가 필요한 상황도 아닌 일상적인 청소

---

409) 「衛生事務 引繼」, 『大韓每日申報』 1908. 7. 9.
410) 『漢城衛生會狀況一斑』, 漢城衛生會, 1914, 6~7쪽.
411) 白石保成, 『朝鮮衛生要義』, 1918, 191쪽.
412) 『漢城衛生會狀況一斑』, 漢城衛生會, 1914, 52쪽.
413) 위의 책, 86쪽.

작업에서조차 경찰의 주도성을 강조한 것이었다.

여기서 실제적인 집행을 맡은 사람들이 각 경찰서의 순사, 순사보였다.
그 담당 내용은 아래와 같다.

> 각 지소는 제예구역을 여러 구로 나누어 순사, 순사보를 배치하여
> 인부의 취체사업을 감독하게 하고 겸하여 기구의 보존 책임을 맡게 함에
> 따라 순사는 각 구에 배당할 차량 마필 및 인부수를 정하여 전날까지
> 지소장의 결재를 받아 매일 업무 시작 전과 종료 후에 인부 및 기구의
> 점검을 행하였다.414)

순사들은 청소인부 감독뿐 아니라 청소도구의 보존임무까지 병행하고
있었다. 더구나 여기서 감독이란 일상적인 청소작업의 감독뿐 아니라
청소작업의 일정 관리까지 포함하고 있었다.

위생비의 징수임무도 경찰에 맡겨졌다. 1908년 3월 30일 「한성위생회
비용에 관한 건」이 반포될 당시만 해도 위생비를 부과하고 징수하는 주체
는 한성부윤이었다.415) 그러나 부과징수 사무를 한성부윤이 집행할 경우
적지 않은 비용이 요구된다는 이유로 법률을 개정하여 비용징수의 담당부
서를 한성부 재무서로 바꾸었다.416) 이렇게 규정상으로는 한성부 재무서
가 징수의 주체가 되었지만 실제적인 위생비 징수를 담당한 측은 경찰이
었다.

그러나 경찰이 위생비 징수를 담당한다고 하여 업무가 효율적으로 진행
되는 것은 아니었다. 우선 조선인들은 위생비를 납부하는 이유를 알 수
없었다.417) 종래 분뇨 처리는 인근 분상(糞商)이나 농민들이 자신의 필요

---

414) 위와 같음.
415) 「法律」, 『官報』 1908. 4. 2.
416) 「한성위생회 비용 부과 징수 개정에 관흔 건」, 『奏本』 12, 683쪽 ; 「法律」, 『官報』
    1908. 10. 1.
417) 위생비 징수에 대해서는 일본 거류민들 역시 불만을 가지고 있어 용산 거류민단

에 따라 시행하고 있었으므로 일체의 비용을 지불할 필요가 없었다. 따라서 그동안 무료로 분뇨를 처리했는데 새삼스럽게 위생비를 내야 하는 이유를 알 수 없었으며, 나아가 한성위생회에서는 분뇨 처리를 지연시키는 일이 잦았다.[418] 분뇨통이 설치되었지만 적절한 시기에 수거가 이루어지지 않음에 따라 분뇨가 흘러넘쳐 상대적으로 협소한 가옥은 피해를 더욱 크게 입었다. 분뇨 적치장 역시 오물이 그대로 방치되어 인근 지역의 주민들이 민원을 제기하거나 위생비 납부를 거부하기도 하였다.[419] 당시 한 신문은 청결비는 납부시키면서 분뇨는 제대로 처리하지 않는다 하여 한성위생회의 위생을 오히려 해생(害生)이라고 야유하기도 하였다.[420]

위생비 납부실적이 저조함에 따라 경찰은 위생비를 납입하지 않는 사람들에게 수차례에 걸쳐 독촉을 하고, 납기에 즈음해서는 밤낮으로 각 가호를 방문하였다.[421] 그러나 경찰이 위생비 납부를 담당함에 따라 폐해가 생기는 것은 피할 수 없었다. 대표적인 예는 "순사들이 인가에 돌입ᄒ야 가산을 강제 집행"하는 모습으로 나타났다.[422] 경찰에 의한 강제적인 위생비 징수가 이루어졌던 것이다. 경찰들은 체납된 위생비에 대신하여 솥 같은 식기를 가져가겠다고 위협하였고, 심한 경우는 집안에 들어가 사람을 군도로 난타하고 임신한 부인을 위협하는 등 민중 보호라는 경찰의 본래 목적과는 동떨어진 행동을 했다.[423] 더구나 위생비 부담 능력이

의 경우 여러 번에 걸친 징수 독촉에도 불구하고 위생비를 납부하지 않았다. 『漢城衛生會狀況一斑』, 漢城衛生會, 1914, 136쪽.

418) 「衛生會社」, 『大韓每日申報』 1908. 12. 15.
419) 신동원, 『한국근대보건의료사』, 한울, 1997, 397~399쪽.
420) 「衛生害生」, 『大韓每日申報』 1909. 6. 26.
421) "각 경찰서는 매 분기마다 실지로 나가 칸수를 정확히 조사하여 대장을 만들고 재무서에 송치하며, 재무서는 그에 따라 납입고지서를 발부한다. 수납은 한호농공은행(漢湖農工銀行)을 지정하여 취급은행으로 하였다. 그러나 직접 은행에 납입하는 사람은 10중 1, 2에 불과했다." 『漢城衛生會狀況一斑』, 漢城衛生會, 1914, 137쪽.
422) 「民心 激仰」, 『大韓每日申報』 1909. 4. 3.

없는 빈민들에게까지 위생비가 청구되고 있었다. 따라서 빈민들은 위생비 체납으로 인해 경시청에 구금될 경우 평소와 달리 "조석(朝夕)은 득식(得食)"하겠다는 말로 체납비 납부 요구에 대항하고 있었다.[424]

한성위생회가 청결사업을 담당하면서 수거한 분뇨를 일본 비료회사에 넘긴다는 사실이 알려지면서 한성위생회 자체에 대한 불신이 조장되었다. 여론은 당시 상황을 아래와 같이 표현하였다.

기백명 한인의 분(糞)이 일인의 수(手)로 진도(盡渡)ᄒ며 기백천곡(幾百千斛) 한분(韓糞)의 이(利)가 일인의 구(口)로 진입(盡入)ᄒ미 일반 거인(居人)은 기복(其腹)을 좌문(坐捫)ᄒ여 왈 차호(嗟乎)라 차중오미(此中杇米)ᄭ지 일인의 소유가 되얏는가 하며 허다 분상(糞商)은 기수(其手)를 좌무(坐撫)ᄒ야 왈 □호(乎)라 일태인분(壹駄人糞)도 일인의 양여ᄒ얏다 ᄒ며 기타 성외 농민들은 우(尤)□오오(嗷嗷)ᄒ야 왈 한(韓)분이 일구(日口)에 기입(旣入)ᄒ미 기가(其價)의 중(重)이 황금과 여(如)ᄒ나 금년 이후는 폐농홈이 가ᄒ다 ᄒ고 우(又) 일(壹) 풍설이 여항(閭巷)에 난행(亂行)ᄒ야 왈 정부 관리가 차(此) 인민의 분(糞)ᄭ지 일인에게 매도(渡) (후략)[425]

조선인의 분뇨가 일본인에게 넘어가 일본인의 이익을 위해 활용되고 있고, 그 과정에서 종래 분뇨를 처리하던 분상과 분뇨를 구입하던 농민들은 손해를 감수할 수밖에 없게 되었으며, 심지어 경제적으로 몰락하게 될 위험성까지 있다는 것이었다. 특히 정치경제적 이권에 이어 분뇨마저도 일본에게 약탈당하는 상황이 도래한 것에 대해 민족적 분노를 표시하

---

423) 「衛生危生」, 『大韓每日申報』 1909. 4. 2 ; 「巡査行悖」, 『大韓每日申報』 1909. 4. 22.
424) 「貧民可矜」, 『皇城新聞』 1909. 3. 6. 이 문제를 해결하기 위해 한성위생회는 빈민 조사를 경시청에 요청하였다. 「貧戶 調査」, 『大韓每日申報』 1909. 5. 13.
425) 「韓肥料와 日人」, 『大韓每日申報』 1908. 10. 11.

였다.426) 나아가 한성위생회가 추진하는 분뇨의 처리방식을 폐지할 것을
주장하였다.

> 분상(糞商)의 소분(掃糞)을 일체 허여ᄒ야 성내의 분(糞)을 분상으로
> 소거케 ᄒ되 분통(糞桶)과 분거(糞車)를 용(用)ᄒ야 청결히 소제케 하야
> 일변(壹邊)으로ᄂ 분상(商)으로 매(賣)분의 생애를 득(得)케 하고 일변
> (壹邊)으로ᄂ 인민으로 방(放)분의 원세(冤稅)가 무(無)케 ᄒ면 위생방
> 법도 자연 실시가 될지오427)

종래 분상들이 자유롭게 분뇨를 처리하는 방식으로 회귀하여 분상들의
경제적 몰락을 막고, 농민들이 분뇨 처리비용을 납부해야 하는 부담을
없애라는 것이었다. 그렇지만 이 회귀가 과거로의 무조건적인 회귀가
될 수는 없었다. 종래 비위생적으로 진행되었던 분뇨 수거방식은 개선될
필요가 있었기 때문이다. 따라서 분상들에게 분통과 분거의 이용을 요청
하였고, 나아가 '황금'과도 같은 분뇨를 빼앗기지 않기 위해서 일본의
비료회사에 버금가는 경쟁력을 갖출 것을 요구하였다. 종래의 분상들은
"피(彼) 회사를 원(怨)치 말고 피 회사를 모범하며 피 회사를 한(恨)치
말고 피 회사와 경쟁"해야 한다는 주문이었다.428) 민족적 감정에 매몰되
어 청결사업을 일방적으로 배척하는 것이 올바른 대응은 아니었던 것이
다.

통감부시기 위생사업의 전개와 관련하여 아직 조선인들 사이에 위생에
대한 충분한 이해가 이루어지지 않은 상태에서 성급하게 위생조합을 설치
하고 위생비를 징수하는 것은 오히려 폐해만을 낳을 염려가 있다는 점은
이미 경찰 관계자들에 의해 지적된 바 있었다. 그 대안으로 조선인에게는

---

426) 신동원, 『한국근대보건의료사』, 한울, 1997, 399~401쪽.
427) 「衛生會社」, 『大韓每日申報』 1908. 12. 15.
428) 「韓肥料와 日人」, 『大韓每日申報』 1908. 10. 11.

조합비를 징수하기보다 노동력을 제공하게 하자는 제안이 나오기도 하였다.[429] 그러나 한성위생회는 지배를 위한 청결화라는 목적을 달성하기 위해 주민들의 객관적인 조건을 무시하는 행동을 하였다. 그것은 한성위생회가 청결사업을 진행하면서 주민들에 대한 계몽활동을 시행하지 않은 점에서도 나타났다. 계몽활동의 주요한 수단 중 하나인 위생환등회나 강연회의 개최가 한성위생회의 활동에서는 빠져 있었던 것이다.

경찰이 무리한 방법을 동원하면서까지 위생비 징수에 나선 이유는 한성위생회 경비의 태반이 위생비 납부에 의해 충당되고 있었기 때문이다. 1908년부터 1910년 사이의 수입액 중 보조금을 제외한 총수입에서 위생비가 차지하는 비율은 88~93%에 이르렀다.[430] 그러나 강제적인 위생비 징수가 이루어진 이유는 거기에만 있지 않았다. "부지불식간에 납세 의무를 존중"[431]하게 되었다는 한성위생회측의 평가처럼 경찰에 의한 위생비 납부 독촉은 조세 납부의 의미를 조선인들에게 각인시킴으로써 통감부 권력의 안정적인 지배를 확보하는 조치로 기능할 수 있었다.

하지만 그보다는 경찰의 주민통제 강화의 목적이 더 강했다. 경찰은 청결법을 실시한다는 명목으로 각 민간의 내정(內庭)에까지 침입하여 부인들을 '위협공갈'했는데, 본래 내방이란 남자의 경우 친척일지라도 출입이 허용되지 않는 공간이었다.[432] 그런데 이 여성만의 공간에 경찰이 위생을 명분으로 침입하고, 그 과정에서 경찰은 민중들에게 공포의 대상으로 되어 갔다. 위생 단속과정을 통해 주민들은 지배자인 일제의 무서움과 공포를 경험해 나갔던 것이다.[433] 일본과 조선의 상황이 다르다는 인식 하에 경찰의 관리감독이 이루어진 점에서 알 수 있듯이 한성위생회

---

429) 『韓國警察一斑』, 韓國 內部 警務局, 1910, 369쪽.
430) 『漢城衛生會狀況一斑』, 漢城衛生會, 1914, 132~133쪽.
431) 위의 책, 138쪽.
432) 「日巡惡行」, 『大韓每日申報』 1909. 5. 18 ; 『韓國衛生一斑』, 內部 衛生局, 1909, 11쪽.
433) 신동원, 『한국근대보건의료사』, 한울, 1997, 405쪽.

의 활동은 결국 위생경찰의 역할과 임무를 강화시키는 것이었다. 경찰은 이제 전염병 확산방지에 종사하는 일시적인 기간뿐 아니라 위생개선이라는 목적 아래 상시적으로 각 개인의 생활을 통제할 수 있게 되었다. 즉, 한성위생회의 활동을 통해 조선인들은 경찰로 대표되는 통감부 권력의 통제 안으로 편입되어 나갔다.

IV. 일제 초 의학 관련 법제의 정비와
식민지 의학체계의 성립

1. 관립병원의 설립과 수입 본위 경영으로 전환

1) 식민지 시혜론과 한의학 부정

1910년 조선이 일본의 식민지가 되면서 설치된 총독부는 의학문제 해결을 시정의 한 과제로 상정하였다. 그 과제 해결을 위한 방법은 종래 식민 이주자의 건강보호라는 좁은 틀을 벗어나 조선인 전체에 대한 의학적 고려를 전제로 한 식민지 의학체계의 형성이었다. 그리고 그 주요한 노력 중 하나로 의료기관의 전국적 설치가 이루어졌다. 이미 데라우치 마사타케(寺內正毅) 총독은 조선병합을 계기로 반포한 유고에서 서울에 대한의원을 설립하고 지방에 자혜의원을 설립하는 것은 "모두 민생을 고휼(顧恤)하는 자혜에서 나온 것"[1]이라고 지적한 바 있었다. 즉, 일제는 "자혜구제의 기관을 설치하여 병환을 치료하고 무고한 궁민을 구하는 것은 민심을 신정(新政)에 돌아오게 하는 일대 원인"이라는 점을 명확히

---

1) 「讀 統監의 諭告 續」, 『每日申報』 1910. 9. 2. 선교사들 역시 조선병합은 축하할 일이며, 특히 일본정부에서 경비를 지출하여 자혜의원 등 사회사업에 참여하는 것을 가장 기뻐할 정책이라고 말했다. 「선교사의 합병 評」, 『每日申報』 1910. 9. 7.

인식하고 있었다.[2] 종래 서울이나 주요 도시에 한정되었던 의료시혜의 범위를 전국적으로 확대시켜 총독부 시정에 대한 조선인들의 반감을 희석화시키고 일본의 지배를 수용하게 하자는 의도였다.

특히 의료기관의 확대 설치와 관련하여 강조된 것은 천황이었다. 즉, 일본의 신민이 된 조선인에 대한 천황의 부모와 같은 은혜가 의료기관 설치의 동기임이 강조되었다.

> 역대의 천황은 항상 민의 부모된 마음에 있으므로 병합과 함께 조선 인민의 부모가 되었다. … 그러므로 거액의 국탕(國帑)을 하사하여 자혜 의원을 개설하게 하였다. … 항상 폐하의 적자임을 잊지 않고 능히 신체 의 건강을 유지하고 질병을 사전에 막으며 식산흥업에 정진하고 자기의 책무를 다하여 일찍이 없었던 홍은(鴻恩)에 보답하는 것은 즉 효자인 일본 신민의 본분이 될 것이다.[3]

병합에 의해 조선인과 일본인은 천황의 동일한 신민이 되었고 부모의 역할을 맡게 된 천황이 신민을 구제하기 위한 노력의 일환으로 의료기관을 설치하였으므로 신민이 된 조선의 민중들은 효도하는 마음으로 건강보호와 질병예방에 매진하는 동시에 자신의 직분에 충실하라는 요구였다. 의료혜택을 국민의 권리가 아니라 시혜로 간주함으로써 피식민인에게 부정적으로 다가온 식민통치의 현실을 희석화시키고, 나아가 근대국가 건설에서 천황을 국민통합의 구심점으로 이용한 것처럼, 조선인 역시 동일한 천황의 적자라는 미명 아래 일본의 통치 아래로 포섭하려는 조치였다. 나아가 총독부는 시혜에 걸맞는 조선인들의 충성을 요구하였다. 즉, 총독은 자신들이 관립병원의 설립을 통해 "인민의 질고를 구제하니 정부가 인민에 대한 성의가 약시(若是)히 주지(周至)ᄒ거던 인민은 차

---

2) 「總說」, 『朝鮮總督府救濟機關』, 朝鮮總督府, 1913.
3) 「衛生講話大要」, 『警務彙報』 70, 1914, 2~3쪽.

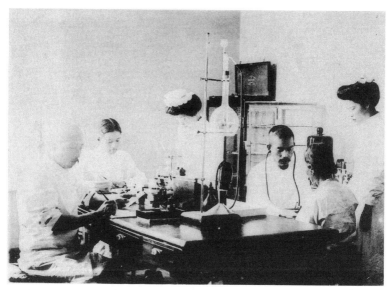

조선총독부의원 시료부 진찰실

(此)에 대ᄒᆞ야 하(何)로 보답하리오"라고 반문하였다.[4] 총독부가 조선민
의 질병 구제를 위해 관립병원을 확대 설립하는 만큼, 조선인들은 감사의
마음으로 총독부 시정에 순응해야 한다는 요구였다.

　그러나 실제적으로 식민지배가 진행됨에 따라 종래 총독부가 표방했던
시혜적 진료가 확대된 것은 아니었다. 총독은 "시료의 경비는 한도가
있어 무한한 구료는 도저히 국비가 감당할 수 없는 바일 뿐 아니라 남시(濫
施)하게 될 때는 민중이 구안고식(苟安姑息)에 빠져 도리어 근면 저축의
정신이 엷어질 폐해가 생길 것이므로 각자는 항상 시료의 범위에 대해
주도한 주의"를 기울일 것을 요청하였다.[5] 시료환자 진료를 위한 국비보
조에 한계가 있는데다 자칫 시혜조치를 기다리며 무사안일에 빠지는 부작

---

4) 「總督訓示와 慈惠院」, 『每日申報』 1913. 5. 20(1).
5) 『總督訓示集』 第二輯 追錄, 朝鮮總督府, 1917, 18쪽.

용이 생길지 모른다는 염려였다. 표면적으로 건강한 자립정신의 육성을 방해할 수 있다는 점을 지적하며 시료의 범위가 제한될 수밖에 없다고 주장하였지만, 총독부 수립 후 예산이 제한된 상황에서 시료의 확대란 실질적으로 불가능했다. 병합 이후 조선총독부특별회계가 설치되면서 일본정부의 지원이 축소되고 조선 자체 내에서 재정을 충당해야 함에 따라 무료환자 진료에 사용될 자금이 제한되었던 것이다.

그러나 시료환자의 진료가 총독부 시정에 대한 조선인들의 호감을 얻는 데 기여하고 있다는 점을 인식하고 있었던 총독부로서 시료환자를 급격히 감소시킬 수는 없었다. 이 문제를 해결하기 위한 방안의 하나로 성립된 것이 1913년부터 실시된 조선의원급제생원특별회계(朝鮮醫院及濟生院 特別會計)였다.

조선의원급제생원특별회계란 종래 조선총독부특별회계에 있던 총독 부의원 및 자혜의원의 재정을 분리하고 여기에 제생원을 더하여 하나의 특별회계로 설정한 것으로, 제생원 경비는 은사금 이자로 해결하고, 총독 부의원 및 자혜의원에 사용되는 정부지출금은 매년 45만 원을 한도로 하여 조선총독부특별회계로부터 지출한다는 내용이었다.6) 1912년 설치 되어 고아, 맹아, 정신병자 등을 수용·교육하는 제생원에는 일본 제생회 로부터 330만 원의 자금이 기부된 상태였는데, 총독부가 제생원을 관립병 원과 함께 하나의 특별회계로 통합하여 제생회 기부자금을 시료환자 진료 에 충당하고자 한 것이었다. 따라서 종래 제생원은 단지 자금을 가지는 데 그치고, 그 자금에서 생기는 이자수입은 모두 조선의원급제생원특별회 계에 기부되었으며, 기부된 자금은 시료를 위한 자금으로 이용되었다.7) 구체적으로 1915년의 경우 총 3,846,018엔의 조선의원급제생원특별회계

---

6) 「朝鮮醫院及濟生院特別會計法」, 『朝鮮總督府官報』 1912. 4. 4 ; 『朝鮮關係 帝 國議會議事經過摘要』, 1915, 196쪽(『日帝下支配政策資料集』 4, 高麗書林, 1993에 수록).

7) 「朝鮮總督府濟生院の槪況」, 『朝鮮彙報』 4, 1915, 71쪽.

예산 중 각 사업에 배당된 금액은 각각 일반 빈민구료 자금 3,067,395엔, 나병원 자금 300,000엔, 정신병자 구료자금 150,000엔, 제생원 자금 328,623엔으로 총독부의원이나 자혜의원에서 사용할 수 있는 빈민 구료 자금은 총 예산의 79.8%에 달했다.8)

나아가 조선의원급제생원특별회계는 정부지출금을 일정한 한도 내로 제한하면서 각 관립병원으로 하여금 "자위(自衛) 독립"하게 하는 데 궁극적인 목적이 있었다.9) 즉, 정부 지원금을 줄여 나감으로써 점차 총독부의 부담을 없애고, 궁극적으로 각 관립병원들이 진료수입을 통해 회계를 운영할 수 있게 하고자 하였다.10) 1915년부터 1919년까지 각 관립병원의 수입에서 진료수입이 차지하는 비중을 살펴보면 다음과 같다.

1915년부터 1919년 사이에 총독부의원의 경우 총 수입에서 진료 수입이 차지하는 비중은 53.4%에서 64.3%로, 자혜의원의 경우 23.7%에서 37.2%로 각각 증가하였다. 결국 조선의원급제생원특별회계로 예산 운영이 변경되었다는 것은 각 관립병원이 "수지 균형에 유의"할 수밖에 없게 되었다는 의미이며, 병원 운영을 위해 수입본위의 경영을 하게 되었다는 의미였다.11) 조선을 식민지화하는 과정에서 조선인이 지닌 일본 지배에 대한 반발감을 약화시키는 수단으로 무료시술이라는 방법이 활용되었다

---

8) 「總督府施設歷史調査書類」, 『寺內正毅關係文書 首相 以前』, 京都 : 京都女子大學, 1984, 229쪽.

9) 『帝國議會日本衆議員議事速記錄(朝鮮關係拔萃)』 2, 308쪽.

10) 총독부의원은 협의를 통해 전차 노선을 "종로로부터 북으로 꺾고 문 앞까지 연장하여 시내 각 방면으로부터 오는 환자의 편의를 도모"하였다. 서울의 동북부에 위치함으로써 환자들의 내왕에 불편이 있는 점을 고려하여 이용의 편의를 도모한 것이었다. 그러나 전차의 연장은 기본적으로 다수의 환자를 수용하여 의원의 수입을 증대시키기 위한 방편이었다. 『朝鮮總督府醫院二十年史』, 朝鮮總督府醫院, 1928, 19쪽 ; 佐藤剛藏, 『朝鮮醫育史』, 茨木 : 佐藤先生喜壽祝賀會, 1956, 45쪽.

11) 『朝鮮總督府醫院第三回年報(1914-1915年)』, 2~3쪽 ; 佐藤剛藏, 『朝鮮醫育史』, 茨木 : 佐藤先生喜壽祝賀會, 1956, 43쪽.

1915~1919년 관립병원 수입(단위 : 엔)

		1915	1916	1917	1918	1919
총독부의원	의원 수입	151,256	180,339	192,528	243,131	306,781
	총수입	283,078	297,944	311,277	378,584	477,230
	의원 수입 / 총수입	53.4%	60.5%	61.9%	64.2%	64.3%
자혜의원	의원 수입	160,528	190,294	223,076	300,121	421,302
	총수입	677,641	702,771	711,872	837,238	1,131,704
	의원 수입 / 총수입	23.7%	27.1%	31.3%	35.8%	37.2%

(「第四十二會 帝國議會說明資料」, 『朝鮮總督府 帝國議會說明資料』12, 1998, 163~164쪽)

면, 조선의원급제생원특별회계의 제정은 병합이 이루어짐에 따라 그동안 시행되었던 시혜 범위를 제한하면서 점차 관립병원의 성격을 일반 병원의 그것으로 변경시켜 나가는 과정의 하나였다.

총독부가 '시혜'를 강조하며 자신의 지배가 가지는 강압성을 희석화시키고자 했다면, 동시에 피식민인 각 개인에 대한 통제와 개입 역시 의학을 수단으로, 구체적으로 위생이라는 이름으로 진행되었다. 총독부는 "위생시설을 완성하여 건강보전의 대계를 수립"할 것을 표명하였다.[12] "국민의 건강은 국가의 진운에 영향주는 바가 적지 않고, 국민의 건강을 유지하는 길은 주로 위생상태의 개선"에 있었기 때문이다.[13] 식민지 주민들의 건강 유지는 식민통치의 안정에 중요한 요소였고, 위생시설의 완비를 통해 그 목표를 달성해 나가겠다는 주장이었다.

사실 식민지배를 안정화시키기 위해서는 식민지 주민들의 건강에 대한 고려는 필수적이었다. 특유한 풍토병이나 전염성 질환으로 인해 "때로는 예측하지 못한 폭위(暴威)가 나타나고 사업의 진전, 산업의 발달을 저애

---

12) 『朝鮮總督府救濟機關』, 朝鮮總督府, 1913, 1쪽.
13) 『總督訓示集』第二輯 追錄, 朝鮮總督府, 1917, 19쪽.

하며 나아가 시정의 대국(大局)에 영향을 미치는 예"가 많았기 때문이다.[14] 풍토병이나 전염병은 식민지 주민들의 건강과 생명을 위협하는 주요 요인이었고, 만일 그로 인해 육체적 피해가 발생한다면 식민 시정의 안정화라는 목표가 위협받을 수 있었던 것이다.

따라서 식민지 통치당국으로서 주민들 건강에 주의하는 것은 당연했고, 그 목표를 달성하기 위해서는 각 개인에 대한 적극적인 통제와 간섭이 부수되지 않으면 안 되었다. 그리고 경찰은 총독부가 식민지의 건강 확보라는 목표를 달성하기 위해 동원한 가장 유력한 수단이었다. 이미 일본에서 자치적 요소를 말살시키며 발전해 온 위생경찰제도[15]는 식민지 조선에 유입되면서 그 강압성을 더욱 강화시켜 나갔다.[16]

총독부의 의학정책이 시혜와 통제가 병행되는 방식으로 추진되었다면, 서양의학은 일본의 선진성을 선전하고 위생정책을 효율적으로 수행할 수 있다는 이유로 인해 총독부가 시행하는 의학정책의 내용을 구성하기에 이르렀다. 일본 의료계는 도쿠카와 시대부터 의사들이 솔선하여 문명의 지식을 흡수하였고, 그 결과 오늘 일본제국의 기초가 만들어졌다고 설명할 만큼 의학이 근대화에서 중요한 역할을 담당하였다는 자부심을 가지고 있었다.[17]

> 일본 문명사는 의술이 인도했음에 틀림이 없다. 일본문명의 선구가 무엇이냐 하면 곧 의학이다. 일본문명의 역사를 봄에 선구는 의학으로, 이학도, 화학도, 공학도 혹은 병기를 만드는 학문도 모두 이로부터 나온 것이다.[18]

---

14) 「公醫配置の現狀」, 『朝鮮彙報』 4, 1916, 128쪽.
15) 大日方純夫, 『近代日本の警察と地域社會』, 東京 : 筑摩書房, 2000, 49~52쪽.
16) 조선의 위생경찰제도가 가지는 특징에 대해서는 4장 4절 참조.
17) 「弘田博士祝辭」, 『朝鮮醫學會雜誌』 1, 1911.
18) 大隈重信, 「淸國開發の第一義」, 『同仁』 1, 1906, 5쪽.

일본문명사는 의학이 주도했으며, 다른 과학기술 분야의 발달 역시 의학에 의해 촉발되었다는 평가였다. 서양의학이 일본 근대화를 추동하는 핵심 동력으로 평가되었던 것이었다.

특히 메이지 정부가 부국강병책의 일환으로 서양의학 일원화를 추진하면서 서양의학에 기초한 일본의학은 발전을 거듭하여 1890년대에 이르면 서양 의사들에 의해 직접적인 지도를 받지 않는, 소위 '자립' 단계에 접어들었다고 평가되었다. 일본의학의 자립을 단적으로 보여주는 예는 동경대학 의학부의 외국인 교수 비율에서 찾을 수 있다. 1877년 동경대학 의학부가 설치될 당시 교수들은 기초 독일어 교수, 한학 교수를 제외하고는 모두 독일인이었다. 그러나 강좌제가 실시된 1893년에 이르면 전 강좌를 일본인 교수가 담당하기에 이른다. 1871년 독일인 교수가 도착한 지 20여 년 만에 일본인에 의해 세대교체가 이루어진 것이었다. 일본의학의 발전은 학문분야에서도 나타나 코흐(Robert Koch)의 문하에 들어간 기타자토 시바사부로(北里柴三朗)가 1889년 파상풍균의 순수 배양에 성공했고, 1892년에는 시가 기요시(志賀潔)가 이질균을 발견하는 등 일본인 학자에 의해 이루어진 세균학 분야의 성과가 서양의학 발전의 주요 부분으로 기록되기 시작하였다.[19]

메이지 유신 이후 비약적으로 발전해 간 일본의 서양의학은 통감부 설치 이래 일본이 조선의 근대화를 지도할 수 있다는 명분을 제공하는 수단으로 이용되어 왔다. 총독부가 설립되었다고 해서 종래 서양의학이 담당했던 역할이 크게 변경된 것은 아니었다. 여전히 서양의학은 조선민들을 문명개화의 길로 이끄는 데 기여해야 한다는 점이 강조되었다. 따라서 일본의사들이 시술하는 의료는 '일신의술(日新醫術)'로서 조선인들에게 문명의 은택을 입게 하고 의학적으로 후진적인 조선을 문명화시킬 수 있는 수단으로 선전되었다.[20] 일본에서 완고했던 보수주의자들이 메

---

19) 川上武, 『現代日本醫療史』, 東京 : 勁草書房, 1965, 195~205쪽.

이지 정부를 지지하게 된 원인도 "서양 의술의 효용과 병원 보급"에 있었듯이 서양의술의 확대는 총독정치를 조선인들이 '감복'하게 하는 수단이 될 수 있다는 것이었다.[21] 즉, 총독부가 서양의학의 시술을 통해 수행하는 근대화 작업이 종래 보수적인 조선인들의 사상을 변화시키는 데 기여할 수 있다는 주장이었다.

더구나 일본이 조선과 같은 인종이라는 사실은 서양의학의 직접적인 수용보다는 일본을 통한 수용이 보다 유리하다는 주장의 근거로 활용되었다.[22] 나아가 총독부는 이제 일본에서 발전된 서양의학이 일본이라는 국지성을 뛰어넘어 하나의 보편적인 의학이 되었음을 주장하였다.

대저 의술로 논지(論之)면 '서양의 의술'이니 '동양의 의술'이니 쏘는 '일본의 의술'이니 '조선의 의술'이니 ㅎ는 구별이 무(無)ㅎ되 다만 만유학(萬有學)쑨 유(有)ㅎ니 우주간 만유(萬有)에 대ㅎ야 일체 사물의 이치를 궁구ㅎ야 기중에서 진리를 발현ㅎ야 써 치료의 용(用)에 응홈으로 현하 오제(吾儕) 일본인이 ㅎ는 바 의술은 서양의 의술도 안이오 역(亦) 동양의 의술도 안이라 즉 진리적 물리의 원칙에서 화생(化生)ㅎ는 바 천연 자연의 도리에 기(基)ㅎ야 ㅎ는 바 의술 (후략)[23]

일본을 통해 수입되어 조선에서 시술되는 서양의학의 지역적 구분이 사라지고 보편성이 강조된 것이었다. 이러한 언술을 통해 일본의학이 지니는 제국주의적 성격은 희석화되고 일본의학은 우리가 수용해야 할 보편적인 대상으로 전환해 나갔다.

서양의학이 총독부에 의해 적극적인 옹호의 대상이 된 반면에 한의학은 극단적인 비판의 대상으로 전락하였다. 이미 서양의학의 전일화를 이룩한

20) 『朝鮮總督府救療機關』, 朝鮮總督府, 1912, 3쪽.
21) 「醫術の勝利」, 『同仁』 45, 1910, 19쪽.
22) 田代亮介, 「滿韓報告」, 『同仁』 14, 1907, 3쪽.
23) 「新醫法에 對ᄒᆞᆫ 解惑」, 『每日申報』 1913. 11. 20(1).

일본이 조선을 통치함에 있어 서양의학을 이용하는 것은 당연한 수순이었다. 하지만 그에 더하여 서양의학은 일본이 지닌 문명적 우수성을 방증하는 수단이었고, 따라서 조선의 주류 의학이었던 한의학은 조선의 상대적 열등성을 강조하기 위한 목적에서도 일관된 비판의 대상이 될 수밖에 없었다.

당시 총독부가 지니고 있던 한의사에 대한 인식은 극히 부정적이었다. 그 인식은 주로 한의사들이 정규적인 교육과정을 통해 배출되기보다는 비체계적인 교육과 자의적인 기준에 의해 양산되고 있다는 판단에 기인하였다. 그 당시 총독부에서 한의사들을 바라보는 대표적인 시각은 아래와 같았다.

> 본초강목(本草綱目) 수권을 독(讀)ᄒ면 왈 아(我)가 시의(是醫)라ᄒ며 의방활투(醫方活套) 기행(幾行)을 견(見)ᄒ면 왈 아(我)가 시의(是醫)라ᄒ야 만병회춘(萬病回春)을 대서특서(大書特書)로 문미(門楣)에 고양ᄒ고 사방의 내자(來者)를 좌우 수응(酬應)ᄒ야 병근(病根)의 심천(深淺)과 약성(藥性)의 온량(溫凉)을 불구(不究)ᄒ고 삼부파황(蔘附巴黃)을 자의(藉意) 가감ᄒ야 자이(自以) 명민 고수라 ᄒ야 오기(傲氣)가 핍인(逼人)ᄒ니 차배(此輩)의 오인생명(誤人生命)홈이 과연 기하(幾何)나 되겟ᄂ뇨.[24]

한의사들이 풍부한 임상경험도 없이 실용적인 의학서적의 열람만으로 의사로 자칭하고 있으며, 질병과 약재에 대한 지식이 부족함에 따라 치료나 처방과정에서 자칫 환자의 생명을 잃게 하는 경우가 많다는 지적이었다. 한 마디로 총독부가 보기에 한의사들은 의사자격이 없었다.[25] 한의사에 대한 총독부의 불신은 경무국의 책임자가 한의사 중에는 "보통사람보

---

24) 「勸告 醫業者」, 『每日申報』 1910. 11. 23(1).
25) 「朝鮮醫士의 衰退」, 『每日申報』 1910. 11. 20(2).

다도 오히려 의학사상이 부족한 사람이 있다고 생각된다"고 언급한 점에
서 극명하게 드러난다.[26]

총독부가 부정한 것은 한의사만이 아니었다. 종래 대한제국에서는 이
루어지지 않았던 한의학 자체에 대한 전면적인 부정이 총독부에 의해
행해졌다. 즉, 한의학의 가장 중요한 기초이론인 음양오행 역시 '공리(空
理)'에 불과하며, 한의학이란 단지 수천 년을 이어온 경험의학이라는 점에
서만 의미를 지닐 뿐이라는 주장이 제출되었다.[27] 한의학의 이론에 대한
부정이 이루어질 경우 한의학은 더 이상 독자적으로 존재할 가치가 없는
의학이었다.

그러나 총독부의 일방적인 한의학 부정에도 불구하고 한의학의 도태란
불가능하였다. 우선 "조선인은 반수 이상이 한의술(漢醫術)을 의뢰코져
ᄒᆞᄂᆞᆫ 특성"[28]이 있다는 지적처럼 조선인이 한의학에 가지는 신뢰감은
높았다. 그 신뢰감의 배경에는 "서의약(西醫藥)의 첩법기방(捷法奇方)이
족히 인(人)을 경(驚)케홀 듯ᄒᆞ나 단 풍토가 부동(不同)하고 장부가 부동
ᄒᆞ야 개개(個個)히 조선인에게 적(適)ᄒᆞ다고 위(謂)키 난(難)ᄒᆞ니 차(此)
ᄂᆞᆫ 동의약(東醫藥)의 가폐(可廢)치 못홀 원인"이라는 인식이 자리잡고
있었다.[29] 지리적·신체적 차이로 인해 서양의학은 조선인에게 적합하지
않으며, 조선인에게 적합한 의학은 한의학이라는 지적이었다. 아울러 조
선인들이 온돌을 선호하는 주거 습관, 자극적인 음식을 좋아하는 식생활

---

26) 「朝鮮の衛生狀態と傳染病に就いて」, 『朝鮮及滿洲』 189, 1923, 32쪽. 한의사들
   이 가진 의학지식에 대한 불신은 서양 의약품이 수입되는 상황에서 그 사용에
   대한 적극적인 반대의견이 제기되는 배경이 되기도 했다. 총독부의 시각으로
   보면 한의사들의 경우 "옛날과 같이 오로지 한의서에 의해 조제·투약하던 시대
   에는 비교적 폐해가 심하지 않았지만 최근 함부로 일본인 의사의 처방을 베껴
   서양식 극독약을 사용하는 자가 있어 환자를 위험에 빠뜨리는 적"이 적지 않았기
   때문이다. 『朝鮮總督府施政年報(1912年)』, 375쪽.
27) 小串政治, 『朝鮮衛生行政法要論』, 自家出版, 1921, 278쪽.
28) 「醫師規則發布(二)」, 『每日申報』 1913. 11. 23(1).
29) 「醫士研鑽會」, 『每日申報』 1913. 5. 29(1).

습관 등도 서양의학의 약물이 종래의 한의약보다 효율 면에서 열등한 이유로 거론되었다.30) 이미 조선인이 한의학에 대해 가지고 있는 신뢰감은 하나의 습관과 같아 한의학을 "능히 일도할단(一刀割斷)"한다는 것은 불가능하였던 것이다.31)

특히 한의학은 내과 계통에서 서양의학보다 우월하다는 주장이 자주 제기되었다. 다음과 같은 주장이 대표적인 것이라고 할 수 있었다.

> 외과에 관해서는 우리는 도저히 서양의술에 미치지 못하지만 내과에 관해서는 서구 의술은 광물질의 약품을 쓰는 점이 특히 마음에 들지 않는다. 우리는 한방을 좇아 초근목피, 모두 식물성을 사용하므로 인체에 잘 적응하여 치병의 효과를 거둘 수 있으므로 이 점에서 양의보다 훨씬 낫다.32)

인체에 보다 적합한 식물성 약재를 사용하기 때문에 외과와 달리 내과 분야에서는 한의학이 우월하다는 주장이었다. 내과 계통의 치료에 한의학이 우수하다는 생각은 의료기관을 이용하는 데서 구체화되었다. 일본 의사들이 각 지역에서 의료를 시행할 때 외과적 치료를 위해 내원하는 조선인은 증가하는 반면에 "내과적 질환은 방치하는 경우가 많고 종종 검진받아도 이삼일 만에 치료를 중지하고 경과가 긴 경우는 주로 매약을 사용하는 상태"가 벌어지고 있었다.33) 외과분야에서는 서양의학의 영향력이 강화되고 있었지만, 내과분야에서는 여전히 신뢰감을 획득하지 못하

---

30) 「漢醫學界에 就ᄒ야(二)」, 『每日申報』 1917. 11. 18(1).
31) 「東醫의 必要(續)」, 『東醫報鑑』 2, 1916, 1쪽.
32) 『芳賀榮次郎自敍傳』, 1950, 263쪽.
33) 『朝鮮人ノ衣食住及其ノ他ノ衛生』, 第八師團軍醫部, 1915, 132쪽. 내과계통과 관련해서는 총독부조차도 "서약(西藥)이 조선인 내과에 적합하다 말하기 어려운" 측면이 있으며, 따라서 한의약도 참고적으로 장려할 필요가 있음을 인정하고 있었다. 「醫學界에 대하야」, 『每日申報』 1911. 8. 22(1).

고 있었던 것이다. 나아가 당시 한의사들은 서양의학에 대비되는 한의학
의 특징들을 도출하고, 그것들을 동서양의 체질의 차이인 지역성, 민중
보건적 성격을 지닌 계급성 등으로 범주화시키기도 하였다.34) 이러한
비교 자체가 서양의학적 기준에 입각하여 이루어지기는 하였지만, 일방적
인 총독부의 한의학 억압정책에 대한 비판의 의미는 지니고 있었다.35)

그러나 무엇보다도 한의학은 서양의학이 포괄하지 못하는 각 중소 지역
의 의료수요를 충족시킬 수 있다는 점에서 일방적인 배척의 대상이 될
수 없었다. 일제는 조선을 서양의학으로 전일화시키겠다는 목표는 지니고
있었지만, 그 목표를 달성할 만한 재정적·교육적 투자에는 큰 관심을
기울이지 않았다. 따라서 한의학은 서양의학의 공백을 메우는 수단으로
과도기적으로나마 활용될 수 있었다.36) 더구나 한의학은 개인 진료를
주로 하는 임상적 측면에 주목하였기 때문에 일제의 조선지배라는 거시적
측면과 충돌할 위험성도 적었다.37) 개인 진료에 집중하는 한의학의 특성
상 식민지배라는 정치적 문제와 대립하지 않으면서 양립할 가능성이 상대
적으로 더 많았던 것이다. 이렇게 조선인 일반이 지닌 한의학에 대한
신뢰감과 함께 인구수에 대비된 의료인력의 부족이라는 상황은 일제의
서양의학 일원화 정책이 관철되지 못하는 현실적인 조건으로 기능하였다.

일제는 조선을 식민지로 편입시킨 후 자신의 지배에 대한 반발을 희석
화시키는 방편의 하나로 의료기관의 증설을 통한 시혜적 치료를 진행시켜
나갔다. 그러나 총독부가 선전하던 '시혜'란 실질적으로는 예산이 한정된

---

34) 조헌영, 「한방의학의 위기를 앞두고」, 『漢醫學의 批判과 解說』, 전북 한의학조
   합, 1942/『漢醫學의 批判과 解說』, 소나무, 1997.
35) 정근식, 「일제하 서양 의료 체계의 헤게모니 형성과 동서 의학 논쟁」, 『한국의
   사회제도와 사회변동』, 1996, 291~292쪽.
36) 일제시기 서양의학을 습득한 의사의 양성에 대해서는 의학교육기관을 분석한
   4장 2절, 의사와 한의사 면허문제를 취급한 4장 3절 1소절과 2소절 참조.
37) 한의학이 지닌 임상적이고 개인적 특징에 대해서는 神谷昭典, 『日本近代醫學의
   定立』, 東京 : 醫療圖書出版社, 1984, 153~169쪽 참조.

제한적인 것이었고, 오히려 '위생'의 이름으로 각 개인에 대한 통제와 간섭이 강화되어 나갔다. 그리고 총독부는 자신들의 지배가 서양의학으로 대표되는 선진문명의 조선 이식을 통한 문명개발에 목적을 두고 있다고 선전하였으며, 마침내 서양의학을 보편적으로 수용해야 할 대상으로 강조하였다. 따라서 총독부 성립 후 조선에는 서양의학 시술기관이 점차 확대되어 나갔고, 서양의학은 근대적 의학체계의 핵심으로 정착되어 나갔다.

2) 조선총독부의원의 설립과 전염병·지방병 연구

1910년 총독부가 설치되면서 통감부시기에 설립된 대한의원은 조선총독부의원(朝鮮總督府醫院, 이하 총독부의원)으로 이름이 바뀌었고, 원장으로 조선총독 데라우치 마사타케의 총애를 받던 육군 군의총감 후지타 쓰구아키(藤田嗣章)가 임명되었다.[38] 관제에 따라 총독부의원에는 원장 이외에 의관 9명, 의원 10명, 교관 1명, 사무관 1명, 약제관 1명 외 서기, 교원, 조제수, 조수, 통역생을 둘 수 있었다.[39] 1911년 현재 각 분과별 직원 현황은 다음과 같았다.

1911년 조선총독부의원 분과별 직원 현황

	내과	외과 및 치과	안과	산과부인과	소아과	이비인후과	피부과	시료부	약제과	의육과	서무과
의관	2	1	1	1	1	1	1	1	1(과장)	1(교관)	1(과장)
의원	4	3	0	1	1	0	0	1	4(약제수)	1(교원)	3(서기)
조수	1	2	1	1	0	1	1	1	3	2, 1(통역생)	1
촉탁	1	0	0	1	0	0	0	1	0	1	1

(『朝鮮總督府醫院第一回年報(1911年)』, 16~19쪽)

---

38) 佐藤剛藏, 『朝鮮醫育史』, 茨木 : 佐藤先生喜壽祝賀會, 1956, 39쪽.
39) 「朝鮮總督府醫院官制」, 『朝鮮總督府官報』 1910. 9. 30.

새로운 조직 개편은 이전 대한의원의 인원을 대폭 교체하는 것이었다. 내과, 소아과, 안과, 산부인과 외 나머지 의관들은 모두 교체되었고, 신설된 피부과, 이비인후과, 외과의 각 부장 및 약국장에는 새로이 현역 군의와 약제관이 취임하였다. 이러한 인원 교체는 경비 절약이라는 목적과 함께 새로이 총독부의원이 출발하면서 '신선미'를 보이기 위해 추진된 것이라고 주장되었다.[40] 그러나 자혜의원이 설립되는 과정에서 모든 원장에 군의들이 채용된 점에서 알 수 있듯이 총독부의원의 조직 개편 역시 병합 후 유휴 인력이 된 군의를 활용하는 동시에 조선의 군사적 지배를 의학적 측면에서 관철시키는 모습이었다.[41]

총독부의원이 설립 후 가지게 된 주요한 과제 중 하나는 조선인들을 총독부 통치에 순응시키는 일이었다. 그 목적 달성을 위해 총독부의원은 무료 환자치료인 시료를 실시함으로써 조선인들이 가지고 있던 반일감정을 완화시키고자 하였다. "빈곤자에 대해서는 하등 수속을 요하지 않고 외래진료는 물론 입원치료도 시료로서 받게 함에 굉대(宏大)한 성은의 두터움에 균점(均霑) 감읍"하게 하자는 목적이었다.[42] 빈곤한 환자에 대해서는 입원을 포함한 모든 진료를 무료로 제공함으로써 천황으로 상징되는 총독부 시정에 대해 감사의 마음을 갖게 하자는 것이었다.

총독부의원의 시료활동 결과는 종종 언론을 통해 보도되었다. 그동안 진료를 받지 못했던 환자가 서양의학에 기초한 총독부의원 소속 의사들의 헌신적인 치료활동으로 질병이나 상처로 인해 고통받던 생활에서 벗어나 새로운 삶을 시작할 수 있게 되었다는 내용들이었다. 이렇게 '회생'한

---

40) 佐藤剛藏, 『朝鮮醫育史』, 茨木 : 佐藤先生喜壽祝賀會, 1956, 45쪽.

41) 1911년 현재 시료부를 포함한 8개과 중 군의가 의관으로 임명된 과는 4개 과였다. 『朝鮮總督府醫院第一回年報(1911年)』, 16~19쪽. 군의들이 증가하면서 일반 대학 출신 의사들과 갈등이 초래되었다. 이 갈등은 총독부의원의 고질적인 모습 중 하나였고, 1920년에는 하가 에이지로(芳賀榮次郎) 원장 교체의 원인이 되기도 하였다. 「芳賀院長辭任說」, 『每日申報』 1920. 9. 28(3).

42) 『朝鮮總督府醫院第二回年報(1912-1913年)』, 9쪽.

242

환자들은 총독부의원 소속 의사들의 '신기한 기술'에 '감읍'하기 마련이었고, 이러한 치료의 이면에 총독의 애민하는 덕이 있다는 점이 강조된 것은 물론이었다.[43] 총독부의원의 시료활동은 새롭게 시작된 총독정치에 대해 우호적인 감정을 심어주는 데 중요한 역할을 담당하고 있었던 것이다.[44]

그러나 총독부의원은 종래 대한의원과 동일하게 고급 의료기관으로 진료 전문화를 추구했다는 점에서 시료환자 진료는 제한적일 수밖에 없었다. 그 예 중 하나가 시료부의 설치였다. 1910년 8월 총독부의원에서는 시료환자만을 담당 진료하는 시료부를 설치하였다. "종래 보통환자와 시료환자를 동일하게 각 분과에서 진료하여 왔지만 환자가 증가함에 따라 매우 혼잡함이 극하여 치료상 지장"이 있다는 이유 때문이었다.[45] 진료상의 혼란을 피하기 위해 시료환자만을 진료하는 분과를 마련했다는 설명이었다. 그러나 시료부 소속환자들이 학용환자(學用患者)라고 불리며 이름 그대로 의학생들의 임상실습에 이용되고 있었던 점에서 알 수 있듯이, 시료부의 환자진료는 총독부의원의 일반진료와 분명히 거리가 멀었다. 특히 시료부에 각 전문분과가 설치되면서 각 분과의 의관이나 의원들은

---

43) 「老夫婦의 感泣」, 『每日申報』 1912. 6. 21.
44) 총독부의원의 시혜정책이 반드시 성공적인 것은 아니었다. 1919년 3·1운동 이후 외래환자수가 갑자기 감소한 것은 총독부의원의 계속적인 시료에도 불구하고 조선인들은 여전히 총독부의원의 시료를 순수한 의미의 선의로 받아들이지 않았음을 보여주는 것이었다. 즉, "자혜 구제의 의의가 조선인들 사이에 철저하지 않은 까닭"이었다. 시료환자의 감소는 총독부의 시정 정책이 실패로 돌아가고 있음을 의미하였고, 안정적인 조선지배를 위해 보다 강도 높은 시료정책의 시행이 필요하다는 생각을 총독부 당국자로 하여금 가지게 하였다. 즉, "시료의 뜻을 명확히 하기 위해 (一) 진료 및 약값은 전부 무료로 한다(단 병값만은 징수한다). (二) 각 과장 및 의관으로 하여금 교대를 정하여 시료부에서 진료하도록 한다(종래 시료부 진료는 주로 의원 및 조선인 부수에게 맡겼다). 이와 같이 하여 시료일지라도 보통진료와 우열이 없도록 하고 또한 그 의의를 철저히 하도록 노력"하였던 것이다. 『朝鮮總督府醫院第八回年報(1921年)』, 5쪽.
45) 『朝鮮總督府救療機關』, 朝鮮總督府, 1912, 22~23쪽.

학생들과 함께 수시로 시료부에 나와 환자진료를 통한 의학교육을 실시하였고, 따라서 시료부를 "사실상 의학강습소 부속 의원"이라 칭하기도 하였다.[46] 결국 보통환자와 시료환자를 분리하여 진료하는 모습은 시혜라는 명분 아래 시료환자들을 의학생들의 임상실습을 위한 교육의 대상으로 삼는 과정이었고, 궁극적으로는 보통환자 진료를 위한 배려였다는 점에서 조선병합 이후 '자혜'에서 '경영'으로 이동하는 총독부의원의 환자정책을 보여주는 사례였다.

총독부의원이 조선지배의 영구화라는 목표를 위해 공헌해야 할 부분은 단순히 시료환자의 진료에 머물지는 않았다. 무엇보다도 총독부의원은 각 분과가 전문화된 중앙 의료기관으로 일본의학의 선진성을 선전하는 역할과 함께 연구기관으로 일제의 조선지배를 의학이라는 전문분야에서 보조하는 역할을 담당해야 했다.

총독부의원은 대한의원이 고급 의료기관으로 전문화된 분과진료를 시행하였던 것처럼 서양의학에 기초한 전문화 경향을 강화시켜 나갔다. 처음 개원할 당시에는 분과로 내과, 외과, 안과, 산과부인과, 소아과, 이비인후과를 두었지만, 1910년 11월 피부과가, 다음 해에는 치과가 신설되었다.[47] 1913년에는 종래 제생원이 담당하던 정신병자 구료사업을 계승하여 새롭게 정신병과를 설치하였고, 1917년 5월에는 외과의 분과로 정형외과를 신설하고, 1920년에는 내과를 제1내과와 제2내과로 분과하였다.[48] 치료와 관련해서는 1912년에 수치료실(水治療室)의 설비를 갖추고 정신질환 치료에 이용하였으며, 악성종양 등 수술을 하기 어려운 환자에게는 라디움 요법을 개시하였다.[49] 1917년에는 최신 치료요법 중 하나였던

46) 佐藤剛藏, 『朝鮮醫育史』, 茨木 : 佐藤先生喜壽祝賀會, 1956, 55쪽.
47) 「朝鮮總督府醫院 事務分掌規程」, 『朝鮮總督府官報』 1910. 10. 1. 피부과는 1910년 11월 "조선은 피부과에 속한 환자가 비교적 다수"라는 현실적 이유로 인해 설치되었다. 『朝鮮總督府醫院第一回年報(1911年)』, 24쪽.
48) 『朝鮮總督府醫院第十四·十五回年報(1927-1928年)』, 2~3쪽.
49) 『朝鮮總督府施政年報(1912年)』, 375쪽 ; 「大正元年度總督府醫院醫務狀況」,

이화학적 요법을 응용하는 시설을 설치하였다.[50] 서양의학적 분류기준에 입각하여 각 분과의 영역을 세분화시켜 전문성을 강화하고, 첨단 의료기술의 수용을 통해 중앙 의료기관의 위상을 제고시켜 나갔던 것이다.

총독부의원은 나아가 전염병이나 풍토병 예방을 위한 연구에 나섰다. 한 나라가 식민지를 개척하거나 병합국을 통치하는 데 있어 "먼저 그곳의 의사(醫事), 특히 풍토 · 위생을 정밀하게 조사하여 그에 대해 적당한 조치를 강구하는 것"은 각 식민지에서 공통으로 실시되는 사항으로 "의사위생에 대한 조치가 시정상 필수의 요건임은 말할 필요"도 없었다.[51] 식민지를 경영함에 있어 토착적인 위생환경에 대한 연구는 필수적이며, 그 중에서도 "전염병을 검색하고 나아가서 열심히 지방병이 무엇인가를 연구"해야 할 필요성이 있었던 것이다. 그리고 전염병과 지방병 연구에서 "가장 연구를 요하는 점은 그 병이 발생하는 경우에는 여하히 하여 예방할 것인가, 여하히 그것을 박멸할 것인가 하는 점까지 능히 연구하여 둘 필요"가 있음이 지적되었다.[52] 조선 거주민들의 건강을 해치는 질병의 예방과 나아가 질병 발생의 원인 제거를 위한 연구의 필요성이 제기된 것이었다.

이 연구과제를 실천하기 위해 총독부의원에서는 1916년 5월 전염병지방병연구과(傳染病地方病硏究科)를 설치하였다.[53] "당시 조선의 위생상태는 극히 유치하여 그것을 개발하고 향상시키기 위해서는 조선의 민정습관과 전염병과의 관계 그리고 조선 특유의 지방병 연구"를 진행시킬 필요가 있었기 때문이다.[54] 당시 총독부의원의 연구는 "학설보다는 임상적 혹은 실제적인 것"을 중심으로 진행되고 있었다.[55] 그 의미는 의학의

『朝鮮總督府月報』 3-12, 1913, 88쪽.

50) 『朝鮮總督府施政年報(1917年)』, 320쪽.
51) 「共進會記事」, 『朝鮮彙報』 11, 1915, 112쪽.
52) 「傳染病に就て」, 『朝鮮彙報』 1, 1916, 29~30쪽.
53) 『朝鮮總督府施政年報(1916年)』, 324쪽.
54) 『朝鮮總督府醫院二十年史』, 朝鮮總督府醫院, 1928, 28쪽.

기초분야에 대한 연구를 진행시켜 전반적인 의학의 수준을 향상시키기
보다는 조선의 위생상태의 개선을 통해 안전한 식민지배를 추진한다는
실용적 목적이 연구의 주요 관심사라는 것이었다. 전염병지방병연구과의
설치는 종래 진료를 주된 목적으로 한 총독부의원의 성격을 "진료 및
전염병 지방병의 조사 연구"로 변경시킬 만큼 큰 의미를 지녔다.[56]

전염병지방병연구과가 설치되면서 전염병을 비롯한 질병 치료를 위한
임상적 연구가 본격적으로 진행되었다. 콜레라 예방액이나 치료혈청이
제조되었으며, 재귀열·이질·성홍열에 대한 연구·조사가 이루어졌다.
국외에서 중요한 전염병이 발생했을 때에는 의관을 파견하여 조사를 시키
기도 하였다.[57] 동물학과 세균학을 전공한 박사 출신의 연구자들이 기사
로 채용되면서 전염병의 주요 매개물인 파리에 대한 연구가 진행되었고,
이외에 조선인에게 광범위하게 퍼져 있던 기생충에 대한 조사도 진행되었
다.[58]

하지만 전염병지방병연구과 설치의 직접적인 계기는 폐디스토마와 성
홍열에 대한 연구의 필요성이었다.[59] 연구과의 설치가 "조선의 풍토병인
폐디스토마를 박멸하고 싶다는 것 때문"에 이루어졌다는 당시 총독부의
원장의 회고처럼 특히 중요했던 것은 디스토마 박멸이었다. 폐디스토마는
지방에 따라 8, 90%에 이르는 감염률을 보일 만큼 광범위하게 존재하는
만성질환이었다. 하지만 당시까지 폐디스토마의 전염경로에 대해서는
게가 2차 중간 숙주로 작용한다는 것 정도만 알려져 있을 뿐이었다. 이외
에 어떠한 경로로 환자의 객담에 포함되어 있는 폐디스토마충이 게에게

---

55) 위의 책, 45쪽.
56)「朝鮮總督府醫院官制改正」,『朝鮮總督府官報』1916. 4. 25.
57)『朝鮮總督府醫院二十年史』, 朝鮮總督府醫院, 1928, 44쪽.
58) 佐藤剛藏,『朝鮮醫育史』, 茨木 : 茨木 : 佐藤先生喜壽祝賀會, 1956, 72쪽 ;『朝
    鮮總督府醫院二十年史』, 朝鮮總督府醫院, 1928, 44쪽.
59)「朝鮮總督府醫院官制中ヲ改正ス」, 日本 國立公文書館 문서번호 2A-11-類
    1229.

246

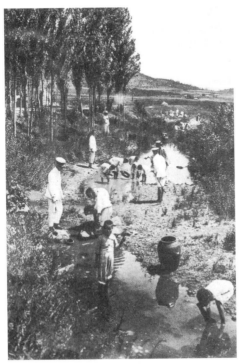

이전되는지, 1차 중간 숙주는 무엇인지, 2차 중간 숙주로 게 이외에 다른 것은 없는지 등에 대한 연구는 이루어지지 않고 있었다. 더구나 디스토마가 "조선민중을 무기력하게 하는 풍토병"이라고 언급하였듯이 조선민중의 건강한 노동력 확보를 방해한다는 점에서 총독부로서는 시급히 척결해야 할 질병이었다.60) 이후 전염병지방병연구과는 1920년 10월 건물이 완공되면서 총독부의원 부속 연구실로 개편되었고, 내

폐디스토마의 매개체인 다슬기를 채집하는 모습

부에 지방병 연구실·병리실·세균실·화학실·생리실을 두는 등 조직을 확대시키면서 조선 내 주요한 질병의 발생현황·원인·예방방법 등에 대한 연구를 진행시켰다.61)

1910년 조선병합 후부터 총독부의 조선지배를 위한 의료기관으로 활동하던 총독부의원이 성격을 바꾸는 시기는 1920년대 중반이었다. 1924년 경성제국대학이 설치되고 내부에 의학부가 생기면서 1928년 5월 경성제국대학 의학부 부속병원으로 전환된 것이었다. 이것은 "종래 의약 구료기

60) 佐藤剛藏, 『朝鮮醫育史』, 茨木 : 佐藤先生喜壽祝賀會, 1956, 46쪽, 72~73쪽.
61) 『朝鮮總督府醫院第八回年報(1921年)』, 3쪽.

관이 교육 및 연구기관"으로 변화된 것을 의미했다.[62] 통감부시기 대한의
원 이래 주요한 목적 중 하나였던 직접진료를 통한 조선인 회유라는 목적
이 약화되고, 의학연구를 통한 통치보조라는 성격이 전면에 부각되기
시작한 것이었다.

3) 지방 의료기관의 설립과 조선인 치료 확대

(1) 자혜의원의 설립과 시료환자 치료

중앙의 총독부의원과 함께 주요 지방도시에 설립되어 식민지 의학체계
형성에서 중요한 역할을 담당했던 의료기관은 자혜의원(慈惠醫院)이었
다. 1909년 12월부터 전국에 설치되기 시작한 자혜의원은 '자혜'라는 명칭
에서 알 수 있듯이 무료진료를 통해 일본지배에 대한 조선인들의 반감을
없애고 그에 대신하여 우호적인 감정을 심어준다는 뚜렷한 목적을 지니고
있었다. 식민지배가 본격화되는 시점에서 일본의 선진성을 상징하는 서양
의학 의료기관을 설치하고, 그 곳에서 이루어지는 진료를 통해 일본의
시혜성을 부각시키고자 하였던 것이다. 자혜의원의 진료활동은 중앙에서
총독부의원이 담당했던 역할을 지방에서 대신하는 것이었다.

자혜의원은 의료혜택 범위를 전국적으로 확산시키기 위한 목적에서
설립되었다. 총독부에서 생각하기에 종래 "조선의 의술은 유치함을 벗어
나지 못하여 당초 치유하기 쉬운 질병도 투약이나 시술이 마땅치 않아
마침내 불구폐질자(不具廢疾者)가 되고 또한 불기(不起)의 난증(難症)
에 빠지거나 빈궁한 나머지 의약을 구할 길이 없어 공연히 손을 놓고
죽음을 기다리고 있는" 상황이었다.[63] 종래 조선에서는 의료수준이 높지
않은 까닭에 적절한 치료를 받지 못하거나 빈곤 때문에 의료혜택을 입지
못하는 경우가 많았다는 평가였다. 하지만 "신진의 의술를 응용ᄒᆞᆫ 자혜

---

62) 『朝鮮總督府醫院二十年史』, 朝鮮總督府醫院, 1928, 16쪽.
63) 「忠清南道告諭 第2號」, 『朝鮮總督府官報』 1910. 9. 20.

적 시설기관"은 서울에 대한의원, 평양과 대구에 동인의원이 있을 뿐이어서 비록 "상당 자력을 유(有)흔 자라도 현(現)에 신진의술의 공덕"을 입기가 어려웠다.64) 더욱이 각 지방에는 "일신(日新) 기술을 가진 개업의도 극히 적어 대다수는 질병에 걸려도 무주(巫呪) 기도에 의지하거나 초근목피에 의뢰"하는 상황이었다.65) 서양의학 시술기관이 대도시 중심으로 일부에만 설립되어 있는 관계로 대다수의 민중들은 그 혜택을 입지 못하고 있다는 지적이었다.

이러한 의료상황 속에서 각 지방에 자혜의원이 설립되었고, 총독부는 이 자혜의원을 통해 지방민들에게 서양의학에 기초한 의료혜택을 펼치려 한다고 선전하였다. 1909년 자혜의원 설치 당시 "무고(無告)의 빈민 환자를 구제홈과 동시에 문명의 은택에 뇌(賴)케홈은 국가 당연의 책무"66)라고 하였던 것과 같이 병합 이후 총독부는 자혜의원의 설립을 통해 그동안 의료 혜택에서 벗어나 있던 지방민들에게 서양의술에 기초한 진료를 확대시켜 나갔다.

그리고 그 혜택의 뒤를 잇는 것은 새롭게 시작되는 총독부 정치의 선의였다. "박시제중(博施濟衆)으로써 자혜의 목적을 관철하는 일에 노력"하고 "민중의 번영을 도모"하는 총독부 정치에 대한 선전이었다.67) 자혜의원의 신설은 그동안 고질적인 질병과 부상의 고통을 겪어 왔던 조선인들에게는 "하해와 같은 은택"이나 "산택(山澤)과 같은 은혜"로 간주되었다. 그들은 자신을 치료해준 자혜의원 의사, 새로운 시정을 펼친 총독부, 나아가 '성덕'을 베푼 일본 천황을 영원히 잊지 않겠다는 감사장을 자혜의원에 보냈다.68) 총독 스스로 자혜의원은 현저한 발전을 이루어 "궁민무휼(窮民

64) 「慈惠醫院官制」, 『奏本』 13, 494쪽.
65) 『朝鮮道立醫院槪況』, 朝鮮總督府, 1930, 1쪽.
66) 「慈惠醫院官制」, 『奏本』 13, 494쪽.
67) 「京畿道告諭 第1號」, 『朝鮮總督府官報』 1910. 9. 20.
68) 『朝鮮總督府救濟機關』, 朝鮮總督府, 1913, 55쪽.

撫恤)의 황택(皇澤)은 점차 조선 전국에 보급"되고 있다고 평가하고 있었
다. 즉, 자혜의원은 총독부 시정에 대한 조선인의 호의를 획득하는 데
유리한 수단이었다.[69]

자혜의원은 설치비가 약 4, 5천 원, 경상비가 7, 8천 원에 불과하여,
자혜의원의 설치를 통한 구료 확대는 총독부 당국으로 보아서는 "쓰는
것은 적고 얻는 것은 많은" 결과를 낳고 있었다.[70] 특히 "구료사업은
자혜의원의 가장 중요한 임무"였다.[71] 자혜의원이 조선인 구료를 중심으
로 운영됨에 따라 "종래 내지인 간에는 종종 자혜의원을 오로지 조선인만
진찰 치료하는 곳으로 오해한 자"가 생길 정도였다.[72]

자혜의원의 진료에서 조선인들이 인상깊게 느낀 것은 역시 외과적 치료
술이었다. "진료 환자 중 최다수를 차지하는 것은 본디 내과에 속하는
질환이지만 가장 신뢰가 깊은 것은 외과"였다. 수술의 효과가 현저했기
때문이다. 따라서 "불구기형자가 내원하여 치료를 구하는 자가 각 원마다
적지 않다"는 평가를 받고 있었다.[73] 내과적 치료가 상대적으로 장기적인
시간이 필요한 데 비해 외과술은 즉각적인 효과를 목격할 수 있다는 점에
서 조선인들에 대한 파급력은 더욱 컸다.[74] 외과술의 효험이 조선인들

---

69) 「各道慈惠醫院長ニ對スル訓示」, 『總督訓示集』 第二輯, 1916, 21~22쪽. 총독
　　부는 자혜의원의 설치와 시료사업의 실시가 총독부의 시정에 대한 조선인들의
　　반발감을 약화시킬 수 있는 계기임을 인식하고 적극적인 선전을 실시하였다.
　　총독부 정치의 긍정성을 널리 알릴 필요가 있었기 때문이다. 따라서 "각 도장관
　　은 관내 유달(諭達)을 발표하고 자혜의원장은 군수·면장 회의 혹은 경찰서장
　　회의를 이용하여 자혜의원 설립 취지와 목적을 일반에게 주지시키는 법을 강연"
　　하였다. 『朝鮮總督府救療機關』, 朝鮮總督府, 1912, 14쪽.

70) 「慈惠病院の成績」, 『同仁』 54, 1910, 18쪽.

71) 「道慈惠醫院長に對する訓示」, 『朝鮮彙報』 3, 1917, 3쪽.

72) 「慈惠醫院 近狀」, 『同仁』 62, 1911, 26쪽.

73) 「衛生」, 『朝鮮總督府月報』 1-2, 1911, 91쪽.

74) 『朝鮮總督府救療機關』, 朝鮮總督府, 1912, 22쪽. 자혜의원의 치료가 조선인들
　　에게 호의적으로만 받아들여진 것은 아니었다. "조선인으로 일찍이 의사의 진료
　　를 받은 경험이 없는 자, 특히 내지인 의사를 접한 적이 없는 자가 많아 다소

사이에서 인정받기 시작했다는 사실은 종래 서울이나 지방의 일부 병원에서 시행되던 서양의학이 이제 총독부의 공식통로를 통해 조선의 중심적 의학으로 정착되어 나감을 의미했다.

총독부는 자혜의원 설립의 목적 중 하나가 서양의학의 정착임을 인정하고 있었다. "현행 각종의 병은 신의약이 안이면 도저히 완치를 득(得)키 난(難)할지니 차(此)가 즉 자혜의원의 보설(普設)흔 본지"였다.[75] 치료율이 높은 서양의학을 자혜의원을 통해 시술해 나가겠다는 설명이었다. 이렇게 전국 주요 도시에 자혜의원이 설치되고 그 곳에서 시술되는 서양의학이 호응을 얻음에 따라 "자연 무자격 구의사는 쇠퇴함"에 이르게 되었다는 평가가 나오고 있었다.[76] 자혜의원에서 시술되는 의학이 서양의학이었다는 것은 총독부의원의 시술과 함께 조선에 서양의학이 정착화되는 결정적 계기를 마련한 것이었다.

자혜의원은 1909년 8월 21일 「자혜의원관제」 반포를 계기로 구체적인 설립이 모색되었다. 관제에 따르면 자혜의원은 "빈궁자 질병의 진료에 관흔 사무"를 담당하는 기관, 즉 빈궁자를 진료하는 기관이었으며, 원칙적으로 "진료는 무료"였다.[77] 무료진료 혜택은 조선인들에게 폭넓게 이용되었다. 일본인의 경우 부군청, 헌병대, 경찰서, 거류민단, 학교조합의 증명서를 요구했지만 조선인의 경우 특별한 증명서 없이도 진료를 받을 수 있었다.[78] 직원으로는 원장, 의원, 조수, 서기, 통역을 두었고, 부서로는

그 진료술에 대해 의구심을 품은 자"가 있었다.『朝鮮總督府救療機關』, 朝鮮總督府, 1912, 11쪽.

75) 「慈惠醫院의 成績」, 『每日申報』 1912. 10. 11(1).

76) 「朝鮮醫士의 衰退」, 『每日申報』 1910. 11. 20(2). 서양의학을 중심으로 한 치료가 행해지는 데 대해 "한의약이 안이면 가치(可治)치 못흔다"는 주장을 하며 치료를 거부하는 사람들이 있었다. 일본의사들이 진료하는 데 따른 민족적 반감뿐 아니라 종래 조선인들의 전통적 의학인 한의학에 대한 신뢰감 역시 강했기 때문이다. 「巡廻診療의 實施」, 『每日申報』 1913. 3. 11(1).

77) 「慈惠醫院官制」, 『官報』 1909. 8. 24.

78) 「慈惠院 개정 규정 내용」, 『每日申報』 1911. 4. 1(2).

의무과, 약제과 및 서무과를 두어, 각기 환자의 진료 및 의육에 관한 사항, 조제·제제 및 위생재료의 보관 수리에 관한 사항, 서무·회계에 관한 사항을 담당하도록 하였다.[79] 자혜의원의 예산과 관련해서 1909년 8월 30일 「자혜의원특별회계법」이 반포되었다. 자혜의원의 운영은 의원 수입과 정부지출금으로 충당하며, 정부지출금은 매년 45,000원의 한도 내에서 정부예산으로부터 지원받는다는 내용이었다.[80] 이 중에서 정부지출금은 회계의 절대적인 비중을 차지하였다. 1909년의 경우 자혜의원의 지출 비용 68,163원 중 진료를 통해 받은 수입은 2,250원으로 3%에 불과했다.[81]

자혜의원의 내용과 운영경비 등에 대한 제도적 정비가 마련된 후 1909년 12월에 전라북도 전주, 충청북도 청주, 1910년 1월에 함경남도 함흥 모두 3곳에 자혜의원이 우선적으로 설치되었다. 3개 자혜의원이 설치되어 운영된 결과 일본지배의 긍정성을 확산시키는 데 유효한 수단이라는 평가가 내려졌고, 자혜의원의 증설을 위한 준비가 이루어졌다. 1910년 7월 이미 설치된 청주, 전주, 함흥 자혜의원의 "효과가 현저"하므로 경기도를 포함한 나머지 9개 도에 자혜의원을 증설할 필요가 있다는 청의안이 제출되었다.[82] 자혜의원의 증설에 따라 경비가 증액되어야 할 필요성 때문에 「자혜의원특별회계법 개정법률안」이 제출되어 종래 4만 5천 원으로 한정되어 있던 정부지원금이 19만 5천 원으로 증액되었다.[83] 그 결과 1910년 9월 경기도 수원, 충청남도 공주, 전라남도 광주, 경상북도 대구, 경상남도 진주, 황해도 해주, 강원도 춘천, 평안남도 평양, 평안북도 의주, 함경북도 경성에 각각 자혜의원이 설치되었다.

1912년에는 5곳의 증설이 이루어졌다. "도 자혜의원의 설치는 종래

79) 「慈惠醫院官制」, 『官報』 1909. 8. 24. 「朝鮮總督府慈惠醫院 事務分掌規程」, 『朝鮮總督府官報』 1910. 10. 1.
80) 「慈惠醫院特別會計法」, 『官報』 1909. 8. 31.
81) 「慈院預筭」, 『皇城新聞』 1909. 9. 3.
82) 「奏本 第319號」, 1910. 7. 20, 『奏本』 14, 342쪽.
83) 「機密統發 第1416號」 1910. 7. 18, 『統別法律關係往復文』 (奎 17852).

각도 일원제(一院制)이고 더욱이 그 위치가 대개 도청소재지에 한정되어 그 은택을 널리 변추(邊陬)의 지방민에게 파급시킬 수 없"다는 이유 때문이었다. 따라서 "교통이 가장 불편하여 시약구료의 필요가 가장 절실"하다고 생각되는 다섯 곳이 선정되어 자혜의원이 설치되었다. 교통의 불편으로 인해 적절한 의료공급이 이루어지지 않는 곳으로 평가된 5개 지역은 전라남도 제주, 경상북도 안동, 평안북도 초산, 강원도 강릉, 함경북도 회령이었다.[84)

1912년까지 총 18개에 달했던 자혜의원에 대해 추가 설립이 논의된 시점은 1919년이었다. 1919년 문화정치의 실현과 함께 총독부에서는 "구료기관에 대해서도 구료 적확 민속(敏速)을 기하고 민심을 위무하기 위해 다시 그 계획을 확장할 필요를 느껴 1920년 계속비 250만 원에 다시 459만여 원을 추가"하여 자혜의원을 증설하고자 하였다.[85) 3·1운동으로 표출된 조선인들의 반일감정을 약화시키기 위해 자혜의원의 증설이 모색된 것이었다. 자혜의원 건설이 "통치상 대강으로서 오른쪽에 무(武), 왼쪽에는 인(仁)이라는 입장으로부터 인의 직접적 표현"이기에 3·1운동 이후 고양된 조선인의 반일기조를 약화시키는 데 기여할 수 있었고, 따라서 다른 부문에 사용될 예산을 억제하면서까지 자혜의원 증설이 추진되었다. 그 결과 "도청사의 개축, 관사의 건축 등 예산은 대부분이 삭제"당했고, 철도예산까지 영향을 받아 철도 부설사업이 연기되는 일이 생겼다.[86) 이런 과정을 거쳐 1924년까지 증설된 자혜의원은 8개로 전라북도 군산, 전라북도 남원, 전라남도 순천, 경상북도 금천, 경상남도 마산, 평안북도 강계, 함경남도 혜산진, 함경북도 성진 자혜의원이었다.

자혜의원의 증설과 함께 지방민에 대한 진료범위를 확산시키는 방법의 하나로 고안된 것이 순회진료였다. 순회진료는 1912년부터 의원, 조수

---

84) 『朝鮮總督府施政年報(1912年)』, 377쪽.
85) 『朝鮮道立醫院槪況』, 朝鮮總督府, 1930, 4쪽.
86) 『芳賀榮次郎自敍傳』, 1950, 254쪽.

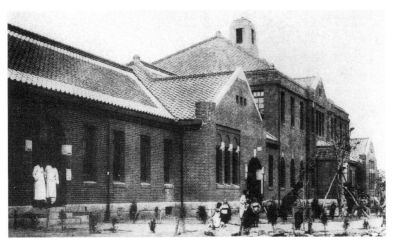

함흥 자혜의원

1명을 관내 부군청 소재지에 파견하면서 시작되었다. 순회 회수는 연
1회 또는 2회로 하고, 대체로 수개 군마다 하나의 진료소를 두며, 상황에
따라 하나의 진료소에서 1주일 내지 3주일을 진료하도록 하는 형태였
다.[87] 종래 출장진료의 형태로 자혜의원 소재지로부터 지리상 먼 거리에
있는 지역 주민들을 찾아가 진료하던 형태를 공식화한 것이었다. 그것은
자혜의원의 설치목적과 마찬가지로 "황실의 은총과 신정(新政)의 덕택"
을 벽지에 거주하는 주민에게까지 넓히고, 그 결과 "일반 민심의 융화"를
도모하기 위한 조치였다.[88] 종래 일본인 의사와의 접촉을 꺼리던 벽지의
주민들은 순회진료를 통해 서양식 시술을 받음으로써 일본인 의사로 대표

---

87) 1912년의 경우 순회진료를 시행한 자혜의원은 총 11곳이었고, 순회지 수는 1원
19개 소를 최다로 하여 평균 11개 소였다. 『朝鮮總督府施政年報(1912年)』, 379
~380쪽.

88) 『朝鮮總督府施政年報(1912年)』, 380쪽. 순회진료에 소요되는 자금은 "병합 시
에 폐하끠옵셔 특히 조선인민에게 사(賜)ㅎ옵신 은사금 중 약 이백팔십오만원을
구료자금에 충(充)ㅎ야 기(其) 이자를 재원"으로 하였다. 「寺內總督訓示」, 『每
日申報』 1912. 7. 16(2).

되는 총독부 시정에 점차 "열복친근(悅服親近)"한 감정을 가지게 되었다.[89]

자혜의원이 증설되고 순회진료가 이루어짐에 따라 각 지방에서 이루어지는 의료혜택의 범위는 넓어져 갔다. 1910년부터 1918년까지 자혜의원을 이용한 환자 수의 추세를 살펴보면 그 범위가 확대되어 갔음을 알 수 있다.

1910~1918년 자혜의원 이용 환자수

	1910	1911	1912	1913	1914	1915	1916	1917	1918
입원	10,965	5,612	6,678	10,141	6,012	5,915	6,444	7,195	8,135
외래	62,609	201,023	222,732	246,428	332,399	167,952	354,574	372,926	330,900
총계	73,574	206,635	229,410	256,569	338,421	173,867	361,018	380,121	339,035

(각 연도별 『總督府統計年報』)

1910년에 입원환자 10,965명, 외래환자 62,609명, 총 73,574명이 의료혜택을 받았다면, 1918년에는 입원환자 8,135명, 외래환자 330,900명, 총 339,035명이 치료를 받음으로써 8년 만에 총 환자수가 거의 4.6배 가까운 증가율을 보였다. 이 의료범위의 확대 추세는 계속적으로 이어졌다.[90]

자혜의원이 각 도 도청 소재지를 중심으로 설립되면서 종래 의료혜택을 받지 못하던 지방주민들에게 혜택의 범위가 확산된 것은 사실이지만, 의료의 질을 평가할 때 우수하다고는 할 수 없었다. 우선 기본적인 의료시설인 병원의 건립이 충분한 계획 속에서 이루어지지 않았다. 자혜의원의 설립은 총독부 시정의 선의를 보여야 한다는 목적 때문에 조급하게 이루어졌고, 개원을 앞당기기 위해 부대시설을 완비하지 못한 경우가 많았

---

89) 「慈惠醫院 巡診 成績」, 『每日申報』 1913. 4. 11(1).

90) 자혜의원은 1925년 도립의원으로 명칭이 변경되었고, 이후에도 계속적인 설립이 이어져 1938년 현재 분원 1곳을 포함하여 모두 41곳의 도립의원이 활동하고 있었다. 1938년도 각 도립의원에서 치료한 총 환자 수는 3,225,250명이었다. 『朝鮮道立醫院要覽』, 朝鮮總督府 警務局 衛生課, 1939, 諸表 1-3, 58쪽.

다.[91] 평양과 대구의 경우 동인의원 건물을 이어받아 쓰고 함흥은 위술병원 분원을 이용하였지만, 다른 지역은 사용하지 않는 관유건물 등에 응급수리를 하거나 다소 증축을 하고, 이 곳에 소수의 직원을 채용하면서 원무를 개시하였다. 따라서 병원 구조 및 설비에서 불완전함을 면하지 못하였고, "심하게는 환자를 수용할 병실을 갖추지 못한 곳"도 있었다.[92] 예를 들면 가장 먼저 건설된 청주 자혜의원의 경우 전 경찰의 관사를 병원 건물로 충당하고 있어 병실, 치료실, 수술실, 사무실 등 전부를 신축해야 할 형편이었다.[93]

의료시설뿐 아니라 의료기관의 핵심이라고 할 수 있는 의사들에게도 문제는 있었다. 조속히 가시적인 성과를 보여야 한다는 점에서 충분한 의사확보가 이루어지지 않았던 것이다. 각 의원의 내과, 외과 등에 한 명씩의 의관만이 배치되어 "산부인과와 같이 중요한 과에서 진료를 의원이 하거나 다른 담임 의관으로 겸무"하게 하는 등 전문적인 진료가 이루어지지 않았다.[94] 더구나 비정상적일 만큼 과도한 업무가 각 의사들에게 부과되었다. 의원 한 사람이 하루 평균 150명의 환자를 진료해야 했고, 격일로 숙직 근무를 했으며, 이외에 출장진료 · 왕진 등 원외 업무를 담당해야 했다. 기타 종두인허원 양성 교육, 위생강화회, 경찰의무 및 감옥의무 역시 자혜의원 의원들이 담당해야 할 업무였다.[95] 초창기 시혜적 진료를 통해 조선인들의 환심을 사려는 총독부의 선심행정에 따라 출발부터 역량을 벗어나는 과도한 업무를 담당해야 했던 것이다. 이러한 상황에서 양질의 의료시술을 받는 일은 불가능했다.[96]

---

91) 『朝鮮總督府醫院年報(1913年)』, 217쪽.
92) 「衛生」, 『朝鮮總督府月報』 1-1, 1911, 119쪽.
93) 「慈惠病院 增設」, 『大日本私立衛生會雜誌』 1910, 49쪽.
94) 『朝鮮道立醫院槪況』, 朝鮮總督府, 1930, 32쪽.
95) 『朝鮮總督府救療機關』, 朝鮮總督府, 1912, 29쪽.
96) 이러한 문제를 해결하기 위해 도출된 방안 중 하나는 종래 의학강습소로 격하시켜 조선인들만을 입학시켰던 총독부의원 부속 의학강습소를 전문학교로 승격시

256

더구나 자혜의원의 민족별 이용률을 분석할 때 자혜의원은 조선인 구료기관인 동시에 일본 식민이주자를 위한 병원으로서 활용되고 있었다.

1910~1918년 자혜의원 민족별 이용 환자수

		1910	1911	1912	1913	1914	1915	1916	1917	1918
일본인	입원	317	2,046	3,112	4,220	3,151	3,110	3,521	3,953	4,733
	외래	10,011	34,510	51,471	63,142	56,131	57,944	61,608	67,749	66,052
	총계	10,328	36,556	54,583	67,362	59,282	61,054	65,129	71,702	70,785
조선인	입원	258	3,566	3,561	5,912	2,848	2,795	2,915	3,234	3,394
	외래	52,598	166,513	171,190	182,983	276,011	109,820	290,958	302,958	262,846
	총계	52,856	170,079	174,751	188,895	278,859	112,615	293,873	306,192	266,240

(각 연도별 『總督府統計年報』)

위 표에 의하면 1911년의 경우 총 인구에 대비해 볼 때 일본인 17.4%, 조선인은 1.2%의 인구가, 1918년의 경우는 일본인 21%, 조선인은 1.1%의 인구가 자혜의원을 이용했다는 통계가 나온다. 일본인이 조선인보다 대체로 14배에서 20배 가까운 자혜의원 이용률을 보이고 있었던 것이다.

이렇게 일본인이 자혜의원을 더 많이 이용한 이유는 병원 이용료가 고가였던 점과 직원이 일본인이었던 점에 있었다. 진료비의 경우 당시 관립병원들은 일종의 진료행위별 수가제도를 채택하고 있었다. 이 제도는 각 진료행위에 대한 단가에 따라 전체 비용을 합산한다는 점에서 일정하게 진료의 질을 보장할 수 있는 장점을 가진 반면에 빈곤층보다는 경제적 능력이 있는 사람들에게 유리했다.[97] 더구나 조선인 환자들은 일본인 의사들이 다수를 차지하여 "말과 정이 잘 통(通)치 못하는 의료기관에서 진료받기를 싫어"하였다.[98] 언어와 문화가 다른 일본의사들이 조선인에

키면서 이 곳에 일본인들을 입학시켜 교육하는 것이었다. 졸업자들을 자혜의원의 의원으로 보충하자는 방안이었다. 佐藤剛藏, 『朝鮮醫育史』, 茨木 : 佐藤先生喜壽祝賀會, 1956, 96쪽.

97) 申東源, 「日帝의 保健醫療 정책 및 한국인의 健康 상태에 관한 연구」, 서울대 보건관리학과 석사논문, 1986, 149쪽.

게 친숙한 상대는 될 수 없었다. 진료를 받기 위해 거쳐야 할 수속들이 너무 많아 차라리 민간 의사나 외국인이 경영하는 병원에 가는 경우도 있었다.[99) 이러한 이용률을 볼 때 자혜의원은 비록 각 지방에서 생활하는 조선인 거주자들에 대한 진료를 통해 의료의 수혜범위를 넓히는 역할도 하였지만, 무엇보다도 각 지방으로 침투해 가는 일본 식민이주자들의 안전한 활동을 위한 의료기관 역할을 보다 많이 담당했다는 평가가 가능하다.

자혜의원의 주목적은 지방 거주민들의 진료에 있었지만 역할이 거기에만 머무르지는 않았다. 각 지방의 관립 의료기관으로 공의 및 일반 개업의들을 지도하는 역할을 담당하는 동시에 위생상 중추기관으로 위생환경을 개선하는 역할 역시 담당하였다.[100) 지방 거주 의료인들의 지도와 관련하여 특히 자혜의원이 지도에 힘쓴 의료인은 한의사들인 의생이었다. 각 지방에서 실질적인 치료와 위생업무를 담당하였지만 서양의학 지식이 부족한 한의사들을 '지교인도(指敎引導)'할 필요가 있다는 판단 때문이었다.[101) 따라서 지방에서 각종 의생교양강좌가 실시될 때는 경무부 위생사무촉탁인 자혜의원장들이 협의에 참가하도록 되어 있었다.[102) 위생계몽과 관련해서는 1911년 내무부 지방국 위생과의 주도로 "십삼도의 각 자혜의원에 일체 위생환등기계를 발송"하였고, 자혜의원에서는 환등기를 이용하여 위생과 관련된 환등회와 강연회를 개최하였다.[103)

자혜의원은 의학교육기관의 역할도 담당하였다. 설립 초 의사양성을 시도하기도 했지만 곧 총독부의원 부속 의학강습소로 교육기관의 통일이

98) 李如星·金世鎔, 『數字朝鮮硏究』 4, 世光社, 1933, 159쪽.
99) 「政務總監陳述(續)」, 『東亞日報』 1921. 10. 2.
100) 「各道慈惠醫院長ニ對スル訓示」, 『總督訓示集』第二輯, 1916, 99쪽.
101) 「傳染病에 就ᄒ야」, 『東醫報鑑』 2, 1916, 7쪽.
102) 白石保成, 『朝鮮衛生要義』, 1918, 50쪽.
103) 「無料診療と衛生幻燈講話會」, 『警務月報』 16, 1911, 269쪽 ; 「各道 衛生幻燈 講話會」, 『每日申報』 1911. 7. 6(2).

이루어지자 산파 및 간호사 양성으로 의학교육 대상을 국한하였다. 특히 총독부에서 자혜의원의 의학교육과 관련하여 중요시한 대상은 산파였다. 일본인 이주자들이 각 거주지에서 안정적으로 가족생활을 영위하기 위해서는 산파가 반드시 필요하다는 판단 때문이었다. 출산시 산파를 이용하는 것이 생활화된 일본인들이 산파가 없다는 이유로 조선 이주를 피하거나 벽지 거주를 거절함으로써 총독부 권력의 지방침투에 장애요인이 되고 있었던 것이다.104) 따라서 총독부에게 "조산부 보급은 초미의 급무"였고, 단기교육으로 그 급한 수요에 응하기 위해 자혜의원에 5개월 과정의 속성과가 설치되었다.105)

총독부는 속성 조산부과 생도를 가능하면 헌병순사의 가족 중에서 선발 입학시키는 것이 적절하다고 생각하고 있었는데,106) 이런 방식은 총독부의 지방통치 구도와 관련하여 주목된다. 산파가 총독부 권력의 지방장악에서 주요한 수단으로 간주되었기 때문이다. 조선병합 초기 헌병순사들은 조선지배를 위한 목적상 전국 각지에 산재하여 거주하였으므로 그들의 처를 산파로 양성한다면 그 지역의 의료수요를 충족시킬 수 있었다. 게다가 "조선인은 독신자를 매우 낮추어보는 관습"이 있었으므로, 헌병순사와 산파로 이루어진 가족이 지방에 거주한다면 조선인의 신용도 얻을 수 있었다.107) 각 지역에 거주하는 군인과 경찰 가족 중에서 산파를 양성한다면 일본 이주민들의 안정된 정착을 위한 치안유지와 함께 의료보장을 동시에 만족시킬 수 있었던 것이다.

자혜의원이 총독부시기 식민지 의학체계 형성과 관련하여 특별한 의미

---

104) 「衛生に關する一般槪況」, 『朝鮮彙報』 5, 1915, 130쪽.
105) 「朝鮮總督府訓令第五十號」, 『朝鮮總督府官報』 1913. 10. 4. 총독부는 자혜의원에서 양성을 받은 속성 조산부 졸업자에게 지역 및 연한을 붙여 산파업무를 허가하였다. 「衛生に關する一般槪況」, 『朝鮮彙報』 5, 1915, 130쪽.
106) 「速成助産婦科生徒募集ニ關スル件」, 『朝鮮總督府官報』 1913. 11. 15.
107) 山根正次, 「朝鮮ニ於ケル衛生ノ將來ニ就テ」, 『朝鮮醫學會雜誌』 3, 1913, 91쪽 ; 磯野愼吾, 「在韓警察醫の現狀」, 『同仁』 36, 1909, 7쪽.

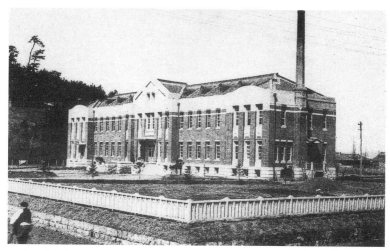

군산 자혜의원

를 지니는 것은 자혜의원의 설립을 계기로 군의들이 의학체계 운영의
핵심으로 부상했다는 점이다. 메이지 유신 이후 부국강병책의 일환으로
추진된 군대의 육성은 메이지 정부의 주요 시책 중 하나였고, 청일전쟁·
러일전쟁을 거치면서 군대는 일본의 근대화를 인도하는 한 축이 되었다.
군대의 발전과 함께 군의의 비중 역시 증대하여 단순히 군진의학에 머무
르는 것이 아니라, 위생학·세균학·외과학을 시작으로 하는 임상학, 나
아가서는 위생행정의 추진력으로 작용하였다. 그 "역할은 동경제국대학
의 그것과 함께 일본의학의 근대화에 지울 수 없는 족적"을 남겼다고
평가될 정도였다.108)

　사실 자혜의원의 설립은 일본육군의 지원 덕분에 가능했다. 자혜의원
설치가 논의될 때부터 근무 의사로 군의 채용이 상정되고 있었던데다가
조선주차군이 의료기구와 약품 5만 원어치를 통감부에 기부함에 따라
자혜의원이 설립되었기 때문이다.109) 설립 논의를 진행하였던 것도 조선

---

108) 神谷昭典, 『日本近代醫學のあけぼの』, 東京 : 醫療圖書出版社, 1979, 140쪽.

주차군 군의부장으로 조선강점 후 총독부의원장이 된 후지타 쓰구아키였다. 그는 이미 이토 히로부미가 통감으로 부임해 있던 시기에 "조선인 구료를 위해 13도 각지에 소규모의 의료기관을 건립"할 것을 건의한 바 있었다. 그러나 대한의원 건립을 모색하고 있던 이토 히로부미는 후지타 쓰구아키의 건의를 받아들이지 않았고, 그의 건의가 채택된 것은 2대 통감이었던 소네 아라스케(曾禰荒助)에 의해서였다.110)

자혜의원이 설립되자 모든 원장은 군의로 임용되었고, 의사 역시 군의들이 대거 진출하였다. 총독부에서는 군의들은 "국가에서 양성훈 전문 술업(術業)이라 자연 경력도 부(富)홀지오 자연 수법도 이(異)홀지라"고 선전하였다.111) 국가에서 특별히 양성한 의사인 만큼 기술이나 품성에서 다른 일반 의사에 비해 우수한 점이 많다는 설명이었다. 그러나 군의 채용은 조선병합을 즈음하여 과잉화된 군의들의 활용이라는 측면이 강했다.112)

하지만 단순히 유휴 인력의 활용이라는 이유뿐 아니라 현실적인 여건에 의해 강요된 측면도 있었다. 비록 도청 소재지이지만 초창기 건립된 자혜 의원들의 소재지는 "교통기관이 전혀 갖추어져 있지 않아 불편한 지방"이었다.113) 이런 벽지에 군령에 복종하는 군의가 아닌 일반 의사를 파견하기 위해서는 높은 봉급을 지급하지 않으면 안 되었다.114) 더구나 자혜의원이 총독부 시정에 대해 호감을 심어주는 것이 목적이라 할 때 군의들은 "규율과 절제를 중히 여기고 특히 직무에 충실"히 복무함으로써 자혜의원의 치료성적을 양호하게 하기도 하였다.115)

109) 金正明 編, 『日韓外交資料集成』 6(下), 東京 : 嚴南堂書店, 1964, 1246쪽 ; 『朝鮮總督府救療機關』, 朝鮮總督府, 1912, 11쪽.

110) 佐藤剛藏, 『朝鮮醫育史』, 茨木 : 佐藤先生喜壽祝賀會, 1956, 38쪽.

111) 「慈惠醫院의 成績」, 『每日申報』 1912. 10. 11(1).

112) 신동원, 『한국근대보건의료사』, 한울, 1997, 365쪽.

113) 佐藤剛藏, 『朝鮮醫育史』, 茨木 : 佐藤先生喜壽祝賀會, 1956, 38쪽.

114) 『朝鮮關係 帝國議會議事經過摘要』, 朝鮮總督府, 1915, 89쪽.

그러나 군의들에 대한 일반 민중의 평가가 긍정적인 것은 아니었다.[116] "자혜의원 의사는 모두 군의로 군의는 전시에 사상자를 치료함에 불과하고 보통 내과 환자를 치료하는 수단이 없다"는 등의 비판이 제기되었던 것이다.[117] 군인 부상자를 주로 치료하는 관계로 외과 경험에 비해 내과 경험이 부족하고, 따라서 의료수준도 낮다는 비판이었다. 사실 군의가 장성한 남성만을 상대함으로써 그들과 관련된 진료경험은 풍부하지만 "다른 종류의 병, 특히 부인과, 소아과는 경험"이 부족한 것이 사실이었다.[118] 군의들이 일반인을 대상으로 한 진료에서 가지는 한계는 분명했다.

더구나 자혜의원장의 임명과정에서 모두 군의들이 채용되었다는 사실은 일본 국내에서도 문제가 되었다. 육군 현역군인이 총독으로 임용된 사실에서 단적으로 나타난 조선통치의 군사화와 연결된다는 점에서 문제시되었던 것이다. 일반 의사가 아닌 군인들이 직접 민중을 접할 경우 "조선인 감화에 미치는 영향"이 좋지 않으리라는 이유 역시 있었다.[119] 따라서 일본 중의원에서는 "도 자혜의원장은 군의에 한정하지 말고 일반적으로 널리 적임자를 구할 것"이 희망 사항으로 제안되기도 하였다.[120]

그러나 무엇보다 중요한 점은 군의들의 자혜의원 배치로 인해 통감부시기 민간과 협조 하에 성립되고 있었던 의학체계의 내용이 군대와 경찰이 주도하는 그것으로 변화되었다는 것이다. 그 예로 통감부시기 재편된 의학체계 속에서 적극적 역할을 담당했던 동인회가 배제된 사실을 지적할 수 있다. 동인회는 자혜의원을 설립하는 과정에서 철저히 배제되었을 뿐 아니라 평양과 대구에서 위생기관으로 발전을 모색하고 있던 동인의원은 자혜의원에 의해 대체되었다. 1910년 9월 동인의원이 폐쇄되고 그

115) 『朝鮮統治三年間成績』, 朝鮮總督府, 1914, 68쪽.
116) 「軍醫驅逐問題」, 『東亞日報』 1920. 7. 16.
117) 「朝鮮醫士의 衰退」, 『每日申報』 1910. 11. 20(2).
118) 『朝鮮關係 帝國議會議事經過摘要』, 朝鮮總督府, 1915, 89쪽.
119) 『帝國議會日本衆議員議事速記錄(朝鮮關係拔萃)』 2, 313쪽, 401쪽.
120) 『朝鮮關係 帝國議會議事經過摘要』, 朝鮮總督府, 1915, 69쪽.

설비를 자혜의원이 인계받았던 것이다.121) 일본의 아시아 침략을 보조한
다는 목적 하에 적극적인 조선진출을 통해 통감부의 의학정책을 지원하던
동인회가 총독부시기에 접어들면서 불필요한 존재로 인식되었던 것이
다.122)

자신들의 노력으로 설립한 동인의원이 폐쇄되고 그를 대체하는 자혜의
원에 일률적으로 군의가 채용되는 현실을 바라보면서 동인회는 극도의
불만을 가지게 되었다. 그들은 당시의 현실을 아래와 같이 비판하였다.

현재 유행하는 통일이라는 말이 최근 심하게 좁은 뜻으로 해석되어
왕왕 획일과 같은 뜻으로 쓰이는 감이 없지 않다. 버드나무는 푸르고
꽃은 붉으며, 풀들은 싹을 틔우고 새들은 노래하는 천태만상 속에서도,
춘색은 스스로 산야에 가득 차고, 여름의 천지는 제각기 번성하다가

---

121) 「事關引繼」, 『每日申報』 1910. 9. 4.
122) 사토 스스무가 육군 군의총감이었던 사실에서 알 수 있듯이 동인회가 군의들과
완전히 대립하는 단체일 수는 없었다. 그러나 일제가 조선에 새로운 의학체계를
형성시켜 나가는 과정에서 군의와 동인회 사이에서는 일정한 갈등의 모습이
나타났는데, 그 예 중 하나로 조선주차군 군의부장 후지타 쓰구아키(藤田嗣章)
와 동인회 파견 의사 야마네 마사쓰구(山根正次)의 대립을 들 수 있다. 동인회
파견 의사였던 사토 고조(佐藤剛藏)는 후지타가 내부 위생국의 고문격으로 활동
하고 있던 동인회 회원인 야마네를 배제시키기 위해 위생국에 가더라도 실무
기사만을 밖으로 불러내어 논의를 진행시켰다고 회고하였다. 사토 고조의 회고
에 따르면 후지타와 야마네 사이의 갈등은 "조선 의사(醫事)의 향상을 저해하는
장애"였다. 이들은 여러 곳에서 충돌했는데 예를 들면 위생조건의 개선을 위해
수도시설의 설치를 주장하는 야마네의 의견에 대해 후지타는 지금 수도를 설치
하는 것은 시기상조이며 오히려 우물의 개선으로 족하다는 의견을 제시하였다.
佐藤剛藏, 『朝鮮醫育史』, 茨木 : 佐藤先生喜壽祝賀會, 1956, 39쪽, 107~108쪽.
이러한 의견 차이는 조선의 위생시설 개선을 위해 우선적으로 요구되는 과제가
무엇인가를 둘러싼 갈등일 수 있으며, 야마네 쪽이 보다 근본적인 시설의 완비를
추구했다고 볼 수 있다. 통치의 편의에 치중했던 후지타와 달리 야마네는 전반적
인 위생환경의 개선이 도모되어야 한다는 의견을 가지고 있었으며, 이런 야마네
의 의견은 긴축재정이라는 총독부 지배정책의 기조 속에서 우선 순위가 배제된
측면이 있었다.

서로 합쳐 가을이 된다. 이와 같은 천태만상 중에 질서 정연하게 시간의
흐름에 따라 움직이는 것이야말로 진정한 통일일 것이다. 만일 봄꽃은
붉은색으로 한정하고 여름의 무성함은 푸른색으로 한정하는 천제가 있
다면 그것은 소위 획일주의로서 매우 부자연스러운 것이다. 이와 같은
천제는 결코 오래 그 지위에 머물면서 천지를 알선할 수 없다. 만일이라
도 조선에는 어느 계통의 인사 외에는 중용하지 않는다, 만주 경영은
어떤 유력자에게 모든 책임을 맡긴다던가 하는 일은 마치 봄꽃은 붉은색
으로 한정하고 여름풀은 푸른색으로 한정한다는 명령을 내리는 천제와
같이 심히 부조리하여 결코 국가의 경사라고 할 수 없다.123)

　민간의 배제와 군인의 부상으로 상징되는 총독부의 지배정책은 천하의
자연스러운 조화를 부정하는 획일이며, 일제의 조선지배에 결코 긍정적인
효과를 주지 못할 것이라는 비판이었다. 동인회는 군의가 중심이 되어
운영하는 병원이 과연 "토착 민중과 협조를 도모하고 지속적이고 점진적
으로 그것을 유도 개발하는 대사업을 감당할 수 있을지 의심"된다는 평가
를 내렸다.124) 군인들이 운영하는 자혜의원은 조선민의 협조를 받기 어렵
고, 따라서 점진적인 동화라는 통치 목표를 이루기 어렵다는 비판이었다.
　동인의원의 폐쇄를 계기로 동인회는 "오로지 주력을 중국 본토에 경주"
하게 되었다.125) 이렇게 동인회가 조선에서 사업을 쉽게 포기할 수 있었던
이유에는 중국 우위의 사업방침이 있었기 때문이기도 했지만,126) 출범
초기부터 일본의 대외팽창이라는 국가적 목표를 민간 차원에서 보조한다
는 목적을 분명히 한 만큼 정부 결정을 거부하기 어려운 측면도 있었을
것이다. 그러나 이제 본격적인 궤도에 오르고 있던 동인의원을 총독부의
일방적인 요구에 따라 양도하는 것이 동인회에게는 애석한 일이었다.127)

---

123)「朝鮮の於ける同仁會事業の變遷」,『同仁』54, 1910, 2쪽.
124)『同仁會二十年誌』, 東京 : 同仁會本部, 1924, 65쪽.
125) 위와 같음.
126) 佐藤剛藏,『朝鮮醫育史』, 茨木 : 佐藤先生喜壽祝賀會, 1956, 16쪽, 25쪽.

　동인의원의 폐쇄는 향후 총독부의 의학체계 운영과 관련하여 민간단체의 배제가 가속화되며 아울러 군대와 경찰의 역할이 강화될 것임을 예상하게 하였다. 이제 관립병원에 배치된 군의들은 위생·방역사업을 주도하던 위생경찰과 함께 조선에 정착되어 나가는 의학체계의 성격을 군사적인 것으로 만들어 나갔다.

　빈민의 질병 구제를 목표로 설립된 자혜의원이지만 시간이 지남에 따라 조선인에게 시행한 시료의 혜택은 축소되어 갔다. 조선총독부통계연보에서 보통환자와 시료환자를 구분하여 기록한 1910년부터 1915년 사이 보통환자와 시료환자의 구성비를 보면 아래와 같다.

1910~1915년 자혜의원 이용환자 종류

		1910	1911	1912	1913	1914	1915
입원	보통	303	1,610	3,205	4,611	3,544	3,483
	시료	272	3,335	3,473	5,530	2,468	2,432
	시료/보통	90%	207%	108%	120%	70%	70%
외래	보통	10,158	37,971	60,967	76,207	71,016	75,138
	시료	52,451	160,566	161,765	170,221	261,393	92,814
	시료/보통	516%	422%	265%	223%	368%	124%

(각 연도별 『朝鮮總督府統計年報』)

　위의 표에서 조선인들이 주로 이용했던 외래에서 보통환자와 시료환자를 비교할 경우 1910년도부터 꾸준히 시료환자의 비율이 하강하고 있는 것을 볼 수 있다. 이미 자혜의원이 설치될 당시부터 향후 운영비에 대해 "영구히 국고 부담으로 할지 적당한 시기에 지방비로 옮길지" 의견이 분분했던 점에서 알 수 있듯이 총독부의 지원 여부는 자혜의원의 향방과 관련하여 중요한 문제였다.[128] 더욱이 총독부특별회계 설치 이후 일본정

---

127) 특히 평양동인의원의 경우 매년 적자폭이 감소되고, 1910년도에는 처음으로 흑자를 기록함으로써 경영이 안정기에 접어들었다는 평가를 받고 있었다. 「朝鮮の於ける同仁會事業の變遷」, 『同仁』 54, 1910, 7쪽.

부의 자금지원이 제한되면서 운영자금을 계속적으로 국고에서 지불한다
는 것은 부담스러운 일이 되어 갔다. 이 문제를 해결하기 위해 도입된
것이 조선의원급제생원특별회계였다.[129]

특별회계가 궁극적으로 관립병원의 독립적 운영을 요구했다는 점에서
자혜의원 역시 수입본위의 경영방침을 채택하기 시작하였다. 진료비나
약가의 징수 혹은 인상을 통한 수입확대를 도모하였던 것이다. 종래 할인
을 하던 약가를 보통환자와 동등하게 하고, 보통환자의 약가를 인상하는
조치 등이 취해졌다.[130] "상당한 재산을 가진 자에 대해서는 힘써 요금을
지불하게 할 방침이 채택"되기도 하였다.[131] 총독부 수립 초기 총독부의
시혜성을 부각시키기 위해 이용되었던 시료환자 진료비율이 낮아지고,
자혜의원의 성격이 수익을 위주로 하는 일반병원의 그것으로 변화되어
나가고 있었던 것이다.

자혜의원에 대한 정부의 지원 축소는 1920년대 초반에 정점을 이루어
결국 자혜의원이 도 지방비에 의해 운영되는 도립의원으로 변경되는 계기
가 되었다. 그 동인은 일본 본국의 재정긴축이었다. 일본에서는 1923년
가토 도모사부로(加藤友三郎) 내각이 성립되면서 재정긴축 방침을 천명
하였고, 그 해 발생한 관동대지진은 긴축의 정도를 강화시켰다. 일본 본국
자금으로 재정부족을 보충해 나갔던 총독부로서는 일본 본국에서 시작된
재정긴축의 여파를 그대로 안을 수밖에 없었고, 그 결과 일련의 재정정리
작업을 진행하게 되었다.[132] 이렇게 시작된 총독부 재정긴축 방법 중
하나가 총독부 소관 업무의 지방 이관이었고, 그 결과로서 자혜의원의
도 이관이 이루어졌다. 결국 1924년 총독부의 행정 및 재정정리에 즈음하

---

128) 『漢城府事務官及各道書記官會議要錄』, 內部, 1909, 109쪽.
129) 조선의원급제생원특별회계에 대해서는 4장 1절 1소절 참조.
130) 「平南慈惠醫院 移轉期」, 『每日申報』 1913. 1. 15(2).
131) 『總督訓示集』 第二輯 追議, 朝鮮總督府, 1917, 19쪽.
132) 堀和生, 「조선에서의 식민지재정의 전개」, 『식민지 시대 한국의 사회와 저항』,
　　백산서당, 1983, 191~193쪽.

여 총독부의원 및 전라남도 소록도 자혜의원을 제외한 나머지 자혜의원은
모두 1925년도부터 도립의원으로 변경되어 도 지방비에 의해 운영되게
되었다.133)

이 변경은 단지 관제상의 변화뿐 아니라 내부 운영체계의 변화를 뜻하
는 것이기도 했다. "자혜의원 시대의 어느 시기에 원장 의관의 현역 군의
제도도 폐지되고, 군의는 모두 그대로 예비역이 되어 군의인 원장 의관은
점차 물러나 1925년 도립의원으로 고쳐질 때는 대부분 군의가 아닌 일반
신진 전문 의가(醫家)로 교체"되게 되었던 것이다.134) 설립 당시 군의를
중심으로 운영되던 체계가 민간 의사의 참여가 확대되는 그것으로 변경된
것이었다. 그러나 자혜의원에 근무하는 의사들의 지위는 변경되지 않았
다. 조선인의 관습에 비추어 진료를 하는 의사가 관리냐 아니냐에 따라
신용의 정도가 달라졌기 때문이었다.135) 따라서 자혜의원 직원들에 대한
봉급이나 기타 급여는 도 지방비로 이관하면서도 관등만은 그대로 유지하
는 조치가 취해졌다.136)

결국 자혜의원의 도립의원으로의 교체는 총독부에서 부담하던 운영비
를 각 지방에서 부담하도록 이월하는 조치였고, 통감부시기 이래 조선인
회유를 위해 적극적인 고려의 대상이 되었던 시료환자 진료가 축소되는

---

133) 『朝鮮道立醫院槪況』, 朝鮮總督府, 1930, 4쪽. 도립의원 성립을 계기로 종래
　　사용하던 토지, 건물, 물품 등은 전부 지방비로 양여되었고, 조선의원 및 제생원
　　특별회계에 속하던 유지자금 약 4백만 원은 각 도에 분양되어 여기서 생기는
　　이자 및 의원 수입, 국고보조로써 도립의원이 경영되게 되었다. 『朝鮮總督府施
　　政年報(1925年)』, 360쪽. 도립의원 변경 후 총독부가 부담하게 된 비용은 그동안
　　보조하던 비용의 약 80%로서 총독부 재정부담을 완화시키는 효과를 가져왔다.
　　「朝鮮總督府地方官官制中ヲ改正ス」, 日本 國立公文書館 문서번호 2A-12-類
　　1529.
134) 佐藤剛藏, 『朝鮮醫育史』, 茨木 : 佐藤先生喜壽祝賀會, 1956, 44쪽.
135) 「朝鮮總督府地方官官制中ヲ改正ス」, 日本 國立公文書館 문서번호 2A-12-類
　　1529.
136) 「朝鮮道立醫院官制」, 『朝鮮總督府官報』 1925. 4. 1.

계기를 이루었다. 그 결과 조선인들은 진료에 대해 적절한 대가를 지불해야 하는 새로운 관계를 도립의원을 통해 형성해 나가기 시작했다.[137] 이제 도립의원이라는 명칭 변경이 상징하듯이 종래 자혜의원은 시료환자가 아닌 일반 외래환자를 진료하는 일반 의료기관으로 변화되어 갔다.[138]

(2) 공의의 지방 배치와 식민지 개발

자혜의원의 증설을 계기로 관립병원이 전국적으로 확대되었지만 병원이 포괄할 수 있는 의료범위는 각 도청이나 군청 소재지를 중심으로 한 일부에 불과하였다. 전국적인 인구에 대비하면 여전히 소수의 사람들만이 관립병원의 혜택을 받고 있었다. 공의제도(公醫制度)는 관립병원이 포괄하지 못하는 의료의 소외 지역에 의료혜택을 넓혀 나가기 위해 고안된 정책이었다. 그러나 그 혜택의 우선 순위는 조선인에게 놓여 있지 않았다. 총독부 권력을 지방적 차원까지 침투시키기 위해 배치된 일본 식민이주자들의 건강보호가 우선적인 목적이었다.

공의제도는 자혜의원만으로 부족했던 지방의 의료수요 충족을 위해 1914년 4월 1일 전국에 137명의 공의를 파견하는 것으로부터 시작되었다.[139] 이상적으로는 모든 주요 지역에 의료기관을 확장할 필요가 있었으나 "재정상 갑자기 실행할 수 없으므로 응급의 조치"로서 주요 지역에

---

137) 1933년 열린 조선인 의사들의 좌담회에서는 도립의원 등의 영리화 현상을 비판하는 소리가 높았다. 관립병원이 "수입 다과로 그 병원의 성적 호부(好否)를 논하며 동일한 병원 내에서도 각과가 서로 수입 성적"을 다툴 정도로 영리화하였다는 내용이다. 『漢城醫師會報』, 1933, 57쪽. 그리고 총독부 스스로도 "현재 재정 상태에서는 의원 수입의 다과에 상당히 중점을 두지 않을 수 없"다는 점을 인정하고 있었다. 「道知事警察部長中樞院會議」, 『朝鮮』 5, 1934, 54쪽.

138) 이미 자혜의원이 설립될 당시부터 일본 의회에서는 "도 자혜의원은 단지 시료뿐 아니라 보통환자의 진료도 행하므로 그 명칭을 도의원으로 고칠 것"이라는 제안이 제출되기도 했다. 『朝鮮關係 帝國議會議事經過摘要』, 朝鮮總督府, 1915, 69쪽.

139) 『朝鮮衛生要覽』, 朝鮮總督府, 1929, 36쪽.

공의가 의학강습을 마치고 받은 증서

의사를 파견하는 공의제도를 실시하여 "거주민의 안도를 도모하고 이주자의 초청을 기획"한다는 것이었다.[140] 재정이 충분히 확보되지 않은 상태에서 우선적으로 조선 거주민과 일본 이주민의 수요를 동시에 충족시켜줄 수 있는 곳부터 공의를 배치해야겠다는 구상이었다.

공의제도가 처음 시작될 때부터 조선인에 대한 진료는 공의의 주요한 활동 중 하나였다. 1911년 일본 의회에서도 비록 자혜의원이 설치되고 순회진료가 시행되고 있지만 그 정도의 의료혜택으로는 충분한 시혜 효과를 거두기 어렵다는 의견과 함께 "적어도 1군에 1명의 의사를 배치하는 것은 식민정책상 시급한 급무"라는 의견이 제시된 바 있었다.[141] 공의는 총독부에서 스스로 판단하기에도 "지방의 가장 중요한 의료기관으로 그 양부(良否)는 지방 주민에게 지대한 영향"을 미치고 있었다.[142] 왜냐하면

140) 「總督府施設歷史調査書類」, 『寺內正毅關係文書 首相 以前』, 京都 : 京都女子大學, 1984, 226쪽 ; 「醫師試驗」, 『朝鮮彙報』 4, 1915, 196쪽.
141) 『朝鮮關係 帝國議會議事經過摘要』, 朝鮮總督府, 1915, 80쪽.

"공의의 직무는 민고(民苦)를 구제"하는 역할을 담당함으로써 "그들을 감화 융합하는 데 지극히 유리한 지위"에 있었기 때문이다.143) 지방 거주민의 질병치료를 담당함으로써 총독부 시정에 동화시키는 주요한 수단으로 인식되었던 것이다. 따라서 공의에게는 치료시 환자를 친절·온화하게 응대함으로써 신뢰감을 얻을 것이 요구되었고, 그것은 곧 총독부 시정에 공헌하는 길로 해석되었다.144)

그러나 공의제도를 실시함에 있어 총독부가 보다 중요시한 측면은 각 지방에 거주하는 식민이주자들의 건강보호였다. 식민지를 개척·경영하고 통치정책을 시행함에 있어 본국 이주민의 존재는 중요했다. 식민이주자들은 식민당국의 행정력 침투를 대행하는 존재인 동시에 향후 지배력 확산을 위한 거점 역할을 담당하였기 때문이다. 따라서 식민정책의 요체는 "위생시설을 완성하여 건강보존의 대계를 수립"하는 데 있었다.145) 식민 이주자들의 건강보호를 위한 의료시설의 완비가 식민지배 정책의 주요 목표라는 지적이었다.

조선은 일본과 다른 환경적 조건을 지녔고, 식민이주자들의 건강을 해치는 전염병을 비롯한 각종 질병이 존재하고 있었다. 이런 조건의 조선에 이주를 결심하기 위해서는 자신의 건강을 지켜줄 수 있는 의료기관이 반드시 필요했고, 의료기관이 부재한 지역에 이주할 경우 불안해하는 것은 당연했다. 식민이주자들 중 한 번 질병에 감염될 경우 거주할 의욕을 상실하고 즉시 귀국하는 예마저 있어 의료기관의 부재는 지배력을 전국 각지로 확산시키려는 총독부의 지방정책에 장애요인으로 작용할 수 있었

---

142) 『朝鮮衛生要覽』, 朝鮮總督府, 1929, 18쪽.

143) 「公醫講習會」, 『朝鮮彙報』 7, 1916, 161쪽. 지방 벽지에 배치된 공의들은 자혜의원의 순회진료와 연계를 가지면서 지방 거주민들의 진료를 담당하였다. 이 조치 역시 조선인 진료혜택을 넓히려는 총독부의 시도였다. 「寺內總督의 訓示」, 『每日申報』 1914. 6. 14(2).

144) 白石保成, 『朝鮮衛生要義』, 1918, 58쪽.

145) 「鮮人配置の現狀」, 『朝鮮彙報』 4, 1916, 128쪽.

다.146)

　종래 행정이나 상업의 중심지가 아닌 지방 산간벽지의 경우 의료공급의 부족문제는 더욱 심각하여 이주민들의 주거를 곤란하게 하고 있었다.147) 더구나 조선인들은 한의학에 대한 신뢰감이 깊어 일본인들이 시행하는 서양의학에 대해 불신감을 가지고 있었고, 따라서 일본의사들은 주로 일본인들이 다수 거주하는 대도시 지역에 개업하고 있는 실정이었다.148) 각 지방에 의료기관이 부재함에 따라 지방 순찰에 나섰다가 발병한 도장관이 제대로 치료를 받지 못해 사망하는 사건이 발생할 정도였다.149)

　의료기관이 부족한 상황에서 일본인들의 지방 거주는 늦추어졌고, "지방 식산의 발달을 기할 수 없음"은 물론이었다.150) 따라서 총독부는 일본인들이 "이주하여 안심할 수 있도록 실지에 기술자를 파견하여 평소 검색시켜 이주민의 건강을 도모하는 것은 식민지 발전을 기하는 데 가장 필요한 사항"이라고 판단하였다.151) 총독부의 시정을 각 지방 구석까지 파급시키기 위해서는 일본 식민이주자나 관리의 파견이 필수적이고, 이들의 안전한 활동을 위한 의료기관의 설비가 시급하다는 인식이었다.

　일본 식민이주자들의 지방침투가 필요했던 총독부는 그들의 건강보호를 담당할 의료기관으로 공의를 배치하였고, 따라서 1914년 공의들이 배치된 주요 지역은 "군청 및 헌병·경찰관서 소재지 중 비교적 인구가 많고 의료기관이 결핍된 곳"이었다.152) 현실적으로 모든 주요 지역에

---

146) 「醫師試驗」, 『朝鮮彙報』 4, 1915, 196쪽. 「衛生に關する一般槪況」, 『朝鮮彙報』 4, 1915, 127쪽.
147) 白石保成, 『朝鮮衛生要義』, 1918, 53~54쪽.
148) 「公醫配置の現狀」, 『朝鮮彙報』 4, 1916, 129쪽.
149) 山根正次, 「衛生ニ就テ」, 『朝鮮總督府道府郡書記講習會講義錄』, 朝鮮總督府, 1914, 322쪽.
150) 「公醫配置の現狀」, 『朝鮮彙報』 4, 1916, 129쪽.
151) 「傳染病に就て」, 『朝鮮彙報』 1, 1916, 29~30쪽.
152) 『朝鮮總督府施政年報(1914年)』, 242쪽.

의사들을 배치할 수 없는 상황에서 일본 식민이주자나 관리들이 거주하는 주요 거점 지역인 군청 및 헌병·경찰관서 소재지에 공의들이 배치되었던 것이다. 식민지 통치를 강화시켜 나가는 과정에서 식민이주를 의학적 견지에서 보조하기 위한 방법으로 공의제도가 창출된 것을 알 수 있는 대목이다.

공의제도의 원형은 대만에서 실시된 그것에서 찾을 수 있다.[153] 공중위생상 의사가 배치될 필요가 있는 곳에 공의를 임명하고 수당을 지급하여 일반 진료 그리고 공공위생 및 의사(醫事)에 관한 사무에 종사시키고 있던 대만의 공의제도[154]가 조선에서도 유용하다는 판단이 있었던 것이다. 다만 대만의 공의제도는 아편정책을 추진하는 과정에서 입안된 점이나 지방의 의료사업에 종사하면서 "공공위생의 첨병"[155] 역할을 담당한 점으로 미루어 보아 개업의보다는 관리로서 측면이 더 강했다.

관제에 따르면 공의는 의사자격이 있는 자 중에서 조선총독이 임명하였으며, 감독은 경무총장이 담당하였다. 공의의 배치 및 담당지역 결정도 경무총장 소관 사무였다. 이들이 주로 담당해야 할 업무는 크게 두 가지로 배치된 지방의 의료수요에 부응하는 것과 함께 경찰의무와 공중위생 사무 수행이었다. 구체적으로 공의들은 공무와 관련하여 전염병 예방, 지방병 조사, 종두시행, 학교위생, 공장위생, 예기·창기·작부 등의 건강검진, 사체검안, 행려병자 및 빈민환자 치료 등 소재 지역의 전반적인 위생사무를 모두 담당하고 있었다.[156] 경찰의무와 함께 공중위생 사무를 담당하는

153) 白石保成, 『朝鮮衛生要義』, 1918, 54쪽.

154) 『臺灣統治槪要 昭和20年』, 臺灣總督府, 1945, 129쪽(『明治百年史叢書』 203, 東京 : 原書房, 1973에 수록).

155) 莊永明, 『臺灣醫療史』, 臺北 : 遠流出版事業股份有限公司, 1998, 156~159쪽.

156) 「公醫規則」, 『朝鮮總督府官報』 1913. 1. 15. 공의의 활동만으로는 담당 업무가 충분히 처리되지 않을 경우 경찰의무촉탁(警察醫務囑託)을 두었다. 촉탁의들의 업무는 경찰 치료, 매춘부 건강검진, 전염병 예방, 종두인허원 교육, 위생계몽 등 주로 경찰의무와 관련된 것들이었다. 「例規」, 『警務彙報』 42, 1913, 641쪽.

272

대가로 공의에게는 수당이 지급되었다. 공의제도 설립 초기에는 개업
수입에 따라 4, 50원부터 70원 사이에서 수당이 지급되었는데 일반 개업의
들의 봉급과 비교하면 소액에 불과했다.157)

공의는 경찰의무 및 공중위생 사무를 담당하는 까닭에 관리와 유사한
의무와 제한을 받았다. 매달 취급한 공무 관련 사항 및 진료한 환자에
대해 감독 경찰서에 보고하는 동시에 담당지역 내의 위생 관련 사항을
조사·연구하여 관계 관청이나 감독관청인 경찰서에 보고해야 했다. 담당
지역 내에 비상사태가 발생하여 인명구조가 요청될 때는 즉시 현장에
출동해야 할 의무도 있었다. 진료소의 위치를 변경하거나 업무를 일시적
으로 중지하고자 할 때는 소속 관청의 허가를 받아야 했고, 개업활동을
할 때 부과하는 진찰료, 수술료, 약가 등 역시 경무총장의 인가를 받아야
했다.158) 특히 공의들이 배치된 지역이 산간벽지인 만큼 빈곤한 환자들이
많았고, 따라서 진찰료 등에 대해서는 상한가가 규정되었다. 그 기준은
각 지역 자혜의원 수가규정의 최고액이었다.159)

상대적으로 소액인 수당을 보충하기 위해 공의들에게는 일반 개업이
허락되었다. "의사로 하여금 영업을 할 수 있게 하여 대우가 박한 것을
보충하려는 생각으로 봉급을 받으면서 자유로이 개업할 수 있도록 허락"
하였던 것이다.160) 봉급이라는 용어를 사용한 점에서 알 수 있듯이 수당은
엄격히 말하면 공무에 대한 대가라기보다는 의료기관이 설치되지 않은

---

157)「公醫新設期」,『每日申報』1914. 3. 7(2);「公醫配置の現狀」,『朝鮮彙報』4,
1916, 130쪽. 수당은 개업을 통한 수입 정도에 따라 달라져 대학 출신의사 중에서
30원을 받는 자가 있었고, 일반 개업의로 8, 90원을 받기도 하였다. 中野有光,
「朝鮮ノ警察」,『朝鮮總督府道府郡書記講習會講義錄』, 朝鮮總督府, 1916, 291
쪽.
158)「公醫規則」,『朝鮮總督府官報』1913. 1. 15.
159) 白石保成,『朝鮮衛生要義』, 1918, 54~57쪽.
160) 中野有光,「朝鮮ノ警察」,『朝鮮總督府道府郡書記講習會講義錄』, 朝鮮總督
府, 1916, 291쪽.

지역에 파견된 의사들에게 지급하는 월급에 해당했다. 공의들이 배치된 지역이 수입의 가능성이 상대적으로 적은 지역이었던 만큼 개업을 통한 수입 증대는 기대하기 어려웠기 때문이다.

이 시기 공의제도의 채택에서 중요한 점은 위생과 관련된 총독부의 지방정책 구도의 변화가 감지된다는 것이다. 지방에 의사를 배치한 목적이 변경되었고, 그것은 총독부 지배력의 지방침투 정도의 강화를 의미하는 것이었다. 공의는 종래 통감부시기에 경찰의무를 담당하던 경찰의가 개칭된 것으로 "경찰사무가 많고 상당한 개업의가 있는 곳" 이외에는 모두 공의로 교체되었다.161) 그렇지만 경찰의와 공의의 설치목적에는 차이가 있었다. 경찰의의 역할은 "조선인에 대해 가장 저렴한 실비로서 널리 진료에 종사하게 하여 지방의 의료기관 부족을 보충하고 일반 지방인민으로 하여금 신의술의 은택을 입도록" 한다는 점에서, 즉 의료혜택을 받지 못하던 지방민들에게 서양의학을 시술한다는 점에서 공의와 그 목적이 동일하다고 할 수 있었다. 하지만 중점을 두는 사무는 달랐다. 무엇보다도 경찰의는 "경찰의무의 여가로 의술을 개업할 것을 인허"받았다.162) 즉, 경찰의무가 가장 중요한 업무였으며, 이는 경찰의가 통감부시기 의병토벌을 위해 각 지방에 파견된 경찰을 위생적인 측면에서 보조하기 위한 목적에서 설치된 것임을 방증하는 것이다.

그러나 공의는 사실상 개업의였다. 일반 개업의로 하여금 경찰의무 및 기타 위생사무를 담당하도록 한 것이었다.163) 따라서 공의들은 비록 경찰의무를 담당한다 하더라도 약품이나 기기류는 자비로 마련해야 했으며, 관사도 제공되지 않았다. 다만 빈민환자 치료에 사용된 약품 비용만은 지방비에서 지급받았다.164) 비록 총독부에 의해 임명된 관리였지만 일반

---

161) 中野有光,「朝鮮ノ警察」,『朝鮮總督府道府郡書記講習會講義錄』, 朝鮮總督府, 1916, 291쪽 ;『朝鮮總督府施政年報(1914年)』, 242쪽.

162)『朝鮮總督府施政年報(1910年)』, 336쪽.

163)「公醫配置期」,『每日申報』1914. 3. 3(2).

개업의로서 역할이 더욱 강조되었던 것이다.

결국 경찰의가 공의로 변경된 것은 총독부의 지방지배정책에서 그 중점이 변경되기 시작했음을 시사하고 있다. 통감부시기의 경찰의가 조선침략을 보조하는 수단이었다면 총독부시기 공의로의 변경은 식민이주자를 포함한 지역민의 건강보호라는 측면이 강화되면서 이제 식민지배의 안정화를 위한 본격적인 활동이 시작됐음을 의미했다. 그리고 식민지배의 안정화를 추구하는 과정에서 경찰의무를 동시에 병행함으로써 대만의 예에서 보이듯이 각 지방의 위생행정의 정착을 추구한 것이었다.

공의가 총독부의 지방정책을 수행하는 관리로서 지위를 가지고 있다고 해도 활동조건은 결코 좋지 않았다. 비록 공의에게 개업을 허가하여 일반 의료수입을 얻을 수 있는 길을 제공하기는 했지만 "원래 공의가 배치된 곳은 대개 벽추지(僻陬地)여서 개업에 의한 수입은 거의 없어 모두 수당으로 생활하지 않으면 안 되는 상태"였기 때문이다.[165] 근무지가 산간벽지인 까닭에 진료수입을 가지기 어려운 상황이었던 것이다. 각 지방이 개업의들에게 불리한 생활조건이라는 사실은 이미 통감부시기부터 각 지방에 거주하며 의술을 시행하던 동인회 소속 의사들의 보고를 통해서도 알 수 있다. 그들은 지방에서 개업하기 위해서는 자기를 희생할 인(仁)이 필요하다고 지적하면서 자기 영달이나 행복을 바라는 자는 조선에서 의업을 영위할 수 없다고 단정하였다.[166]

공의에 대한 감독책임을 맡고 있는 경찰이 공의를 대하는 태도 역시 만족스러운 것이 아니었다.[167] 경무고문의 시절부터 근무조건이나 급여의 차이로 인해 의사와 경찰 사이는 원만하지 않았고, 그러한 관계가

---

164) 白石保成, 『朝鮮衛生要義』, 1918, 54쪽.

165) 「大正十二年度豫算と事業」, 『朝鮮』 4, 1923, 82쪽.

166) 小林義一, 「春川通信」, 『同仁』 40, 1909, 15쪽.

167) 공의에 대한 감독 권한, 수당지급 권한 등이 경무총장에서 도지사로 이월된 것은 1919년 8월이었다. 「公醫規則 改正」, 『朝鮮總督府官報』 1919. 8. 20.

지속되어 총독부시기에 접어들어서도 공의와 경찰의 사적인 충돌로 인해 공의가 사퇴하는 일이 생기고 있었다.[168] 공의로 배치된 후 적은 수입으로 인해 불만이 쌓이고 있는데다 자신을 감독하는 경찰과 사이가 원만하지 않을 경우 공의의 사퇴는 자연스러운 일이기도 했다.[169]

공의를 지원하는 사람들이 부족한 관계로 정원이 채워지지 않은 상황에 다 근무여건에 대한 불만으로 공의를 사퇴하는 사람들이 나타나자 식민경영을 위한 중요한 수단으로 공의제도를 채택했던 총독부로서는 해결책을 마련하지 않을 수 없었다. 그 해결책의 하나로 "공의가 이미 배치되어 인구 증가가 현저한 장소에서는 마땅히 보통 개업의사를 초치하여 공의에 대신하게 하고 그 공의로 하여금 다른 필요한 곳으로 전근 배치하는 등이 대개 필요"하다는 의견이 제출되기도 하였다.[170] 진료수입이 가능한 정도의 인구 증대가 이루어진 지역에는 개업의를 초빙하고, 대신에 공의는 다른 지역에 배치하자는 제안이었다. 그러나 1920년대까지도 공의에 대한 "대우가 박한 결과 도저히 우량한 의사를 초치할 수 없을 뿐 아니라 공의 희망자가 거의 없어 그 보충에 곤란을 느끼는 상황"은 계속되었다.[171] 특히 교통이 불편한 장소는 의사를 구하기가 더욱 어려워 이들

---

168) 山根正次, 「衛生ニ就テ」, 『朝鮮總督府道府郡書記講習會講義錄』, 朝鮮總督府, 1914, 323쪽.

169) 1930년대 공의들의 근무조건 역시 1910년대에 비해 나아지지는 않았다. 서해안 백령도 근처에 있는 용호도에 공의 부임을 명령받은 한 의사는 자기가 가게 될 용호도를 '유배지'라고 생각하면서 부임을 거부하였다. 그러나 곧이어 그가 경찰국 위생과장으로부터 받은 것은 "용호도 공의로 가든가 아니면 감옥행을 택하라는 협박에 가까운 부임령"이었다. 문창모, 『천리마 꼬리에 붙은 쉬파리』, 삶과꿈, 1996, 95~97쪽.

170) 須田熙一, 「衛生ニ就テ」, 『朝鮮總督府道府郡書記講習會講義錄』, 朝鮮總督府, 1916, 316쪽.

171) 「大正十二年度豫算と事業」, 『朝鮮』 4, 1923, 82쪽. 공의의 근무조건을 개선하기 위한 방안으로 금융지원, 약품 공급 등이 제안되기도 하였다. 『京城醫師會二十五年誌』, 1932, 94쪽.

지역에는 의사자격이 없지만 일정기간 의업에 종사해 온 "한지의사를 공의로 채용하는 것을 인정"하기도 하였다.[172] 그러나 이러한 방법들이 완전한 해결책은 될 수 없었다.

공의의 근무조건이 열악함에 따라 공의제도가 처음 시작될 당시 상정되었던 공의를 모두 "일본인으로만 충당할 방침"도 변경되지 않을 수 없었다.[173] 본래 일본인들의 식민 이주를 보조하기 위해 만들어진 제도였으므로 공의로는 일본인들의 진료에 유리한 일본인 의사들이 필요했을 것이다. 그러나 아래 표에서 알 수 있듯이 공의로 채용된 의사들은 졸업 후 의사자격을 인정받는 의학교에서 정규적인 교육을 받은 사람들보다는 의사시험에 합격한 사람들이 많아 전체 공의의 57%를 차지하였다. 공의의 근무조건이 열악함에 따라 상대적으로 좋은 조건으로 취직할 수 있는 의학교 졸업자들보다는 일반 시험합격자들의 수가 많았던 것이다.

1916년 공의 출신별 인원수

출신	의과대학 의학과	제국대학 별과	고등중학 의학부	의학전문 학교	부현립 의학교	의사시험 합격	舊의사 시험 합격	종래 개업의	대한의원 의학과	평양동 인의원 의학교	총수
공의 수	2	1	4	42	20	106	5	3	1	1	185
공의 수 / 총수	1%	0.5%	2%	23%	11%	57%	3%	2%	0.5%	0.5%	100%

(『朝鮮彙報』 4, 1916, 130쪽)

궁극적으로 공의부족 문제를 해결할 수 있는 방법은 의사 양성을 통한 의료인력의 확대에 있었다. 따라서 총독부는 총독부의원 부속 의학강습소 등에서 서양의학을 전공한 의사들이 배출되기 시작하자 1915년 7월부터 조선인들을 공의로 채용하기 시작하였다.[174] 그리고 아래 표에서 알 수

---

172) 『朝鮮總督府施政年報(1927年)』, 395쪽.
173) 「鮮人公醫の好評」, 『朝鮮彙報』 1, 1916, 135쪽.
174) 「鮮人公醫의 嚆矢」, 『每日申報』 1915. 8. 5(2).

있듯이 1920년대를 지나면서 공의들은 조선인으로 대체되기 시작했다.
비록 민족별 구분이 이루어지지 않아 정확한 숫자는 알 수 없지만 조선에
서 교육받거나 시험에 합격한 의사들이 최소한 55% 이상 공의로 진출하
였던 것이다. 더구나 조선인 공의는 조선인들에게는 "담화에 중개자가
필요하지 않고, 직접 자기 의견을 말하여 빠르게 치료를 구할 수 있기
때문에 내지인 공의보다 편의"하다 하여 환영받는 실정이었다.175) 종래
근무조건이 열악하여 벽지근무를 원하지 않던 일본인 의사에 대신하여
조선에서 의학전문학교를 졸업하거나 의사시험에 합격한 사람들이 공의
로 채용되기 시작한 것이었다.

1928년 12월 현재 공의 출신별 인원수

출신	대학 의학 과	고등중 학교 의학과	관공립 의학전 문학교	朝鮮 관공립 의학전 문학교	사립 의학전 문학교	의사시 험(일본)	조선의 사시험	외국 의학교	지정 의학교	한지 의사	종래 개업의	총수
공의 수	6	3	37	120	1	28	50	0	18	34	13	310
공의 수/ 총수	2%	1%	12%	39%	0.3%	9%	16%	0%	6%	11%	4%	100%

(『朝鮮衛生要覽』, 1929, 36~37쪽)

공의에 조선인들이 진출하기 시작했다는 사실은 종래 부수적으로 취급
되던 조선인 진료의 비중이 서서히 증가하기 시작했음을 의미했다. 이러
한 사실은 1920년대를 지나면서 공의가 지니고 있었던 주요한 업무가
일본 이주민의 건강보호에서 조선인 진료로 이동되어 감을 의미하는 것이
었고, 일방적인 식민개척의 논리에서 서서히 조선 자체 내의 의료수요
충족이라는 식민경영의 논리로 총독부의 공의제도 운영의 중점이 이동하
기 시작했음을 의미하는 것이었다.

---

175) 「鮮人公醫の好評」, 『朝鮮彙報』 1, 1916, 135쪽.

2. 의학교육기관의 정비와 임상의사 양성 교육

1) 조선총독부의원 부속 의학강습소의 설립과 운영

병합 후 일제는 전국 각지에 자혜의원을 증설하고 공의를 파견하는 등 그동안 의료공급에서 소외되었던 지방민들에게 서양의학 진료술의 혜택을 넓혀 나가기 시작하였다. 그러나 의료수혜를 확대시키는 과정에서 일제가 직면한 문제는 진료의 핵심인 의사의 부족이었다. 종래 조선에는 한의학을 전공한 한의사들은 다수 존재했지만 통감부시기 이래 일제가 필요로 했던 서양의학을 전공한 사람들은 소수에 불과했다. 서양식 의학교육 실시를 통한 의사양성은 일제가 식민지를 안전하게 유지하기 위해 해결해야 할 시정의 주요 과제였다.

1899년 대한제국에 의해 설립된 의학교육기관인 관립의학교는 1907년 통감부의 의학체계 재편구상에 입각하여 설립된 대한의원에 통합되면서 독립된 교육기관이 아닌 교육부로 축소되었다. 진료분야와 관련하여 대한의원은 서양의학의 기준에 입각한 전문분과를 설치하고 의무비를 증가시켜 치료의 비중을 높이는 등 일정한 발전을 도모하였다. 하지만 교육분야는 종래 의학교 시절에 비해 큰 변화가 없었다. 의학교라는 명칭은 그대로 사용되었고, 건물이나 직원 등에 변동이 없이 다만 조선인 교장이 물러나고 일본인 교사가 교육부장으로 임명된 정도였다.[176] 통감부가 지닌 의학교육에 대한 열의는 부족했고, 기관의 통폐합이라는 혼란 속에서 졸업생의 수도 많지 않았다.[177] 1908년 교육부는 관제개편에 따라 의육부로 개칭되었고, 1909년에는 병원 사무에서 독립되어 대한의원 부속 의학교로 개편되었다.

---

176) 신동원, 『한국근대보건의료사』, 한울, 1997, 376쪽.

177) 佐藤剛藏, 『朝鮮醫育史』, 茨木 : 佐藤先生喜壽祝賀會, 1956, 29쪽. 대한의원 부속 의학교로 개칭된 후 1907년에 13명, 1908년에 5명의 졸업생이 배출되었을 뿐이다.

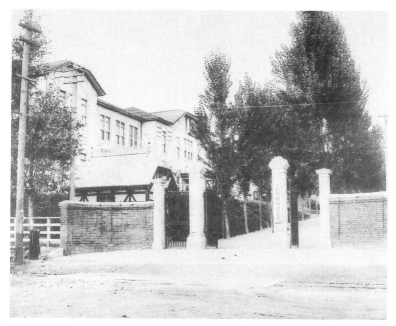

조선총독부의원 부속 의학강습소 입구 및 건물

병합으로 대한의원이 조선총독부의원으로 바뀌면서 대한의원 부속 의학교 역시 조직이 변경되었는데, 그 변경은 조선총독부의원 부속 의학강습소(朝鮮總督府醫院 附屬 醫學講習所, 이하 의학강습소)라는 지위 격하였다. 병합 이후 일제는 조선인과 일본인 사이의 교육체계를 일원화하겠다는 방침을 세웠다. 그러나 "조선의 시세민도(時世民度)가 아직 전문교육의 시설에 적당하지 않다"는 이유로 법제와 경제를 연구하는 전수학교(專修學校)만을 전문학교로 인정하였다.[178] 의학교가 의학강습소로 강등된 것 역시 의학교라는 칭호가 "조선의 시세민도에 어울리지 않는다"는 이유 때문이었다.[179] 의사양성의 필요성은 대두하고 있었지만 조선인

---

178) 『朝鮮總督府施政年報(1911年)』, 362쪽.
179) 佐藤剛藏, 『朝鮮醫育史』, 茨木 : 佐藤先生喜壽祝賀會, 1956, 48쪽.

의 교육이나 의료수준으로 볼 때 일본의 의학교와 동등한 형식을 갖출 필요가 없다는 주장이었다.[180]

그러나 의학강습소로의 지위 격하는 단순히 민도 때문에 일어난 일은 아니었다. 조선을 본격적으로 통치함에 앞서 일본인 의사들은 조선인 의사가 확대 양성되면서 생길 결과를 염려하고 있었다. 즉, "조선인을 의사로 만드는 것은 좋은 일이지만 조선인 의사가 점차 많아지면 조선인 환자가 조선인 의사에 의지하게 되고 일본인 의사에게는 가지 않게" 될지 모른다는 걱정이 있었다.[181] 진료라는 시혜를 베푸는 일본인 의사, 그 시혜를 받는 조선인 환자라는 권력관계를 통해 지배자인 자신에 대한 적대감을 희석시키고자 했던 일제[182]가 조선인 의사의 양산에 따라 이러한 구도가 흔들리지 않을까 염려하였던 것이다.[183]

재정부족 역시 일제가 적극적으로 의사양성에 나서지 못한 이유 중 하나였다. 종래 대한의원에서는 "학자(學資)는 모두 관비로 하여 식비, 피복 및 잡비를 급여"하고 졸업 후 의무연한을 정하여 관립병원에 근무하도록 하는 방식으로 의학교육을 지원하였다.[184] 그러나 일제는 의학강습소를 설립하면서 관비로 운영되던 교육과정을 점차 사비 위주로 전환시켜 나갔다. 구체적으로 1911년 의학강습소는 수업료는 면제하되 의과는 정원의 1/3, 조산부과 및 간호부과는 1/2에게만 학자금을 급여하는 것으로

---

180) 의학강습소 의육과장이었던 사토 고조의 회고에 따르면, 총독부의원장인 후지타 쓰구아키의 경우 조선의 "민도는 아직 지극히 낮아 의학교육도 2년 반이나 3년 정도"로 충분하다는 생각을 가지고 있었다. 하지만 "평양에서 한 의육 경험으로는 3년이 걸려도 도저히 의학 전반을 가르쳐 줄 수 없다"는 자신의 강력한 주장으로 4년제를 채택하게 되었다고 한다. 위의 책, 50쪽.

181) 위의 책, 30쪽.

182) 신동원, 『한국근대보건의료사』, 한울, 1997, 374쪽.

183) 그러나 이 이유는 조선의 의학교육을 가로막을 만큼 큰 비중을 차지하지는 않았던 것으로 보인다. 의료공급이 절대적으로 부족한 상황을 타개하는 것이 시정의 우선 과제였기 때문이다.

184) 「總督府醫院 附屬 醫學講習所」, 『朝鮮總督府月報』 2, 1911, 90쪽.

규정이 개정되었다.185) 이 제도는 1912년 다시 고쳐져 급비생(給費生) 정원이 1/3 이내로 감소되었고, 1915년도 입학생부터는 급비생을 완전히 폐지하고 자비생(自費生)만 입학시키는 방침이 결정되었다.186) 이러한 학자금 규칙의 변경은 의사 부족문제를 조선인 스스로의 재정적 부담을 통해 해결하고자 한 일제의 방관적 자세를 보여주는 것이었다.187)

비록 일본의 의학전문학교와 동일한 교과목이 교수되고 수업연한 역시 4년제였지만 의학교의 의학강습소로의 격하는 "조선 의육이 소규모로 되고 소극적인 것"으로 변화되는 계기였다.188) 관제상으로도 종래 7명에 이르던 교관이 교관 1명, 교원 1명으로 축소되었다.189) 게다가 의학강습소 는 일본의 의학전문학교에 미치지 못하는 수준의 학교로 간주되어 일본인 은 입학하지 않았다.190) 강습소로 이름이 고쳐진 것에 대해서는 교육받던 학생들도 불만이 많았다. 강습소라는 명칭에 대한 거부감으로 인해 심지 어 졸업증서에 공식 명칭인 의학강습소가 아닌 조선총독부의원 의육과가 대신 사용될 정도였다.191)

의학강습소가 식민지 조선에서 요구되는 의사의 양성을 목적으로 설립 되었다고 할 때 그 성격을 알려주는 것은 교육지침이었다. 의학강습소의 교수 사항 중 중요한 것은 세 가지였다. 첫째, 일본어에 중점을 둘 것, 둘째, 보통학 교양에 힘을 기울일 것, 셋째, 환자 진료를 실지로 견습하게

---

185)「總督府醫院 附屬 醫學講習所 規則」,『朝鮮總督府官報』1911. 2. 20.

186)「朝鮮總督府附屬醫學講習所規則 改正」,『朝鮮總督府官報』1912. 12. 5 ;「總 督府醫院 附屬 醫學講習所 敎育事務 狀況」,『朝鮮總督府月報』10, 1915, 76쪽.

187) 관비지급의 축소·폐지로 인해 의학강습소에 입학하고도 "가계상의 곤란"으로 인해 중도 퇴학하는 사람들이 다수 발생하게 되었다.「調査資料」,『朝鮮總督府 月報』12, 1913, 90쪽.

188)「醫師養成의 好績」,『每日申報』1913. 11. 22(1) ; 佐藤剛藏,『朝鮮醫育史』, 茨木 : 佐藤先生喜壽祝賀會, 1956, 49쪽.

189) 佐藤剛藏,『朝鮮醫育史』, 茨木 : 佐藤先生喜壽祝賀會, 1956, 49쪽.

190)「總督府醫院 附屬 醫學講習所 規則」,『朝鮮總督府官報』1911. 2. 20.

191) 佐藤剛藏,『朝鮮醫育史』, 茨木 : 佐藤先生喜壽祝賀會, 1956, 27쪽, 66쪽.

할 것이었다.192)

교육용어와 관련하여 "종래 교수방법은 통역을 매개했지만 직접 국어로 교수하는 것"으로 고쳐졌다.193) 일본인 교사가 사용하는 일본어를 완전히 해독하지 못할 경우 의학같이 면밀한 학문을 이해하기 어렵다는 이유 때문이었다.194) 보통학 교양이란 조선의 교육수준에 대한 일제의 인식을 반영하는 것이었다. 종래 조선에 보통교육기관이 완비되지 않은 까닭에 입학생들의 기초지식에 대한 소양이 부족하여 고등한 학리를 습득할 수 없고, 따라서 이론의학의 교수와 함께 기초지식을 함양하여야 한다는 주문이었다.195)

의학강습소의 교육방침에서 주목해야 할 점은 환자진료를 실지로 견습해야 한다는 세 번째 내용이었다. 이 방침은 향후 식민지 조선의 의학교육기관 운영의 근본방침과 연결되는 내용이었다. 의학강습소는 "현재 조선은 실제적 치료의(治療醫)를 요구하는 시대이므로 졸업 후는 독립 개업할 수 있는 인물의 양성을 기하여 내지(內地) 전문학교 교육 정도를 표준"으로 하여 의학생을 교육해야 했다.196) 즉, 이론적인 의학연구를 담당하는 의학자보다는 환자의 질병을 진단·치료할 수 있는 임상의사 육성이 교육의 주요 목표가 된 것이었다.197)

---

192) 「衛生 - 朝鮮總督府 救療機關」, 『朝鮮總督府月報』 1-5, 1911, 53~54쪽.

193) 『朝鮮總督府醫院二十年史』, 朝鮮總督府醫院, 1928, 50쪽.

194) 일본어가 교육용어로 채택됨에 따라 "학생 중 열등한 자는 자연 퇴학하고 우등한 자는 더욱 생각이 굳어져 이에 자연도태가 행"해졌다. 『朝鮮總督府醫院第一回年報(1911年)』, 183~184쪽.

195) "의학강습소 시대에는 조선인 의학도는 이과 방면의 기초지식이 충분하지 않아 수학, 물리학, 화학 등 기초 학과"를 모두 가르쳐야 했다는 회고가 있다. 佐藤剛藏, 『朝鮮醫育史』, 茨木 : 佐藤先生喜壽祝賀會, 1956, 69쪽.

196) 『朝鮮總督府醫院第二回年報(1912-1913年)』, 202쪽.

197) 「衛生 - 朝鮮總督府 救療機關」, 『朝鮮總督府月報』 5, 1911, 53~54쪽. 실용성을 강조하고 임상의사의 육성을 의학교육의 중요 목표로 삼았다는 점에서 조선은 대만과 동일했다. 대만 역시 의학교육에서 "임상에 필요한 기층적인 의료종사자 육성에 중점"을 두고 있었다. 劉士永, 「臺灣における植民地醫學の形成とその

의학강습소의 임상의사 배출방침은 현실 속에서 관철되고 있었다. 아래 표에서 알 수 있듯이 의학강습소 졸업생들이 각 병원으로 진출하는 동시에 개업의로서 활동하고 있었던 것이다.

총독부의원 부속 의학강습소 취업 현황

졸업 연도	총독부 의원	총독부 의원 견습	자혜 의원	공사립 병원	군의	일본 유학	개업	생명보 험회사	자택	조산부 과 편입	졸업생 수
1902- 1910	0	0	0	17	3	0	39	0	0	0	59
1911- 1915	11	2	36	21	0	5	46	1	11	4	137
합계	11	2	36	38	3	5	85	1	11	4	196

(「總督府醫院 附屬 醫學講習所 敎育事務 狀況」, 『朝鮮總督府月報』 10, 1915, 77~78쪽)

137명의 졸업생 중 70명, 즉 51%의 졸업생들이 각 병원으로 진출하였고, 46명의 졸업생, 즉 34%의 졸업생들이 개업의로서 활동하고 있었다. 의학강습소 졸업생들이 자혜의원 등 관립병원에 진출함에 따라 "구료상 의용어(醫用語)에 익숙하지 않은 통역생"을 통하지 않고 직접 "이들 졸업자를 조수로 채용하여 치료와 함께 통역을 겸하게" 함으로써 통역생을 폐지하는 부수적 효과도 있었다.[198] 조선인 의사늘이 임용됨에 따라 조선인 환자 치료를 보조하기 위해 채용되었던 통역이 필요 없어진 것이었다. 동시에 위의 표는 식민지 의학교육의 한계와 종속성을 단적으로 보여

特質」, 『疾病·開發·帝國醫療』, 東京 : 東京大學出版會, 2001, 247~249쪽. 임상의사 양성이 교육의 목표였던 만큼 기초의학에 대한 관심의 정도는 옅을 수밖에 없었다. 의학강습소 설립 초기 기초의학용 기구 기계 등이 전혀 보이지 않자 병리학 전임으로 부임한 이나모토 가메고로(稻本龜五郎)는 "아무것도 없다는 이야기는 들었지만 설마 이렇게 없으리라고 생각하지 않았다"고 말할 정도였다. 佐藤剛藏, 『朝鮮醫育史』, 茨木 : 佐藤先生喜壽祝賀會, 1956, 54쪽.
198) 『朝鮮總督府醫院第二回年報(1912-1913年)』, 202쪽.

주고 있다. 군의의 진출이 병합을 기점으로 가로막혔고, 일본 유학생이 나타나고 있었다. 군의는 조선정부가 육성하고자 한 주요 의료인 중 하나였다. 부국강병이 국가적 목표로 대두되는 상황에서 그 목표를 실질적으로 성취할 수 있는 수단은 군대였고, 군인들의 생명과 건강 보호를 위해 군의의 양성은 필수적이었기 때문이다.[199] 하지만 병합을 계기로 일본 군대가 조선에 진출하면서 더 이상 조선인 군의의 양성은 불필요해졌다. 이렇게 군의로의 길이 막혔다는 사실은 조선인 의사들이 관립병원을 제외하고는 더 이상 근대적 의학체계를 운영할 수 있는 관리로 활동할 수 없게 되었음을 의미했다. 나아가 의학연구를 위한 일본 유학이 진행되었다는 사실은 이론연구와 교육지도에서 일본에 종속된 의학의 식민지 체제가 형성되기 시작했음을 의미했다.[200]

의학강습소의 설립은 식민지 의학체계에서 관립 우위의 교육서열이 형성되는 계기이기도 했다. 1914년 3월 의학강습소는 의사규칙에서 규정하는 의학교로 지정되었다.[201] 의사규칙은 의사면허를 받을 수 있는 자격 중 하나로 "조선총독이 지정한 의학교를 졸업한 자"를 규정하고 있었는데,[202] 의학강습소가 그 지정을 받은 것이었다. 이 지정으로 의학강습소 졸업생은 무시험으로 의사면허증을 받게 되었고, 그 혜택은 이전 졸업생에게까지 확대되어 1910년 9월 의학강습소 설치규정 발포 이래 졸업한 학생들도 자동적으로 의사면허를 부여받았다.[203] 이제 "조선인으로 장차 의사되고져ᄒ면 수(須) 조선총독부의원 의육부에서 신의학을 수습(修習)홈이 제일 첩경"이라는 인식이 정착되어 나갔다.[204] 식민지 의학체계

---

199) 2장 1절 1소절, 3소절 참조.
200) 미국식 의학교육을 진행하던 세브란스의학전문학교에서 졸업생들이 교수 자격 획득을 위해 일본 박사학위를 취득하는 상황은 그 단적인 예라고 할 수 있다. 4장 2절 3소절 참조.
201) 「朝鮮總督府告示第六十三號」, 『朝鮮總督府官報』 1914. 3. 7.
202) 「醫師規則」, 『朝鮮總督府官報』 1913. 1. 15.
203) 「醫學校의 指定」, 『每日申報』 1914. 3. 10(2).

내에서 의사가 되는 가장 유력한 길은 의학강습소 졸업이었던 것이다.

통감부시기인 1908년 세브란스의학교 제1회 졸업생들에게 최초의 의사면허가 부여된 사실에서 알 수 있듯이 당시 사립과 관립 사이의 의학교육 수준은 뚜렷하게 차이가 나지 않았다. 오히려 세브란스병원의 경우 초창기부터 의학교가 병원에 부속되어 운영되면서 임상실습의 기회가 관립의학교보다 많았다. 실질적인 환자 진료에서 세브란스의학교 졸업생들이 보다 우위를 차지할 수 있었던 것이다. 그 결과 임상실습의 기회를 가지기 위해 관립의학교를 졸업하고도 세브란스의학교에 재입학하는 경우까지 있을 정도였다.205)

그러나 의사규칙이 시행되면서 "사립의학교 졸업자는 종전과 같이 곧 의사 면허를 받을 수 있는 자격을 잃게" 되었고,206) 그 결과 관립 우위의 교육서열이 형성되게 되었다. 세브란스의학교 역시 졸업 후 의사시험에 응시해야 하는 불평등한 조건을 강요받게 되었다. 병합 이전까지 사립과 관립의 차별 없이 독립적으로 이루어졌던 의사양성제도가 의학강습소 졸업생에게 자동적으로 의사면허를 부여하는 시점부터 관립 우위의 그것으로 변동된 것이었다.

2) 경성의학전문학교의 설립과 운영

의학강습소를 의학전문학교로 승격시키는 문제는 1914년 12월부터 다른 전문 교육기관이었던 전수학교, 공업전습소와 함께 본격적으로 논의되기 시작하였다. 의학전문학교와 관련해서는 총독부 참사관, 조선군 군의부장, 총독부의원 의관·교관, 내무부 학무국장, 학무과장 등이 참여한 창립위원회가 설립되어 전문학교의 시설 설비, 조직 및 편성과 관련된

---

204)「醫師界에 對흔 希望」,『每日申報』1913. 11. 21(2).

205) Oliver R. Avison,『舊韓末秘錄』上, 대구대학교 출판부, 1984, 73쪽.

206)『朝鮮總督府施政年報(1914年)』, 241쪽.

논의들을 진행시켜 나갔다.[207]

당시 창립위원회에 주도적으로 참여했던 한 인사의 회고에 따르면 의학
강습소는 수학 연한이 4년인 점에서 알 수 있듯이 형식적으로 일본의
의학전문학교와 큰 차이가 없었을 뿐 아니라 설비 및 인원에서도 손색이
없었다. 그의 회고이다.

　　총독부의원 임상 각과 의관은 강습소 임상교육을 담당하여 열심히
　의학도를 가르쳐 주었고, 그 중에는 의학전문학교 임상교수로서 그 실력
　에서 손색 없는 전문가도 있었다. 어느 정도 설비를 갖춘 총독부의원을
　배경으로 한 이상 이름은 강습소이지만 실제는 이미 의학전문학교에
　가까운 상태라고 해도 과언이 아니었다.[208]

임상교육을 담당하고 있던 의관의 실력이나 교육의 공간인 병원의 시설
로 볼 때 의학강습소는 일본의 의학전문학교와 우열을 가릴 수 없는 수준
이었고, 따라서 "기초의학의 정비 충실에 의해 의전(醫專)으로 승격"할
수 있었다. 당시 일본 의학전문학교의 경우 자체의 임상실습병원을 지니
고 있기보다는 현립병원을 이용하는 형편이었다. 그러나 의학강습소는
"임상교육은 조선총독부의원에 의뢰하고 의원 의관(醫官)·의원(醫員)
은 의전 교수·조교수를 겸하고 의전교장은 의원장으로 충당"할 수 있었
다. 총독부의원에 근무하는 의사들을 겸임 발령함으로써 교수진의 부족문
제를 해결할 수 있다는 주장이었다. 학교 설립에서 큰 장애요소 중 하나인
예산도 이미 임상강의가 가능한 상태였기 때문에 "주로 기초의학 건설운

207) 佐藤剛藏,『朝鮮醫育史』, 茨木 : 佐藤先生喜壽祝賀會, 1956, 65~66쪽 ;「醫學
　　校 創立協議」,『每日申報』1914. 12. 19(2).「醫學專門校委員會」,『每日申報』
　　1914. 12. 20(2). 의학전문학교 설립을 위한 제반 조사작업에서 중요한 역할을
　　담당했던 인물은 총독부의원 의육과장으로 재직 중이던 사토 고조(佐藤剛藏)였
　　다.「專門委員主査」,『每日申報』1914. 12. 25(2).
208) 佐藤剛藏,『朝鮮醫育史』, 茨木 : 佐藤先生喜壽祝賀會, 1956, 52쪽.

영에 관한 임시부 및 경영부 예산"을 입안하는 것만으로도 충분했다.[209]
즉, 전문학교로의 승격은 이미 준비된 상태였다.

창립위원회의 준비작업을 거쳐 예정대로라면 1915년 4월 1일에 개교해
야 할 의학전문학교는 일정을 1년 연기했다. 예산문제 때문이었다. 본래
1915년도에 의학강습소와 함께 공업전습소, 전수학교가 모두 전문학교
체제로 변경될 예정이었지만 추가예산을 확보하지 못함에 따라 전년도에
비해 예산변동이 없는 전수학교를 제외한 의학전문학교와 공업전문학교
는 개교 일정을 연기하게 되었다.[210]

의학전문 교육기관으로 경성의학전문학교(京城醫學專門學校, 이하
경의전)가 설립된 것은 1916년 4월이었다. 경의전은 의학강습소의 설비
및 인원이 그대로 계승되어 수업연한이나 교과목에서 차이가 없었다.
기초의학교육 강화를 위해 전문교원을 초빙하였을 뿐 임상의학은 총독부
의원 의관 및 의원 전부를 모두 교수 또는 조교수로 겸임시켜 교육하였
다.[211] 비록 총독부의원과는 무관한 별개의 교육기관으로 독립하였지만
실제 운용 면에서는 계속적으로 총독부의원과 밀접한 관계를 유지하고
있었던 것이다. 다만 전문학교 승격과 관련하여 학교장을 총독부의원장이
겸임하는 문제에 대해서는 다소의 논란이 있었다. 칙임관인 총독부의원장
이 주임관에 해당하는 전문학교장으로 임명됨으로써 관제상 혼란을 불러
일으킬 수 있다는 염려가 제기되었던 것이다.[212] 그러나 일본 본국에서
추후 전임 교장을 임명할 경우 주임관급으로 임명한다고 결정함에 따라
총독부의원장의 겸임이 이루어지게 되었다.

의학전문학교로 승격되면서 일어난 변화 중 하나는 일본인이 입학하기

---

209) 위의 책, 52~53쪽.
210) 「專門學校問題」, 『每日申報』1915. 2. 11(2). 「朝鮮醫專狀況」, 『每日申報』1915.
    5. 25(2).
211) 『朝鮮總督府醫院二十年史』, 朝鮮總督府醫院, 1928, 29쪽.
212) 「朝鮮總督府專門學校官制 改正」, 日本 國立公文書館 문서번호 2A-11-類
    1229.

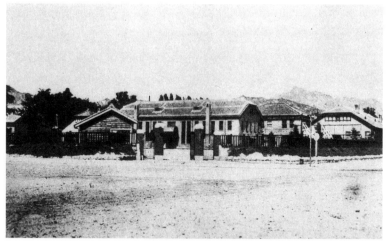

경성의학전문학교

시작하였다는 사실이다. 입학정원 중 일본인을 1/3, 조선인을 2/3로 정하는 내규가 정해졌다.[213] 이미 조선에 설치된 일본 중학교의 졸업생들이 증가하는 상황에서 이들을 수용할 고등교육기관이 설립될 필요가 있었던 데다[214] 일본인의 입학은 일제의 지배정책인 '일선동화'를 이루는 데도 기여할 수 있었다. 일본인 입학을 통해 "일선인 융화에도 도움이 되어 조선통치에 좋은 영향을 줄 것"이라고 한 언급처럼,[215] 동일 교육기관에서 수업받는 기회를 통해 조선인과 일본인의 친목을 도모함으로써 지배의 안정화를 기할 수 있었다. 더구나 지원자들의 입학자격을 고등보통학교 졸업 이상으로 규정한데다 서양의학에 대한 신뢰감이 높아지면서 의학강

213) 『朝鮮總督府醫院二十年史』, 朝鮮總督府醫院, 1928, 52~53쪽. 이 규정은 1922
    년 폐지되었다.
214) 金根培, 『日帝時期 朝鮮人 과학기술인력의 성장』, 서울대학교 과학사 및 과학철
    학 협동과정 박사논문, 1996, 109쪽. 일본인 중학교로는 경성중학교 외에 1913년
    부산중학교, 1915년 경성중학교 평양분교가 설립되어 1913년에 39명, 1914년
    47명, 1915년 63명의 졸업생이 배출되고 있었다.
215) 佐藤剛藏, 『朝鮮醫育史』, 茨木 : 佐藤先生喜壽祝賀會, 1956, 52쪽.

습소 졸업생들의 수준이 향상되었고, 따라서 전문학교로 승격시켜 일본인
을 입학시켜도 무방하다는 것이 일제의 판단이었다.216)

그러나 일본인의 입학을 추진한 실질적인 이유는 다른 곳에 있었다.
당시 일본 의학전문학교 졸업생 중에서 조선의 관립병원에 근무할 적임자
를 구하는 일이 어려웠는데, 조선에서 일본인을 교육하여 의사로 만든다
면 그 문제가 해결될 것이라는 견해가 수용된 것이었다.217) 조선인 의사들
이 배출되어 관립병원에 취직하고 있었음에도 불구하고 일본인 사이에서
는 내과와 산부인과는 일본 의사가 담당해야 한다는 정서가 유지되고
있었다. 하지만 일본에서 교육받은 의사들에게는 많은 급여를 주어야
했고, 따라서 조선에서 일본인 의사들을 육성한다면 부족한 의사공급
문제를 효과적으로 해결할 수 있었다.218) 더구나 재정이 부족했던 총독부
로서는 일본인만을 대상으로 한 교육기관을 설립하기 어려웠다.219)

그러나 같은 경의전 학생일지라도 민족에 따른 차별은 존재하였다.
당시 일본 본국과 식민지 조선 사이에 교육제도가 상이하였기 때문에
같은 입학생일지라도 일본의 5년제 중학교를 졸업한 사람과 식민지 조선
의 4년제 고등보통학교를 졸업한 사람 사이에는 구분이 있었다. 이들
중 중학교 졸업생을 "특별의학과생이라 칭하여 양자를 구별하고 특별의
학과를 졸업한 자는 졸업증서에 명기하여 내무성 의사면허증을 가질 수
있도록" 하였던 것이다.220) 즉, 같은 경의전 출신이라도 중학교를 졸업한
일본인은 일본에서도 개업할 수 있는 면허를 받았지만 고등보통학교를
졸업한 조선인은 일본 본토에서는 개업을 할 수 없다는 제한을 두었던
것이다.221) 조선인들로 이루어진 본과 졸업생이 일본에서 개업할 수 있는

---

216) 『朝鮮總督府施政年報(1915年)』, 353쪽.
217) 佐藤剛藏, 『朝鮮醫育史』, 茨木 : 佐藤先生喜壽祝賀會, 1956, 96쪽.
218) 山根正次, 「朝鮮ニ於ケル衛生ノ將來ニ就テ」, 『朝鮮醫學會雜誌』 3, 1913, 91쪽.
219) 「專門學校設置ニ付學校長及教官ニ對スル訓示要領」, 『總督訓示集』 第二輯,
　　　朝鮮總督府, 1916, 144쪽.
220) 佐藤剛藏, 『朝鮮醫育史』, 茨木 : 佐藤先生喜壽祝賀會, 1956, 67쪽.

자격을 가지게 된 것은 조선교육령이 반포되어 조선의 고등보통학교 역시 5년제로 바뀐 후인 1923년 5월이었다.[222]

비록 전문학교로 승격하였지만 경의전의 교육목적은 의학강습소 시절과 달라지지 않았다. 총독은 전문학교 승격에 즈음하여 일본과 다른 "조선의 현상에 적절한 교육을 시행"해야 한다는 점을 강조하였다. 그것은 "정리(定理)를 피하고 실제에 적절 유용한 지식 기능을 교수"하는 것이었다.[223] 학문이나 이론 위주의 교육을 피하고, 실제로 활용될 수 있는 지식 습득에 힘써달라는 요구였다. 총독에 따르면 조선에 필요한 교육기관은 이론교육을 위주로 한 학문 연구기관이 아니라 실지로 이용될 수 있는 전문기능을 습득하는 기술 훈련기관이었다.

전문기술교육의 강조 속에서 경의전의 "교수는 기초의학과 임상의학을 물론하고 다만 고원(高遠)한 학리로 나가지 말고 간명을 주로 하고 실지로 유용한 일신(日新) 지식 기능"을 가르쳐야 했다.[224] 교육목적이 실제로 환자를 진료할 수 있는 임상의사의 육성에 있음을 명백히 한 것이었다. 따라서 경의전 졸업생들의 진로와 관련해서도 졸업 후 1~2년 동안 총독부의원을 비롯한 각 병원에서 임상 경험을 쌓은 다음에 각 지역에 산재하면서 개업의로 활동할 것이 요구되었다.[225]

실용성은 각 과목을 교육할 때도 주의해야 할 요목이었다. 외국어, 특히 의학교육에서 중요 언어인 독일어를 교수할 때도 "오로지 실용을 본지로

---

221) 이러한 민족차별적 대우는 조선인 학생들의 불만을 사게 되었고, 결국 1920년 1학년 학생들은 일본인에 비해 과도한 물리, 수학 시간을 축소하여 특별의학과의 일본인 학생과 동등하게 대우해 줄 것을 학교측에 요구하기에 이르렀다. 奇昌德, 『韓國近代醫學敎育史』, 아카데미아, 1995, 147~148쪽.

222) 『朝鮮總督府醫院二十年史』, 朝鮮總督府醫院, 1928, 53쪽.

223) 「專門學校設置ニ付學校長及敎官ニ對スル訓示要領」, 『總督訓示集』第二輯, 朝鮮總督府, 1916, 142~143쪽.

224) 「京城醫學專門學校規程」, 『朝鮮總督府官報』1916. 4. 1.

225) 「學校歷訪(二)」, 『每日申報』1917. 2. 8(2).

하여 실제적으로 필요 없는 난해한 문장, 자구를 가르치지 말아야" 했다. 기초과목이라 할 수 있는 수학, 물리학, 화학 역시 "함부로 번다한 사항을 가르치거나 형식에 흐르는 일"이 없어야 했다.226) 따라서 "교수에는 소장 연구적 학자보다도 의학에 달관한 노련 숙달한 사(師)"가 적합하다는 것이 교육담당자의 생각이었다.227) 학자 배출이 목표가 아닌 만큼 수준 높은 연구를 진행하기 위해 필수적으로 요구되는 도서의 구입비가 일본의 의학교보다 적어도 상관이 없었다.228)

실용 위주의 교육목표와 배치되는 예로 거론된 것이 유학이었다. 일본 이나 외국에 유학을 나가 전문기술을 필요로 하는 조선의 현실에 적합하 지 않은 교육을 받는 경우가 있다는 비판이었다. 유학의 경우 일종의 지적 허영심으로 비용만 낭비하는 것으로 간주되었고, 차라리 총독부의원 등 관립병원에서 무급으로 근무하면서 환자 진료를 통해 임상경험을 쌓을 것을 학생들은 권유받았다.229) 의학교육을 학리를 위주로 하는 대학교육 과 실지를 위주로 하는 전문교육으로 나눈다고 할 때 일제가 판단하기에 조선의 상황에서 현실적으로 필요한 교육은 전문교육이었다.230)

---

226) 「京城醫學專門學校ノ教授上注意ヲ要スル事項」, 『朝鮮總督府官報』 1916. 4. 1.

227) 『朝鮮總督府醫院二十年史』, 朝鮮總督府醫院, 1928, 55쪽.

228) 「朝鮮醫學專門學校」, 『每日申報』 1915. 11. 28(2). 임상의사의 양성을 통한 의료기관의 증대는 조선의 의료상황을 개선해 나가는 데 가장 효율적인 방법이 었다. 그러나 임상의사 양성의 확대라는 문제가 의학교육기관에서 졸업생을 배출한다고 해서 완전히 해결될 수 있는 것은 아니었다. 무엇보다도 먼저 임상의 사, 특히 개업의들이 활동할 수 있는 경제적 기반이 마련되어야 했고, 서양의학을 전공한 의사들에 대한 민중의 신뢰감이 전제되어야 했다. 그러나 조선의 경제상 태가 개업의들의 개원에 적합한지 여부와 민중들이 가지는 신뢰감에 대해서는 의료 담당자 역시 회의적이었다. 「朝鮮の衛生狀態と傳染病に就いて」, 『朝鮮及 滿洲』 189, 1923, 32쪽.

229) 「學校歷訪(二)」, 『每日申報』 1917. 2. 8(2).

230) 「極히 好成績」, 『每日申報』 1917. 1. 1(2). 1919년 경의전을 졸업한 박창훈(朴昌 薰)의 회고에 따르면 자신이 졸업할 무렵 "우리 조선인 동료간에는 학리 연구에 대한 열성이 태무(殆無)"라고 할 수 있을 정도였다. 학문 연구에 대한 관심이

조선에서 전문기술교육을 강조한 일제의 의도는 결국 일본의 지도와 조선의 학습이라는 구도를 유지하려는 데 있었다. 서양의학, 나아가 서양 문명의 도입을 통해 조선을 지도·개발한다는 일본의 침략·지배 논리가 총독부 수립 이후까지 여전히 유효하게 활용되고 있었던 것이다. 조선은 계속적으로 선진적인 일본의 지배 아래에서 지도를 받으며 발전을 도모해야 한다는 강제였고, 그 결과 일본의 조선 지배는 영구화될 수 있었다. 일제시기 조선에서 이루어진 의학교육은 학문에서 선진과 후진이라는 지배와 피지배 구도를 영구화하려는 목적에서 이루어진 것이었다.

1920년대 문화정치가 시작되면서 조선인을 위한 최고 고등교육기관을 설립하자는 주장이 제기되는 가운데 대학의 설립과 관련하여 경의전을 어떻게 할 것인지에 대한 논의도 시작되었다. 가장 일반적으로 받아들여졌던 안은 경의전을 승격시켜 의과대학을 만든다는 것이었다. "의전 졸업생과 재학생은 물론 세론도 이렇게 결론지어질 것으로 생각"하고 있었다. 그러나 경의전의 승격안에 대비되어 "조선의 당시 특수사정으로부터 여전히 의전 존립의 필요를 느끼고 경성의전은 그대로 존치하고 의과대학은 별개로 신설"하는 안이 제시되었다.[231] 조선에서 필요로 하는 의사는 주로 환자를 치료하는 임상의사이므로 그 수요를 충족시켜줄 수 있는 경의전을 그대로 존속시키는 가운데 그와 대별되는 연구교육기관으로 의과대학을 설립하자는 방안이었다. 결론은 경의전의 교육을 지속시키며,

---

부족한 이러한 분위기는 경의전의 임상의사 양성이라는 목표에 비추어 당연한 결과였다. 朴昌薰, 「博士論文 맛치던 날」, 『別乾坤』 2-6, 1927. 8, 41쪽. 1930년대 경성의학전문학교와 경성제국대학 의학부에서 동시에 연구생활을 경험했던 한 의사의 회고 역시 경의전의 실용 위주 교육이 지속되었음을 알려준다. 그의 회고에 따르면 "대학 의학부의 의육은 확실히 보다 학구적이며 학리적"이었다. 경성의학전문학교의 의학교육이 "주입식 진료 실효주의"였던 데 반해 경성제국대학 의학부의 "의학교육은 마음의 여유를 갖게 하고 자율적 학구적인 면학의 자세로 유도"하였다. 전종휘, 『남기고 싶은 이야기 醫窓夜話』, 의학출판사, 1994, 55쪽.

231) 佐藤剛藏, 『朝鮮醫育史』, 茨木 : 佐藤先生喜壽祝賀會, 1956, 82~83쪽.

별도로 의학부를 경성제대 내에 설치하는 것이었다.

1924년 창립된 경성제대에는 법문학부와 의학부가 설치되었고, 2년의 예과과정이 끝난 1926년 의학부의 교육이 시작되었다. 경성제대 의학부의 발족은 조선의 의학교육이 그동안 진료 위주의 기조에서 진료와 연구가 병행되는 기조로 방향을 변화시켜 나가기 시작했음을 의미했다. 그러나 경성제대의 교육과정에서도 일본인 교수와 조선인 학생의 지도와 학습이라는 기조는 그대로 유지되었다. 문명화된 일본의 지도와 후진적인 조선의 학습이라는 구도는 지속되고 있었던 것이다.

3) 세브란스의학교의 연합화와 전문학교 승격

1904년 세브란스병원의 설립은 진료의 효율화를 위한 에비슨(O. R. Avison)의 구상을 현실화시킬 수 있는 토대가 되었다. 1900년 미국에서 열린 만국선교회의에 참가한 에비슨은 새로운 병원의 설립 필요성을 역설하는 연설을 마치고, 굳이 또 하나의 병원을 세울 필요가 있느냐는 질문을 받았다. 그의 대답이다.

> 연설에서 밝힌 대로 서울에 병원이 이미 일곱 개나 있다면 더 지을 필요가 있겠느냐는 그의 말에 그것들 중 하나도 제대로 시설을 갖춘 곳이 없고, 더구나 한 사람의 간호원도 없이 의사 혼자서 해오고 있다는 것, 그리고 만일 3~4명의 의사가 잘 설비된 하나의 병원에서 같이 일할 수 있다면 그들은 일곱 개의 병원이 현재의 조건 하에서 하는 일보다 훨씬 많은 일을 할 수 있을 뿐 아니라 나머지 2~3명의 의사를 다른 곳에 보내면 더 많은 환자를 도울 수 있다는 것을 강조해 말해주었다.[232]

현재 설립되어 있는 선교병원들이 충분한 인력과 설비를 갖추고 있지

---

232) Oliver R. Avison, 『舊韓末秘錄』 下, 대구대학교 출판부, 1984, 113쪽.

못하며, 만일 좋은 시설을 갖춘 병원에 의료선교사들이 모여 진료활동을 펼친다면 보다 큰 효과를 거둘 수 있으리라는 대답이었다. 각 선교병원마다 한 명 정도의 의료선교사밖에 없는 상황에서 분산된 활동은 진료 측면에서나 복음 전도의 측면에서나 좋은 결과를 낳기 힘들었다.

선교사업이 단순히 환자 진료에 머무르지 않고 의학교육이라는 보다 많은 인력과 자금을 필요로 하는 단계로 발전할 경우 "그 일들을 특정 교파의 사업으로 진행해서는 안 된다는 사실"은 분명했다.[233] 안정된 의학교육이 진행되기 위해서는 의학생들이 학습에만 몰두할 수 있는 여건을 만들어 주어야 했고, 의사들이 교육에 많은 시간을 투여할 수 있는 조건이 마련되어야 했다. 그 방법은 세브란스병원의 설립 배경에서 예를 찾을 수 있듯이 설비와 인원의 집중적인 배치였고, 구체적으로는 각 교파의 연합화였다.

다양한 신학과 교리적 배경을 가지고 조선에 진출한 선교부들 사이에서는 1880년대 말부터 통합운동이 시작되었다. 통합운동은 1905년 장로회의 4개 선교부, 감리회의 2개 선교부의 협의체인 한국복음주의선교회연합공의회(The General Council of Protestant Evangelical Missions in Korea)가 결성되면서 하나의 개신교회를 설립하려는 시도로까지 나아가고 있었다.[234] 의학교육과 관련하여 연합화를 위한 구체적인 움직임은 세브란스의학교 제1회 졸업생들이 배출된 1908년부터 시작되었다. 정부에서 이들에게 최초의 의사면허증을 부여하자 선교사들 사이에서는 정부에서 인정한 이 의학교를 보다 안정된 기반 위에서 운영하자는 의견이 나오기 시작했다.[235] 그리고 이 해 열린 의료선교사들의 연례회의에서 각 교파의 선교사들은 선교부의 승인을 전제로 세브란스의학교에서 강의

233) O. R. Avison, "Some High Spots in Medical Mission Work in Korea," *Korea Mission Field* 35-7, 1939, 147쪽.
234) 『한국 기독교의 역사』 I, 기독교문사, 1989, 208~213쪽.
235) "EDITORIAL," *Korea Mission Field* 4-8, 1908, 121쪽.

할 것을 결의하였고,236) 일부 선교사들이 교육활동에 단기적으로 참여하기 시작하였다. 영국 성공회의 와이어(H. H. Weir), 감리회의 포웰(E. D. Forewell), 남감리회의 라이드(W. T. Reid)가 그들이었다. 하지만 이 때 각 교파는 소속 의료선교사들을 세브란스의학교의 의학교육에 참가시키기는 하였지만, 전임 교수인력으로 파견하지는 않았다. 각 교파의 연합에 의한 세브란스의학교 운영에 대해서는 구체적인 계획이 도출되지 않은 상황이었다.237)

세브란스의학교가 명실공히 각 선교부가 공동으로 운영하는 연합의학교로 출발한 시기는 1913년이었다. 남장로회에서는 오긍선(吳兢善)을 전임 교원으로 파견하였고, 남감리회의 바우만(N. H. Bowman), 감리회의 반 버스커크(Van Buskirk)가 뒤를 이었으며,238) 호주 장로회에서는 1학기 동안의 근무를 조건으로 커렐(Currell), 맥라렌(C. I. McLaren)을 파견하였다. 이들의 파견을 계기로 세브란스의학교는 세브란스연합의학교라는 명칭을 사용하기 시작하였다.239) 종래 소수의 북장로회 소속 선교의사들이 진행하던 의학교육의 범위는 다른 교파 선교의사들의 파견으로 인해 확대되어 기초와 임상에 걸친 다양한 교육이 진행되었고, 그 결과 1913년부터는 매년 졸업생을 배출할 수 있게 되었다.

각 교파에서 세브란스의학교의 연합화에 동의한 이유는 각 교파 단위의 독자적인 의학교 설립이 현실적으로 어렵다는 데 있었다. 각지에 생긴 선교병원에서는 의료선교사들이 휴가 혹은 다른 이유로 병원을 비웠을 때를 대비하여 단기적인 조수교육을 시행하고 있었다.240) 평양의 경우

236) "A Christian Korean Celebration," *Korea Mission Field* 5-12, 1909, 207쪽.
237) CATALOGUE SEVERANCE UNION MEDICAL COLLEGE, 1917, 7쪽.
238) A. F. D., "Severance College : Doing things Together," *Korea Mission Field* 9-11, 1913, 296~297쪽.
239) CATALOGUE SEVERANCE UNION MEDICAL COLLEGE, 1917, 8쪽.
240) A. F. D., "Severance College : Doing things Together," *Korea Mission Field* 9-11, 1913, 296쪽.

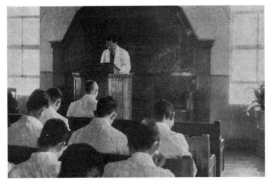

선교병원의 채플시간

북장로회 선교사 웰즈(J. H. Wells)는 3년제 의학교를 개설하여 졸업생을 배출하기도 하였다.[241] 하지만 각 병원마다 1명 정도에 불과했던 의료선교사들이 진료와 병행하여 독자적인 의학교육을 진행시키기는 힘들었다. 따라서 선교부 연합의 의학교육은 유력한 대안이 될 수 있었다.

그러나 연합화 성공의 보다 근본적인 배경에는 이 학교가 기독교 복음 전파라는 각 선교부의 목표를 효율적으로 달성할 수 있다는 사실이 있었다. 즉, 기독교 소양을 갖춘 의사의 양성이라는 목적에 각 선교부가 뜻을 함께 한 것이었다. 그 목표를 분명히 하기 위해 1909년에는 의료복음과 관련된 과목이 개설되었고, 1915년에는 "조선에서 기독교 정신을 가장 잘 표현할 수 있는 방법으로 기독교와 직업적 이상을 가장 잘 대표할 수 있는 사람들로 의사를 양성"한다는 점을 공식적으로 천명하였다.[242] 기독교 의사 양성이 목적이었던 만큼 교수들은 반드시 기독교 신자여야 했으며, 학생들 역시 입학 당시 기독교 신자가 아니었다 할지라도 점차 기독교 신자가 되어 갔다.[243]

---

241) 奇昌德, 『韓國近代醫學敎育史』, 아카데미아, 1995, 258~259쪽.
242) "A Christian Korean Celebration," *Korea Mission Field* 5-12, 1909, 208쪽 ; Harry A. Rhodes, *History of the Korea Mission Presbyterian Church U.S.A. Volume I 1884-1934*, The Presbyterian Church of Korea Department of Education, 1984, 430쪽.

일본의 지배력이 강화되는 과정에서 공식적인 의료활동을 전개하기 위해 통감부와 협조관계를 유지했던 세브란스의학교는 병합 이후 관계의 지속에 노력하였다. 그 방법은 일제가 제시하는 교육체계를 수용하는 것이었고, 세브란스의학교는 "교육과 의료사업에 관한 정부의 모든 변화에 보조를 맞추기 위해서 지속적인 노력"을 했다.244)

첫 번째 노력은 전문학교 승격을 위한 것이었다. 1915년 전문학교 규칙이 반포되면서 전문교육을 하는 사립학교의 경우 재단법인을 설립할 필요가 있었다. 이 규칙이 반포되자 세브란스연합의학교에서는 각 교파 대표자들로 구성된 재단이사회를 구성하여 재단법인 설립을 청원하였고, 1917년 5월 일제는 사립세브란스연합의학전문학교를 인가하였다.245) 세브란스연합의학교는 일제의 "완전한 신뢰와 지원"을 받기 위해 "건물, 기구, 교육방법 등에서 완전히 근대적인 모습"을 갖추어 나갔다.246) 그 과정에서 세브란스연합의학교는 식민지 의학체계 내로 편입되어 갔다. 구체적으로 일제가 인정하는 책만을 교과서로 채택했으며, 일본어로 강의를 진행했다. 일본인 교수를 채용했으며, 재단 이사회의 구성에서도 1/3 이상의 일본 기독교 신자를 포함시켰다.247) 교육 형식과 내용의 근대화를 요구하는 일제의 정책을 수용하고 시행해 나가는 과정은 곧 일제가 구축한 식민

243) CATALOGUE SEVERANCE UNION MEDICAL COLLEGE, 1917, 9쪽.
244) "Annual Personal Report of Dr. O. R. Avison, Apr. 1, 1918 to March 31, 1919"(이만열, 『한국기독교의료사』, 아카넷, 2003, 243쪽에서 재인용).
245) 奇昌德, 『韓國近代醫學敎育史』, 아카데미아, 1995, 189쪽.
246) O. R. Avison, "Some High Spots in Medical Mission Work in Korea," *Korea Mission Field*, 1939, 147쪽.
247) CATALOGUE SEVERANCE UNION MEDICAL COLLEGE, 1917, 12쪽. 1917년 전문학교 승격 당시 세브란스는 16명의 교수를 보유하고 있었는데, 그 중 일본인은 4명이었다. 특히 일본어와 도덕을 가르쳤던 오시마 마사타케(大島正健)가 총독부와의 교섭이나 관계에 많은 기여를 했다는 점이 학교 공식 간행물에 언급된 것을 볼 때 일본인 교수의 채용은 전문학교 승인을 받기 위한 수단의 일종이었다고 볼 수 있다. 위의 책, 4쪽, 9쪽.

298

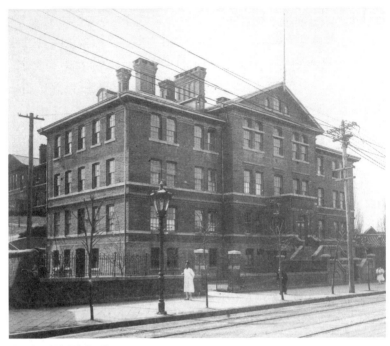

세브란스연합의학전문학교

지 의학체계 내로 편입되어 가는 과정이었다.

　1923년 세브란스의학전문학교에게 전문학교 승격보다 더 큰 의미를 지니는 일이 일어났다. "아주 오랫동안 원했던" 총독부 지정 학교가 된 것이었다.[248] 전문학교로 승격한 세브란스의학전문학교는 1922년 조선 교육령이 개정되면서 총독부가 요구한 기준을 맞추기 위해 외국 의학교 출신 중 학위를 소지한 사람들을 교수로 임용하고 졸업생들을 국외로 유학시켜 교수로 육성하는 등 교수진 확보에 노력하였다.[249] 학생들이

248) A. I. Ludlow, "Personal Report 1922-1923," *Korea Mission Field* 19-8, 1923, 162쪽 ; 「朝鮮總督府告示第三十四號」, 『朝鮮總督府官報』 1923. 2. 24.
249) 연세대학교 의과대학 의학백년 편찬위원회, 『의학백년』, 연세대학교 의과대학, 1985, 80~83쪽, 98쪽.

졸업 후 자동적으로 의사면허를 부여받도록 하기 위해서였다. 그리고 1923년 마침내 그것을 성취한 것이었다. 더구나 그 지정은 일본 제국 내에서 사립학교로서는 유일한 경우였다.[250]

비록 관립 의학교에 비해서는 늦었지만 세브란스의학전문학교에 대한 총독의 지정이 가능했던 이유는 이 의학교가 지니는 현실적인 유용성에 있었다. 의료공급의 확대를 위해 반드시 필요한 임상의사의 양성이라는 일제의 의료정책을 뒷받침해주고 있었던 것이다. 1923년 총독 지정을 축하해주기 위해 학교를 방문한 정무총감의 이야기처럼, 세브란스의학전문학교는 "사람들의 건강을 보호하고 그들을 돌보아줄 의사들을 육성"함으로써 "모든 한반도 주민들의 삶의 조건을 향상시키고자 하는 총독부"의 목표를 보조해주고 있었다.[251]

특히 세브란스의학전문학교의 경우 의학연구자보다는 임상의사 양성에 중점을 두었다는 점에서 일제의 의료정책을 실질적으로 지원해주고 있었다. 일반적으로 선교사들은 치료 중심적인 활동과 병원 중심의 의료를 펼치기 마련이었다. 개인과 직접적인 접촉이 복음전도에 보다 유리하기 때문이었다.[252] 따라서 의학교육과정에서도 이론적 연구보다는 진료의 효율성에 중점을 두었다.

조선에 진출한 의료선교사들 역시 예외는 아니었다. 이들이 의학 연구보다는 임상 진료에 치중하였다는 사실은 세브란스의학교에 연구부를 설치하는 과정에서 그대로 나타났다. 연구부 설립을 주도했던 밀즈(R. G. Mills)에 따르면, 주위에 연구부 설립의 목적을 설명했을 때 그 반응은 "어떤 선교부도 그것을 선교사업의 일환으로 생각하지 않을 것"이라는

---

250) O. R. Avison, "Recognition of the Severance Union Medical College's Examinations by the Governor-General," *Korea Mission Field* 19-5, 1923, 104~106쪽.

251) 위와 같음.

252) 레슬리 로얄, 「의료와 제국주의」, 『한국의 의료』, 한울, 1989, 167~168쪽.

부정적인 내용이었다. 따라서 밀즈는 자신의 구상이 절대로 순수과학에 시간을 소비하는 것이 아니라, 현실적인 위생문제를 해결하자는 데 목적이 있음을 강조해야 했다.[253] 선교부나 의료선교사들 내부에 광범위하게 공유되어 있던 임상 중심의 사고가 세브란스의학교에 본격적인 의학연구 부서를 설립하려는 계획을 방해하였던 것이다.

나아가 일제와 의료선교사들은 서양의학의 정착이라는 목표에서 협조를 할 수 있었다. 양자는 조선의 전통적인 한의학이 가지고 있던 '후진성'을 폭로하고 '과학적 의학'을 수용하도록 하는 목표를 공유하고 있었다. 이들이 보기에 전통 한의학은 병인을 찾는 데 필수적인 해부학이나 생리학 지식, 유용한 약제를 발견하는 데 중요한 화학 지식이 부족했다.[254] 의료선교사들이 조선의 전통적 의사들을 평가하면서 무지 혹은 불충분이라는 용어를 사용한 대신 일본 의사들의 활동을 고통 구제를 위한 훌륭한 노력 등으로 묘사할 수 있었던 이유도 서양의학이라는 공감대가 있었기 때문이었다.[255] 선교의학의 현실적 유용성과 서양의학의 정착이라는 공감대는 마침내 1934년 일본 문부성이 세브란스의학전문학교 졸업생들에게 자동적으로 일본 본국의 의사면허를 부여하는 배경이 되었다고 할 수 있다.

그러나 자동적인 의사면허의 부여는 일제가 제시한 식민지 의학체계의 내용들을 수용하는 대가였고, 그 과정에서 기독교 학교로서 정체성이 약화될 수 있었다. 왜냐하면 총독부의 교육규정을 준수한 결과 정규 과목에서 종교 관련 과목을 제외시킬 수밖에 없었기 때문이다.[256] 기독교 복음의 전파라는 선교부의 본원적인 목적이 부정될 경우 일제와 협조는

---

253) R. G. Mills, "The Research Department of the Severance Union Medical College," *Korea Mission Field* 12-1, 1916, 22~23쪽.
254) "Severance Hospital Medical College," *Korea Mission Field* 4-7, 1908, 102쪽.
255) J. D. Van Buskirk, "Christian Medical Education, its Place and Opportunity," *Korea Mission Field* 10-7, 1914, 213쪽.
256) 위와 같음.

곧 갈등으로 변화될 수 있었다.

일본 문부성의 지정에 즈음하여 의료선교사 내에서는 세브란스의학전문학교의 정체성이 약화되는 데 대한 우려감이 표명되고 있었다. 그 우려는 일본 박사학위를 가진 의사들에 의해 선교의사들이 제거될지도 모르며, 양립하기 힘든 일본식 진료법을 수용해야 하며, 기독교 복음을 효과적으로 전달할 수 있는 무료진료가 감축될지 모른다는 포괄적인 내용을 담고 있었다.257) 하지만 그 우려의 핵심은 식민지 의학체계에 편입되는 과정에서 학교 설립의 가장 근본적인 이유였던 기독교 복음 전파가 불가능해지는 상황이 도래할지 모른다는 데 있었다.258)

기독교 정신이 약화되고, 궁극적으로 선교의학이 조선에서 사라질지도 모른다는 염려에 대해 세브란스의학전문학교의 책임을 맡고 있던 에비슨은 선교의학의 생존은 가능하다는 입장을 취했다. 에비슨이 생각하기에 의학체계의 성격이 미국식이냐, 일본식이냐의 문제는 미국식이냐, 영국식이냐, 독일식이냐의 문제와 같았다. 즉, 그에게 식민지 의학체계는 일본이 수용한 서양식 의학체계의 한 부류일 뿐이며, 따라서 선교의학과 병존이 가능했다. 더구나 일본이 조선을 지배하는 상황에서 그들이 요구하는 의학체계와 다른 독자적인 의학체계를 형성한다는 것은 현실적으로 불가능했다. 예를 들면 일제가 인정하는 의사면허를 받지 않은 채 조선에서 의사로 진료활동을 벌일 수는 없었다.259)

일제가 필요로 하는 임상의사를 양성한다는 점에서, 더구나 서양의학이라는 기반을 공유하고 있었다는 점에서 선교의학은 식민지 조선 내에서 생존이 가능했다. 통감부시기부터 협조관계가 그것을 입증한다. 그러나

---

257) 이만열, 『한국기독교의료사』, 아카넷, 2003, 572~576쪽.

258) E. W. Demaree, "The Future of Medical Missions in Korea," *Korea Mission Field* 30-4, 1934, 74~75쪽.

259) O. R. Avison, "The Future of Medical Missions," *Korea Mission Field* 30-6, 1934, 114~116쪽.

302

1937년 중일전쟁을 계기로 본격화된 전시체제는 선교의학의 병존을 불가
능하게 할만큼 강력했다. 신사참배의 강요, 설교 및 교회 참석 금지, 뒤이
은 선교사 추방 등 선교의학을 강제적으로 퇴출시키는 상황이 전개되고
있었던 것이다.260) 영미를 중심으로 한 서양에 전면적인 대결을 시도하는
조건 속에서 일제에게 선교의학은 서양의 하나일 뿐이었고, 따라서 퇴출
의 대상이었다. 선교의학의 퇴출을 염려했던 의료선교사들의 걱정은 현실
화되었다. 하지만 그 현실화를 추동한 동력은 의학이 아니라 정치였다.

3. 의료인 관련 법규의 반포와 공권력 강화

1) 의사규칙과 시험을 통한 의사 배출

식민지 의학체계의 성립과정에서 의학 관련 법규의 제정은 중요한 의미
를 지녔다. 의학체계의 내용들이 제도화되는 계기를 제공할 뿐 아니라
행정사무 진행에 합법성이라는 명분을 제공할 수 있었기 때문이다. 총독
부는 병합 직후부터 이러한 법률의 제정에 착수하였다.

1910년 조선병합 후 총독부가 의학과 관련하여 시급히 정비에 착수한
분야는 의료인 관련 규칙이었다. 총독부는 1912년 3월 「약품급약품영업
취체령(藥品及藥品營業取締令)」을 반포하여 약품을 취급·관리하는 의
료인에 대한 규정을 반포한 바 있었다.261) 그러나 의료인 중에서 의사,
치과의사 등에 대한 규정은 마련되지 않았다. 특히 의학체계를 운영하는
핵심요소가 환자의 진단과 치료를 담당하는 의사라고 할 때 그 개념규정
은 시급히 필요했다.

총독부 성립 초기 의사자격 기준은 대한제국의 의사규칙과 통감부의

---

260) 이만열, 『한국기독교의료사』, 아카넷, 2003, 855~861쪽.
261) 약품 취급 관련 의료인에 대해서는 4장 3절 3소절 참조.

의학정책이 혼합된 불완전한 것이었다. 1900년 대한제국에서 반포한 의사규칙에 따르면 의사(醫士)란 한의학을 전공한 한의사였다. 그러나 관립의학교에서는 서양의학을 교육하였고, 통감부는 1908년 세브란스의학교 제1회 졸업생들에게 최초로 의술개업을 인정하는 인허장을 부여함으로써 실제적인 의학체계의 운영과 관련해서는 서양의학 전공자만이 의사로 취급되고 있었다.262) 명시적으로 존재하는 법규와 현실이 괴리를 일으키고 있었던 것이다.

메이지 유신 후 의학체계 운영과 관련하여 서양의학 일원화를 달성한 일제로서는 총독부 성립 후 조선의 의학체계를 서양의학 중심으로 변형시켜 나가려 했고, 그 중요한 전제조건이라 할 수 있는 의사에 대한 개념규정을 명확히 할 필요성을 느끼고 있었다. 그리고 총독부가 향후 조선지배와 관련하여 서양의학 중심 의학체계를 형성시켜나갈 것은 분명했다. 그 지향성은 이미 통감부시기에 구체화되어 있었다. 중앙 의료기관인 대한의원은 서양의학 전문진료기관으로 성장해나갔고, 각 지방에서는 서양의학에 기초한 위생행정이 경찰을 중심으로 진행되고 있었다. 통감부의 서양의학 일원화 정책은 총독부에 의해서도 계승되어 1912년 현재 조선인 중에서 의술개업을 인허받은 이들은 총독부의원, 관립의학교, 대한의원, 평양동인의원, 세브란스의학교, 평양 제중원, 아이치(愛知)현립의학전문학교 등 서양의학 교육기관을 졸업한 110명이었다.263)

의사규칙을 시급히 제정해야 할 필요성은 의사단속을 위한 법적기반의 마련에도 있었다. 법에 근거하지 않는 불법적인 단속이 자칫 조선인들에게 총독부의 의학정책에 대한 일반적인 불신을 낳을 수 있다는 염려가 있었던 것이다. 의사규칙이 반포되기 이전까지 의사에 관한 단속규정으로

---

262) 박형우 외, 「제중원에서의 초기 의학교육(1885-1908)」, 『醫史學』 8-1, 1999. 1910년 7월 11일 내부 위생국에서는 관립의학교 졸업생들에게 의술개업 인허장을 수여하였다. 「의술기업인허」, 『大韓每日申報』 1910. 7. 12.
263) 「雜報」, 『警務彙報』 38, 1912, 646~647쪽.

304

는 1912년 3월 총독부령 제41호에 개업 의사로서 이유 없이 환자의 요청에
응하지 않는 자는 3개월 이하의 징역이나 100원 이하의 벌금 또는 구류
과태료에 처한다는 처벌 규정이 있었을 뿐이다. 하지만 과연 어떤 의료인
을 의사로 간주할 것인가에 대한 법규가 없었기 때문에 혼란이 발생하고
있었다.264) 의사에 대한 법적 정의가 내려져 있지 않은 상황이라 규제
방법이 없었던 것이다. 당시 의료계의 상황에 대해 한 신문은 아래와
같이 서술하였다.

> 당국에서 지도ᄒᆞ는 방법과 취제ᄒᆞ는 규칙이 무(無)ᄒᆞ고 즉 인민의
> 자유에 부(付)ᄒᆞ야 갑이 왈 아(我)는 의(醫)라 ᄒᆞ야도 의(醫)로 지(知)ᄒᆞᆯ
> 이이(而已)오 을이 왈 아는 의라 ᄒᆞ야도 의로 지ᄒᆞᆯ 이이라 고로 궁무소귀
> 자(窮無所歸者)가 혹 기행(幾行)의 약방을 이사(耳捨)ᄒᆞ면 편(便)히
> 의사로 자처 (후략)265)

의사에 대한 자격규정이 미비함에 따라 누구나 자의적으로 의사를 자처
하며 의료행위를 하고 있다는 것이었다. 의사의 자격 규정과 관련하여
총독부에서는 경무총감부령으로 일본 내무대신의 허가를 받은 자와 1900
년 반포된 의사규칙에 의해 인허장을 받은 자만을 의사로 인정한다고
규정하였지만 의사명부가 존재하지 않는 상태에서 실질적인 자격 인정은
어려웠다. 따라서 경무총감부로서도 의사에 대한 관리·단속과 관련하여
업무상 위험한 일이 발생하지 않도록 주의를 당부하는 정도의 조치밖에
취할 수 없었다.266)

의사규칙(醫師規則)이 반포된 것은 1913년 11월로 치과의사규칙(齒科
醫師規則), 의생규칙(醫生規則), 공의규칙(公醫規則) 반포와 동시에 이

264) 『衛生警察講義一斑』, 平安南道 警務部, 1913, 128쪽.
265) 「醫師規則發布(一)」, 『每日申報』 1913. 11. 22(1).
266) 「質議解答錄」, 『警務彙報』 22, 1912, 21쪽. 「質疑應答」, 『警務彙報』 30, 1912, 35쪽.

루어졌다.267) 의사규칙은 의사의 이름을 가지고 의료활동을 할 수 있는
자격 기준을 명백히 하였다. 그 자격 요건에 따르면, 의사란 일본 의사면허
를 가진 자, 조선총독이 지정한 의학교를 졸업한 자, 조선총독이 정한
의사시험에 합격한 자로 한정되었다.268) 아울러 의사규칙은 의사의 의료
활동에 대한 각종 의무조항들을 규정해 놓았다. 구체적으로 의사는 진찰
소, 치료소 혹은 출장소에서 의업을 개시하거나 폐지·정지 혹은 장소를
이동할 때마다 경찰에 신고를 해야 했다. 진찰을 하지 않고 치료 혹은
진단서·처방전을 교부하거나, 검안을 하지 않고 검안서·사산증서를
발행할 수 없었다. 학위나 전문과명을 제외하고 자신이 가진 기능이나
치료요법 또는 경력을 광고할 수 없었고, 처방전에는 환자의 이름·연
령·약명·분량·용법·용량·처방 연월일을 기재해야 했으며, 약제를
교부한 때도 포장지에 용법·환자의 이름을 기재해야 했다. 환자진료의
내용에 대해서는 진료부를 갖추고 진찰·치료한 환자의 이름·연령·직
업·병명, 진료 연월일을 기재하고 10년간 보존해야 했다. 이렇게 다양한
의무규정을 위반할 경우 벌금이나 과태료를 부과받았다.

　의사규칙을 통해 의사자격에 대한 구체적인 규정이 마련되었고, 따라
서 종래 일정한 자격기준 없이 자의적인 활동을 벌여오던 무자격 의사들
에 대한 단속이 가능하게 되었다. 당시 조선에서 활동하던 일본의사들
중에는 정식 의사면허를 취득하지 못한 무자격 의사들이 있었다. 일본에

---

267) 의사 관련 규칙이 약제사 등 다른 의료인 관련 규칙보다 늦게 반포된 이유는
　　내용의 복잡성에 있었다. 본래 의사규칙은 변호사규칙과 함께 발포될 예정이었
　　다. 그러나 "실지를 조사흔 결과 비상히 복잡ㅎ야 도저히 변호사규칙 입안에
　　비홀 자"가 아니라는 판단 하에 규칙 입안이 1913년까지 지연된 것이었다. 「朝鮮
　　醫師規則」, 『每日申報』 1911. 9. 22(2).
268) 「醫師規則」, 『朝鮮總督府官報』 1913. 1. 15. 이외에 외국 의학교를 졸업하거나
　　외국에서 의사면허를 받은 일본인으로 의업을 하기에 적당하다고 인정된 자,
　　조선총독이 지정한 외국 국적을 가지고 그 나라에서 의사면허를 얻은 자로서
　　의업을 하기에 적당하다고 인정된 자도 의사면허를 부여받았지만 이들은 앞의
　　경우에 비하면 소수에 불과했다.

서 정식 면허를 취득하지 않은 "전기시험 합격자는 물론 의학 소양이 없는 자"들이었다.269) 이들은 의사로 자처하며 조선의 주요한 지역에 의원이나 약포(藥鋪)를 세워 "비리(非理)의 이익과 불법의 행동"을 하고 있었다.270) 러일전쟁으로 조선에 본격적으로 진출하기 시작한 군의들 중에도 무자격 의사들이 있었다. 특히 육군 군의 중에 조선에 일본과 유사한 의사규칙이 없음을 기화로 의사로 활동하는 자가 있었다.271) 일본 인 약종상 중에서도 "조선에 의사 및 약제사 등의 유자격자가 결핍한 것을 기화로 종래 거의 의사 또는 약제사와 같은 업무"를 행하는 자들이 있었다.272) 약종상이 자신의 권한 범위를 넘어 의사나 약제사와 같은 의료행위를 하고 있었던 것이다. 이렇게 다양한 이력의 사람들이 의사로 자처하며 활동하는 상황에서 의사규칙은 일정한 자격기준을 마련했다는 점에서 긍정적인 의미를 지녔다. 향후 조선에서 의사의 명칭을 가지고 활동하기 위해서는 일본이나 조선에서 규정한 의사면허를 획득해야 했던 것이다.273)

그러나 의사규칙이 "재래 한법의(漢法醫)와 유자격 의사와의 경계를 명백히" 하는 데 가장 큰 목적이 있다는 언급에서 알 수 있듯이 무자격 의사들이란 주로 조선의 한의사들을 지칭하였다.274) 즉, 종래 조선의 전통 적 의료인이라 할 수 있는 한의사를 배제할 목적에서 의사규칙이 반포된 것이었다. 이제 한의사들은 더 이상 국가의 공인을 받는 의사의 지위를 가질 수 없게 되었다. 이것은 한의학의 몰락을 의미했다. 이제 한의학 공부를 하는 것은 "시간을 허비흐고 심력(心力)만 도로(徒勞)"할 뿐이며,

---

269) 五味敎友, 「韓國新義州通信」, 『同仁』 2, 1906, 21쪽.
270) 木島新之助, 「金泉通信」, 『同仁』 8, 1907, 15쪽 ; 韓興敎, 「國民의 科學的 活動 을 要흠」, 『大韓興學報』 11, 1910, 11쪽.
271) 「朝鮮の醫師規則」, 『同仁』 66, 1911, 24쪽.
272) 『衛生警察講義一斑』, 平安南道 警務部, 1913, 121~122쪽.
273) 「醫生規則 等에 對ㅎ야」, 『每日申報』 1913. 11. 18(2).
274) 『朝鮮總督府施政年報(1913年)』, 210쪽.

의학에 뜻을 둔 청년들은 마땅히 "일본의학을 분연(奮然) 학습"하여 의사
면허를 획득해야 했다.[275] 한의학이 아닌 서양의학이 조선의 공식 의학으
로 확정된 만큼 한의학 학습은 무의미하며, 서양의학 학습을 통한 의사면
허 취득이 필요하다는 진단이었다. 총독부는 의사규칙 반포를 통해 조선
의 의료수요를 대부분 충족시키고 있던 한의사를 의사의 지위에서 배제시
키면서, 그에 대해 서양의학 전공자만을 의사로 규정하였다. 그 결과 조선
에서 서양의학 중심의 의학체계는 법률적 기반을 확고히 형성할 수 있게
되었다.

　의사규칙의 반포를 계기로 이제 의사는 일본 의사면허 취득자를 제외하
고는 조선총독이 인정하는 면허를 획득한 자로 한정되었다. 총독부 권력
에 의해 단일화된 의사 개념이 규정된 것이었다. 더구나 총독부시기에
반포된 의사규칙은 종래 대한제국에서 반포한 의사규칙과 달리 국가의
적극적인 관리·단속의 개념이 내포되어 있었다. 각종 준수조항을 통해
국가가 의사의 의료활동에 개입할 가능성을 열어 놓았던 것이다. 특히
총독부에 의한 면허 부여는 의사들이 총독부의 허가 안에서만 합법적인
의료활동을 전개할 수 있게 되었다는 의미에서 총독부의 권한 강화로
이어졌다. 교육기관의 경우에도 조선총독의 지정 여하에 따라 졸업생들의
자동적 의사면허 취득 여부가 결정됨에 따라 사립의학교는 총독부가 요구
한 기준을 충족시키기 위해 노력할 수밖에 없었고, 그 과정은 총독부
권력의 의학분야에 대한 영향력 강화와 일치하였다.

　의사규칙을 통해 일정한 자격을 갖춘 사람들에게만 의사로서 활동할
수 있는 공식 면허를 부여한다는 사실은 종래 천시받던 의사의 권위를
향상시키는 결과를 낳는 것이기도 했다. 이전에는 의학적 소양이나 의료
기술이 부족한 사람들이 자의적으로 의사를 자칭하며 의료행위를 함에

---

275) 「醫師界에 對ᄒ 希望」, 『每日申報』 1913. 11. 21(2). 「新醫法에 對ᄒ 解惑」,
　　『每日申報』 1913. 11. 20(1).

308

따라 인명을 구하기보다는 손상시키는 경우가 있었고, 따라서 의사에게 치료를 맡기면서도 그에 대한 존경보다는 멸시 혹은 무시를 하는 상황이 생기곤 했다. 하지만 의사규칙이 제정됨에 따라 "상당흔 자격과 상당흔 지식으로 상당흔 술법을 행흐면 수(誰)가 능가(凌駕)흐리오"[276]라는 지적처럼 의사에 대한 대우나 처지가 향상될 수 있었다.[277]

의사규칙의 반포로 의사에 대한 법적 규정이 정비된 상태에서 조선의 의료 상황과 관련하여 중요하게 취해져야 할 조치는 의료공급의 확대를 위한 의사양성이었다. 총독부는 종래 한의사들을 대체할 수 있는 의사들을 양산할 수 있는 조치를 취해야 했다.

의사의 양산은 식민이주자들의 안전 보장조치를 강구해야 한다는 점에서도 필요한 일이었다. 일본 식민이주자들이 통감부시기에는 의병의 진압 여부를 이주의 첫 번째 고려사항으로 삼았다면, 의병 진압이 완료된 총독부시기에는 가장 먼저 "의료기관의 유무"를 고려하였고, 각 지방에 설치된 자혜의원은 아직 산간벽지까지는 보급되지 않은 상태였다.[278] 각 지방에는 한의학을 전공한 한의사들이 활동하고 있었지만 일본인들이 보기에 한의사들은 "기량이 우수한 자가 적고 따라서 이주자의 희망에 부응하기" 어려웠다.[279] 더구나 일본 의사법에 따른 면허의사들의 조선 이주는 기대하기 어려운 상황이었다. 당시 일본의사의 조선 이주와 관련하여 "한국인을 상대로 개업을 하여 해외 출가인(出嫁人)으로서 만족한 호구 생활을 영위할 수 있는가"라는 질문에 대해 일본의사 스스로도 "특별한 재원을 갖지 않는 한 지독한 바보" 취급을 받을 수밖에 없다고 생각하고 있었

---

276) 「醫師規則發布(一)」, 『每日申報』 1913. 11. 22(1).
277) 서양의 경험을 보더라도 전문인으로서 의사에게 제일 먼저 요구되었던 것은 의사면허를 국가적으로 단일화시키는 것이었고, 따라서 면허 취득은 의사의 권위 형성에 결정적인 계기를 이루었다. 이종찬, 『서양의학과 보건의 역사』, 명경, 1995, 291쪽.
278) 「醫師試驗規則에 對흐야」, 『每日申報』 1914. 7. 23(2).
279) 「大正三年に於ける朝鮮」, 『朝鮮總督府月報』 1, 1915, 18쪽.

다.280) 정식 의사의 조선이주는 특별한 경영대책이 마련되지 않는 한 어리석은 행위로 간주되었던 것이다. 의사양성을 위한 특별한 조치가 이루어지지 않으면 안 되는 상황이었다.

의사를 확대 양성하기 위한 근본적인 대책은 의학교육기관의 증설이었다. 일정한 기간 동안 의사로서 활동할 수 있는 기초지식과 임상경험을 습득할 수 있는 의학교를 설립하여 체계적으로 의사를 양성해야 했던 것이다. 그러나 총독부 성립 후 조선에서는 유일하게 의학강습소만이 관립 의학교육기관으로 존재하고 있었을 뿐이다. 의학강습소의 입학정원은 75명이었고, 사립 의학교인 세브란스의학교의 졸업생까지 합친다 하더라도 당시 인구 대비 의사 수를 볼 때 일본의 의사공급 정도를 도저히 따라갈 수 없었다. 의사규칙이 반포된 1914년부터 1923년까지 10년간 인구 대비 의사 수를 일본과 비교하면 아래와 같다.

1914~1923년 일본과 조선의 인구 천명 당 의사 수

		1914	1915	1916	1917	1918	1919	1920	1921	1922	1923
조선	의사	641	872	932	993	1,034	1,038	1,035	1,061	1,159	1,202
	인구	15,929,962	16,278,389	16,648,129	16,968,997	17,057,032	17,149,909	17,288,989	17,452,918	17,884,963	17,884,963
	인구 대비 의사 수	0.040	0.054	0.056	0.059	0.061	0.061	0.060	0.061	0.065	0.067
일본	의사	42,404	43,813	45,201	46,060	46,109	45,426	45,488	42,464	42,829	43,028
	인구	52,039,000	52,752,000	53,496,000	54,134,000	54,739,000	55,033,000	55,963,053	56,665,900	57,390,100	58,119,200
	인구 대비 의사 수	0.815	0.831	0.845	0.851	0.842	0.825	0.813	0.749	0.746	0.740

(『朝鮮總督府統計年報(1924年)』;『醫制百年史(資料編)』, 東京 : 厚生省 醫務局, 1976, 517쪽, 572~575쪽)

조선의 경우 의사 수가 꾸준한 증가세를 보이기는 하지만 일본에 비하면 의사 비율이 1/11에서 1/20에 불과한 실정이었다.281) 별도의 의학교

---

280) 木島新之助,「金泉通信」,『同仁』 8, 1907, 17쪽.
281) 1921년 위생업무의 책임자인 경무국장은 의생을 합친다 해도 여전히 조선에는 2배 이상의 의사가 필요하다는 요지의 보고를 하였다.「朝鮮中央衛生會第一回

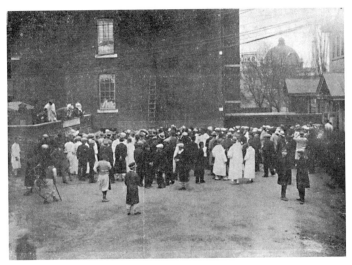

세브란스의학전문학교에서 합격생을 발표하는 모습

증설이 요청되었지만 의학교 증설은 총독부에게 부담스러운 과제였다. 막대한 예산이 소요되기 때문이었다. 그 결과 "조선인 의사양성 기관인 총독부의원 의학강습소 외 다시 양성기관의 시설은 현재 상황에서 실행 곤란"하다는 결론이 내려졌고, 그 대안으로 총독부가 고안해 낸 것이 의사시험이었다. 의사시험은 "전도(全道)에 개업의의 증가 즉 보급의 주지를 관철"할 수 있는 방략으로 주목받았다.[282] 의사의 공급문제를 해결하기 위해 의사시험을 시행하여 의사 수를 증가시키고자 한 것이었다.[283]

　의사시험규칙(醫師試驗規則)이 반포된 것은 1914년 7월이었다. 그 내

委員會」, 『朝鮮醫學會雜誌』 36, 1921, 72쪽. 대만의 경우 같은 시기 인구 천 명당 의사 수는 1914년의 경우 0.436, 1923년의 경우 0.368을 기록하고 있어 조선보다 6배에서 10배 많은 비율의 의사를 보유하고 있었다. 劉士永, 「臺灣における植民地醫學の形成とその特質」, 『疾病・開發・帝國醫療』, 東京 : 東京大學出版會, 2001, 255쪽.

282) 「醫師試驗規則에 對ᄒᆞ야」, 『每日申報』 1914. 7. 23(2).

283) 「醫師試驗」, 『朝鮮彙報』 4, 1915, 196쪽.

용은 매년 2회 서울에서 의사시험을 실시하며, 수험자격은 수업연한 4년 이상의 의학교를 졸업하거나 5년 이상 의술을 닦은 자여야 하고, 학술시험과 임상시험으로 이루어진 4부 시험을 차례로 치러야 한다는 것이었다.[284]

의사시험규칙의 반포에 즈음하여 총독부는 의사의 대량 양산이라는 목적을 달성하기 위해 의사시험 합격자를 증대시키기 위한 조치를 강구하였다. 그 방법은 의사시험 자격기준의 완화와 합격요건의 다양화였다. 우선 시험자격기준이 일본에 비해 완화되어 반포되었다. 총독부는 수험자격 중에서 5년 이상 의술을 닦은 자가 시험에 응시할 수 있다는 부분을 부각시켜 정식 의학교를 졸업하지 않아도 의사시험에 응시할 수 있다고 선전하였다.[285] 의사시험이란 "재력이 불부(不敷)ㅎ던지 혹 예비학식이 무(無)ㅎ던지 혹 학교시간에 상학(上學)치 못ㅎ던지 정식으로 수습치 못ㅎ는 경우에 처ㅎ는 자"를 위해 마련된 제도라는 것이었다.[286] 정식 의학교육을 받을 수 있는 재력이나 학력을 갖추지 못한 사람들을 의사로 배출하기 위한 제도가 의사시험이라는 설명이었다.

의사시험규칙의 응시자격 요건은 일본에 비해 완화된 내용이었다. 일본의 경우 1906년 의사법의 제정과 함께 의사시험에 응시할 수 있는 자격기준을 강화시켰다. 즉, 졸업과 함께 자동적으로 의사면허를 받을 수 있는 의학교를 제외한 나머지 의학전문학교 졸업자, 외국 의학교에서 4년 이상 의학과정을 수료한 자만이 시험에 응시할 자격을 가졌다.[287] 일정한 학력을 취득하지 않으면 의사가 될 수 없도록 의사시험 응시기준을 강화했던 것이다. 반면 조선에서는 특별한 자격 제한 없이 의사시험 응시가 가능한 제도를 채택함으로써 의사 양산의 편의를 도모하고자 하였다.

---

284) 「醫師試驗規則」, 『朝鮮總督府官報』1914. 7. 20.
285) 「醫師試驗에 對ㅎ야」, 『每日申報』1914. 8. 14(4).
286) 「醫師界에 對흔 希望」, 『每日申報』1913. 11. 21(2).
287) 『醫制百年史(記述編)』, 東京 : 厚生省 醫務局, 1976, 73~74쪽.

의사의 대량 양산을 위한 총독부의 의도는 계속된 의사시험규칙의 개정 과정을 통해서도 관철되었다. 1914년 9월 처음 시행된 의사시험은 4부로 나뉘어 제1부부터 제3부까지는 학술시험, 제4부는 임상시험을 치르도록 되어 있었다. 그리고 제1부부터 제4부까지를 모두 한 번에 합격하지 않으면 다른 일부 시험에 합격할지라도 의사면허를 취득할 수 없었다.[288] 그러나 이러한 엄격한 규정은 일본에서도 1913년에 제정된 것으로 "조선의 현재 상황에는 적응할 수 없다"는 판단 하에 규칙의 일부가 개정되었다.[289] 시험과목을 3부로 나누고 각 부 시험을 나누어 치를 수 있으며, 제1부 또는 제2부 시험에 합격했을 경우 차후 5회의 시험을 치를 동안 합격 효력을 보유할 수 있도록 개정한 것이었다.[290] 1927년 12월 의사시험규칙은 다시 한 번 개정되었다. 종래 2년 반 동안 효력을 인정받았던 제1부 및 제2부 시험 합격 효력을 영구히 인정한다는 것, 각 부 전체 과목에 합격하지 않더라도 한 과목이나 두 과목이라도 합격점, 즉 60점 이상에 도달하면 합격과목증명서를 주어 다음 시험 때 이 과목은 생략할 수 있는 소위 과목보류제도를 채택한 것이었다.[291] 의사의 대량양산이라는 목표달성을 위해 합격요건의 다양화가 지속적으로 추진되었던 것이다.

의사시험의 실시는 의사 수를 확대시킬 수 있는 하나의 방법이었다. 그러나 의사시험을 준비할 수 있는 교육기관이 갖추어지지 않은 상태에서 단지 의사 배출을 위한 통로를 하나 더 열어놓은 것은 '의료기관의 충실'을 자신의 정책목표로 삼고 있던 총독부의 책임 방기라고 할 수 있었다. 비록 의사시험 응시를 위한 자격에 제한을 두지 않았지만 학술시험과 임상시험으로 이루어진 의사시험에 합격하기 위해서는 기초지식과 임상 경험을 쌓을 수 있는 교육기관을 반드시 필요로 했다. 일본의 경우 각종

---

288) 「質疑 應答」, 『朝鮮彙報』 3, 1915, 196쪽.
289) 「醫師試驗規則の改正」, 『朝鮮彙報』 1, 1918, 134쪽.
290) 「醫師試驗規則 改正」, 『朝鮮總督府官報』 1917. 10. 25.
291) 「醫師, 藥劑師, 齒科醫師試驗規則改正に就て」, 『朝鮮』 2, 1928, 36쪽.

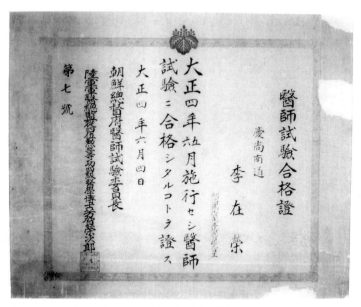

세브란스연합의학교 5회 졸업생 이재영의 의사시험합격증

의학교육기관에서 의사시험에 대비하기 위한 준비를 할 수 있었지만 조선에서는 시험 준비를 할 수 있는 교육기관이 부족했다.[292]

조선인으로 의사가 되고자 하는 사람들은 전국적으로 2개에 불과한 의학교에 입학하거나 일본에 있는 의학강습소를 찾아 유학을 떠나야 했고, 그런 재력이나 학력이 없는 사람은 개인적으로 시험을 위한 독학을 할 수밖에 없었다. 그러나 많은 수험자들이 임상시험이 아닌 학술시험에서 실패한 데서 알 수 있듯이 의사시험 준비를 독학으로 한다는 것은 매우 어려운 일이었다. 이러한 상황 속에서 총독부가 권유한 조치는 민간 유력자들이 강습회를 개최하여 수험자들이 시험준비를 할 수 있도록 배려하라는 책임 방기였다.[293] 결국 총독부는 의사규칙 반포를 통해 종래

---

292) 「將來의 醫師受驗生에게」, 『每日申報』 1915. 6. 4(3).
293) 「醫師受驗者를 爲ᄒ야」, 『每日申報』 1918. 5. 23(3).

조선의 전통적 의료인인 한의사들을 몰락시키면서도, 그들을 대체할 수 있는 새로운 서양의학 전공자 공급을 위한 투자를 자신이 아닌 조선인 개인에게 맡겨버리는 무책임한 정책을 시행하였던 것이다.

의사규칙은 서양의학 전공자를 의사로 규정함으로써 조선에서 서양의학 중심의 의학체계를 정착시키는 법률적 기반을 마련하였다. 이 과정에서 종래 조선의 대표적 의료인인 한의사는 철저히 배제되었다. 그러나 현실적으로 대두된 의료인력의 부족문제를 해결할 수 없었던 총독부는 별도의 법률 제정을 통해 한의사 활용방안을 마련하였다. 의생규칙이었다.

2) 의생규칙과 한의사 활용

총독부가 지닌 한의사에 대한 부정적 인식, 그리고 통감부 이래 서양의학 일변도의 의료정책은 종래 조선 의료공급의 대부분을 차지했던 한의사를 정규 의사가 아닌 의사의 보조인력에 불과한 의생(醫生)으로 규정하는 법률을 공포하는 데 이르렀다. 의생규칙(醫生規則)이 그것으로, 1913년 11월 의사규칙, 치과의사규칙 등과 함께 반포되었다. 의생규칙의 핵심적인 내용은 20세 이상의 조선인으로 의생규칙이 시행되기 전 조선에서 2년 이상 의업을 영위한 사람은 의생면허를 취득할 수 있다는 것이었다.[294]

의생규칙의 반포에 즈음하여 총독부는 "각국 의술의 장처(長處)만 취

---

294) 「醫生規則」, 『朝鮮總督府官報』 1913. 11. 15. 1921년 12월 의생규칙은 개정되어 한지의생제도가 실시되었다. 의생의 대도시 집중현상을 막기 위한 조치였다. 의생이 "한 번 면허를 얻자 인구 조밀한 도회에 집중하여 산간벽지는 의연히 의료기관이 없고 지방민은 적지않은 곤혹을 느끼고 있는 상황이므로, 12월 3일 부령 제154호로써 의생규칙의 일부를 개정하여 장래 면허를 줄 때는 개업 지역을 한정하여 면허하고 면허를 받은 후는 다른 곳으로 이전하여 개업할 수 없도록 할 방침"을 세웠던 것이다. 「醫生規則 改正」, 『朝鮮總督府官報』 1921. 12. 3 ; 「衛生」, 『朝鮮』 1, 1922, 163쪽.

할 뿐 안이라 조선의 장처ᄭ지 취ᄒᄂᆫ 중인즉 결코 조선의 의술을 절멸코
자 ᄒᆷ"이 아니라고 변명하였고,[295] "조선 의업자도 한의 서의를 물론ᄒᆞ고
호상(互相) 연구ᄒᆞ야 조선의 풍토와 조선의 장위(腸胃)에 적의(適宜)ᄒᆫ
조선 의약을 발명"해야 한다고 격려하였다.[296] 총독부는 한의사들을 결코
절멸시키려는 의도를 가지고 있지 않으며, 조선의 지리적 환경과 조선인
의 신체적 조건에 맞는 내용으로 한의학의 발전을 모색해야 한다는 내용
이었다. 한의학의 쇠퇴는 "기죄(其罪)가 구의약에 부재(不在)ᄒᆞ고 단 구
의약업자 제군에게 재(在)ᄒᆞ다"[297]는 주장처럼 한의사들의 각성을 통해
한의학의 새로운 출발이 가능하다는 주장도 이어졌다.

하지만 실제 의생규칙의 반포를 지켜본 한의사들의 견해는 달랐다.
한의사는 몇 년 지나지 않아 멸망하리라는 절망적인 의견이 지배적이었
다.[298] 사실 의생규칙은 현재 활동하고 있는 한의사들만을 의료인으로
인정할 뿐 "장래ᄂᆫ 기(其) 자연 도태에 위(委)ᄒᆞ야 차간(此間)에 자격이
유(有)ᄒᆫ 의료기관의 충실을 기홀 방침"[299]이라는 언급에서 알 수 있듯이
원칙적으로는 한의사들의 자연도태를 시도하는 내용이었다. 의생규칙의
본문만 본다면 의생규칙이 시행되는 1914년 1월 이후부터는 새롭게 의생
이 배출될 수 없었기 때문이다. 의생규칙을 제정한 총독 자신도 의생규칙
은 "오직 과도시대의 응급수단"일 뿐이라고 강조함으로써 한의사들에
대한 면허 부여가 한시적임을 분명히 하였다.[300] 의생들 역시 "과도시대
의 응급수단"이라는 총독의 훈시는 "신의학이 조선에 재(在)ᄒᆞ야 발전되
기 전 고(姑)히 임시로 구차적(苟且的) 잉존(仍存)이라는 지(旨)"임을
알고 있었다.[301] 서양의학이 본격적으로 발전하기 전 일시적인 조치로

---

295) 「新醫法에 對ᄒᆫ 解惑」, 『每日申報』 1913. 11. 20(1).
296) 「漢醫界」, 『每日申報』 1914. 2. 27(1).
297) 「舊醫藥界의 警告」, 『每日申報』 1913. 3. 11(1).
298) 「醫師界에 對ᄒᆫ 希望」, 『每日申報』 1913. 11. 21(2).
299) 白石保成, 『朝鮮衛生要義』, 1918, 47~48쪽.
300) 「共進會記事」, 『朝鮮彙報』 11, 1915, 136쪽.

한의사의 존재가 인정되었다는 인식이었다.

그러나 총독부가 한의사의 완전 도태를 실행에 옮긴다는 것은 불가능했다. 우선 민중들을 중심으로 한 한의학에 대한 신뢰감이 높았다. 조선총독부의원 내무과장으로 근무했던 모리야스 렌키쓰(森安連吉)는 당시 상황을 아래와 같이 회고하였다.

당시 한국의 고관들 중 조중응(趙重應), 송병준(宋秉峻), 박영효(朴泳孝) 등을 치료했는데, 상류계급들도 감기에는 갈근탕이 좋다든가, 인삼에 소나무 열매를 달여 먹으면 좋다든가 하였으며, 하층계급에서는 한법의(漢法醫)의 소위 의생이라든가 또는 보도자항(普度慈航)이라든가 하는 것이 있어 진단 투약을 하고 있었다.302)

일반 민중들은 물론 일제의 통치를 적극적으로 수용했던 지배층들 사이에서도 여전히 한의학에 대한 신뢰감은 높다는 평가였다. 특히 외과 방면에서는 외국 의사의 치료가 환영받았지만, 내과는 거의 한의사들이 치료를 담당하고 있다고 회고하였다.303) 외과분야를 중심으로 서양의학의 영향력이 확대되고 있음에도 불구하고, 그 영향력이 모든 의료 분야를 포괄하지는 못하고 있다는 평가였다. 이렇게 조선인들이 한의학의 유효성에 대해 신뢰감을 간직하고 있는 상황에서 한의사들을 갑자기 도태시킨다면 "일반 민중의 불안, 불평을 가져올" 가능성이 있었다.304) 즉, 시정 초기 조선의 실정을 고려하지 않는 무리한 정책 시행은 조선인들의 반발을 불러올 수 있었다.305)

---

301) 「會中記事」, 『東醫報鑑』 1, 1916, 64쪽.
302) 森安連吉, 「衛生思想の普及」, 『朝鮮統治の回顧と批判』, 朝鮮新聞社, 1936, 64쪽.
303) 위의 글, 62쪽.
304) 『京城醫師會二十五年誌』, 1932, 94쪽.
305) 한의사들에 대한 일방적인 규제가 불가능하다는 점은 이미 통감부시기부터

한의사들을 일
방적으로 도태시
키기 어려웠던 이
유는 민중들의 이
러한 한의학에 대
한 신뢰감 때문이
기도 했지만 보다
현실적인 이유는
한의사들을 도태
시킬 경우 의료인
력의 부족문제를
해결할 수 없다는
정책수행의 어려
움에 있었다. 각
지역에 "의료기관
이 광범위하게 보
급되지 않은 현재
절대적으로 그 영
업을 금지하는 것
은 시의에 적합"
하지 않았던 것이

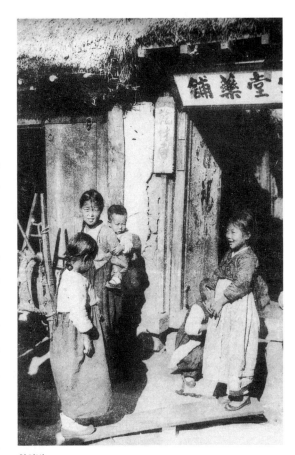

한약방

다.306) 의생규칙이 시행된 1914년 당시 서양의학을 습득한 의사 수는
641명에 불과했고, 이 숫자로 1천 5백만에 이르는 조선 인구의 의료수요를

지적된 내용이었다. "다수 인민은 의연히 한방의를 믿고 있기 때문에 일단 한방
의 개업을 금지하면 한국은 의료인이 거의 없는 상태에 빠질 것"이기 때문이었
다. 金正明 編, 『日韓外交資料集成』 6(上), 東京 : 巖南堂書店, 1964, 181쪽.
306) 『朝鮮總督府施政年報(1913年)』, 215쪽.

충족시킬 수는 없었다.307) 그렇다고 하여 급격한 의사의 증가를 바랄
수도 없는 처지였다.308) 따라서 총독부는 의생규칙을 반포하면서 부수조
항으로 과도기적인 의생의 양산을 허용하였다. 즉, 의생에게서 3년 이상
의업을 학습한 조선인에게 당분간 5년 이내의 기한을 두어 의생의 면허를
부여한다는 부칙을 추가하였다.309) 나아가 사회의 상황과 형편에 따라
기한을 연장해줄 수 있음을 표명하였다.310) 비록 서양의학 중심의 의학체
계를 지향하였지만 의사의 부족문제를 해결할 수 없는 상황에서 한의사의
도태는 불가능했던 것이다.

한의사를 활용해야 한다는 필요성은 의생면허 과정에서도 관철되어
규칙이 반포되기 전 예상했던 숫자보다 훨씬 더 많은 의생들이 면허를
받았다. 처음에 의생규칙이 반포될 당시에는 의생면허는 "상당흔 의술상
기량이 유(有)흔 자"에게만 부여하며, 따라서 1913년 당시 한의사로 파악
되었던 1,800여 명에게 전부 의생면허가 부여되지는 않을 것이라고 예상
되었다. 하지만 결과적으로 의생면허를 부여받은 사람은 1913년 말 현재
5,827명이었다.311)

---

307) 『朝鮮總督府統計年報(1914年)』, 366쪽 ; 「醫師規則發布(二)」, 『每日申報』
　　　1913. 11. 23(1).

308) 白石保成, 『朝鮮衛生要義』, 1918, 48쪽.

309) 「醫生規則」, 『朝鮮總督府官報』 1913. 11. 15. 의생규칙의 부수조항을 통해 의생
　　　의 계속적인 배출을 가능하게 했던 것은 대만의 경우와 달랐다. 대만은 1901년
　　　7월 「대만의생면허규칙」을 제정하여 의생 경력자에게 면허를 부여하였지만,
　　　이후 새로운 면허 부여는 금지하였다. 『臺灣衛生要覽』, 臺北 : 臺灣總督府警務
　　　局, 1925, 138~141쪽.

310) 「의생규칙 등에 대흐야」, 『每日申報』 1913. 11. 18(2).

311) 「漢方醫界의 注意」, 『每日申報』 1913. 11. 30(2) ; 『朝鮮施政ノ方針及實績』,
　　　朝鮮總督府, 1915, 95쪽. 한의학 활용이라는 측면에서 총독부는 의생뿐 아니라
　　　한약을 취급하는 약종상 역시 의료인력의 일원으로 활용하고자 하였다. 따라서
　　　한약을 취급하는 약종상에 대해서는 일반적인 약종상 허가 기준을 충족하지
　　　못하더라도 한약만을 취급한다는 조건 아래 허가를 내주었고, 의생의 처방전에
　　　따른 조제에 대해서도 일반적인 조제의 규정에 따른 단속을 하지 않았다. 또한

식민지 조선에서 서양의학 전공자만을 공식적인 의사로 간주하는 서양의학 일원화 정책을 추진하면서도 동시에 한의사의 존재를 인정한 일제의 정책은 일본에서 취해졌던 그것과 달랐다. 일본은 메이지 유신 이후 일관되게 서양의학 일원화 정책을 추진했고, 1895년 제국의회에서 한의사에 대한 면허 요청안이 부결되면서 의학체계의 내용을 서양의학으로 단일화하였다.312) 그리고 의학교육기관의 증설을 통해 서양의학 전공 의사의 양산을 도모하였다. 반면 식민지 조선에서는 한의학에 대해 부정적인 평가를 내리면서도 한의사를 보조적인 의료인력으로 간주하여 온존시키는 정책을 취했다. 하지만 한의사의 육성을 위한 공식적인 조치는 취하지 않았으며,313) 다만 사적인 교육을 통해 양산된 한의사에게 의생면허를 부여했을 뿐이다. 그것은 식민 통치의 안정에 필요한 의료인력을 비공식적인 교육을 통해 확보하는 모습이었으며, 서양의학의 공식화라는 의료정책의 목표와 괴리되는 모습이었다.

의생규칙을 통해 총독부의 서양의학 지향성은 법률적으로 확정되었고, 의생들은 자신의 생존을 위해 서양의학 지식을 습득해야 했다. 서양의학 습득은 시대의 발전에 따른 당위론적 요구로 받아들여졌다. 이미 생리학의 발달 등 과학의 진전은 서양의학의 정당성을 확보해주고 있었고, 따라서 구래의 한의학을 전공한 의생들은 서양의학을 연구하여 종래 한의학의 단점을 보충해야 했던 것이다.314) 한의사 스스로 인정하였듯이 지금은

한약 중 극독약으로 구분된 약재의 사용에 대해서도 별도의 제한을 가하지 않았다. 小串政治, 『朝鮮衛生行政法要論』, 自家出版, 1921, 326쪽.

312) 川上武, 『現代日本醫療史』, 東京 : 勁草書房, 1965, 160쪽.

313) 의생규칙이 반포되기 이전 매일신보는 한의사 정책에 대해 다음과 같은 사설을 게재하였다. "행(幸) 당국에셔도 차(此)롤 단속홀진디 기(其) 방법을 심구(深究) 호고 우(又) 의생을 다수히 양성훈 후에 서서히 변이홀지오." 「勸告 開業醫」, 『每日申報』 1910. 11. 23(1). 조선의 의료수요를 충족시키기 위해서는 일정한 수의 한의사를 양성한 후 단속에 착수해야 한다는 주장이었다. 그러나 의생규칙의 반포 이후 의생 양성을 위한 총독부의 공식적인 정책은 시행되지 않았다.

314) 「告醫生大會」, 『每日申報』 1915. 10. 27(2).

교통의 발달로 인해 새로운 질병이 수입되고 있었고, 여기에 대해 한의학은 대처할 방법을 찾지 못하고 있었다.[315]

그러나 총독부가 판단하기에 의생들의 서양의학 습득은 의사, 약제사 등의 역할을 침범하는 범위까지 이루어져서는 안 되었다. 서양의학 학습은 서양의학 지식의 본격적인 습득이나 양약재의 사용에 대한 권유가 아니라 "종래의 폐풍을 교정홈으로써 주안을 삼고 유(唯) 위험을 생(生)홀 우(虞)가 무(無)흔 사항에 한흐야 적극적인 교습을 행"하는 것으로 한정되었다. 종래 한의학의 단점으로 지적되어 왔던 부분과 함께 일반적인 지식 정도에서 일부 서양의학을 습득하라는 요구였다. 따라서 총독부에서는 의생들의 교양을 추진함에 있어 "각 교과는 대체에 재(在)흐야 한방의에 상당홀 사항의 범위에 지(止)흐고 차(且) 힘써 이론을 피흐고 실지 지도에 중(重)홈을 치(置)흐며 법규는 주로 업무상 일상 심득홀 사항을 강습"하는 것으로 제한하였다.[316] 이론적 내용은 한의학과 관련된 실제적인 내용만을 교수하며, 법규 역시 일상적인 업무를 추진하는 데 필요한 내용으로 국한하였던 것이다. 양약재의 이용과 관련해서는 이미 서양의학이 도입된 이후 한약과 양약의 동시 사용이 점차 확산되는 추세였음에도 불구하고 의생이 함부로 "양약을 쓰거나 조포(粗暴)한 위험 요법"을 시행하는 행위에 대해서는 엄격한 단속이 가해졌다.[317] 한의사의 양약 사용을 규제한 것이다.

총독부가 의생들에게 특별히 학습을 요구한 부분은 서양의학 중에서 전염병 지식과 법률이었다.[318] 각 지역마다 정식 의사들을 파견할 수 없는 상황에서 의생들은 각 지역의 실질적인 의료인력으로 활동하고 있었

---

315) 「漢城醫學講習所 취지서」, 『每日申報』 1911. 1. 12(3).
316) 白石保成, 『朝鮮衛生要義』, 1918, 50쪽.
317) 須田凞一, 「衛生ニ就テ」, 『朝鮮總督府道府郡書記講習會講義錄』, 朝鮮總督府, 1916, 315쪽.
318) 「日新醫學과 漢方」, 『每日申報』 1916. 5. 12(1).

다. 따라서 이들을 "전염병 환자의 조기 발견 기타 공중위생상" 필요한 사무에 이용하고자 한 것이었다.319) 그리고 총독부는 현실적인 의료기관으로 의생을 활용하기 위해서 의생들에 대한 정기적인 교육을 실시하였다. 대체적인 교육과목은 아래와 같았다.

교양의 표준은 의생의 업무상 필요ᄒᆞᆫ 지식 급(及) 관계법규의 요령을 교수ᄒᆞ고 겸ᄒᆞ야 이전 위험성 요법 기타 의사(醫事)에 관ᄒᆞᆫ 폐풍을 교정ᄒᆞᆷ을 목적ᄒᆞᄂᆞ니 금(今) 기(其) 교양을 세별ᄒᆞ면 (갑) 생리학 급 위생학 대의 (을) 일반 전염병 급 지방병의 특징과 병(並) 기 예방법 (병) 소독약의 종류 급 기 응용 (정) 의생규칙, 약품취급 급 전염병 예방에 관ᄒᆞᆫ 법규 (무) 종두술, 구급법, 붕대법 급 기타 간이ᄒᆞᆫ 기술 (기) 침구술에 대ᄒᆞᆫ 주의 (경) 미신적 요법 급 위험성 요법의 교정320)

위생학, 전염병, 지방병, 소독약 등에 대한 교과목이 우선적으로 예시되는 것에서 알 수 있듯이 의생에 대한 교양은 전염병 발생 등 응급상황에서 의사의 역할을 대신할 수 있도록 하기 위해 이루어졌다. 지방을 비롯한 의료 소외지역에 서양의학을 전공한 의사들이 부족한 현실에서 의생은 그 보조인력으로서 역할을 인정받았던 것이다.321)

총독부가 의생을 현실적인 의료인으로 인정ᄒᆞ여 의학체계를 운영하는 모습은 의생규칙의 반포가 조선의 의료상황에 걸맞지 않는 급진적 조치였다는 평가를 가능하게 한다. 서양의학 중심의 의학체계를 형성하기 위한 명분 세우기에 급급하여, 서양의학 교육을 통한 의사 양성대책은 마련하

---

319) 『朝鮮總督府施政年報(1915年)』, 311쪽.
320) 白石保成, 『朝鮮衛生要義』, 1918, 49~50쪽.
321) 총독부는 의생의 보다 원활한 이용을 위해 이들이 일종의 의생회를 조직하고, 그 조직을 통하여 의사나 위생경찰사무를 보조할 수 있는 의학 및 법률지식 획득에 노력할 것을 권장하였다. 「醫界를 大히 警醒ᄒᆞᆷ」, 『每日申報』 1913. 11. 19(2).

지 못한 상태에서 일방적인 법규 제정을 통해 한의사들을 정식 의사에서 배제시켰기 때문이다. 한의사의 일방적인 도태를 실시한 일본의 경험을 식민지 조선에 무매개적으로 적용한 것이었다.

의생은 현실적으로 부족한 의료기관을 보충하는 인력으로서 총독부에 의해서 활용되었다. 그리고 그 의미는 정식 의사의 양산이 충분히 이루어지는 시점에서는 더 이상 활용되지 않을 것임을 시사하는 것이었다. 그러나 총독부가 소멸하는 그 날까지 의생은 사라지지 않았고, 여전히 의료계의 주요 부분에서 활약하였다.[322] 특히 농촌이나 어촌과 같은 지방에서 의생들은 "의료상 중요한 역할을 담당"하고 있었다.[323]

3) 약품급약품영업취체령과 한약 영업 단속

의료인에 대한 법규 중 시기상 최초로 반포된 것은 약품 관련 의료인에 대한 규정인 약품급약품영업취체령(藥品及藥品營業取締令, 이하 약품취체령)이었다. 1912년 3월에 반포된 약품취체령은 약품 관련 의료인의 범주 구분, 약품·매약 취급, 극독약 취급, 약품 관련 행위 감시, 무허가 약품 단속 등에 관한 내용으로 이루어졌다. 그중에서도 종래 특별한 규제 없이 사용되던 극독약의 판매에 대해 "엄중흔 제한"[324]을 가한다는 점과 함께 약품취체령이 가지는 가장 중요한 의미는 종래 대한제국에서 약제사, 약종상으로만 구분되었던 의료인을 네 범주로 세분화하였다는 것이다.

약품취체령에 따르면 약품 관련 의료인은 제약사(製藥師), 약종상(藥種商), 제약자(製藥者), 매약업자(賣藥業者)로 구분되었다. 구체적으로

---

322) 1944년 한 통계에 의하면 사망진단서의 발급이 "의사에 의한 것이 겨우 18%로, 의생에 의한 것은 60%에 미치고" 있었다. 「僻村의 醫者」, 『朝鮮』 6, 1944, 68쪽.
323) 「朝鮮醫療令ヲ定ム」, 日本 國立公文書館 문서번호 2A-13-類2884.
324) 白石保成, 『朝鮮衛生要義』, 1918, 94쪽.

약제사란 "의사의 처방전에 따라 약제를 조합하는 자", 약종상이란 "약품을 판매하는 자", 제약자란 "약품을 제조하여 판매하는 자", 매약업자란 "매약을 조제, 이입(移入) 또는 수입하여 판매하는 자"였다.325)

각 의료인의 자격과 역할에 대해 구체적으로 살펴보면, 우선 제약사란 의사가 처방한 처방전에 따라 조제를 하는 자로 규정되어, 의사의 처방과 약사의 조제라는 의약분업이 법률적으로 명문화되었다. 총독부의 평가에 따르면, 종래 조선의 의료계에서는 의사와 약사의 업무가 혼용되어 있었다.

> 조선인 약품업자는 단(單)히 약품의 판매로써 위주치 안코 환자의 용태를 청취ᄒ고 약제를 조합ᄒ야 교부ᄒ는 등 흔히는 의사와 등(等)ᄒ 업태를 ᄒ며 우(又) 의사에 재(在)ᄒ야는 환자에 대ᄒ야 진찰ᄒ 후에 투약ᄒ지 안코 흔히는 환자 우(又)는 제삼자에게 환자의 용태를 청(聽) ᄒ거나 혹은 환자 우는 제삼자가 자창(自唱)ᄒ는 병명에 대하야 차(此) 에 상당ᄒ 약제를 수여ᄒ는 등 흡(恰)히 약품업자의 행ᄒ는 바와 무이(無 異)ᄒ며 (후략)326)

약사는 의사의 처방에 따라 약품을 판매하는 것이 아니라 직접 환자를 진찰하고 조제를 행히며, 의사는 환자를 직접 진찰하는 것이 아니라 환자나 제삼자의 요청만으로도 약제를 수여하는 상황이 빈번하게 발생하고 있으며, 결국 서로의 역할이 혼재되어 이루어지는 상황이라는 것이었다. 따라서 의사와 약사의 역할에 대한 명확한 범주 구분을 통해 의약분업을 시행한다는 점을 약품취체령에 규정하고자 하였던 것이다.327)

그러나 실질적으로 의약분업은 실행되지 않았다. 왜냐하면 약품취체령

---

325)「藥品及藥品營業取締令」,『朝鮮總督府官報』, 1912. 3. 28.
326) 白石保成,『朝鮮衛生要義』, 1918, 94쪽.
327) 위와 같음.

324

자체에 "약제사는 약품의 제조 및 판매를 하고, 의사는 진료를 위해 환자에게 약품을 판매 수여할 수 있다"는 조항을 부수하여 의사의 약품 판매를 허용하였기 때문이다.[328] 의약분업이 시행되지 않은 배경에 대해서 명시적인 설명은 없다. 하지만 일본의 경우에 비추어볼 때 아직 제약사가 충분히 양성되지 않은 상태이고, 더구나 전통적으로 의사들이 약품 판매를 통해 이익을 보전해 오던 상황을 급격하게 변화시키기 어렵다는 현실적인 이유 때문이었을 것이다.[329]

약종상은 약품을 판매하는 자로, 의료용 약품 이외에도 공업이나 화학용 약품 역시 취급하였다. 약품취체령은 일단 약종상 허가를 받으면 약품 판매 이외에 다른 의료행위는 행할 수 없도록 규정하였다. 그러나 총독부가 생각하기에 공식적인 '약품'은 서양 약품이었다. 따라서 총독부는 조선인 약종상이 의생의 처방전에 따라 한약을 조제하는 행위를 용인하였고, 한약으로만 조제를 행할 경우 일정한 예외는 있었지만 극독약의 사용역시 허용하였다.[330] 부족한 의료공급 문제를 해결하기 위해 편법으로 약종상의 조제행위를 허용하였던 것이다.

종래 대한제국에는 없었던 의료인 중 하나인 제약자란 약품을 제조하여 판매하는 사람인데, 한약 제조의 경우에는 제약업자로 인정해주지 않았다. 서양 약품을 제조하는 경우에 대해서만 제약업 허가를 내주었던 것이다. 그리고 약종상은 한 번의 허가를 통해 일반적인 약품 취급이 가능한데 비해, 제약업자는 특정한 약품에 대해서만 허가를 받을 수 있었다. 따라서 일반적인 의약지식이 부족하더라도 특정한 약품의 제조방법이나 효능에 대한 지식만으로도 제약자 허가를 받을 수 있었다.[331]

대한제국에 없었던 의료인 중 다른 하나는 매약업자였다. 매약업자와

---

328)「藥品及藥品營業取締令」,『朝鮮總督府官報』1912. 3. 28.
329)『醫制百年史(記述編)』, 東京 : 厚生省 醫務局, 1976, 85쪽 참조.
330) 白石保成,『朝鮮衛生要義』, 1918, 98~100쪽.
331) 위의 책, 102쪽.

다른 약품 관련 의료인을 구분하는 주요 경계는 취급하는 대상의 차이였다. 즉, 약품취체령에 따르면 약품과 매약은 다른 범주였다. 매약은 의사의 개입 없이 질병을 치료하는 데 제공하는 것으로 주치(主治)·효능을 부착하여 판매하며, 약품은 오직 의사의 치료용으로 제공하는 것을 목적으로 하였다.332) 의사들이 취급할 수 있는 품목과 전문적인 의사의 처방 없이도 자유롭게 판매·구입

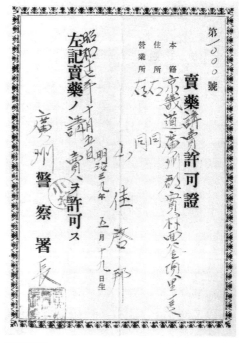

매약인허증

할 수 있는 품목을 구분해 놓았던 것이다.

이렇게 약품 관련 의료인을 구분한 이유에 대해 총독부는 "약제사·제약자·약종상·매약업자 등 업무 구별 범위를 명확히 하고 약제사가 되려는 자의 자격을 정하며 제약업자 이하 약품영업자는 상당한 지식 경험을 가진 자로 한정하여 그것을 허가"하기 위함이라고 설명하였다.333) 약품 관련 의료인의 업무 범주를 명확히 구분하는 동시에 각 의료인의 자격 요건을 강화하여 의료 질을 향상시키겠다는 내용이었다.

---

332) 위의 책, 103쪽.
333) 『朝鮮總督府施政年報(1912年)』, 361쪽.

그러나 총독부 이전에도 약품 관련 의료인에 대한 규정은 있어, 대한제
국에서는 내부령을 통해 의료인 전반에 대한 단속의 토대를 마련해 나가
고 있었다. 하지만 일제는 대한제국이 반포한 약품 관련 규칙에 대해
큰 의미를 부여하지 않았다. 즉, "법규로서는 조금 볼 만하지만, 반포
이후 실제로는 하나도 준수되지 않았기 때문에 운용에서는 완전히 공문
(空文)에 지나지 않는다"라고 평가하였다.[334] 이어 약품 취급을 단속하는
법령이 제정되지 않은 상황이라 의료행위가 자의적으로 행해지고 있으며,
따라서 그 피해가 심각하다는 평가가 뒤따랐다.

> 의약이 하물(何物)인지 부지(不知)하는 자가 기갈(飢渴)에 박(迫)하
> 면 필(必) 기봉(幾封)의 약낭(藥囊)을 배부(背負)하고 기(其) 증세의
> 여하는 불계(不計)하고 내치(內治)할 자도 차(此)를 용(用)하며 외치(外
> 治)할 자도 차를 용하야 약가만 편취(騙取)하니 생사관계가 유(有)한
> 의약을 엇지 차와 여(如)히 방기하얏느뇨 시(是)로 추(推)하야 관(觀)할
> 진디 조선 기백년간에 의약으로 유(由)하야 사(死)한 자가 의약으로
> 유하야 생(生)한 자보다 기배(幾倍)나 가월(加越)하다 하야도 과언이
> 안이로다[335]

자격 없는 자들이 함부로 약품을 판매함에 따라 오히려 그 의료행위로
인해 사망하는 자가 더 많다는 내용이었다. 약품이나 제약지식을 갖추지
못한 사람들이 함부로 제약사와 같은 조제행위를 하는 일은 각지에서
활동하던 일본인들 사이에서도 유행하고 있었다. 그들은 조선인들이 서양
약품에 대한 지식이 부족한 것을 이용하여 개항장을 통해 구입한 서양
약품을 판매하고, 나아가 조제하고 있었다. 그들의 존재는 부족한 의료
공급이라는 상황으로 인해 자격 이상의 평가를 받았고, 그 결과 "약제사

자격이 있는 자는 고등한 의사의 업무를 하고, 매약자는 평범한 의사 혹은 적어도 약제사 정도의 업무를 맡고 있었다."336) 이러한 상황에서 필요한 것은 결국 의료인의 자격 기준 강화와 불법 의료인 단속을 위한 새로운 법규의 제정이었다.

약품취체령이 종래 혼재되어 있던 약품 관련 의료인의 역할을 구분하고, 의료인에 대한 총독부의 단속을 강화하는 것이라고 할 때 그 주요 시행대상은 한의사들이었다.337) 약업취체령을 계기로 하여 한의사들의 조제는 한약으로 국한되었고, 특히 서양 약품에 대한 규정이 강화되어 경찰은 양약 판매행위를 허가 이외의 약품을 판매하는 것으로 취급하여 무허가 영업으로 처벌할 수 있었다.338)

종래 자유롭게 영업하던 상황에서 약업취체령이 반포되자 한의사들은 이 법령의 반포 목적이 한의사들의 영업을 폐지하려는 데 있다고 주장하였다.339) 이 주장에 대해 총독부는 "지금 이 취례규측으로 말ᄒ야도 한의약(韓醫藥)을 폐지ᄒ는 것이 안이라"는, 즉 이 취체령이 한의학을 폐지하기 위해 제정된 것이 아니라고 설명했다.340) 더구나 한약은 극독약이나 위생상 위험하다고 인정되는 것을 제외하고는 약업취체령의 적용 대상이 되지 않는다는 것이 총독부의 해석이었다.341) 그리고 한의약은 서양 의약

---

336) 『明治官報拔萃 駐朝鮮日本國 領事館報告』 下, 國學資料院, 1902, 472~473쪽.
337) 「漢藥業의 注意」, 『每日申報』 1912. 7. 14. 매일신보의 경우 약품취체령을 「한약업취체령」으로 이해할 정도였다. 「漢藥業의 申請」, 『每日申報』 1912. 8. 24.
338) 「漢藥ノ取締ニ關スル件」, 『警務彙報』 28, 1912, 467쪽 ; 白石保成, 『朝鮮衛生要義』, 1918, 101~102쪽.
339) 「先 오해 後 감복」, 『每日申報』 1912. 7. 2(3).
340) 「藥業者에게 解諭」, 『每日申報』 1912. 7. 20(3). 약품취체령의 반포로 인해 한약업자들은 기존의 영업 형태를 변화시켜야 했다. 그 내용은 약품취체령의 반포 한 달 후 대표적인 한약업자 활동지역인 서울 동현(銅峴)에서 결성된 약업총합소의 결의사항을 통해 알 수 있다. 그들은 극독약을 혼합 판매하는 것, 부패한 재료를 사용하는 것, 청결하지 못한 곳에서 영업하는 것, 약싸는 종이가 얇은 것, 약담는 그릇이 청결하지 못한 것 등의 문제점들을 개선해 나가겠다고 결의했다. 「漢藥의 大改革」, 『每日申報』 1912. 8. 8.

에 비해 조선인의 체질에 적합하다는 한의학의 체질론은 여전히 유력한 이론으로 취급되었다. 즉, "인(人)의 장위(腸胃)가 부동(不同)ᄒ며 지(地)의 수토(水土)가 부동ᄒ니 병의 천백증(千百症)을 불론(不論)ᄒ고 엇지 서약(西藥)으로만 전용"할 수 있겠느냐는 주장이 계속적으로 제기되었던 것이다.[342] 서양과는 풍토와 체질이 다른 만큼 질병 치료에 서양 의약을 전용하기는 불가능하다는 논리였다.

결국 약품취체령은 서양 약품에 대한 한의사들의 접근을 제한함으로써 서양의학에 대한 권위를 부여하고, 동시에 새로운 국가기관인 총독부의 권력을 의료분야에 침투시키려는 의도 아래 제정되었다고 할 수 있다. 특히 총독부의 허가는 의료활동의 전제가 되는 것으로 간주되었고, 기존의 의료인이 가지고 있던 명성이나 권위보다 더욱 우월한 것으로 주장되었다. "혹 승인을 경(經)치 안이ᄒ면 수(雖) 십년 이십년래의 대의약명(大醫藥名)이 유(有)홀지라도 기권(其權)를 향유치 못홀지니"라는 언급에서 알 수 있듯이,[343] 아무리 명성이 높던 의료인일지라도 총독부의 공인이 없으면 활동이 불가능해지게 되었던 것이다. 그리고 총독부에 의한 공인 과정은 조선의 문명화를 위해 필수적인 하나의 단계로 분석되었다. 즉, 문명국의 경우 어느 국가를 막론하고 약품 취급에 대한 국가의 인허가 필요하다는 점이 강조되었다.

문명 열방(列邦)은 약품을 정제홀 샏 안이라 수(雖) 여하히 정제ᄒ얏슬지라도 매매자의 자유에 부(付)치 안이ᄒ고 필(必) 당국의 인허를 청ᄒ야 기(其) 성질에 십분 양호ᄒ며 기 정가가 십분 상당ᄒ여야 발매를 명ᄒ며 기위(旣爲) 승인흔 약이라도 혹 품류(品類)를 변경ᄒᄂᆫ 시(時)ᄂᆫ 직시(直時) 발매를 금지 (후략)[344]

341) 「藥品取締ニ關スル件」, 『警務彙報』 27, 1912, 446쪽.
342) 「醫藥의 取締」, 『每日申報』 1912. 7. 2(1).
343) 「漢醫藥業의 注意」, 『每日申報』 1912. 7. 16(2).

문명국의 경우 약품과 관련하여 반드시 국가가 일정한 기준 아래 평가를 마친 후 허가를 내주어야 판매가 가능하다는 내용으로, 약품 관련 영업을 행함에 있어 총독부의 허가가 절대적임을 피력하는 내용이었다. 약품취체령의 의미를 의료인의 역할 구분에 두면서 궁극적인 목적이 약품 관련 의료인들을 "특별 취체 아래" 둔다는 점을 언급한 경찰측 설명 역시 총독부의 권한 강화와 연결되는 내용이었다.345)

약품 관련 의료인에 대한 총독부의 권력이 강화된다고 할 때 구체적인 권력의 행사는 경찰을 통해 이루어졌다. 우선 의료인의 활동 여부를 결정하는 허가 권한이 경찰에게 부여되었다. 즉, 제약사를 제외한 나머지 의료인에 대한 허가 및 업무 정지 여부가 모두 경무부장을 비롯한 경찰의 권한에 속했다.346)

경찰의 역할은 허가에 한정되지 않았다. 약품에 대한 실질적인 단속 활동이 경찰을 중심으로 이루어졌다. 약품취체령에서 규정한 각종 규정의 이행 여부를 감시하는 감시원으로 선정된 관리는 경찰관리, 헌병 그리고 경찰관서 소속의 의사 및 제약사였으며,347) 위반 사항에 대한 보고대상이나 시정 조치의 시행주체 역시 경찰서장이었다.348) 약품의 검사와 같은 전문적인 분야 역시 필요한 기술기관이 부족하다는 이유로 중앙에서는 경무총감부, 지방의 경우 경무부에 부속된 시험실에서 담당하도록 하였다.349)

1912년 약품급약품영업취체령은 종래 혼재되어 운영되던 약품 관련 의료인의 역할을 구분하고 각 의료인의 자격 기준을 강화하려는 목적에서 반포되었다. 그러나 그 주요 목적은 서양의학에 대한 권위 부여와 의료인

344) 「藥品取締規則」, 『每日申報』 1911. 9. 26(1).
345) 『衛生警察講義一斑』, 平安南道 警務部, 1913, 120쪽.
346) 「藥品及藥品營業取締令」, 『朝鮮總督府官報』, 1912. 3. 28.
347) 「藥品巡視規則」, 『朝鮮總督府官報』 1913. 7. 16.
348) 「藥品巡視規則施行手續」, 『朝鮮總督府官報』 1914. 2. 13.
349) 『朝鮮總督府施政年報(1914年)』, 1916, 248쪽.

에 대한 총독부의 권력 강화였고, 주요 시행대상은 한의사들이었다. 약품
취체령을 통해 기존에 서양 약품을 자유롭게 사용하던 한의사들은 그
사용에 제한을 받아야 했고, 직종을 구분 받는 동시에 활동에 있어 총독부
의 인가를 획득하여야 했다.

4. 위생경찰제도의 확립과 대민 지배

1) 경무총감부의 설치와 위생사무의 일원화

통감부시기 이래 조선 지배를 위한 목적 아래 경찰제도가 정비되어
나갔고, 병합을 즈음하여 헌병이 경찰사무를 겸무하는 헌병경찰제도가
정착되었다. 식민지배를 위한 통치기구로서 경찰의 역할이 강화되면서
군사경찰이 민간 영역까지 담당하는 성격의 경찰제도가 정착된 것이다.
이러한 경찰제도의 정비는 경찰 업무 중 하나였던 위생경찰의 권한 확대
와 궤를 같이하였다. 그 확대는 경무총감부가 중앙 행정기관인 위생국의
사무를 통합하는 형식으로 이루어졌다.

조선병합을 앞두고 일제는 조선지배를 위한 가장 중요한 통치기구였던
경찰제도의 정비에 착수하였다. 정비과정에서 특히 문제가 되었던 부분은
헌병과 경찰 사이의 갈등이었다. 이들은 "항상 질시반목하여 견원지간도
이만저만"이 아니라는 평가를 받을 만큼 극단적으로 대립하고 있었다.[350]
이 대립은 결국 헌병사령관이 경무총감부(警務總監部)의 책임자인 경무
총장으로 부임한 사실에서 단적으로 드러나듯이, 헌병이 경찰의 우위에
서는 헌병 중심의 헌병경찰제도로 귀결되었다. 구체적으로 1910년 6월
통감부경찰관서관제가 공포되면서 조선주차헌병대장이 중앙의 경무총
장을 겸임하는 동시에 지방에서는 각 도 경무부장에 각 도 헌병대장이

---

350)「韓國警備機關統一」,『同仁』50, 1910, 28쪽.

취임하고 그 관할 하에 헌병과 경찰관이 배치되었다.[351] 헌병을 중심으로 경찰기구를 재편하고, 경무총감부를 정점으로 하여 각 지방 행정기구와 별도의 통로를 통해 경찰사무를 집행하는 제도가 만들어진 것이다.

경무총감부로 경찰사무가 통합된 가운데 위생 관련 사무 역시 경무총감부로 집중되었다. 즉, 내부 위생국이 담당하는 사무 중 경찰에 속하는 사항, 경시청 소속 사무, 각 이사청이 관장하는 사무는 모두 경무총감부 경무과 위생계에서 취급하게 되었고, 내부 위생국의 사무는 경찰이 담당하는 사무 이외의 것으로 국한되었다.[352] 경찰의 위생 관련 사무의 장악 범위가 확대되면서 중앙 행정기관인 위생국은 그만큼 위축되었다. 그러나 경찰의 위생 관련 사무의 장악 범위는 단순히 내부 위생국 사무를 통합하는 정도로 국한되지 않았다.[353]

1910년 7월 한성부 위생사무 처리와 관련하여 내부 차관과 경무총장 사이에 「한국에 있는 지방 위생사무 처리」에 관한 협의가 이루어졌다. 이 협의에서 경무총감부와 위생국이 분담한 사무 내용은 아래와 같았다.

경무총감부에서 담당ᄒᆞᄂᆞᆫ 한성부 내 위생사무

일 종두ᄒᆞᄂᆞᆫ 사무, 이 전염병 급(及) 지방병 예방상의 집행사무, 삼 아편연 흡용 모루히네(독흔슈약명) 주사 금알(禁遏) 처분에 관ᄒᆞᆫ 사무, 사 음용수 음식물 급 수육(獸肉) 판매영업의 허부(許否) 병(竝) 기(其) 검사 급 영업취체, 오 매음부 건강검진 시행에 관ᄒᆞᆫ 사무, 육 광견병 예방상의 취체, 칠 청결 보지(保持) 급 집행에 관ᄒᆞᆫ 사무, 팔 매약 제조 판매의 허부 급 영업취체, 구 의사, 약제사, 산파, 간호부, 약종상, 제약자

351) 松田利彦, 「朝鮮植民地化の過程における警察機構」, 『朝鮮史研究會論文集』 31, 1993, 148쪽.

352) 『朝鮮衛生要覽』, 朝鮮總督府, 1929, 7쪽.

353) 위생사무의 통합에 관한 논의는 이미 조선병합 전부터 이루어지고 있었다. 조선의 경찰권이 일본에 이양되는 시점에서 사무처리의 곤란을 이유로 내부 위생국에서 담당하던 사무를 경무총감부에서 담당하게 될 것이라는 추측이 이미 나오고 있었던 것이다. 「위싱경무합병」, 『大韓每日申報』 1910. 8. 7.

급 입치(入齒), 침구 영업 등에 관흔 업무취체, 십 광희문 외 격리사의 관리, 십일 이상의 외(外) 위생상 경찰집행을 요흐는 사항, 십이 한성위생회 제예사업(除穢事業)의 집행감독 급 차(此)에 요흐는 예산의 경비 병(並) 지발(支撥), 십삼 사영 도장(屠場)을 허가흔 경우에는 기 감독

위생국에셔 담당흐는 한성부 내 위생사무

일 두묘의 제조, 공급 급 종두 보급에 관흔 사무, 이 전염병 급 지방병 예방에 관흔 사항 병(並) 세균검사, 삼 아편연 흡용, (모루히네) 주사 금알(禁遏)에 관흔 사항, 사 음용수, 음식물에 관흐야 경무총감부에 속(屬)지 아니흐는 사항, 오 광견병 예방에 관흔 사항 급 예방주사, 육 청결방법에 관흔 사항, 칠 매약에 관흐야 경무총감부에 속지 아니흐는 사항, 팔 의사, 약제사, 산파, 간호부의 양성 급 허부에 관흔 사항354)

이 협의 단계까지만 해도 위생국에서는 아편이나 모르핀 주사의 금지에 관한 사항, 음식물 단속에 관한 사항, 광견병 예방에 관한 사항, 청결방법에 관한 사항 등 실제적인 위생 관련 사무 중 일부를 경찰과 분담하여 집행하였다. 그러나 1910년 10월 반포된 「조선총독부경무총감부사무분장규정」은 종래 한성부와 맺은 협정의 내용보다 위생과 관련된 경찰의 업무가 확대된 형태로 나타났다. 관제에 따르면 경무총감부에는 위생과를 두었고, 그 내부에 보건계와 방역계를 두었는데, 그 업무는 아래와 같았다.

보건계

일 상수 및 하수의 취체에 관한 사항, 이 음식물 음식기구 및 약품취체에 관한 사항, 삼 오물 소제에 관한 사항, 사 묘지 및 매화장에 관한 사항, 오 의사, 약제사, 산파, 간호부 업무 취체에 관한 사항, 육 약종상, 제약자, 입치, 침구영업에 관한 사항, 칠 아편연의 흡용 모르핀주사 금알

---

354)「地方衛生事務協定의 件」,『警務月報』2, 1910, 5~6쪽.

(禁遏)에 관한 사항, 팔 행려병인 및 사망인에 관한 사항, 구 정신병자에
관한 사항, 십 도축에 관한 사항, 십일 검미(檢黴)에 관한 사항, 십이
이외에 공중위생 취체에 관한 사항

　방역계
　일 전염병 및 지방병에 관한 사항, 이 종두에 관한 사항, 삼 수축(獸畜)
위생에 관한 사항355)

이에 대해 내무부 지방국 소속이었던 위생과에서는 아래와 같은 사무를
담당하였다.

　일 공중위생에 관한 사항, 이 의사, 약제사, 산파 및 간호부 업무에
관한 사항, 삼 병원 및 위생회에 관한 사항, 사 두묘에 관한 사항, 오
병원(病源) 검색 및 분석 검사 기타 위생시험에 관한 사항356)

이러한 구분은 위생사무의 실질적인 집행과 관련된 모든 업무가 경찰의
권한으로 귀속되어 버렸다는 의미를 갖고 있었다. 나아가 양 기관은 실질
적인 업무를 집행하는 과정에서 충돌을 일으킬 가능성이 있었다. 예를
들면 보건계에서 담당하는 공중위생 단속에 관한 사항과 위생과에서 담당
하는 공중위생에 관한 사항은 구분이 모호하였다. 사실 위생 관련 사무는
"경찰기관의 개혁에서 가장 불편을 가져"온 부분이었다.357) 총독부는 이
러한 모호함을 경찰 권한의 강화를 통해 해결하고자 하였다. 위생과의
폐지였다.
　"양자의 영역이 착종하여 자칫 권한 쟁의의 원인"이 될지 모른다는
판단 아래, 즉 위생 관련 사무집행을 둘러싸고 충돌이 발생할지 모른다는

355)「朝鮮總督府警務總監部事務分掌規程」,『朝鮮總督府官報』1910. 10. 1.
356)「朝鮮總督府 訓令 第二號」,『朝鮮總督府官報』1910. 10. 1.
357)「衛生事務の協定」,『大日本私立衛生會雜誌』, 1910, 582쪽.

판단 아래 1911년 4월 사무분장규정을 개정하여 내무부 위생과를 폐지해 버린 것이다.[358] 이제 위생 분야 중 경무총감부에 속하지 않은 것은 내무부 지방국에서 관할하게 된 총독부의원 및 자혜의원뿐이었다.[359] 식민 지배 아래에서 의학이 단순히 대민 통제의 측면만이 아닌 시혜적 측면을 함께 지닌다고 할 때, 총독부의원과 자혜의원은 "자혜 구제의 사업으로 행해졌기 때문"이다.[360] 그리고 관립병원의 관할만이 내무부 관할로 구체적으로 명시되었다는 점은 그 이외의 포괄적인 위생사무 역시 경찰이 담당하게 되었음을 의미하였다. 즉, 관립의원과 같이 구체적인 규정이 없는 한 나머지 모든 위생사무는 자연스럽게 경찰의 담당사무로 해석되는 것이었다.[361]

1912년 4월에는 탁지부 소관이었던 해항검역(海港檢疫) 및 이출우(移出牛) 검역에 관한 사무 역시 경무총감부 관할로 전속되었다.[362] 검역사무마저 경찰이 관할하게 됨에 따라 "경찰관서는 경찰사무 외 위생사무도 담당하게 되어 이에 처음으로 위생행정사무가 통일"되게 되었다.[363] 모든 위생사무가 경찰의 권한으로 귀착되었던 것이다.

해항검역이란 외국에서 오는 선박에 대해 시행하는 검역으로, 콜레라를 비롯한 전염병이 주로 외국, 특히 중국이나 일본을 통해 수입되는 상황에서 "예방행위의 제일착"이라고 해도 무방할 정도로 중요한 업무였다.[364] 종래 해항검역은 관제상 세관의 업무로서 각 지역의 세관장이

---

358) 「司法及警察 - 衛生に關する一般槪況」, 『朝鮮彙報』 3, 1915, 131쪽.
359) 「朝鮮總督府 事務分掌規程」, 『朝鮮總督府官報』 1912. 3. 30.
360) 中野有光, 「朝鮮ノ警察」, 『朝鮮總督府道府郡書記講習會講義錄』, 朝鮮總督府, 1916, 285~286쪽.
361) 藤沼武南, 『朝鮮行政警察法總論』, 巖松堂書店, 1916, 84~87쪽.
362) 「司法及警察 - 衛生に關する一般槪況」, 『朝鮮彙報』 3, 1915, 131쪽.
363) 『朝鮮總督府施政年報(1912年)』, 360쪽.
364) 白石保成, 『朝鮮衛生要義』, 1918, 234쪽 ; 山根正次, 「衛生ニ就テ」, 『朝鮮總督府道府郡書記講習會講義錄』, 朝鮮總督府, 1914, 312쪽.

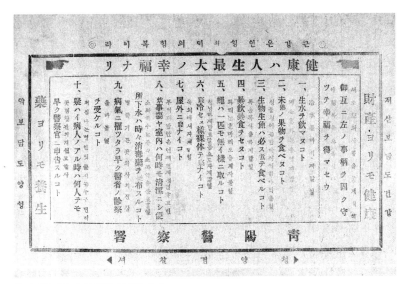

청양경찰서에서 발행한 위생선전지

검역의 시행 여부를 판단하고 시행 후에 각 도 경무부장에게 통고하는 방식이었는데, "사무가 복잡하다"는 이유로 경무총감부로 이관된 것이었다.[365]

　이출우 검역에 관한 사무 역시 세관에서 담당하던 업무였다. 수출되는 소에 대한 본격적인 검역은 1909년 8월 일본 농상무성과 대한제국정부의 협의 아래 부산에 수출우검역소가 설치되면서 시작되었다. 조선 소는 일본 소에 비해 맛이 좋고 가격이 싸다는 장점을 가지고 있어 점차 일본에서 소비가 증대되는 상황이었다.[366] 하지만 수역(獸疫)은 "경제상 침해가 있지만 인체에 누를 미치지 않는다"는 의미에서 위생경찰의 업무는 아니

---

365)「京畿道警務部 告示 第十一號」,『朝鮮總督府官報』1910. 9. 15 ;「海港檢疫ノ概況」,『朝鮮彙報』1, 1918, 96쪽. 검역에 대한 권리는 1919년 전염병예방령 개정에 따라 경무총감에서 도지사로 이관되었다. 검역위원을 감독하고 지휘하는 권한이 도지사에게로 이관된 것이었다. 「檢疫規則 改正」,『每日申報』1919. 9. 10(2).
366) 名倉勝,「家畜傳染病及移出牛檢疫」,『朝鮮』3, 1931, 61쪽.

었다.367) 그런데 병합을 계기로 경찰에게 그 감독권한이 이월된 것이다. 이출우 검역 업무의 경무총감부 이관은 소의 수출지가 대부분 일본이었다는 점에서 식민지 조선의 위생사무가 식민 본국의 이익에 봉사하게 되었음을 의미하는 것이었다.

1913년부터는 "음식물 및 음식용기, 기타 약품 취체상 필수의 수단"이라고 할 수 있는 위생시험 사무를 각 도 경무부에 부설된 위생시험실에서 실행하게 되었다.368) 총독부에서는 청량음료수·빙설(氷雪) 등에 대한 단속이 필요할 때 집행이 비교적 용이하다는 이유로 경찰관에게 위생사무를 강습하게 하여 간단한 기술시험을 시행하도록 하였고, 그 결과 "상당한 성적을 거두고 있다"는 평가를 내렸다.369) 이러한 판단 하에 위생시험 사무를 경찰이 담당하게 되었다. 현실적으로 의료인력이 부족하다는 이유로 위생경찰의 관할 범위는 점차 넓어져 갔고, 그 범위는 전문적인 의료인력이 담당해야 하는 기술시험 같은 분야까지 포괄하기에 이르렀다.370)

위생경찰이란 본질적으로 "공중위생상 위해를 방제하는 권력행위"371) 라는 표현처럼 주된 목적은 개인의 자유를 제한하여 건강을 보호하는 소극적 역할을 담당하는 국가기관이었다. 이에 대비되는 개념으로 조장위생행정(助長衛生行政)이라는 것이 있었다. 의사·기타 의료인의 단속, 음식물 및 음식기구의 단속, 묘지 화장의 단속, 전염병 및 수역예방과 같이 "직접 사람의 자유를 제한하여 행위 불행위를 강제하는 것"이 주로 위생경찰의 활동이라면, 조장위생행정은 의료기관의 보급, 상하수도의

---

367) 『衛生警察講義一斑』, 平安南道 警務部, 1913, 86쪽.
368) 『朝鮮總督府施政年報(1916年)』, 329쪽.
369) 『朝鮮總督府施政年報(1915年)』, 323쪽.
370) 총독부는 각 도에 배치된 수의가 부족해지자 "지방경제가 아직 윤택하지 않아 곧 그것을 보급하기 어려운 사정 때문에 도살장 소재지 경찰관에 대해 도축에 관한 간이 기술의 강습을 하여 도축검사 사무"를 담당하도록 하였다. 『朝鮮總督府施政年報(1915年)』, 325쪽.
371) 『衛生警察講義一斑』, 平安南道 警務部, 1913, 85쪽.

개선, 전염병원·격리병사 설치 및 오물 소제 등 공공 이익을 직접 목적으로 하는 행정을 의미했다.372) 위생경찰이 위험으로부터 민중을 보호하고 사회질서를 유지한다는 소극적인 의미를 갖는다면, 조장행정은 공공의 복리를 증진시킨다는 점에서 적극적인 의미를 가지는 행정상의 개념이었다.373)

조선병합 이후 경무총감부로 위생사무가 일원화되었다는 사실은 조장위생행정조차 경찰이 담당하게 되었음을 의미하였다. "집행상의 편의"로 인해 위생 관련 사무가 "위험을 예방하거나 배제하여 항상 사회를 안태(安泰) 상태로 두는 것이 주요 임무"인 경찰관의 사무로 되어 버린 것이다.374) 경찰이 "위생상 국민의 이익 증진에 계(係)흔 사무, 즉 조장위생행정"까지 담당하는 예는 일본에서도 유례를 볼 수 없었다.375) 일본 같은 경우에는 조선과 반대로 경찰은 특별한 지정을 받았을 때만 위생사무를 담당하는, 즉 한정적인 의미에서만 위생사무를 담당하였다.376) 그런데 조선에서는 이 두 가지 사무가 경찰에 집중된 것이다. 이는 종래 병렬적으로 시행되어야 할 두 가지 사무 중에서, 기초적인 조건을 만들어 나간다는 점에서 계속적인 설비투자를 필요로 하는 조장위생사무가 위생경찰사무에 종속되어 부차적인 의미를 지니게 되었음을 의미했다. 현실적으로도 1910년 조선병합 이후 인원의 증가 없이 경찰기관이 분산 배치됨으로써 각 경찰서마다 근무요원이 줄어드는 상황이었다.377) 따라서 경찰로서는 부수적

---

372) 須田凞一, 「衛生ニ就テ」, 『朝鮮總督府道府郡書記講習會講義錄』, 朝鮮總督府, 1916, 300～301쪽. 상하수도의 보급은 매년 발병하는 이질이나 장티부스와 같은 소화기성 전염병을 근본적으로 막을 수 있는 방법이었다. 小串政治, 『朝鮮衛生行政法要論』, 自家出版, 1921, 127～128쪽.

373) 崔應斗, 「警察視察談」, 『西友』 9, 1907, 27쪽.

374) 中野有光, 「朝鮮ノ警察」, 『朝鮮總督府道府郡書記講習會講義錄』, 朝鮮總督府, 1916, 276～277쪽.

375) 白石保成, 『朝鮮衛生要義』, 1918, 26쪽.

376) 藤沼武南, 『朝鮮行政警察法總論』, 巖松堂書店, 1916, 87～88쪽.

377) 松田利彦, 「日本統治下の朝鮮における憲兵警察機構」, 『史林』 78-6, 1995, 43

으로 맡게 된 조장행정에는 주력할 여력이 없었을 것이다.[378] 결국 위생
관련 사무의 경무총감부로의 집중은 기반 시설의 확대를 의미하는 조장행
정사무의 포기라고도 해석할 수 있었다.

아울러 위생과 관련된 모든 사무가 경찰로 집중되었다는 사실은 향후
식민지 의학체계의 운영이 단속 위주로 진행될 것임을 시사하였다. 조선
인의 개인적 이해와 권리는 개입될 여지가 없어졌고, 모든 이해와 권리는
'위생'이라는 명목 아래 경찰에 종속되는 부수적인 의미를 지닐 뿐이었
다.[379] 이러한 과정은 효율적인 위생사무의 진행을 가능하게 했지만, 식민
지배와 관련하여 식민지 조선의 위생사무가 개인이나 지역의 자율적인
이해에 기초하기보다는 경찰의 단속을 중심으로 이루어지게 되었음을
의미했다.[380]

~49쪽.

378) 경찰이 담당하는 위생사무의 영역은 확대되는데 비해 경찰이 실질적으로 위생사
무에 개입할 수 있는 시간이 부족했다는 점은 이미 병합 이전부터 지적되었다.
도수법(屠獸法)의 경우 도살할 때 경찰이 입회하는 것이 원칙이었지만 "민적(民
籍) 조사 등으로 여가가 없는 경찰이 입회한다는 것은 사실상 불가능하다"는
지적이 이미 나오고 있었던 것이다. 「屠獸法實施難」, 『大日本私立衛生會雜
誌』, 1910, 50쪽.

379) 이러한 모습이 단적으로 드러난 것이 전염병 방역과정에 나타난 단속적 조치들이
었다. 한편 이러한 의학체계의 형성과정은 조선에 근대적 의학체계가 형성되는
데 있어 개인의 일방적 희생이라는 편향을 낳는 계기를 이루었다. 서양의 경우
"하수와 상수의 개량을 위한 가장 기본적인 제안 조차 재산권과 자유라는 신성한
이름 아래 반대"될 정도로 개인의 권리와 자유가 존중된 측면이 존재했지만,
식민지 조선에서 그러한 존중은 성립될 수 없었다. George Rosen, *A HISTORY
of PUBLIC HEALTH*, Baltimore and London : The Johns Hopkins
University Press, 1993, 198쪽.

380) 일본의 경우는 위생행정이 정립되는 초기에 "국내 예방행정을 둘러싸고 정부
내부에서도 의견 대립이 있었다. 그것은 기본적으로 두 가지 방법, 즉 경찰을
주로 하는 것과 내무성 위생국에서 보이는 사무행정을 주로 하는 것이 길항"하고
있었다. 尾崎耕司, 「萬國衛生會議と近代日本」, 『日本史研究』 439, 1999, 137
쪽. 그러나 총독부가 설립되면서 경무총감부에 위생 관련 사무가 집중되었다는
사실은 총독부 지배내에서 각 지방의 자율적이고 자치적인 요구에 기초한 위생

더욱이 주의할 점은 위생 관련 사무가 통합되면서 한말에 무성하던 생리, 체육에 대한 논의가 소멸되어 버렸다는 사실이다. 국민 건강이 곧 국가의 번영과 직결된다는 사고 아래 각 개인의 위생과 건강, 나아가 체육 진흥을 통해 체력 향상을 도모하자고 했던 한말 위생계몽운동의 이념들이 더 이상 제기되지 않게 된 것이다.381) 이것은 경찰이 주도하는 위생행정의 역할이 각 개인의 건강 확대라는 적극적인 측면보다는, 생명 보호라는 협소한 범위로 축소되었음을 의미하고, 식민지 체제 아래서 각 개인이 국가의 부강과 연결되는 적극적 국민이라기보다 통제 대상으로 간주되었음을 보여주는 것이었다.382)

위생 관련 사무가 경찰에 집중됨에 따라 경무총감부나 각 도 경무부 주최로 위생강습회가 개최되어 경찰에게는 각종 의학지식이나 행정실무 정보가 제공되었다. 위생강습회는 1912년부터 경찰 및 헌병을 대상으로 시행되었고, 그 내용은 전염병예방실습법, 구급법, 위생학, 약품 및 음식물 검사방법, 세균학, 물·청량음료·우유 간이시험법, 도축, 수역예방, 위생법령 등이었다.383) 전문적인 의학지식이 아니라 실용적인 위생검사와 단속에 유용한 지식의 전달이 이루어진 것이다.

그런데 위생강습회를 통해 비록 의학 관련 지식을 교육받는다고 해도, 의학지식이 부족한 경찰이 위생행정을 좌우하게 됨에 따라 행정 운영상에

사무가 진행될 여지가 사라져버렸다는 것을 의미했다.

381) 한말 생리, 체육에 대한 논의에 대해서는 李學來, 『韓國近代體育史研究』, 지식산업사, 1990, 20~35쪽 참조.

382) 일본의 경우 1916년 보건위생조사회를 설치하여 국민의 건강상태, 국민의 건강을 해치는 원인 및 그 제거에 필요한 사항 그리고 건강의 증진에 필요한 사항을 학술적으로 연구·조사하도록 하였다. 보건위생조사회의 설립을 계기로 일본에서는 "종래 전염병 예방을 주로 하는 소극적 위생행정이 국민의 건강증진을 목적으로 하는 적극행정으로 진전될 단서"가 만들어졌다는 평가가 내려지기도 하였다. 『醫制百年史(記述編)』, 東京 : 厚生省 醫務局, 1976, 190~191쪽.

383)「衛生講習會 開催」,『每日申報』1912. 1. 14(2) ;「雜報」,『警務彙報』62, 1913, 953쪽.

많은 문제가 야기될 소지를 안고 있었다.384) 예를 들면 경찰들은 전염병 예방을 위해 전문가가 제작한 지침서를 해독할 의학적 지식이 부족하였다. 실제로 페스트 같은 급성전염병의 전파가 우려되는 시점에서, 배포된 페스트예방지침서의 내용을 제대로 숙지하지 못하고 있음이 경찰 스스로의 점검 과정에서 지적되었다.385) 특히 전문가였던 일반 의사들의 입장에서 보면 경찰은 의학지식이 부족하다는 점에서 민중들과 큰 차이가 없었다.386) 전문지식이 부족한 경찰이 위생사무를 총괄하면서 그들은 법령에 규정된 내용대로 융통성 없이 위생업무를 진행하였고, 그 결과 의사와 충돌하여 서로 백안시하는 상황이 벌어지게 되었다. 그러나 총독부 설립 이후 경찰에 모든 위생사무가 집중된 상황에서 의사들은 경찰에 비해 약자의 위치에 서 있을 수밖에 없었고, 따라서 경찰에게 전문가인 자신들과 협조할 것을 요청하는 방법 외에는 달리 위생사무에 관여할 수단을 갖고 있지 못했다.387)

그 같은 요청 중 하나가 위생사무에 민간 전문가의 참가를 요구하는 것이었다. 구체적으로 전염병에 대한 예방조치로서 도 내무부에 위생과를 둘 것, 군에 전속 위생 관리를 둘 것, 도 경찰부에 위생기사를 둘 것 등이 제기되었다.388) 사실 치안유지를 위해 선발된 경찰들이 치안뿐 아니라

---

384) 일본 제국의회에서는 헌병경찰제도가 시행되면서 모든 행정사무가 경찰에 집중되고 이에 따라 효과적인 행정 수행이 어려워지게 되었다는 우려의 목소리가 나오고 있었다. 예를 들면 "사법경찰사무 경험이 전혀 없는, 더욱이 법학통론조차 강독한 적이 없어 완전히 법규 관념이 결핍한 보병, 포병, 기병과 출신의 군인들을 헌병 및 헌병장교로 임용하는 동시에 그 장교를 경시에, 헌병 오장을 경부에 임용하였기 때문에 행정경찰 운영상 흡사 암야방화(暗夜放火)의 위험"이 있음이 지적되었다. 『帝國議會日本衆議員議事速記錄(朝鮮關係 拔萃)』3, 294쪽.

385) 「平安北道 地方衛生ノ狀態」, 『賊徒情勢 道別管內狀況一覽表』, 1911, 平北 7쪽.

386) 「衛生豫防上 警察官に對する余の希望」, 『警務彙報』213, 1923, 71쪽.

387) 「醫師より見たる警察官」, 『警務彙報』214, 1923, 38~51쪽.

388) 三宅東一郎, 「鮮國地方衛生ノ保健的方面ニ就テ」, 『朝鮮醫學會雜誌』3, 1913,

위생예방사무까지 겸무한다는 **상황은 한 마디로 두 마리 토끼를 좇는** 양상이었고,[389] 전문가의 협조는 그 경찰이 담당할 수 없는 영역을 보충해 주는 역할에 그쳤다.

위생경찰제도 하에서 민간의 참여가 본격적으로 이루어지기 시작한 것은 1919년 문화통치 이후였다. 우선 1919년 지방제도의 개편을 통해 종래 도 경무부장이 가졌던 위생 관련 사무처리 권한이 도지사에게로 이관되었다.[390] 종래 관제상으로 보면 "도장관은 지방경찰사무에 대해 도경무부장에게 필요한 명령을 발하게 하거나 그에 대해 필요한 처분을 명령"할 수 있었다.[391] 도 행정의 책임자인 도 장관이 도 경무부장을 지휘할 수 있다는 내용이다. 그러나 현실은 달랐다. 경찰사무는 항상 경무 총장이 관할하였고, "조선의 경찰사무는 모두 경무총장이 통할하는 것으로 달리 대치할 기관을 인정"하지 않았다.[392] 도 장관의 개입은 허용되지 않았던 것이다. 부현지사가 경찰권을 갖고 경찰부장은 보조기관에 불과했던 일본과 달리, 조선은 "경찰부장이 경찰령을 발하는 권한을 가지고 있었고 도장관은 가지고 있지 않"았기 때문이다.[393] 이러한 상황 속에서 경무총감부가 해체되고, 지방제도가 개편되면서 위생사무와 관련하여 도지사의 개입 여지가 확보된 것이다.

각 도 경무부 위생과 과장에 원칙적으로 의사들을 임명할 수 있게 된 것도 문화통치가 실시된 이후였다. 이러한 직원 배치가 가능했던 배경에는 새로 부임한 정무총감 미즈노 렌타로(水野練太郎)의 지시와 총독부의 원장 하가 에이지로(芳賀榮次郎)의 건의가 있었다. "조선 위생방면의 개선 향상"에 관한 의견 교환 끝에 "각 도에 새롭게 위생과를 두어 책임자

128쪽.
389)「衛生豫防上 警察官に對する余の希望」,『警務彙報』213, 1923, 71쪽.
390) 小串政治,『朝鮮衛生行政法要論』, 自家出版, 1921, 11쪽.
391)「朝鮮總督府 地方官官制」,『朝鮮總督府官報』1910. 9. 30.
392)『衛生警察講義一斑』, 平安南道 警務部, 1913, 89쪽.
393)『帝國議會日本衆議員議事速記錄(朝鮮關係 拔萃)』3, 294쪽.

인 과장에는 원칙적으로 의사를 배치"해 달라는 요구가 수용된 것이
다.[394] 1921년에는 각 지방의 위생행정사무를 담당하는 조직에 민간인
의사들이 본격 배치되기 시작하였다. 종래 각 도에 위생기술원이 배치되
지 않아 전염병 및 지방병에 관해 병원(病源)의 검색, 예방 방지 등이
제대로 이루어지지 않았다는 판단에 따라 1921년 2월 의사인 기사 1명,
의사 혹은 약제사인 기수 2명을 각 도에 배치하였던 것이다.[395]

위생사무와 관련하여 조선에서 민간 전문가의 참여가 적극 모색된 예로
는 1921년 10월 "조선의 공중위생에 관한 사항에 대해 조선총독의 자문에
응해 의견을 개진"할 것을 목적으로 조직된 조선중앙위생회(朝鮮中央衛
生會)를 들 수 있다.[396] 종래 경찰 중심으로 진행된 위생사무로서는 충분
한 효과를 거둘 수 없다는 반성에서 각 방면의 의견을 청취하기 위한
목적으로 결성된 것이었다. 주요한 의견 청취 대상은 "각 관계 관인은
물론 민간, 기타 전문가들을 망라"하였다. 종래 제한적으로 참여가 보장되
었던 민간 부분의 역량을 동원하기 위한 기구로 조선중앙위생회의 역할이
상정된 것이다.[397]

이미 일본은 1879년에 콜레라가 대규모로 확산되자 외국인 의사까지
포함한 중앙위생회를 설립하여 위생행정의 자문 역할을 담당하도록 하였
고, 동시에 지방에는 지방위생회를 설립하여 지방관의 업무를 보조하도록
하였다.[398] 근대적 의학체계가 성립되어 가는 초기부터 민간, 특히 의사들

---

394) 佐藤剛藏, 『朝鮮醫育史』, 茨木 : 佐藤先生喜壽祝賀會, 1956, 37쪽. "종래는 각
　　도 경무부에 위생계라는 지위가 두어졌는데 계장도 의사가 아니라 경부"가 취임
　　하였다. 위의 책, 36쪽.
395) 『大正十五年コレラ防疫ニ關スル記錄』, 朝鮮總督府, 1927, 33쪽 ; 「衛生技術
　　官の配置」, 『朝鮮』 1, 1922, 163쪽. 「朝鮮の警察と衛生」, 『朝鮮』 10, 1929, 63쪽.
396) 「朝鮮中央衛生會規程」, 『朝鮮總督府官報』 1920. 7. 14.
397) 「朝鮮中央衛生會總會」, 『警務彙報』 198, 1921, 125쪽.
398) 川上武, 『現代日本醫療史』, 東京 : 勁草書房, 1965, 133~134쪽. 일본의 중앙위
　　생회가 담당했던 역할은 정부의 요청에 따른 위생 관련 법률의 자문, 지방관이
　　시행하는 위생업무 조사 등이었다. 『醫制百年史(記述編)』, 東京 : 厚生省 醫務

의 전문적인 자문을 요청하여 행정 기틀을 마련해 나갔던 것이다. 대만의 경우에도 이미 식민지 초기인 1897년에 대만중앙위생회(臺灣中央衛生會)가 설립되어 독자적으로 각 지방을 조사·감찰하거나 총독에게 위생 관련 사항을 건의하고 있었다.399)

이에 비해 식민지 조선에서는 1921년에 가서야 자문기구로서 조선중앙위생회가 설립되고, 그마저도 제1차 총회 이후에는 뚜렷한 활동을 보이지 못하다가 1924년 폐지되어 버렸다. 이유는 "자연 소멸"이었다.400) 조선중앙위생회 설치의 궁극적인 목적이 "상하수 및 기타 공중위생상의 설비, 의료기관의 증가 배치, 보건조사, 위생사상의 고취 등"401) 장기적인 계획 아래 지속적인 투자가 요구되는 기반시설의 확보에 있었다고 할 때, 조선중앙위생회가 단기적으로 활동할 수밖에 없었다는 사실은 총독부의 행정이 기초적인 위생시설의 해결에 중점을 두지 않았음을 의미했다. 그리고 이 공백을 메우기 위해 위생경찰의 역할은 지속적으로 강조될 수밖에 없었다.

결국 1919년 이후 위생사무와 관련하여 민간 전문가의 참여는 점차 확대되고 있었지만, 조선중앙위생회의 폐지에서 단적으로 드러나듯이 이는 매우 제한적으로만 이루어졌다. 위생경찰을 중심으로 한 의학체계의 성격은 변화되지 않았던 것이다. 더구나 1911년 내무부 위생과가 폐지된 후 1940년대 초반 후생국(厚生局)이 활동한 1년 정도의 시기를 제외하고는 식민지 전 기간 동안 중앙과 지방의 모든 위생행정은 경찰의 관할 하에 진행되었으며,402) 그것은 같은 위생경찰제도를 채택하면서도 위생

局, 1976, 46~47쪽.

399) 尾崎耕司,「萬國衛生會議と近代日本」,『日本史研究』439, 1999, 142쪽.

400)『朝鮮總督府醫院二十年史』, 朝鮮總督府醫院, 1928, 41쪽.

401)『朝鮮衛生事情要覽』, 朝鮮總督府, 1922, 8쪽.

402) 후생국은 1941년 11월 설립되어 1942년 11월 폐지되었다. 후생국의 설립을 계기로 경무국이 담당했던 위생과의 업무가 후생국으로 이관되었지만, 1년 후 후생국이 폐지되자 그 업무는 다시 경무국에서 담당하게 되었다.『朝鮮總督府官報』

관련 중앙 행정기관이 지속적으로 유지되었던 일본과는 대비되는 측면이었다.[403] 즉, 식민지 조선의 의학은 국민의 건강 증진이라는 적극적인 역할보다 경찰에 의해 이루어지는 피식민인들의 생명 보호라는 소극적인 측면이 더욱 강조되었던 것이다.

2) 위생의 강조와 정기적 청결사업

통감부시기 이래 일제는 자국 이주자들이 안전하게 거주할 수 있는 생활조건을 만들기 위해 청결작업, 즉 청소작업에 관심을 기울였다. 19세기 말 세균설이 정립되면서 청결한 생활조건의 확보는 건강 보호와 증진을 위한 가장 기본적인 전제조건으로 인식되었다. 식민지배를 시작한 총독부 역시 종래 식민 통치자 보호를 위한 청결화에서 나아가 전 조선을 대상으로 한 청결화 작업에 나섰고, 그 출발은 조선인들이 참여하는 정기적인 청소작업을 법률로 공식화한 것이었다.

서양의학이 도입된 이래 본격적으로 사용된 위생이라는 개념은 총독부시기에 접어들면서 더욱 강조되었다. 일제가 조선을 지배하는 현실을 설명하는 하나의 논리로 위생이 사용되었기 때문이다. 즉, '불결한' 조선의 위생상태를 개선하기 위해 '청결한' 일본이 조선을 지배해야 한다는 주장이었다.[404] 그리고 위생적인 환경을 조성하기 위해 우선적으로 요구된 것이 청결이었다. "청결은 위생상에 제일 요점"이었다.[405] 청결은 종래

1941. 11. 9, 1942. 11. 1 호외.

403) 일본의 경우 메이지 유신 후 내무성에 위생국이 설치되어 중앙 행정기관으로 활동하였고, 1938년에는 후생성으로 확대·개편되어 기존의 위생업무 이외에 노동력 및 사회문제에 대한 행정까지 포괄하여 관리하게 되었다. 『醫制百年史(記述編)』, 東京 : 厚生省 醫務局, 1976, 44~51쪽, 190~193쪽, 281~287쪽.

404) 가장 대표적인 의견으로 山根正次, 「倂合後の急務は衛生施設」, 琴秉洞 編, 『資料 雜誌にみる近代日本の朝鮮認識』 4, 東京 : 綠陰書房, 1999, 266쪽 참조.

405) 「秋期大淸潔」, 『每日申報』 1912. 9. 18(1).

조선사회에서 높은 가치로 인정받았던 연령이나 학문과 동일선상에서
논의되기에 이르렀다. 나이가 7, 80에 이르고, 독서량이 수백 수천 권에
이를지라도 청결하지 않을 경우에는 "인(人)의 가치가 유(有)ㅎ다 위(謂)
키 난(難)"하다는 주장이 제기되었다. 나아가 각 개인의 청결은 단지 각
개인의 가치뿐 아니라 국가의 가치를 평가하는 기준, 국가의 가치 상승을
주도하는 분야로 평가받기에 이르렀다.406) 위생의 가장 중요한 핵심이
사망자를 줄이고 생활하는 사람들을 건강하게 하는 것이라 할 때, 청결을
통한 위생상태의 개선은 한 나라의 국력을 상징하는 인구의 증식을 결정
하는 것이기 때문이었다.407) 특히 일본의 부강과 조선 지배를 설명할
때 "내지(內地)와 조선의 인구는 옛날에 거의 같았는데 이후 내지는 오천
여만을 헤아리는데 조선은 겨우 천삼백만을 넘지 않아 그 증식 비례에서
큰 차가 있게 된 것은 요컨대 양자의 위생 상태의 차이에 기인"한다는
주장이 제기되었다.408) 위생 상태의 차이가 조선과 일본의 인구 차이,
즉 국력의 차이를 가져왔고 그 결과 일본이 조선을 지배하게 되었다는
주장이다. 나아가 위생은 문명의 정도를 측정하는 하나의 기준이 되어
위생이 발달한 국가가 문명국으로 간주되었다.409) 위생과 청결이 한 나라
의 부강과 문명의 정도를 평가하는 기준으로 인식되어 가고 있었던 것이
다.

위생이나 청결의 관점에서 볼 때 조선은 불결함 그 자체라는 것이 총독
부의 평가였다. 특히 문제가 되었던 것은 분뇨와 쓰레기의 처리였다. 오예
물을 자기 집 앞에 내버려 악취로 행인들이 코를 감싸쥐고 걸어야 하는
경우가 많았고, 상점에서도 비단자리에 앉아 있다 갑자기 철통에 소변을
보고는 이를 곧장 문 밖 도로에 내다버리는 경우가 많았다.410) 소변기를

---

406) 「淸潔과 人의 價値」, 『每日申報』 1911. 1. 8(1).
407) 「衛生은 文明의 尺度」, 『每日申報』 1917. 10. 14(2).
408) 「平壤通信」, 『同仁』 55, 1910, 4쪽.
409) 「衛生은 文明의 尺度」, 『每日申報』 1917. 10. 14(2).

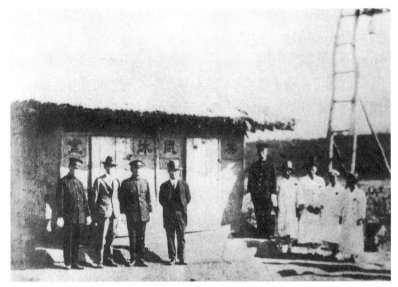

청결 유지를 위해 전북 완주의 동상마을에 세워진 마을 공동 목욕탕

집안에 두는 것, 변소가 불안전한 것, 변소의 불안전으로 소변을 공공장소에서 누는 것 역시 조선인이 하루 빨리 개선해야 할 풍습이었다.[411] 오물 처리가 제대로 이루어지지 않았기 때문에 주로 우물에 의존하는 음료수 역시 불결해지는 것은 당연했다. 집에서 먹는 음료수는 자정(自淨)이 불가능하여 "세균의 연수(淵藪)"로 간주되었고, 조선에서 전염병이 유행하고 일본 이주자들이 질병에 걸리는 예가 많은 것 역시 음료수의 불결에 기인한 것으로 파악되었다.[412]

병합 후 시정에 착수한 총독부는 이러한 불결함을 제거하기 위한 청결

410) 「途上放溺의 惡習」, 『每日申報』1912. 3. 3(1).
411) 亥角仲藏, 「朝鮮ノ警察制度」, 『朝鮮總督府道府郡書記講習會講義錄』, 朝鮮總督府, 1913, 543쪽.
412) 山根正次, 「朝鮮の衛生狀態」, 琴秉洞 編, 『資料 雜誌にみる近代日本の朝鮮認識』4, 東京 : 綠陰書房, 1999, 387쪽.

화작업에 나설 수밖에 없다고 주장하였다. 종래 조선을 침략하는 과정에서 조선의 문명개화를 주장했던 일제가 조선을 본격적으로 통치하면서 위생시설을 등한시하고, 질병구료의 법을 강구하지 않는다는 것은 문명국으로서 하나의 치욕이라는 염려도 들어 있었다.413) 더구나 전염병 발생이 총독부 시정에 큰 불안요소를 제공하는 원인 중 하나였고, 서양의학의 발달에 의해 전염병의 발생 원인이 '불청결(不淸潔)'에 있다는 사실이 입증된 상황에서 그 원인을 제거하기 위한 청결작업은 당연히 뒤따라야 할 조치였다.414) 평소 "의식주의 청결을 시무(是務)"한다면 전염병은 충분히 예방할 수 있다는 결론이었다.415)

청결은 총독부 설립 초기 일본인의 안전한 식민 이주를 보장해주는 조건이기도 하였다. 병합 이후 본격적인 식민 이주를 진행시켜야 할 시점에서 조선의 환경문제는 이주를 방해하는 원인 중 하나였다. "현재 한국땅은 가는 곳마다 불건강하여 다만 이주자의 수명을 단축시켜 헛되이 웅도(雄圖)를 품은 사람들을 황천으로 보낼 우려"가 있었다.416) 조선의 비위생적인 생활조건으로 인해 식민 이주자가 건강을 해치거나 심지어는 생명을 잃을 수도 있다는 진단이었다. 이러한 조건이라면 원활한 식민 이주는 불가능했다. "만일 조선인이 종래와 같이 불청결, 불위생하고 뿐만 아니라 의사(醫事), 위생이 갖추어지지 않을 때는 내지인은 안심하고 이 신영토에 영주할 수 없"었다.417) 종래 조선의 환경을 비위생적인 것으로 평가하면서 향후 위생환경을 개선하는 제도적 조치가 취해지지 않는다면 일본인

---

413) 『水野博士古稀記念 論策と隨筆』, 東京 : 水野練太郎先生古稀祝賀會事務所, 1937, 369쪽.
414) 「衛生의 時期」, 『每日申報』 1912. 6. 9(1).
415) 「虎列刺와 衛生」, 『每日申報』 1912. 9. 4(1).
416) 「韓國ニ於ケル衛生事業調査ノ急務ヲ論ス」, 日本 外務省史料館 소장번호 3. 11. 5. . 6.
417) 山根正次, 「倂合後의 急務는 衛生施設」, 琴秉洞 編, 『資料 雜誌にみる近代日本の朝鮮認識』 4, 東京 : 綠陰書房, 1999, 266쪽.

이주자의 안전한 이주는 불가능하다는 주장이었다. 조선에 대한 본격적인 지배를 도모해야 할 시점에서 일본인 이주자의 존재는 통치권력의 강화와 확산에 중요한 역할을 할 수 있었고, 이들의 안전한 이주와 생활을 위한 환경적 정비는 총독부의 중요 시책 중 하나가 될 수밖에 없었다.

'불결한' 조선을 '청결화'하기 위한 상시적인 청결사업의 진행은 1912년 2월 경무총감부령을 통해 법제화되었다. 청결방법을 법규로 제정하는 이유는 청결작업이 개인의 자유와 재산을 침범하는 일이 되기 때문에 법률에 의한 강제성이 없으면 시행되기 어렵다는 데 있었다.[418] 경무총감부령은 전염병 예방을 위해 매년 봄, 가을에 걸쳐 아래 내용에 따른 청결방법을 시행하여야 한다고 규정하였다.

> (일) 저지(邸地)와 가옥의 내외를 청결히 청소할 것 (이) 첩(疊), 건구(建具), 집기(什器), 침구, 의류 등은 햇볕을 쏘이고 마루 밑은 가능하면 판을 떼어낸 후 청소할 것(조선식 판은 떼어내지 않는다) (삼) 습기가 찬 마루 밑은 통풍을 충분히 시킬 것. 단 정도가 심할 때는 건조한 모래나 석탄곡(石炭穀)을 살포할 것 (사) 경찰관리 기타 해당 관리가 지시한 우물은 준설할 것 (오) 우물 곁, 우물의 출구, 부엌 배수구, 수도전(水道栓) 등을 청소하고, 파손된 곳이 있을 때는 수선할 것 (육) 변소, 쓰레기통 등을 청소하고 파손된 곳이 있을 때는 수선할 것 (칠) 하수, 구거(溝渠), 오수류(汚水溜) 등을 준설하고 파손된 곳이 있을 때는 수선할 것 (팔) 전 각항을 시행함에 따라 생긴 쓰레기와 오물의 처치는 경찰관리 기타 해당 관리의 지시를 따를 것 (구) 전 각항 외에 경찰관리 기타 해당 관리가 지시한 사항을 행할 것[419]

가옥의 내부와 주위의 청소 그리고 오물처리에 관한 구체적인 실행 내용이 법규를 통해 제시되고 있다. 이제 조선인들은 청결방법에 관한

---

418) 白石保成, 『朝鮮衛生要義』, 1918, 240쪽.
419) 「朝鮮總督府警務總監部令第三號」, 『朝鮮總督府官報』 1912. 2. 26.

법규에 제시된 "동일한 표준"420)에 따라 정기적으로 청결작업을 전국적으로 시행해야 했다.

1912년 2월 반포된 법규가 평상시 청결방법에 대한 것이라면 전염병이 유행할 경우 특별히 시행하는 청결방법에 대한 규정은 1915년 7월 「청결방법급소독방법(淸潔方法及消毒方法)」을 통해 반포되었다. 내용은 대체로 1912년 2월에 반포된 경무총감부령을 반복하고, 다만 전염병이 유행할 경우 취해야 할 청결 및 소독조치를 첨가하였다. 첨가된 내용은 전염병 유행시 구거(溝渠)를 준설하고자 할 경우 먼저 필요에 따라 적당한 소독약을 투입할 것, 전염병 환자나 사망자가 있는 집, 병독에 오염되거나 오염되었다고 의심되는 집과 기타 장소는 먼저 소독을 한 후 청결방법을 시행할 것, 그리고 구체적인 소독방법과 소독약품이었다.421) 이제 총독부는 청결방법급소독방법의 반포를 통해 평상시 청결과 소독방법뿐 아니라 전염병이 발생한 긴급 상황에 대비한 청결과 소독방법을 동시에 가지게 되었다. 특히 청결방법급소독방법은 전염병예방령 시행규칙, 선박·기차·여객 검역규칙과 같은 날 반포되었는데, 이러한 법령의 동시 공포는 청결과 소독의 시행이 곧 방역활동의 주요한 구성요소임을 시사하는 것이었다.

법규는 정해졌고, 문제는 구체적인 시행이었다. 그 시행을 주도한 것이 위생경찰이었다. 이미 청결과 소독에 대한 법규가 제정되기 이전부터 "경찰관서 또는 헌병대는 항상 청결방법의 시행을 여행(勵行)함과 함께 배설물의 이용 및 쓰레기 처분 방법을 강구하게 하여 백방으로 청결 보지(保持)의 지도에 노력"422)하고 있었다. 즉, 경찰이 분뇨 및 쓰레기 처리를 포함한 청결사업을 진행중이었고, 따라서 청결 관련 법규의 제정은 법률에 의해 경찰의 감독과 지시를 공식화하였다는 의미를 갖고 있었다.

---

420) 『朝鮮總督府施政年報(1912年)』, 381쪽.
421) 「淸潔方法及消毒方法」, 『朝鮮總督府官報』 1915. 7. 12 ; 白石保成, 『朝鮮衛生要義』, 1918, 193쪽.
422) 『朝鮮總督府施政年報(1911年)』, 357쪽.

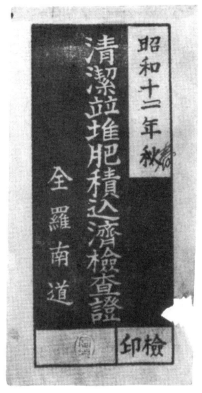

청소를 마치고 받은 검사증

경찰의 지시는 청결작업의 시행 결정으로부터 시작되었다. 봄·가을에 행해지는 정기적인 청결사업의 "시행일을 경찰관리가 지시"하였던 것이다.[423] 청결사업의 구체적인 진행 역시 각 경찰서를 중심으로 이루어졌다. 청결작업의 시행날짜가 확정되면 경찰서에서는 미리 청결과 관련된 내용을 인쇄·배포하여 구역내 주민들에게 청결방법과 시행절차 등을 알려주었다.[424] 청결작업이 시행된 후에는 청소작업이 제대로 이루어졌는지 관련 구역을 순찰하고, 불완전하게 이루어진 지역에 대해서는 재작업을 지시하였다.[425] 경찰의 청결지도는 구체적이어서, 예를 들면 마당만 청소하고 방 안에 있는 각종 기물들은 햇볕에 건조시키지 않았다면 "의류 급(及) 기명(器皿) 등속을 포쇄(曝晒)"할 것을 지시하였다.[426]

청결사업을 지도하는 과정에서 단순히 훈시에만 그치지 않는 경우도 있었다. 청소가 불충분하다는 이유로 벌금형을 내리기도 하고, 심하면

423) 「朝鮮總督府警務總監部令第三號」, 『朝鮮總督府官報』 1912. 2. 26.
424) 「淸潔方法印刷」, 『每日申報』 1912. 9. 15(3).
425) 「道路掃除檢視」, 『每日申報』 1915. 12. 9(2).
426) 「衛生思想을 鼓吹」, 『每日申報』 1913. 9. 26(2).

자기 집 앞과 부근 개천을 청결하게 하지 않았다고 해서 태형에 처하기도
했다.427) 이러한 처벌은 청결과 위생의 논리로 정당화되어 각 개인에
대해 구속력을 발휘하였다. "백인천인(百人千人)은 거개(擧皆) 청결을
극진ᄒᆞᆺ슬지라도 약(若) 일인(一人)의 불근신(不謹愼)이 유(有)ᄒᆞ면 족
히 악화를 야기"할 수 있기 때문이었다.428) 위생에 주의하지 않을 경우
피해는 이웃과 사회 전체로 확산되기 때문에 가차 없이 엄중한 제재를
가해야 하며, 이러한 경찰의 제재는 비난할 수 없다는 주장이었다.429)

정기적인 청소작업을 진행할 때 주민들을 조직적으로 동원하기 위해
위생조합을 설립하였다. 본래 위생조합이란 대체로 청결과 소독을 통해
전염병을 예방하는 활동에 종사하며, 아울러 각 담당지역 내의 위생상태
개선을 목적으로 하여 조직되는 기구로, 조직 이유는 청결과 위생을 위한
주민들의 자발적인 노력을 이끌어내기 위해서였다.430) 즉, 위생조합은
자치적인 성격의 조직이었다. 하지만 위생조합의 설립자 스스로 지적하였
듯이 조선에서 위생조합의 주요 임무는 "관헌의 보조기관"으로서 위생사
무를 담당하는 것이었다.431) 위생조합은 위생경찰의 사무 진행에 하나의
보조기관의 역할을 한 것이다.432)

위생조합은 1915년 6월 반포된 전염병예방령에 의해 설립과 운영에

---

427) 「不淸潔者의 罰金」, 『每日申報』 1913. 6. 27(1). 「위싱방해쟈의 티벌」, 『每日申
      報』 1913. 6. 4(3).
428) 「衛生의 時期」, 『每日申報』 1912. 6. 9(1).
429) 청결사업은 총독부 권력이 각 개인을 파악하는 데 있어 유용한 수단이기도
      했다. "청결법을 시행ᄒᆞ면 왕왕히 은폐ᄒᆞ던 악역 환자를 발견"하는 경우처럼,
      거부하기 힘든 청결과 위생의 명분을 가지고 각 개인에 대한 파악이 가능해진
      것이었다. 「淸潔好績」, 『每日申報』 1912. 9. 28(1).
430) 「高陽衛生組合規約」, 『每日申報』 1911. 5. 18(3). 「下水道의 注意」, 『每日申報』
      1913. 4. 17(1).
431) 「仁川의 保健組合」, 『每日申報』 1913. 1. 18(2).
432) 『慶北衛生の槪要』, 慶尙北道 警察部, 1940, 21쪽. 예를 들면 위생조합은 경찰서
      등 관할 관청에서 시달하는 위생과 관련된 법령을 조합원에게 전달하는 역할을
      하였다. 「本町署의 計劃中인 衛生組合」, 『每日申報』 1916. 6. 8(3).

352

대한 법률적 기반을 갖추었다. 즉, 전염병예방령은 제반 방역활동에 대한 규정과 함께 방역을 위한 각 지역 단위의 조직화를 위해 위생조합을 설치할 수 있도록 규정하였다. 구체적으로 경무부장은 도 장관의 승인을 얻어 지역을 지정하여 위생조합을 만들고, 오물의 소제, 청결방법, 소독방법, 기타 전염병 예방에 관한 사항을 시행할 수 있었다.[433] 각 행정지역에서 상시적인 청결사업을 담당하기 위해 설치된 위생조합 역시 다른 위생사무와 마찬가지로 경찰 관할 하에 있었던 것이다. 각 개인은 청결과 위생이라는 거부할 수 없는 명분 속에서 위생조합에 소속되고, 경찰은 이 위생조합을 통해 각 개인을 파악하고 동원할 수 있게 되었다.[434] 그것은 경찰로 대표되는 총독부 권력에 대한 조선인의 종속을 의미하는 것이었다.

위생을 위한 청결사업의 시행을 경찰이 주도해야 한다는 주장은 경찰 관계자들에 의해 이미 통감부시기부터 강하게 제기되고 있었다. 청결을 유지하기 위한 사업은 해당 경찰서의 직영사업으로 실행하는 것이 가장 이상적이며, 위생회나 면이 자치경영할 경우라도 경찰은 직영사업과 같이 감시·감독해야 한다는 주장이 제기되었던 것이다.[435] 실제로 각 지역의 청결사업은 경찰서를 중심으로 진행되었고, 지역에 따라 그 성과가 뚜렷하게 나타나는 곳도 있었다. 총독부 시정 이후 종래 혼잡하고 더럽던 지역이 쓰레기 하나 볼 수 없는 '청정세계'로 변했다는 기사가 대표적인 예이다. 이 기사의 필자는 이러한 환경변화의 이유를 경찰의 엄격한 단속

433) 「傳染病豫防令」, 『朝鮮總督府官報』 1915. 6. 5.
434) 위생조합은 조선인과 일본인이 모두 참가하는 지역 단위조직이었다. 각 지역 내에 거주하는 모든 주민들을 조직대상으로 삼았던 것이다. 즉, 위생조합은 병합 후 조선의 지배를 위해 동화를 추진해 나가는 수단으로 이용된 측면을 가지고 있었다. 아울러 위생조합이 주로 도시를 중심으로 설립되기 시작했다는 점에서 위생조합은 일본인 거류지를 중심으로 이루어지던 청결사업을 확대시키는 매개 조직이 되었으며, 조합의 성격상 비용 부담을 지역 거주민 모두가 담당한다는 점에서 종래 위생비를 납부하던 일본인의 납세 부담을 줄일 수 있는 수단이기도 했다.
435) 『韓國警察一斑』, 韓國 內部 警務局, 1910, 352쪽.

에서 찾았다.436) 병합에 즈음하여 조선을 방문한 일본 의사 역시 조선 위생상태의 개선이 뚜렷하다고 평가하면서 그 이유를 일본 경찰권의 원활한 시행에서 찾았다. 일본의 경우, 순사가 말하는 것을 잔소리로 받아들여 경찰 지시를 무시하고 청소를 하지 않는 예가 많은 데 비해 조선에서는 경찰권이 강력하게 발휘되어 "청결법이 잘 행해지고 있다"는 것이었다.437)

그러나 경찰력만으로 위생 목적을 달성하기란 불가능했다. 무엇보다도 구조적인 위생시설의 완비가 필요했다. 위생경찰의 힘만으로 위생환경 개선이 이루어지지 않는다는 것은 총독부 당국자들의 회의에서도 제기된 사항이었다. 1915년 경성위생위원회의 회의에서는 "공공 하수 개축·수선, 공공 변소의 증설·수선, 오물 소제 및 가로 살수 등에 관한 위생상태의 개선, 기타 전염병원 개수, 격리병사의 설치" 등이 논의되었다.438) 청결한 환경조성을 위해 기초적인 위생시설의 설비가 논의된 것이다. 그러나 총독 스스로도 인정하듯이 위생사업과 관련된 기반 설비는 "많은 실적을 바로 기대할 수 없고, 또 금액에 한도가 있어" 그 건설이 늦어질 수밖에 없었다.439) 단기간에 명시적인 효과가 나타나지 않는데다 막대한 재정이 요청되기 때문에 즉각적인 설비가 어렵다는 변명이었다. 이러한 논리를 그대로 따른다면 결국 조선에서 이루어질 위생사업의 내용은 목전의 효과를 분명히 하기 위해 예산이 필요 없는 주민들을 동원하고, 그 성과를 높이기 위해 경찰의 개입강도를 높이는 수밖에 없었다.

더구나 경찰의 감독과 지시 아래 집행되는 청결사업은 위생을 위한 자발적인 동의가 아니라 동원에 의한 강제에 기초했다는 점에서 자율적인

---

436)「塗聽途說」,『每日申報』1912. 6. 18(3).

437) 石黑忠德,「朝鮮の衛生狀態」, 琴秉洞 編,『資料 雜誌にみる近代日本の朝鮮認識』4, 東京 : 綠陰書房, 1999, 218쪽.

438)『京城府史』3, 京城府, 1936, 171쪽.

439)「警務部長に對する總督訓示」,『朝鮮彙報』3, 1917, 2쪽.

국민이 아니라 타율적인 피식민인을 창출시키고 있었다. 사실 위생의
필요성을 자각할 경우 "경리(警吏)의 지휘"를 기다릴 필요는 없었다.[440]
자기 집을 청결히 하고 자기 몸을 보호하는 일에 "경찰서의 지휘"를 기다
릴 필요는 없는 것이다.[441] 그러나 조선인들은 스스로의 요구라기보다는
경찰의 요구에 따라 청결활동에 나섰고, 경찰 스스로도 조선인들이 "관리
의 지시에 복종하고 점차 그 시행에 익숙"해지고 있다고 평가하고 있었
다.[442] 이러한 복종과 순응은 역작용을 낳기도 했다. 순응된 조선인들이
경찰 지시가 없을 경우에는 자율적인 청결사업을 진행시키지 않았기 때문
이다. 집안의 청결작업은 "관헌의 질책을 두려워하여 미봉적인 청소"만
하고 있을 뿐 조금이라도 "개개인의 자위사상(自衛思想)"에 따라 작업에
나서는 경우가 없었다. 경찰의 사찰이 소홀할 때는 도로에 오물을 버리거
나 소변을 보았다.[443]

청결사업의 진행에서 전제되어야 할 것은 동원된 주민들의 동의였다.
총독부 시정에 즈음하여 위생행정 당담자 가운데 "조선이 병합되고 우리
판도에 속하게 된 오늘, 우리가 가장 주의하여 계발에 힘써야 할 것은
신동포인 조선인의 위생사상의 유기(誘起)"에 있음을 강조하는 이도 있
었다.[444] 위생사상의 향상 없이 성급하게 이루어지는 위생사업은 효과를
거두기 어렵다는 지적이었다.[445] 위생사상의 계몽이 필요하다는 점에

---

440) 「秋期大淸潔」, 『每日申報』 1912. 9. 18(1).
441) 「捕蠅과 衛生關係」, 『每日申報』 1912. 6. 11(1).
442) 「雜報」, 『警務月報』 17, 1911, 307쪽.
443) 「內地視察雜感」, 『朝鮮』 7, 1922, 129쪽 ; 「傳染病의 豫防」, 『每日申報』 1912.
   8. 20(1). 「道路淸潔의 注意」, 『每日申報』 1911. 6. 8(1). 민중들의 위생사상이
   향상되지 않은 상태에서 청결사업이 진행될 경우 청결사업의 기본적인 설비인
   쓰레기통을 훔쳐 연료로 사용하는 경우가 생겼고, 쓰레기가 쌓여도 그대로 방치
   하였다. 『韓國警察一斑』, 韓國 內部 警務局, 1910, 365쪽.
444) 山根正次, 「倂合後의 急務는 衛生施設」, 琴秉洞 編, 『資料 雜誌にみる近代日本
   の朝鮮認識』 4, 東京 : 綠陰書房, 1999, 266쪽.
445) 조선인들 중에서도 "우리 동포는 관헌의 지도를 감사히 여기며 위생사상을 함양

대해서는 조선인 여론기관도 동의하였다. 민중들에게 위생사상을 고취시키지 못한 당국자의 태만으로 인해 조선의 위생 상황이 열악하다는 판단 때문이었다.446) 그러나 위생 관념은 하루아침에 습득할 수 있는 것이 아니었다.447) 위생계몽의 효과 역시 장기적으로 나타나는 것이었다. 따라서 장기적인 안목에서 지속적인 노력이 요구되었다. 그러나 위생시설의 완비가 단기적인 효과로 나타나지 않는 상황에서 적극 진행되기 어려웠듯이, 위생사상의 계몽 역시 장기적인 목표 속에서 순차적으로 진행되기는 어려웠다. 오히려 총독부는 각종 법령과 실제적 집행 과정에서 위생경찰의 주도성만을 강조하였고, 그 결과 조선인들의 자율과 동의에 기초하여 청결사업이 진행되어야 한다는 주장은 단속이나 지배의 논리에 매몰될 수밖에 없었다. 그리고 동의받지 않은 동원에 반발하는 조선인들을 제어하기 위해 청결과 위생의 논리는 더욱더 강조되었고, 그 결과는 자발과 동의보다는 타율과 복종에 익숙한 피식민인의 창출이었다.

3) 단속 중심의 전염병 예방활동

19세기말 세균학의 발전은 전염병에 대한 구체적인 이해를 가능케 해주었고, 전염병의 예방과 치료를 향한 활동을 본격화시키는 계기가 되었다. 전염병이 실재하는 병균에 의해 전파된다는 사실이 알려지면서 전염병의 발생과 확산을 막기 위한 예방조치들이 구체화되어 갔다. 하지만 전염병 치료제가 본격적으로 개발되지 않은 상황에서 방역활동은 주로 예방조치에 집중될 수밖에 없었고, 그 과정에서 위생경찰의 역할이 부각

하고 자발적으로 보건상 각별한 연구"를 하여야 한다는 주장이 제기되었다. 「內地視察雜感」, 『朝鮮』 7, 1922, 129쪽.
446) 「京城의 衛生狀態如何」, 『朝鮮日報』 1921. 6. 2.
447) 경찰이 아무리 위생상 나쁜 일이라고 해도 그것을 이해하기보다는 오히려 일방적인 위생사상의 주입에 대해 불가사의하게 생각하는 경우가 나타나기도 하였다. 磯野愼吾, 「在韓警察醫의 現狀」, 『同仁』 36, 1909, 5쪽.

되어 갔다.

조선병합 후 총독부가 위생사무와 관련하여 크게 관심을 기울인 부분은 콜레라, 이질, 장티부스 등 급성전염병의 방지였다. 급성전염병은 국가구성의 기본요소인 인구의 감소를 가져올 뿐 아니라 노동력에 심대한 타격을 가함으로써 상공업을 비롯한 각종 생산활동에 지대한 피해를 주었고, 따라서 국가 발전을 도모하는 데 있어 가장 먼저 제거해야 할 요소로 거론되었다.[448] 더욱이 한 나라의 문명 정도를 판단하는 기준으로 위생이 거론되고,[449] 그 주요 지표가 사망률이라고 할 때 급성전염병의 만연을 통한 인구 감소는 총독부의 조선지배에 대한 비판의 근거가 될 수 있었다.

총독부 시정 초기 급성전염병에 대한 대책은 주로 예방에 집중되었다. 치료제가 없었기 때문이다. 페스트와 같은 급성전염병의 경우 "그것이 오기 이전에 예방하는 외에는 방어할 수단"이 없었다.[450] 1930년대 후반에 이르러서도 디프테리아, 유행성 뇌척수막염, 성홍열 등은 면역혈청요법으로 치료되는 경우가 있었지만, 그 밖의 전염병은 대증요법 내지는 자연치유를 기대할 수밖에 없었다.[451]

전염병에 대한 선차적인 예방조치는 각 교통로에 대한 단속이었다. 기차, 선박 등 교통수단의 발달로 인해 종래 몇 개월씩 걸리던 왕래시간이 급속히 짧아졌고, 그 발달속도와 비례하여 전염병이 빠르게 전파되었기 때문이다.[452] "각종 병균이 산간벽지까지 신속하게 운반되고, 특히 전염병균의 운반에 따라 예방방법을 실시할 틈도 없이 각 방면에 유행하게 되었던 것"이다.[453] 특히 콜레라처럼 외국에서 전파되는 전염병의 경우

---

448) 「傳染病豫防の急務を論じて衛生敎育に及ぶ」, 『警務彙報』 214, 1923, 27쪽 ; 「朝鮮總督府京畿道警務部告諭第一號」, 『朝鮮總督府官報』 1916. 10. 2.

449) 「衛生은 文明의 尺度」, 『每日申報』 1917. 10. 14(2).

450) 「ペスト豫防ニ關スル件」, 『朝鮮總督府官報』 1911. 2. 16.

451) 전종휘, 『남기고 싶은 이야기 醫窓夜話』, 의학출판사, 1994, 30~31쪽.

452) 「虎列剌와 衛生」, 『每日申報』 1912. 9. 4(1).

453) 「交通機關發達의 衛生에 及ぼせる影響」, 『朝鮮彙報』 10, 1923, 317쪽.

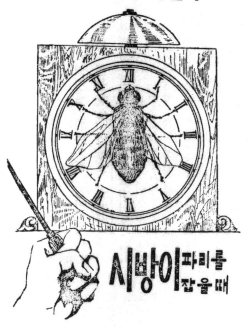

파리는우리원수

시방이 파리를
잡을때

콜레라 매개체인 파리를 잡
자는 선전 그림

국경 및 해안의 방비가 중요하였다.[454] 따라서 전염병의 확산 방지를
위한 조치로 해항검역과 기차검역이 우선적으로 시행되었다.

　해항검역이란 전염병 발생지역을 유행지로 정하고 그 지방으로부터
혹은 경유하여 오는 선박에 대해 일정한 기간 정류시켜 검역을 시행하는
조치였다.[455] 구체적인 검역방법으로 선박에 탑승한 선원이나 승객에
대해서는 처음 기항지에서 전부 채변검사를 실시하였으며, 선박의 주방·
변소, 기타 필요하다고 생각되는 장소·물건에 대해서는 소독을 시행하였
다.[456] 1910년 말 페스트가 유행할 당시에는 주요 항구에서 선객에 대해

454) 「コレラ豫防槪況」, 『朝鮮彙報』 10, 1916, 141쪽.
455) 「コレラ流行及防疫」, 『朝鮮彙報』 9, 1919, 102쪽.

건강검진을 행하고 건강에 이상이 있다고 판단된 경우는 입국을 불허하였으며, 건강하다고 인정될 경우라도 일정한 기간, 일정한 장소에 체류시키거나 격리소에 수용하여 확실히 병독에 감염되지 않았다고 인정될 때까지 여행을 허가하지 않았다.[457] 나아가 전염병의 확산이 더해질 경우 유행지로부터 오는 여객의 상륙을 금지하였다.[458]

기차검역은 주로 신의주 등 국경지역이나 국내의 주요 기차역에서 시행되었는데 콜레라 같은 급성전염병을 발견하는 방법으로 유익한 수단이었다. 콜레라는 기차에 의해 전파되는 경우가 매우 많았기 때문이다.[459] 만주지역에서 콜레라 같은 전염병이 발생했다는 소식이 전해지면 경의선의 종착역인 신의주에서는 안봉선(安奉線)을 포함한 각 지선으로부터 조선으로 입국하려는 기차여객에 대해 정류검역(停留檢疫)을 시행하였다.[460] 이상이 있다고 생각되는 승객의 경우 "분변검사를 행하고 이상이 없음을 확인하면 통과"시켰으며, 열차에는 경찰관이 승차하여 승객의 건강시찰, 기타 조사를 시행하였다.[461]

전염병이 유행할 징조가 보이면 국내 각 지역에서는 병균 전파의 매개

---

456) 「コレラ豫防」, 『朝鮮彙報』 12, 1916, 108쪽. 「コレラ流行及防疫」, 『朝鮮彙報』 9, 1919, 103쪽.

457) 「朝鮮總督府 警務總監部令 第二號」, 『朝鮮總督府官報』 1911. 1. 19.

458) 「朝鮮總督府 告示 第二十一號」, 『朝鮮總督府官報』 1911. 1. 26.

459) 「コレラ豫防槪況」, 『朝鮮彙報』 10, 1916, 144쪽. 기차검역법은 세균학적 검사를 행하지 않는 한 환자의 유무만을 점검할 수 있을 뿐으로 병독전파를 충분히 차단할 수 없었다. 그러나 "병독 수입의 기회를 감소"시키는 효과를 지니고 있었다. 『衛生警察講義一斑』, 平安南道 警務部, 1913, 82~83쪽. 한편 기차검역은 경비가 소요되는 데 비해서는 효과가 적다는 평가를 받고 있었다. 小串政治, 『朝鮮衛生行政法要論』, 自家出版, 1921, 142쪽.

460) 「大正八年に於ける朝鮮」, 『朝鮮彙報』 1, 1920, 24쪽.

461) 「コレラ流行及防疫狀況」, 『朝鮮彙報』 11, 1919, 138쪽. 기차검역과 관련하여 승객들이 기차 검역장소를 피해 열차에 탑승하는 경우가 발생하자 "2회 이상 예방주사를 맞은 증명이 있는 자 외에는 승차표를 판매하지 않"는 조치가 취해졌다. 위의 글, 140쪽.

물인 음식물에 대한 주의를 강조하였다. 구체적으로 풋과일이나 청량음
료, 변질된 생선이나 고기를 먹지 못하도록 지시를 내리고, 여관·식당·
음식점 등에 대한 점검을 시작하였다.462) 음식점의 경우 주방의 청결
보존에 노력하고 음식물에 주의하며 변소 소독 등을 실행해야 했다.463)
부패한 과일을 판매하다 적발될 경우는 즉시 압수되기도 하였다.464) 특히
장티푸스나 이질과 같은 소화기 전염병이 유행할 조짐이 보일 경우 음식
물에 대한 단속이 더욱 강화되었고, 병균에 감염된 야채나 과일의 판매를
막기 위해 야채상들에게 채변검사를 시행하였다.465)

거주지를 중심으로 한 소독조치도 병행하였다. 각 지역에 석탄산 및
석회 등을 배포하여 가옥 주변, 변소, 기타 불결한 장소에 살포하도록
하였다.466) 전염병 환자가 발생했을 때는 환자가 거주하던 방, 착용한
의복, 기타 더러운 물건을 소독하고, 주변 지역에 대해서는 소독과 청결
조치를 동시에 진행시켰다.467)

전염병 발생이 확인된 경우 확산을 막기 위해 교통차단과 격리 조치를
시행하였다. 교통차단이란 "환자, 사망자가 있거나 병독에 오염되었다고
생각되는 장소"에 대해 통행을 금지하는 것이고, 격리란 "병독 감염의
의심이 있는 자를 일정한 장소에 두어 교통을 금지하는 것"이었다.468)
즉, 교통차단이 일정한 장소에 대한 규제조치라면 격리는 규제대상이
사람이라는 점에 차이가 있었다.469) 교통차단이 시행되면 환자의 집 근처

---

462) 「第三部長通告」, 『東亞日報』 1920. 6. 21.
463) 「コレラ病流行及防疫狀況」, 『朝鮮彙報』 9, 1920, 120쪽.
464) 「衛生系의 活動」, 『每日申報』 1912. 9. 10(3).
465) 「野菜商의 採便」, 『東亞日報』 1921. 11. 8.
466) 「地方事情」, 『朝鮮彙報』 4, 1920, 110쪽.
467) 「平壤의 痘疫豫防」, 『每日申報』 1912. 4. 6(3) ; 「淸潔法の勵行」, 『大日本私立
衛生會雜誌』, 1910, 584쪽.
468) 坂東義雄, 「衛生ニ就テ」, 『朝鮮總督府道府郡書記講習會講義錄』, 朝鮮總督
府, 1918, 280~281쪽.
469) 小串政治, 『朝鮮衛生行政法要論』, 自家出版, 1921, 146쪽.

에는 경찰이 배치되어 출입이 통제되었고, 가족에 대해서는 채변검사를
통해 감염 여부가 조사되었다.[470] 그 지역 거주자에 대해서는 신체검사가
실시되었으며, 거주지에 대한 소독이 시행되었다. 소독의 범위는 의복이
나 잠자리까지 포함되었다.[471]

전염병이 일단 발생한 경우 확산을 막는 일이 용이하지 않았던 만큼
총독부는 환자의 조기발견에 주력하였다. 실무를 담당한 경찰도 환자의
조기발견이 전염병 예방을 위한 "제일 요건"이라고 표현할 정도였다.[472]
환자를 조기에 발견할 수 있는 방법으로는 크게 두 가지가 있었다. 하나는
의사나 지역 단체장이 환자를 발견했을 때 의무적으로 소속 관청에 신고
하게 하는 방법이었고, 다른 하나는 경찰이 직접 검진을 통해 환자를
발견하는 방법이었다.[473]

전염병이 발생할 때마다 각 경찰서에서는 의사들에게 통지서를 보내
의심나는 전염병 환자를 신고해줄 것을 요구하였다.[474] 경찰이 의사들에
게 요구한 신고내용은 매우 구체적이어서 발병 직전 상황까지 기재할
것을 요구하였다. 예를 들면 발병 전부터 인후병에 걸려 있었다, 또는
발병 전부터 감기에 걸려 있었다 등까지 기록해야 했다.[475] 의사뿐 아니라
각 지역의 말단관리들에게도 신고 의무가 부여되었다. 급성 병사자 중

---

470) 「京城의 防疫計劃」, 『東亞日報』 1920. 8. 10.
471) 「交通遮斷逢着記(二)」, 『每日申報』 1916. 10. 20(3).
472) 小串政治, 『朝鮮衛生行政法要論』, 自家出版, 1921, 125쪽.
473) 위의 책, 133~134쪽.
474) 전염병예방령에 따르면 "의사가 전염병 환자를 진단하거나 그 사체를 검안했을
    때는 소독방법을 지시하고 곧 경찰관리, 헌병 또는 검역위원에게 신고"해야
    했다. 「傳染病豫防令」, 『朝鮮總督府官報』 1915. 6. 5.
475) 『京城醫師會二十五年誌』, 1932, 37~38쪽. 신고 내용은 대체로 병명, 발병한
    연월일, 환자 이름·주소·직업·연령·성별, 발병 장소, 치료 장소, 진단 연월일
    시, 전염 계통, 병력 등으로 구성되었다. 경찰에서는 의사들에 의한 전염병 환자
    신고가 지체되거나 양식에 걸맞지 않는 내용의 신고가 이어진다고 판단하고
    "이후 전염병이 발생할 경우는 전화, 기타 속달의 방법"을 채택하고, 신고서
    역시 정해진 양식에 따라 제출해 줄 것을 요청하기도 하였다. 위의 책, 15쪽.

특히 주의할 자가 있을 때는 면장 또는 동장이 그 사항을 경찰관서에 신고하고, 경우에 따라서는 경찰의를 파견하여 그것을 조사하도록 하였다.[476]

　그러나 전염병 환자 발견에서 신고보다 더 중시된 것은 경찰의 방문조사였다. 경찰이 평가하기에 조선인들은 전염병에 걸려도 신고보다는 환자를 은닉하는 경우가 많았기 때문이다.[477] 따라서 총독부에서는 신고를 기다리지 않고 환자를 조기발견하는 방법을 강구하였다.[478] 이른바 검병적(檢病的) 호구조사였다. 경찰 스스로 검병적 호구조사가 "방역상 가장 필요한" 조치라고 하였던 데서 알 수 있듯이 전염병 발생이 확인되는 순간부터 경찰은 검병적 호구조사에 주의를 크게 기울였다.[479] 경찰들은 검진하려는 집의 호주나 관리인에게 단지 전염병 예방을 위해 필요하다는 이유만을 대고도 검병적 호구조사를 할 수 있었다. 왜 검병적 호구조사가 필요한지 구구하게 설명할 필요가 없었다.[480] 검병적 호구조사는 상당히

476) 『朝鮮總督府施政年報(1910年)』, 326쪽.
477) 『衛生警察講義一斑』, 平安南道 警務部, 1913, 79쪽. 사실 환자 발견에 있어 자발적인 신고를 기대하는 것은 일본에서도 어려운 일이었다. 따라서 경찰은 상대적으로 위생사상이 낮다고 생각한 조선에서 자발적인 신고가 있으리란 기대를 크게 가지지 않았다. 小串政治, 『朝鮮衛生行政法要論』, 自家出版, 1921, 138쪽.
478) 「猩紅熱豫防方」, 『朝鮮總督府官報』 1915. 2. 12.
479) 『京城醫師會二十五年誌』, 1932, 64쪽. 검병적 호구조사는 일제시기 동안 방역을 위한 주요한 조치로 활용되었다. 1936년 강원도에서 집계한 통계에 따르면 그 해 발생한 전염병 환자 1,074명 중 검병적 호구조사에 의해 적발된 환자는 531명 으로 거의 50%를 차지하였다. 『江原道衛生要覽』, 江原道 衛生課, 1937, 351쪽.
480) 小串政治, 『朝鮮衛生行政法要論』, 自家出版, 1921, 140쪽. 검병적 호구조사는 전염병예방령 제13조의 내용인 "전염병 예방상 필요하다고 인정할 때 그 사유를 호주나 관리인 또는 그 대리인에게 고지하고 가택, 선박, 기타 장소에 들어갈 수 있다"는 규정에 따라 시행되었다. 「傳染病豫防令」, 『朝鮮總督府官報』 1915. 6. 5. 검병적 호구조사는 보통 법정 전염병이 유행할 조짐이 보일 경우 시행되었 지만 반드시 그렇지만도 않았다. 독감과 같이 법률적 근거가 없는 질병의 유행을 사전에 막기 위해서도 시행되었다. 「檢病 戶口調査」, 『每日申報』 1919. 2. 10(3).

철저히 시행되어 조사시 집에 없는 사람은 "귀가한 후 조사하여 유루(遺漏)가 없도록 할 것"이 강조되었다.[481] 귀가 후 조사까지 이루어진 것이다.

위에서 열거한 전염병과 관련된 예방과 단속 조치의 중심에는 경찰이 있었다. 각 지역에서 관내 전염병 예방사무의 감독, 선박·기차여객의 검역, 기타 전염병 예방 구치(救治)에 관한 사무를 담당할 검역위원을 임명할 경우 검역위원 지부장은 소관 경찰서 또는 경찰서 사무를 취급하는 헌병분대, 헌병분견소 장으로 충용(充用)한다는 규정처럼 경찰은 방역사무 진행의 총 사령탑 역할을 담당하였다.[482] 전염병이 발생하면 경찰은 "선두에서 위험을 무릅쓰고 환자 집에 출입하여 소독 구료"를 행하였으며, 위생시험을 담당할 기술자가 부족하다는 이유로 분변 채취도 경찰이 직접 하였다.[483]

특히 방역과 관련하여 경찰은 전문직인 의사나 의생을 지도하는 위치에 있었다. 전염병이 발생할 가능성이 있을 때 각 경찰서에서는 의사와 의생을 불러 경찰이 지시한 방역조치의 엄수를 요청하였다.[484] 특히 의생들은 서양의학에 기초한 전염병 지식이 부족하다는 이유로 지도의 정도가 더욱 강했다.[485] 의사들의 수가 적은 상황에서 의생들은 경찰의무(警察醫務)의 상당 부분을 담당하고 있었지만, 사망진단서를 허위로 작성하거나 전염병 환자를 신고하지 않는 등 위생경찰 업무에 제대로 협조하지 않는

---

481) 「猩紅熱豫防方」, 『朝鮮總督府官報』 1915. 2. 12. 검병적 호구조사의 철저함은 그로 인해 절도 피해가 줄어들었다는 기사를 통해서도 알 수 있다. 즉, 전염병 환자의 발생을 확인하기 위해 거의 매일 경찰에서 각 지역을 순시하게 됨에 따라 부수적으로 절도범들의 행동을 제약하게 되었다는 것이다. 「이는 虎疫의 效果」, 『每日申報』 1916. 10. 15(3).

482) 「檢疫委員處務規程」, 『朝鮮總督府官報』 1915. 8. 6.

483) 「警察對人民の關係」, 『朝鮮』 6, 1921, 195~196쪽 ; 「朝鮮總督府警務總監部 訓令 乙第千八十五號」, 『朝鮮總督府官報』 1912. 12. 28.

484) 「북부셔쟝의 훈시」, 『每日申報』 1914. 12. 8(3).

485) 伊藤賢三, 原親雄, 「大正五年朝鮮ニ於ケル虎列拉流行ニ就テ」, 『朝鮮醫學會 雜誌』 20, 1917, 59쪽 ; 「庸醫嚴戒」, 『每日申報』 1914. 7. 25(2).

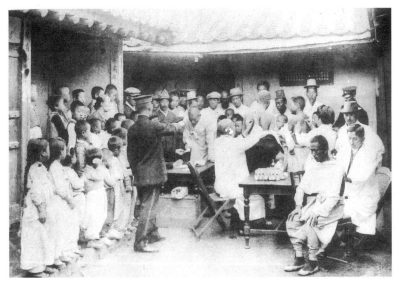

인천에서 예방주사를 실시하는 모습

다는 평가를 받고 있었던 것이다.486)

　　병원에 대해서도 경찰이 우위에 있기는 마찬가지였다. 전염병 유행시 경찰은 신고 없이 전염병 환자의 수용 여부를 점검하기 위해 각 병원을 조사하였다.487) 중앙 의료기관에 해당하는 총독부의원에서도 전염병 환자와 관련해서 항상 경찰과 연락을 취해야 했다. 전염병 방역에서 중심기관은 총독부의원이 아니라 경찰이었기 때문이다. 전염병 환자 중 "총독부의원에 수용한 환자로서 완전히 나았을 때는 동원(同院)에서 검사를 행하고 그 성적을 관할 경찰서에 통지"할 의무가 있었다.488)

　　이러한 경찰 중심의 전염병 방역활동은 1915년 6월 반포된 전염병예방령에 의해 법률적 기반이 마련되었다. 우선 전염병예방령의 적용과 관련

---

486)「無足聲」,『每日申報』1915. 8. 4(2).
487)「傳染病을 申告안은 病院」,『每日申報』1918. 7. 3(3).
488)『京城醫師會二十五年誌』, 1932, 66쪽.

하여 주체는 경무부장이었다. 전염병이 유행하거나 유행할 우려가 있을 때 경무부장은 전염병예방령의 전부 또는 일부를 적용할 수 있었다. 전염병이 발생한 장소에 대해 각종 방역·소독 조치를 취하는 것도 경찰이었으며, 필요하다고 생각될 때 환자를 전염병원이나 격리병사에 입원시키는 것도 경찰의 역할이었다. 방역작업 및 인신구속의 실무가 모두 경찰 권한에 속해 있었던 것이다.[489] 경찰이 방역활동의 중심에 위치함에 따라 각 지방의 책임자들은 경찰의 보조기관으로 전락했다. 전염병이 유행할 조짐이 있을 때 각 도의 책임자인 도장관은 경찰로부터 그 사실을 통보받았으며, 각 지역의 책임자인 부윤이나 면장들 역시 경찰로부터 전염병 환자의 발생 상황에 대해 통보받았다.[490] 각 지역 책임자들은 연락의 객체는 될지언정 방역수행의 주체는 될 수 없었다. 결국 전염병예방령은 전염병 예방에서 위생경찰이 중심에서 활동할 수 있도록 법적 근거를 마련한 것이었다.

총독부가 경찰 위주의 방역활동을 전개하는 이유로 거론한 것은 저열한 조선인의 위생사상이었다. 1919년 콜레라 유행 당시 총독은 콜레라 유행의 첫째 원인을 "선인(鮮人)의 위생사상의 유치"함에서 찾았다.[491] 조선인들은 콜레라와 같은 급성전염병에 대해 "보통 괴질이라고 해 인력으로는 어쩔 수 없는 재액이라고 하고 나아가 예방소독을 강구하는 자"가 없었다. 천연두 같은 경우 "인생에 반드시 거치지 않으면 안 되는 질환으로 보고 그에 대해서 조금도 예방방법을 강구하지 않"았다.[492] 조선인들은 전염병을 불가항력의 대상으로 파악하고, 그 결과 예방이나 치료를 위한 조치들을 강구하지 않는다는 것이었다. 이러한 상황에서 국가의 적극적인 개입은 정당화되었고, 예방조치가 주요 방역활동이었다는 점에

---

489)「傳染病豫防令」,『朝鮮總督府官報』1915. 6. 5.
490)「傳染病豫防令施行規則」,『朝鮮總督府官報』1915. 7. 12.
491)「總督指示要領(七)」,『每日申報』1919. 10. 25(2).
492)『朝鮮總督府救濟機關』, 朝鮮總督府, 1913, 1쪽.

서 개인권리를 제한하는 일을 주로 담당하던 경찰이 실무인력으로 활용되었다. 조선인들이 가진 위생사상의 유치함을 강조하여 경찰 위주로 전개되는 방역활동을 정당화하였던 것이다.

나아가 환자 및 기타 관계자에게는 "경관의 지휘를 일종(一從) 무위(無違)"하면 조금도 위험이 없을 것이라는 지적에서 알 수 있듯이 경찰에 대한 일방적인 복종이 요구되었다.[493] 특히 경찰의 지휘에 복종해야 하는 이유는 전염병 감염이 단지 자신 한 사람의 불행에 그치는 것이 아니라 병독의 전파로 인해 가족, 마을, 나아가 국가 전체에 피해를 준다는 데 있었다. 열 명이 위생에 진력하고 백 명이 위생에 진력하더라도, 혹 한두 명이 의식주 위생에 주의하지 않다가 전염병에 걸리면 그 열 명, 백 명에까지 전염되는 까닭이었다.[494] 이 때문에 "국가 방역기관의 대운전을 개시할 필요"가 있다는 말처럼, 경찰을 통한 방역조치가 필수적이라는 주장이 이어진 것이다.[495]

더구나 페스트나 콜레라 같은 전염병은 일종의 적병으로 간주되었다.[496] 이러한 전염병을 방비하기 위해서는 군인 같은 정신으로 군사작전을 펼쳐야 했고, 그 과정에서 개인의 권리는 방역을 통한 질병 퇴치라는 논리를 이길 수 없었다. 그리고 방역을 지휘하는 경찰에게는 권위가 부여되었다. 결국 민중과 가장 빈번하게 직접 접촉하고 있는 경찰이 방역이라는 공적 활동을 시행하고, 그 활동에 민중들의 복종이 요구되었다는 사실은 방역과정에서 각 개인이 경찰의 상위기관인 총독부의 지배체제 속으로 편입되어 감을 의미하였다. 방역활동이 가지는 공공성에 대한 강조를 통해 민중들을 식민지 국가체제 속으로 포섭하였던 것이다.

---

493) 「虎疫發生과 注意」, 『每日申報』 1911. 6. 11(3).

494) 「個個人의 衛生思想」, 『每日申報』 1912. 8. 21(1).

495) 「黑死病 豫防談」, 『每日申報』 1911. 2. 7.

496) Carl F. Nathan, *PLAGUE PREVENTION AND POLITCIS IN MAN-CHURIA 1910-1931*, Harvard University Press, 1967, 28쪽 ; 和田八千穗, 「祝辭」, 『朝鮮醫學會雜誌』 29, 1920, 61쪽.

그러나 경찰이 방역활동의 중심에 서게 됨에 따라 생기는 부작용 역시 적지 않았다. 총독부 역시 경찰의 방역활동에서 나타날지 모를 부작용을 우려하여 여러 가지 주의를 당부하였다. 구체적으로 교통차단과 격리의 경우 "처분을 받는 자에게 심한 고통"을 주게 되므로 급성전염병에 대해서만 시행할 것을 지시하였다.[497] 교통차단의 경우는 "지방경제 및 생활상태를 교란시키지 않는 범위 내"에서 이루어져야 했다.[498] 교통차단으로 인해 시장의 개설이나 어류의 판매가 금지됨에 따라 상업적 피해가 발생하였고, 상업이나 노동에 종사하는 사람의 경우 외부로의 왕래가 불가능해져 직접적인 피해를 입었기 때문이다.[499]

그러나 "비상시에는 무단적일 필요가 있다"[500]는 경찰관리의 회고처럼 방역은 경찰의 판단에 따라 충분히 그 정도를 지나칠 수 있었다. 교통차단이나 격리의 경우 경찰은 단지 전염병 예방에 필요하다는 판단만으로도 그 시행을 결정할 수 있었다.[501] 여기에서 문제는 경찰이 의학에 대해 전문지식이 없다는 것이었다.[502] 비전문적이고 자의적인 판단에 따라 방역활동이 전개될 수 있는 충분한 가능성이 내포되어 있었던 것이다.

경찰은 콜레라가 유행할 경우 길가에서 잠자는 사람을 특별한 이유 없이 연행하여 피병원에 수용하였고, 설사환자만 나타나면 그 지역의 교통을 차단하고 집안에 대해 지나치리만치 소독을 시행하였다.[503] 보균자를 연행하는 과정에서는 포승을 사용하여 마치 죄인처럼 호송하는 모습

---

497) 坂東義雄, 「衛生ニ就テ」, 『朝鮮總督府道府郡書記講習會講義錄』, 朝鮮總督府, 1918, 280쪽.

498) 『朝鮮總督府施政年報(1910年)』, 328쪽.

499) 坂東義雄, 「衛生ニ就テ」, 『朝鮮總督府道府郡書記講習會講義錄』, 朝鮮總督府, 1918, 280쪽 ; 「慶南防疫諭告」, 『每日申報』 1916. 10. 5(5).

500) 「朝鮮警察の今昔」, 『朝鮮』 9, 1934, 90쪽.

501) 小串政治, 『朝鮮衛生行政法要論』, 自家出版, 1921, 148쪽.

502) 「無責任한 警務當局」, 『東亞日報』 1920. 8. 7.

503) 「警務當局에 忠告홈」, 『每日申報』 1920. 8. 12(3).

을 보이기도 하였다.504) 경찰 측에서는 강제력이 일시적인 반감을 사더라
도 그 효과가 직접적이고, 결국 민중들을 행복으로 이끌 것이므로 어제의
반감은 오늘의 감사로 변할 것이라며 각종 방역조치들의 정당함을 주장하
였다.505) 그러나 단속 위주의 방역조치는 경찰의 방역활동에 대해 감사가
아니라 커다란 원망이 쏟아지는 상황을 낳았다.506)

특히 문제가 되었던 것은 전염병 환자들을 격리 수용하는 피병원(避病
院)이었다. 당시 전염병 환자가 발견되면 경찰은 그들을 "병독전파 방지
상의 필요로 환자의 자택 치료 또는 사립병원 입원을 금지하고 모두 총독
부의원 또는 순화원(順化院)"에 수용하였다.507) 전염병 환자를 총독부의
원이나 전염병원인 순화원에 강제 수용하였던 것이다. 문제는 조선인들이
수용되었던 순화원과 관련하여 발생하였다. 특별한 치료법이 없는 상태에
서 전염병 감염이 확인되면 곧장 순화원에 수용되어 버리고, 더구나 순화
원은 조선인들에게 익숙한 한의학 요법을 사용하지 않았기 때문에 조선인
들은 피병원에 대해 혐오감을 가중시키고 있었다.508) 심지어 순화원에서

---

504) 「保菌者에 對하야」, 『東亞日報』 1920. 8. 22. 질병 감염자를 범죄자와 같이
취급하는 경찰의 모습은 위생행정이 경찰의 업무가 되면서 생긴 당연한 결과였
다. 사회의 건강을 지킨다는 명목 아래 비위생적인 행위를 모두 범죄화하는
상황 속에서 질병 감염은 하나의 사회적 범죄일 수밖에 없었다. 조형근, 「식민지
체제와 의료적 규율화」 『근대주체와 식민지 규율권력』, 문화과학사, 1997, 204~
205쪽.

505) 「衛生行政을 徹底せよ」, 『朝鮮文化と警察』, 朝鮮警察新聞社, 1930, 55쪽.

506) 「防疫警察의 徒勞」, 『朝鮮日報』 1920. 8. 19.

507) 「猩紅熱豫防方」, 『朝鮮總督府官報』 1915. 2. 12. 1930년대 순화원에 근무했던
의사의 회고에 따르면 전염병원 입원과정에서 민족차별이 나타났다. "주로 경제
적으로 여유있는 일본인 환자"들이 총독부의원에 입원했고, "경제적 여유가
없거나 남에게 알리지 않고 숨어서 치료받다가 적발된 무료 전염병 환자들은
순화병원에 입원시켜 치료했던 것이 상례"였던 것이다. 전종휘, 『남기고 싶은
이야기 醫窓夜話』, 의학출판사, 1994, 38쪽.

508) 「虎列刺防疫에 就하야」, 『每日申報』 1920. 9. 10(1). 특히 3·1운동과 같은 민족
운동이 전개된 직후의 "콜레라 예방시설은 조선민족 말살책과 같이 선전되어
민간으로부터 반항"은 격렬했다. 千葉了, 『朝鮮獨立運動秘話』, 帝國地方行政

는 "얼음을 사용하여 전신을 냉각시키는 것을 유일한 방법으로 하는 까닭에 열의 열은 모두 사망하지 않는 자가 없다"는 소문이나, 피병원에 수용된 환자들을 불태워 죽인다는 소문이 조선인들 사이에 유포되고 있었다.[509]

당시 전염병 환자에 대한 대책이라는 것이 주로 격리에 중점이 두어진 상태라서, 전염병 환자의 경우 가족과 떨어진 채 치료 가능성이 없는 순화원에 수용되는 것에 두려움을 느끼는 것은 당연했고, 그에 대한 방어책은 도피나 환자 가족의 은닉이었다. 민중들은 가족 중에 전염병 환자가 발생하면 치료는 고사하고 우선 발병 사실을 은폐하기에 급급하였고, 조사를 받을 경우 집에 있으면서도 거짓으로 없다고 이야기하거나, 아예 숨어버렸다.[510] 환자에 대한 설비가 완전하지 못한 상태에서 일방적인 단속 위주의 격리조치에 대해 민중들이 도망이나 은닉을 선택하는 부작용이 나타났던 것이다. 총독부의 방역조치에 대한 민중들의 불신임이었다.[511]

방역조치에서 나타나는 경찰의 단속 위주의 업무 처리에 대해서는 의사들 역시 불만을 가지고 있었다. 경찰은 방역을 완벽하게 한다는 이유로 의학적으로 판단하기 어려운 증상의 환자까지 모두 전염병 환자로 간주하여 신고할 것을 요구하였고, 움직이기 힘든 빈사의 환자도 상관의 명령이라는 이유로 피병원으로 우송하였다.[512] 심지어 분명히 주치의가 있는

學會, 1925, 92쪽. 피병원에 대해 민중들이 가지는 기피 심리는 이미 한말에도 상당히 확산되어 있어 1909년 콜레라 유행을 계기로 서울에 피병원을 설립하면서 '피병원'이라는 이름에 대해 가지는 일반인의 혐오감을 피하기 위해 '순화원'으로 명명하기도 했다. 金正明 編, 『日韓外交資料集成』6(下), 東京 : 巖南堂書店, 1964, 1287쪽.

509)『京城府史』3, 京城府, 1936, 131쪽 ; 「無足言」, 『每日申報』1915. 7. 16(2). 전염병 환자로 판명될 경우 조선인들이 꺼려하는 화장을 해야 했는데 환자를 불태워 죽인다는 소문은 화장과 연관되어 유포된 것으로 추정된다.

510)「京城私立病院은 吾人의 大福音」, 『朝鮮日報』1921. 6. 3 ; 「檢病的 戶口調査」, 『每日申報』1916. 2. 3(2).

511)「保菌者에 對하야」, 『東亞日報』1920. 8. 22.

환자임에도 예외 없이 직접 경찰의를 데리고 전염병 감염 여부를 진찰하
도록 하였다.[513]

비록 당시 총독부의 방역조치가 각 개인의 건강을 보호하기 위한 것이
었다 해도 그 방법은 지나치게 일방적이었다. 그 결과 민중들은 경찰의
지시를 따르지 않았고, 공동으로 대처해야 할 전염병만 기승을 부리는
상황이 벌어졌다.[514] 이 때 필요한 것은 자발적인 동의를 이끌어내기
위한 총독부의 노력이었다.[515] 민중들은 왜 전염병이 발생하며, 전염병
보균자를 왜 격리시켜야 하는지 그 이유를 설명해 주기를 요구했고,[516]
콜레라 예방을 위해 배부된 포스터에 "날 것을 먹지 마오"라는 경어체
문장의 사용을 예로 들면서 이러한 정신으로 방역에 임해 달라고 부탁했
다.[517] 민중들에 대한 설득을 전제하지 않은 전염병 예방이 좋은 결과를
낳을 수 없다는 점은 일부 경찰관리도 동의한 바였다. 아무리 법령을
완비하고 당국자가 노력해도 일반 민중이 전염병이 무엇인지 이해하지
못하고 예방에 대해 냉담하다면 전염병 예방의 목적은 달성할 수 없었던
것이다.[518]

---

512) 「醫師より見たる警察官」, 『警務彙報』 214, 1923, 38~51쪽.

513) 「猩紅熱豫防方」, 『朝鮮總督府官報』 1915. 2. 12. 이러한 조치에 대해 민간 의사
들이 불만을 표시하며 경찰들이 "일단 주치의에게 통지한 후 적당한 방법을
취하도록 건의"하였다. 『京城醫師會二十五年誌』, 1932, 22쪽.

514) 「橫說竪說」, 『東亞日報』 1921. 8. 23.

515) 전염병 환자 대책에서 강제와 동의가 가지는 차이에 대해서는 정근식, 「'식민지적
근대'와 신체의 정치 : 일제하 나(癩) 요양원을 중심으로」, 『사회와 역사』 51,
1997 참조.

516) 「怪疾의 流行과 當局의 防疫」, 『東亞日報』 1920. 8. 21.

517) 「漫筆」, 『每日申報』 1920. 8. 13(1).

518) 「傳染病豫防의 急務를 論하고 衛生敎育에 及하다」, 『警務彙報』 214, 1923, 28쪽. 이
에 대한 조치로 전염병 예방사업이 진행되는 과정에서 "관헌의 조치에 반항하는
자가 있어도" 관리는 "간절 친절히 생민(生民) 애휼(愛恤)의 정신"을 가지고
"가능하면 평이한 언어로 민중의 이해를 구하"여야 한다는 총독의 지시가 나왔
다. 「道知事ニ對スル總督指示」, 『朝鮮總督府官報』 1920. 9. 8. 경찰의 최고 담

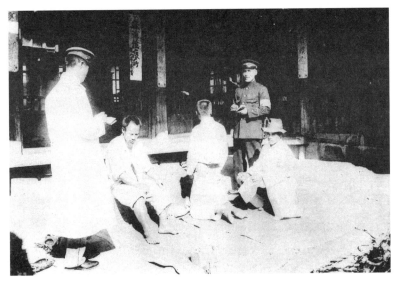

서울 마포에서 여행자의 채변을 검사하는 모습

   하지만 총독부 방역활동에서 나타난 가장 큰 문제점은 총독부 스스로 인정하듯이 "주로 전염병 예방 기관이 아직 완비되지 않고 또한 그 경비가 부족하여 사전에 충분한 예방책을 강구하기 곤란"하다는 점이었다.[519] 방역활동을 담당할 전문기관이나 시설이 부족하다는 설명이었다. 특히 문제는 의학적 지식이 없는 경찰들이 전염병 환자의 조사와 격리를 담당하는 것이었다. 경찰 스스로도 자신의 전문성에 회의를 품고 있는 실정이었다. 단속을 해야 할 경찰 가운데 "위생사상을 가지고 있는 자는 거의 없다고 할 수 있는 상황"이었으며, 위생사상을 민중에게 전파하기 이전에

당자인 경무국장이 스스로 조선의 특수한 조건, 즉 풍속, 습관, 기후, 교통 등을 고려하는 가운데 제반 위생정책을 수립해야 한다는 주장을 제기한 것도 종래 헌병경찰로 대표되는 경찰의 일방적인 단속 위주의 위생정책에 대한 반성에서 표출된 것이었다. 「夏季と衛生」, 『警務彙報』 219, 1923, 65~66쪽. 「道衛生課長會議」, 『警務彙報』 219, 1923, 171쪽.

519) 「彙報 - 道警察部長會議」, 『朝鮮』 6, 1927, 152쪽.

경찰 스스로 이 사상을 가질 필요가 있다는 비판이 제기되고 있었다.[520]

방역활동 과정에서 민중들의 반발이 가장 컸던 피병원도 마찬가지였다. 당시 민중들이 생각하기에 대표적인 피병원인 순화원은 수용시설도 부족하였고, 서양식 치료법만 시술하였을 뿐만 아니라 무엇보다도 뚜렷한 치료법이 행해지지 않고 있었다.[521] 피병원에 대한 근본적인 개선책이 마련되지 않은 상태에서 일방적인 격리만 진행될 경우 민중들의 반발이 지속될 것은 분명하였다. 따라서 언론기관에서는 민중들에게 위생사상을 제대로 고취시키지 못한 당국자의 태만과 함께, 민중들이 신뢰할 수 있는 위생기관의 부족 문제를 거론하였다.[522] 일방적인 단속만 거듭되고 있었던 총독부의 방역대책에 대한 반론이었으며, 장기적이고 근본적인 방역대책 수립에 대한 요구이기도 했다.

통감부시기 경찰 담당자가 인정하였듯이 전체적인 위생사무를 모두 경찰이 집행하는 것은, 다만 실제적인 집행과정에서의 편의를 위해 선택한 과도기적인 제도에 불과했다.[523] 전염병 확산을 방지하기 위한 "총검을 통한 방어"는 "아마 외국에도 없는 일일 것"이라는 언급처럼, 항시적인 방역활동으로 이용될 수 있는 방법이 아니었다. 그러나 "비용이 들지 않는 총검의 방어"[524]로 성공적인 방역활동을 벌일 수 있었다는 경찰관리의 고백에서 알 수 있듯이, 강압적인 방역조치의 배경에는 예산문제가 있었다. 경찰의 수뇌라고 할 수 있는 경무총장이 스스로 "위생적 시설 내용은 개발된 지 얼마 되지 않고 그 정비와 개선을 요하는 것이 결코 적지 않"지만, "경비 관계상 이상적인 시설의 실현은 그 시기가 요원"하다고 고백한 상태였다.[525] 예산문제로 인해 방역시설의 정비나 개선이 곤란

520)「京城の衛生設備と夏の施設は怎うするか」,『朝鮮及滿洲』176, 1922 권말 부록.

521) 朴潤栽 외,「日帝下 私立 避病院 設立運動 硏究」,『醫史學』7-1, 1998, 38~39쪽.

522)「京城의 衛生狀態如何」,『朝鮮日報』1921. 6. 2.

523)『韓國警察一斑』, 韓國 內部 警務局, 1910, 370쪽.

524)「朝鮮警察の今昔」,『朝鮮』9, 1934, 90쪽.

하다는 설명이었다. 더구나 식민지체제 하에서 경제적 잉여가 식민 본국으로 유출되는 일은 지속될 수밖에 없었다.[526] 즉, 위생경찰제도를 통한 청결사업과 방역사업의 일방적인 시행은, 잉여 유출에 따라 의료기관의 설치나 수도 설비와 같이 예산의 계속적인 투여가 요구되는 부분에 대한 투자가 어려운 식민지 조건에서 총독부가 취한 불가피한 선택이었다. 나아가 총독부 권력은 경찰을 통해 청결 및 방역 사업의 진행과정에서 각 개인을 동원하고 통제할 수 있었다. 위생경찰의 활동이 1945년 해방이 될 때까지 지속된 이유가 바로 거기에 있었다.

V. 결 론

　이상에서 개항 이후 조선에서 이루어진 근대적 의학체계의 형성을 위한
노력과 지향, 그리고 일제에 의해 정립된 식민지 의학체계의 내용과 성격
에 대해 살펴보았다. 이 장에서는 본문에서 서술한 내용을 요약하고, 결론
적으로 식민지시기에 성립된 의학체계의 성격이 한국근대사에서 가지는
의미를 서술하고자 한다.

　개항 이후 만국공법적 세계질서 속에 편입된 조선에서는 국가체제의
보호와 발전을 도모하는 방법으로 동도서기적 부국강병론이 제기되었다.
수용 대상인 서양기술 중에서 서양의학은 경제적 생산력의 증진뿐 아니라
부상병 치료 등을 통해 강병이라는 목표를 성취할 수 있는 수단이었다는
점에서 시급한 수용 대상으로 인식되었다. 특히 서양의학 개념인 위생은
질병을 사전에 예방하여 국가의 구성원인 개인의 건강을 확보한다는 측면
에서 부국강병을 실현할 수 있는 유력한 방법으로 주목받았다. 일찍이
위생에 주목한 개화파들은 인구의 증대가 곧 부강의 내용이요 문명의
상징이라고 생각하면서, 경제활동인구의 건강 확보를 위한 치도론과 치도
활동을 감독하는 기구로서 경찰제도의 수립을 주장하였다. 그러나 개화파
들은 의학교와 병원 건설 등 근대적 의학체계 수립을 위한 방안을 단계적
으로 추진하기보다는 즉각적으로 효과가 나타나는 실용성에만 주목하는
일면적인 인식을 보였다.

　1885년 선교의사 알렌의 제안으로 설립된 제중원은 동도서기적 차원에

서 논의되던 서양의학의 수용이라는 과제를 현실적으로 해결할 수 있는 좋은 기회를 제공하였다. 고종은 제중원의 설립에 큰 관심을 가졌는데, 그 이유는 대민 구료를 통해 군주권을 강화시킬 수 있었기 때문이다. 이 사실은 제중원이 서양의학이라는 새로운 서양문물을 수용하여 근대적 개혁을 추동하는 기관으로 기능하기보다는 단지 국왕의 시혜성을 드러내는 '새로운' 병원으로서만 중시될 가능성을 내포하는 것이었다. 제중원이 새로운 구료기관에 한정된 역할에서 벗어나기 위해서는 의학교육을 통한 의료인의 양성이 필요했다. 1886년 설립된 제중원의학교는 서양의학 교육기관으로 조선에 새롭게 건설될 근대적 의학체계를 운영해 나갈 관의를 양성하고자 하였다. 그러나 이 의학교는 지속적으로 운영되지 못했고, 이러한 모습은 1880년대 조선정부가 추진한 서양의학 수용에 대한 인식이 체계적인 수용을 통해 제도적 개혁을 모색하고, 나아가 하나의 의학체계의 수립을 구상하는 단계에까지는 이르지 못했음을 반증해주는 것이었다.

1880년대 후반에 접어들면서 지석영, 박영효, 유길준 등은 개인의 건강 유지를 위한 정신·육체의 수양법인 양생 개념을 확대시켜 국가적인 차원의 인구 보호 및 증가를 도모하는 위생을 추진하고자 하였다. 지석영은 『신학신설』을 저술하는 가운데 서양의학에 기반을 둔 보신법을 제시함으로써 양생론의 실천 요목이 한의학에서 서양의학으로 이동하는 모습을 보였다. 박영효는 의식주 조절을 통한 개인의 건강을 도모하면서도 궁극적으로는 인구의 번성과 문명의 성취를 양생의 목표로 삼고, 그 목표 달성을 위해 국가적인 차원의 위생사업을 전개할 것을 주장하였다. 그러나 그는 위생사업의 일관된 진행을 추진할 일정한 행정기관의 수립까지는 구상하지 못하였다. 갑오개혁시기 조선에서 가장 높은 수준의 위생론을 전개한 인물은 유길준이었다. 그는 개인의 건강과 신체의 자유가 하늘로부터 부여받은 하나의 권리라고 주장하면서도 전염병 예방이라는 공공적 목적을 위해 개인의 자유는 국가에 의해 제한될 수 있고, 그 제한은 법률과 경찰을 통해 이루어질 수 있다고 생각하였다. 그러나 법률과 경찰은 자신의 임무의 일부로 위생사무를 담당할 뿐이고, 따라서 총괄적인 위생사무를 담당할 국가기구로서 '위생관사'의 설치를 주장하였다. 개화파를 중심으로 전개된 위생론은 유길준에 이르러 질병관, 국가기구, 법률제도 등의 내용을 모두 포괄하는 가운데 근대적 의학체계를 지향하는 논의로 발전하였고, 그가 참여했던 갑오개혁 과정에서 근대적 의학체계의 형성을 위한 노력이 가시화되기 시작했다. 구체적으로 내부 산하에 위생국이 설치되어 향후 조선의 위생행정을 담당할 중앙 행정기관으로 자리잡게 되었고, 경찰은 실무적인 측면에서 위생 관련 업무를 담당하는 기관으로 상정되었다. 아울러 1895년 콜레라 유행은 개인의 건강 확보를 통한 부강한 국가 건설이라는 목표를 달성하기 위해 국가가 위생분야에 적극적으로 개입하는 계기가 되었다. 즉, 방역법규가 제정되고 위생국의 관여 아래 서양의사들이 주도하는 방역위원회가 조직되었다. 특히 소독 관련 법규는 실무적인 방역사업에서 경찰이 중심적으로 활동하게 되는 단초를 제공하였다. 그러나 갑오개혁의 의미는 근대적 의학체계를 지향했다는 데 있었다. 여전히 근대적 의학체계를 운영할 수 있는 전문인력의 양산은 이루어지지 않았고, 그 과제는 광무정권으로 넘겨지게 되었다.

서양의학은 이전의 한의학이 보여주지 못했던 외과학의 치료효과와 함께 해부학·생리학 등 기초학문에 대한 긍정적인 평가를 기반으로 점차 확산되어 나가기 시작했다. 서양의학은 의학 내용뿐 아니라 장기적이고 체계적인 교육, 객관적인 시험과 평가, 공적인 면허 부여 등 종래 한의학이 가지지 못했던 의료제도를 갖추었다고 평가되었다. 이러한 체계성, 공정성, 객관성은 서양의학의 수준을 향상시키는 요소로 인정되었다. 현단계의 가장 큰 과제는 서양의학의 수용이라는 주장이 제기되는 가운데, 대한제국기에 접어들면서 서양의학의 장점과 함께 기존 조선의 주류 의학이었던 한의학에 대한 비판이 표면화되기 시작했다. 주된 비판은 한의학의 이론과 시술에 대한 올바른 학습과 이해가 이루어지지 않는 현실, 즉 한의학을 올바로 전승하지 못한 한의사들에 대한 비판이었다. 그러나 대한제국기 한의학에 대한 평가가 비판 일변도로 이루어진 것만은 아니었다. 무엇보다도 한의학이 활용되어 온 조선과 조선인이라는 지역적·신체적 특수성은 서양의학에 대비되어 한의학이 지속될 수 있는 근거로 지적되었다. 이렇게 대한제국기 의학과 관련된 논의는 서양의학과 한의학 중 어느 하나를 폐기하거나 부정하기보다는 각 의학의 장점을 살리자는 방식으로 진행되었다. 동서병존이 모색되었던 것이다.

대한제국기 의료계에 대한 비판과 함께 근대국가 건설에서 차지하는 인구의 중요성에 대한 관심이 고양되면서 체계적인 의학교육에 대한 요구가 분출되었고, 그 요구는 의학교 설립청원으로 이어졌다. 기존의 제중원 의학교는 1894년 운영권이 미 북장로회 선교부로 이관되면서 사립 의학교육기관으로 재편되었다. 따라서 교육목표도 변경되었는데, 그것은 조선에서 기독교 전파라는 선교부의 목적을 보다 효율적으로 달성할 수 있는 존재로 기독교 소양을 갖춘 의사를 양성하는 것이었다. 관립의학교는 지석영의 상소를 수용하는 방식으로 이루어졌다. 지석영은 중앙의 관립의학교를 정점으로 하여 그 아래에 지방 의학교를 편재하고 의학교육에 있어 지방 의학교를 중앙의 의학교에 종속된 형태로 유지하는 의학교육 구조를 지향하였으며, 서양의학의 일방적인 수용이 아니라 동서의학을 병존하여 교육시키고자 하였다. 그러나 처음에는 동서병존의 방향을 취했던 관립의학교의 교육 내용은 일본인 교사가 채용되면서 서양의학 위주의 교육으로 확정되어 갔다. 중추원은 동서의학이 가지는 진료상의 차이점을 지적하면서 동서의학의 동시 교육을 주장했지만, 실무 부서인 학부에서는 서양의학의 일반적인 우수성, 나아가 강병책 추진의 효율성을 이유로 중추원의 의견을 수용하지 않았다. 즉, 의학교가 설립될 당시까지도 의학 분야에서 긴급한 과제는 서양의학의 수용이라는 인식이 강하게 내재되어 있었던 것이다.

그러나 한의학에 대한 신뢰는 관립의학교와 함께 근대적 의학체계의 중요 요소인 관립 병원의 운영과 관련하여 관철되었다. 대한제국이 빈민

환자 진료와 전염병 예방업무를 담당할 정부 소속 의료기관으로 광제원을 설립하면서 한의사들을 고용하였던 것이다. 나아가 대한제국은 한의학을 자신의 공식 의학으로 인정하는 조치를 취했다. 근대적 의학체계를 형성함에 있어 필수적 요소인 의료인에 대한 자격 규정에서, 한의학 전공자들을 정식 의사로 인정한 것이다. 이어 의료인에 대한 등록제도를 만듦으로써 의사와 약제사에 대해 국가가 일정하게 개입할 수 있는 근거를 마련해 나갔다.

광무개혁의 진행과정에서 형성된 대한제국의 의학체계는 동서병존의 내용을 지니고 있었다. 그러나 그 병존은 유동적인 것이었다. 무엇보다도 향후 의료인력의 충원이 서양의학 교육기관을 통해서만 이루어지도록 구성된 점에서 알 수 있듯이 점차 서양의학의 확산이 불가피했기 때문이다. 의사규칙과 관련해서는 당시 의료인의 태반을 차지하고 있던 한의사를 정식 의사로 인정하면서도, 향후 새롭게 충원될 의사들에게는 의과대학 졸업 자격을 요구함으로써 서양의학을 학습한 인력이 점차 한의사들을 토대로 한 의학체계를 대체시켜 나가게 하였다. 그러나 대한제국의 의학체계에서 한의학이 종국적으로 폐기나 부정의 대상이 될 수는 없었다. 특히 대한제국에서 한의학 교육기관의 설립에도 관심을 기울였다는 사실은 향후 대한제국의 의학체계가 서양의학의 확산일로로 나아가지 않을 것임을 의미하였다. 하지만 한의학 역시 서양에서 발달된 교육제도, 시험제도, 면허제도 등에 기초하여 새로운 형태로 재구성되지 않으면 안 되었다.

메이지 유신 후 일본은 서양의학이 진료는 물론 국가적 차원의 위생까지 담당할 수 있다는 점에 주목하여 서양의학 일원화를 추진하였다. 그리고 당시 가장 우수하다고 평가되던 독일의학을 수용해 나갔는데, 독일이 입헌군주국이었다는 점에서 독일의학의 채용은 천황을 중심으로 한 국가주의적 부국강병을 추진하던 일본의 지향과 부합되는 것이었다. 이후 일본은 의사면허제도를 채택하여 국가의 의사에 대한 통제 정도를 강화시켜 나갔고, 동경대학 의학부를 정점으로 하는 관학 지배의 수직적 교육구조를 형성시켜 나갔다. 그리고 징병제의 실시와 함께 군대 위생과 부상병 치료를 담당할 군의들을 육성했는데, 이렇게 양성된 군의들은 일본의 대외 진출과 보조를 맞추어 해외에 파견되기 시작하였다. 1876년 강화도 조약 체결 이후 각 개항장에 설립된 일본 관립병원에 파견된 의사들이 바로 이들 군의였다. 일본은 관립병원의 서양의학적 시술을 통해 조선인에게 일본의 선진성을 인식시키고, 나아가 일본이 지도하는 근대적 개혁의 필요성을 조선인들이 자연스럽게 인정할 수 있도록 만들고자 하였다. 특히 서울에 위치한 관립병원은 열강들의 정치·외교적 대립과정에서 조선인 관리들을 치료하여 일본에 대한 호의적인 인식을 심어줌으로써 조선 침략에 유리한 거점을 확보하고자 하는 정치적 목적을 가장 뚜렷이 지니고 있었다.

일제는 1905년부터 의학 분야에서 조선 침략을 본격화하였고, 그 과정에서 대한제국의 동서병존 구상과는 다른 서양의학 일원화를 추진하였다. 이미 일본은 자국 내에서 서양의학 일원화를 달성한 상태였고, 조선에 진출하던 시기부터 자신들이 선차적으로 수용한 서양의학의 성과에 기초하여 조선의 문명개발을 지도하겠다고 나선 상황이었다. 서양의학을 조선 침략과 지배를 정당화하는 수단으로 인식하고 있었던 것이다. 나아가 일제는 지배의 편의를 도모하기 위해 의학체계를 재편해 나갔다. 그 구체적인 내용은 일본인 의사를 통한 중앙 의료기관의 장악과 위생경찰을 통한 중앙과 지방 위생행정 사무의 실시였다.

경무고문의 파견을 계기로 성립된 경무고문부에서는 종래 약재투여가 주요 활동이던 광제원을 서양의학을 습득한 일본인 의사들이 장악하는 진료기관으로 변화시켜 나갔고, 아울러 각 지방에 위생사무의 처리와 일본인 진료를 담당하는 경무고문의를 파견하기 시작하였다. 이러한 경무 고문부의 활동에 의사를 파견하여 호응한 단체가 동인회였다. 1902년 6월 결성된 동인회는 일본이 선차적으로 수용한 서양의학을 동아시아

제국에 보급하여 일본과 같은 수준의 문명국으로 발전시키겠다는 명분을 내걸고, 실질적으로는 대외팽창을 시도하는 일본의 국가적 목표를 민간 차원, 특히 의학 차원에서 현실화하는 활동을 전개하였다.

동인회가 조선에 조직적으로 진출하기 시작한 시기는 1904년 경부철도 건설과정에서 부상자 치료와 위생업무를 담당하는 철도의를 파견하면서부터였다. 동인회는 철도의 파견에서 나아가 조선 진출을 위한 기반으로 평양과 대구에 동인의원을 설립하였다. 동인회는 동인의원을 식민 이주자를 진료하는 단순한 의료기관이 아니라 소재 도시의 전반적인 위생행정을 주도하는 기관으로 발전시키고자 하였다. 지방 의료기관이 없는 상황에서 그 공백을 보충하고, 그 과정에서 일제의 지배력이 각 지방으로 침투하는 데 의료 안전망을 구축하는 역할을 자임하였던 것이다.

경무고문부 설치 이후 각 지방에 위생경찰사무를 담당하는 경무고문의가 파견되면서 위생경찰제도가 정비되기 시작하였다. 위생경찰은 각 지방의 경찰의무 사무뿐 아니라 거주 주민에 대한 진료를 담당하였고, 이제 통감부 권력은 위생경찰이 수행하는 위생·진료업무를 통해 각 지방을 장악해 가기 시작하였다. 나아가 통감부는 1907년 3월 새로운 중앙 의료기관으로 대한의원을 건립하였다. 대한의원은 내부에 위생부를 포함하였다는 점에서 위생경찰 사무까지 포괄하는 모든 의학 관련 사무가 집중된 의료기관이었다. 대한의원은 설립 이후 서양의학의 전문화 경향을 강화시켜 나감으로써 조선 지배의 정당성, 즉 선진문명을 습득한 일본이 문명적으로 후진적인 조선을 지배하는 것은 당연하다는 논리를 조선인들에게 각인시키는 공간으로 활용되었다. 아울러 대한의원은 대한제국이 건립한 교육기관인 의학교, 의료기관인 광제원, 황실 병원인 적십자사병원을 통폐합하면서 성립되었다는 점에서 종국적으로 통감부의 의학분야 지배를 완결시키는 의미를 지녔다.

서울에 대한의원이 설립되고 각 지방에 위생경찰제도가 성립되는 가운데 통감부는 1907년, 1909년 발생한 콜레라를 막기 위해 군대와 경찰을 동원한 방역활동을 전개하였다. 이러한 모습에 대해 민간의 참여, 특히 의사의 참여를 확대시켜 방역활동에 전문성을 제고시키고, 부가적으로 경찰이 중심이 되어 진행하는 방역활동을 제어하자는 의견이 제출되기도 하였다. 하지만 군사적 성격의 방역활동은 안정적인 조선지배와 관련하여 지속적으로 관철되어 나갔다. 1907년 콜레라 방역활동 이후 통감부에서는 전염병 예방을 위한 근본적인 조치의 하나로 한성위생회를 설립하였다. 조선에 대한 본격적인 지배를 추진해 나감에 있어 정치·행정의 중심지인 서울을 청결하게 유지함으로써 식민 통치자의 안정적인 활동을 가능하게 하자는 의도였다. 한성위생회의 청결사업은 전염병 예방이라는 목적 아래 경찰이 상시적으로 각 개인의 생활을 통제할 수 있게 되었다는 점에서 각 개인을 경찰로 대표되는 식민권력의 통제 안으로 편입시키는 효과를 가져왔다.

통감부시기의 의학체계는 서울에 대한의원, 각 지방에 동인의원 등 일본의 문명을 상징하는 서양의학 시술기관의 성립, 위생사무의 강력한 집행을 상징하는 위생경찰제도의 정립 등을 통해 형성되어 나갔다. 그 의학체계는 서양의학 시술을 통한 조선인 회유, 경찰의 위생업무를 통한 조선인 통제라는 이중적인 목표를 추구하면서 식민지 의학체계의 원형이 되었고, 그 성격은 총독부시기에 접어들어서도 그대로 유지되었다. 다만 총독부시기의 그것은 종래 식민 이주자의 건강보호라는 좁은 틀을 벗어나 식민지배의 영구화를 위해 조선 전체를 고려 대상에 넣어야 한다는 점에서 차이가 있었다. 구체적으로 식민지배를 영구화하기 위해 총독부가 시행한 회유는 서양의학 시술기관인 관립병원의 증설을 통한 의료혜택의 확대를 통해 이루어졌고, 통제는 군사적 성격이 강화된 위생경찰제도의 정립을 통해 이루어졌다.

총독부는 중앙에 총독부의원, 지방에 자혜의원을 설립하고, 자혜의원이 포괄할 수 없는 지방에는 공의를 파견하여 종래 중앙에 한정되었던 서양의학적 진료의 혜택을 넓혀 나갔다. 서양의학은 일본이 조선의 근대화를 지도할 수 있다는 명분을 제공한다는 점에서 지속적으로 강조되었고, 그에 대해 조선의 주류 의학이었던 한의학은 조선의 상대적 열등성을 강조하기 위해 일관된 비판의 대상이 되었다. 나아가 종래 대한제국에서는 일어나지 않았던 한의학 자체에 대한 전면적인 부정이 이루어졌다. 각 의료기관에서는 총독부 지배에 대한 조선인들의 반감을 없애고 그 공백에 우호적인 감정을 심어주기 위한 목적에서 무료환자 치료인 시료를 실시하였다. 시료가 일제의 조선 지배가 가지는 강압성을 희석화시키려는 목적에서 시행되었다면, 피식민인 각 개인에 대한 적극적인 통제와 간섭 역시 의학을 수단으로, 구체적으로 위생이라는 이름으로 진행되었다. 더욱이 의료기관의 증설이 조선인 치료의 확대에만 목적을 둔 것도 아니었다. 자혜의원이나 공의의 경우 각 지방으로 침투해 가는 일본 식민이주자들의 안전한 활동을 의료적 측면에서 보장해주고 있었다. 나아가 1913년부터 실시된 조선의원급제생원특별회계는 정부지출금을 일정한 한도 내로 한정함으로써 관립병원들의 시료환자 치료 범위를 제한하고, 궁극적으로 관립병원들이 치료수입을 통해 회계를 운영하는 수입본위의 경영으로 전환하는 계기가 되었다.

　총독부의원은 서양의학적 분류기준에 입각한 각 분과의 영역을 세분화시키면서 전문성 강화를 통해 중앙 의료기관의 위상을 제고시켜 나갔고, 자혜의원은 소재 지방의 중심적 의료기관으로 의생을 비롯한 의료인 지도와 함께 위생사상의 보급을 위해 노력하면서 산파 및 간호사 양성기관으로 발전해 갔다. 한편 자혜의원이 총독부시기 식민지 의학체계 형성과 관련하여 특별한 의미를 지니는 것은 자혜의원 설립을 계기로 통감부시기 적극적 활동을 전개했던 동인회가 이 의학체계에서 배제되어 버렸다는 사실이다. 이 사실은 향후 총독부의 의학체계 운영과 관련하여 민간인의 배제가 가속화되며 아울러 실제적인 지배와 운용에서는 군대와 경찰이 중심이 된 의학체계가 형성될 것임을 의미했다.

　조선병합을 계기로 대한의원 부속 의학교는 조선총독부의원 부속 의학강습소로 개칭되었고, 1916년 4월에는 경성의학전문학교로 승격되었다. 총독부는 사립 의학교와 달리 관립 의학교 졸업생에게 무시험으로 의사면허를 선차적으로 부여함으로써 식민지 의학체계에서 관립 우위의 교육서열이 형성되는 계기를 만들었다. 관립 의학교는 설립 당초부터 이론적인 의학연구를 담당하는 의학자보다는 환자의 질병을 진단·치료할 수 있는 임상의사의 육성이 교육목표임을 분명히 하였다. 이 점에서 사립 의학교도 예외는 아니어서 세브란스의학전문학교도 자신의 교육목표를 임상의사의 육성에 두었다. 이러한 교육정책은 이론연구와 교육지도에서 일본에 종속된 의학교육의 식민지체제를 형성시킴으로써 일본의 조선 지배를 영구화시키려는 의도에서 실시되었다.

총독부는 의사규칙을 통해 서양의학 전공자만을 의사로, 의생규칙을 통해 종래 조선의 대표적 의료인인 한의사를 정규 의사가 아닌 의사의 보조인력으로 규정함으로써 조선에 서양의학 중심의 의학체계를 정착시키는 법률적 기반을 마련하였다. 총독부가 한의사의 완전 배제를 실현하지 못한 이유는 서양의학을 전공한 의사들이 부족한 현실에서 한의사를 배제할 경우 지방을 비롯한 의료 소외지역의 의료수요를 해결할 수 없었기 때문이다. 그러나 총독부는 한의사를 대체할 만한 서양의학 전공자를 육성하기 위해 의학교육기관을 설립하기보다는 의사시험을 통한 의사의 증가를 추진하거나, 의생규칙의 부수조항으로 과도기적인 의생의 양산을 허용하는 등 미봉적인 조치를 취할 뿐이었다. 서양의학에 입각한 의학체계를 수립해야 한다는 명분에 집착하여 의사 양성에 대한 대책도 마련하지 않은 상태에서 일방적으로 의료인 관련 법규를 제정한 것이었다. 한편 총독부는 약품급약품영업취체령을 반포하여 약품 관련 의료인을 제약사, 약종상, 제약자, 매약업자로 분류하였는데, 그 주요 시행 대상은 한약을 취급하던 한의사들이었다. 이 법규의 반포로 인해 기존에 서양 약품을 자유롭게 사용하던 한의사들은 그 사용에 제한을 받아야 했고, 직종을 구분받는 동시에 활동에 있어 총독부의 인가를 획득하여야 했다. 나아가 그들의 의료활동은 경찰을 통해 계속적인 감시의 대상이 되었다. 총독부 권력이 의료인 규제를 통해 의학분야로 침투해 들어가고 있었던 것이다.

총독부시기 확립된 식민지 의학체계는 동인회가 철저히 배제되고, 군의들이 의학체계 운영의 핵심으로 부상한 점에서 알 수 있듯이 군대와 경찰이 중심이 된 의학체계였다. 그리고 그 성격은 위생경찰을 통해 현실화되었다. 조선병합에 즈음하여 헌병 중심의 경찰제도가 확립되는 가운데 위생경찰의 권한은 확대되었다. 1911년 4월 내무부 위생국의 폐지, 1912년 4월 해항검역 및 이출우 검역에 관한 사무 이관을 통해 거의 모든 위생 관련 사무를 통괄하게 되었고, 1913년부터는 전문적인 의료인력이 담당해야 하는 기술시험과 같은 분야까지 포괄하기에 이르렀다. 이렇게 경찰이 위생행정을 주도함에 따라 식민지 의학체계의 운영 목적은 각 개인의 건강 확대라는 적극적인 의미보다는 생명 보호라는 협소한 범위로 축소되어 버렸고, 식민지체제 아래 각 개인은 국가의 부강과 연결되는 적극적 국민이기보다는 소극적인 보호의 대상으로만 인식되었다.

조선병합 후 총독부가 위생사무와 관련하여 큰 관심을 기울인 부분은 급성전염병의 방지였다. 전염병 방지를 위해 우선적으로 요구된 것은 위생적인 환경을 조성하기 위한 청결사업이었다. 총독부는 1912년 2월 경무총감부령, 1915년 7월 청결방법급소독방법을 반포하여 평상시 청결과 소독방법뿐 아니라 전염병이 발생한 긴급상황에 대비한 청결과 소독방법의 기준을 제공하였다. 그리고 정기적인 청소작업을 진행하는 데 주민들을 조직적으로 동원하기 위해 위생조합을 설립하였다. 이제 각 개인은 청결과 위생이라는 거부할 수 없는 명분 속에서 위생조합에 소속되었고, 총독부는 위생조합을 통해 각 개인을 파악하고 동원할 수 있게 되었다. 급성전염병이 발생했을 경우 총독부는 검역에서 전염병 환자의 격리에 이르는 각종 예방조치를 강구하였다. 전염병의 피해가 한 개인에게만 국한되지 않는다는 점에서 민중들은 제반 방역조치에 복종해야 했고, 그 복종은 공공의 이익을 위해 활동하는 총독부에 대한 순응을 의미했다.

   청결사업와 방역사무의 진행에 있어 경찰은 총 사령탑 역할을 담당하였다. 위생경찰의 역할이 강조된 것은 청결과 방역사업의 진행과정이 각 개인의 권리를 제한하고 통제하는 형식으로 진행되었기 때문이다. 그러나 총독부시기 청결과 방역작업은 기초적인 위생설비가 부족했다는 점에서, 민간의 참여를 배제시킨 경찰 위주의 활동이었다는 점에서 한계를 지니고 있었다. 재정부족 문제가 계속되고, 지배의 편의도모가 우선시되는 상황에서 총독부가 현실적으로 취할 수 있는 방안은 위생경찰의 주도성을 지속시키는 것일 수밖에 없었다. 그 결과 중앙과 지방의 위생업무는 식민지 전 기간 동안 계속적으로 경찰의 관할 하에서 진행되었다.

   통감부부터 총독부까지 이어지는 시기 동안 근대적 의학체계는 외형적 형태를 갖추어 나갔다. 중앙과 지방의 의료기관 설립, 의학교육기관의 정비, 의학 관련 법령의 공포, 의료인에 대한 면허제, 위생행정 사무의 체계화 등이 이루어졌던 것이다. 이러한 내용은 조선의 현실적 요구에 기초하여 정립된 것이기도 했다. 그러나 식민지 의학체계는 식민 지배의 영구화를 위한 회유와 통제라는 이중적 목적을 수행하는 것을 궁극적인 목적으로 하고 있었다. 서양의학 시술기관의 확대를 통해 식민 지배의 유용성을 유포시켜 나가는 동시에 각 개인을 식민지 권력의 지배범위 내로 편재시키는 수단으로 의학이 이용되었던 것이다.

   총독부는 조선인 회유를 위해 자신의 통치기간 동안 지속적으로 지방에 관립 혹은 공립 병원을 증설해 나갔고, 공의의 수를 확대시켜 나갔다. 그러나 식민지 의학체계가 지속되는 가운데 의학이 지니는 통제의 성격은 변동될 수 없었다. 구체적으로 1920년대에 접어들면서 관립병원들이 경영을 위주로 하는 일반병원으로 전환해 가고, 지방단체장이나 의사 등 민간인의 위생사무 참여가 확대되며, 연구를 목적으로 한 의학교육기관이 설립되는 등 변화의 모습을 보이는 가운데서도 위생경찰이 중심이 된 의학체계의 성격은 변동되지 않았다. 위생경찰 중심의 의학체계가 변화되지 않았다는 사실은 식민지시기 동안 조선에서는 적극적인 건강의 향상보다는 생명의 보호라는 소극적인 행정만이 실시되었고, 조선인은 다만 위생경찰의 통제범위 안에 있는 객체의 범주에 머물렀다는 것을 의미했다. 결국 위생경찰을 포함하여 식민지 의학체계의 운용에 참여했던 사람들에게 의학은 이해나 권리의 개념이 아니라 지배나 통제의 도구로 인식되었고, 그 반대편에서는 자발과 동의보다는 타율과 복종에 익숙한 피식민인이 창출되고 있었다.

참고문헌

1. 자료

1) 정부 간행물
『高宗實錄』『官報』『警務月報』『警務彙報』『統監府統計年報』『朝鮮總督府統計年報』『朝鮮總督府官報』『朝鮮總督府月報』『朝鮮總督府施政年報』『朝鮮總督府醫院年報』

2) 신문·잡지
『漢城旬報』『漢城周報』『독립신문』『매일신문』『皇城新聞』『뎨국신문』『大韓每日申報』『大韓民報』『每日申報』『東亞日報』『朝鮮日報』『긔독신보』『大韓自强會月報』『大韓興學報』『東醫報鑑』『西北學會月報』『西友』『朝鮮及滿洲』『別乾坤』『大日本私立衛生會雜誌』『同仁』『韓國醫學會會報』『朝鮮醫學會雜誌』
The Foreign Missionary, *The Korean Repository*, *The Korea Review*, *Korea Mission Field*

3) 政府記錄保存所 소장 자료
『警察醫 通譯 任免一件綴』 문서번호 88-41

4) 규장각 소장 자료
『治道規則』(奎 15255)
『奏本存案』(奎 17704)
『各部請議書存案』(奎 17715)
『內部請議書』(奎 17721)
『內閣往復文』(奎 17755)

『議政府來去文』(奎 17793)

『內部來去文』(奎 17794)

『外部內閣去來文』(奎 17797)

『學部來案』(奎 17798)

『統理交涉通商事務衙門日記』(奎 17836)

『統監府來去案』(奎 17850)

『統別法律關係往復文』(奎 17852)

『美案』(奎 18046-1)

『美原案』(奎 18046-12)

5) 日本 國立公文書館 所藏 資料

「朝鮮總督府醫院官制中ヲ改正ス」, 문서번호 2A-11-類1154

「朝鮮總督府醫院官制中ヲ改正ス」, 문서번호 2A-11-類1229

「朝鮮總督府專門學校官制 改正」, 문서번호 2A-11-類1229

「朝鮮總督府地方官官制中ヲ改正ス」, 문서번호 2A-12-類1529

「朝鮮醫療令ヲ定ム」, 문서번호 2A-13-類2884

6) 日本 外務省史料館 所藏 資料

『在朝鮮國仁川元山京城平壤ニ於テ開業醫補助一件』소장번호 3. 11. 1. . 7.

『韓國ニ於ケル種痘苗製造事業經營ニ關シ同仁會ヨリ稟申一件』소장번호 3.
      11. 1. . 20.

『漢城病院關係雜纂』소장번호 3. 11. 3. . 5.

7) 日記・回顧錄

『金允植全集』

三城景明, 『韓末を語る』, 朝鮮研究社, 1930

「魚丕信博士 小傳」 1-33, 『긔독신보』 1932. 1. 6.-1932. 9. 28.

『水野博士古稀記念 論策と隨筆』, 東京：水野練太郎先生古稀祝賀會事務所,
      1937

『男爵小池正直傳』, 東京：陸軍軍醫團, 1940

和田八千穗, 「韓末に於ける日本醫學の半島進出」, 『朝鮮の回顧』, 近澤書店,
      1945

和田八千穗, 「朝鮮に醫術をもたらした頃を中心」(學習院大學 東洋文化研究

所 所藏 녹음 테이프 8325(T4))

『芳賀榮次郎自敍傳』, 1950

『松井茂自傳』, 東京 : 松井茂先生自傳刊行會, 1952

佐藤剛藏, 『朝鮮醫育史』, 茨木 : 佐藤先生喜壽祝賀會, 1956

해링톤 저 / 이광린 역, 『開化期의 韓美關係』, 一潮閣, 1973 (F. H. Harrington,
    God Mammon and the Japanese, Madison : University of Wisconsin,
    1944)

Allen DeGray Clark, 『에비슨 전기』, 연세대학교 출판부, 1979

『松本順自傳 · 長與專齋自傳』, 東京 : 平凡社, 1980

石黑忠德, 『懷舊九十年』, 東京 : 岩波書店, 1983

朱槿源, 『含春苑의 回想』, 曉文社, 1983

릴리어스 호톤 언더우드(김철 역), 『언더우드 부인의 조선생활』, 뿌리깊은나무,
    1984

Oliver R. Avison 저 / 에비슨기념사업회 역, 『舊韓末秘錄』, 대구대학교 출판부,
    1984

공병우, 『나는 내식대로 살아왔다』, 대원사, 1989

H. N. Allen / 김원모 완역, 『구한말 격동기 비사 알렌의 일기』, 단국대학교 출판부,
    1991

『松村 池錫永』, 아카데미아, 1994

전종휘, 『남기고 싶은 이야기 醫窓夜話』, 의학출판사, 1994

문창모, 『천리마 꼬리에 붙은 쉬파리』, 삶과꿈, 1996

리하리트 분쉬(김종대 옮김), 『고종의 독일인 의사 분쉬』, 학고재, 1999

H. N. Allen / 신복룡 역주, 『조선견문기』, 집문당, 1999 (H. N. Allen, *Things
    Korean. A Collection of Sketches and Anecdotes, Missionary and
    Diplomatic*, New York : Fleming H. Revell Co., 1908)

8) 자료집

金正明 編, 『日韓外交資料集成』6, 東京 : 巖南堂書店, 1964-1965

『舊韓國外交文書(日案)』1-7, 高麗大學校 亞細亞問題硏究所, 1965-1970

『舊韓國外交文書(美案)』10-12, 高麗大學校 亞細亞問題硏究所, 1967

『韓末近代法令資料集』1-9, 國會圖書館, 1970-1972

『統監府法令資料集』1-3, 國會圖書館, 1973

『韓國警察史』, 1989(高麗書林 影印)

『駐韓日本公使館記錄』5-25, 國史編纂委員會, 1990-1998
『帝國議會日本衆議員議事速記錄(朝鮮關係 拔萃)』1-8, 太山, 1991
『明治官報拔萃 駐朝鮮日本國 領事館報告』下, 國學資料院, 1992
『議奏』1-5, 1994-1995, 서울大學校 奎章閣
『奏本』1-14, 1995-1997, 서울大學校 奎章閣
『朝鮮總督府 帝國議會說明資料』11-17, 東京：不二出版, 1998
琴秉洞 編,『資料 雜誌にみる近代日本の朝鮮認識』1-5, 東京：綠陰書房, 1999
『統監府文書』1-10, 國史編纂委員會, 1999-2000

9) 일반 자료
石幡貞,『朝鮮歸好餘錄』, 東京：1878
小池正直,『鷄林醫事』, 1887
兪吉濬,『西遊見聞』, 交詢社, 1895)
『韓國施政一班』, 統監府 編, 1906
『明治四十年韓國防疫記事』, 韓國統監府, 1908
『韓國施政年報(1906-1907)』, 統監官房, 1908
『駐韓軍隊衛生心得』, 1909
『韓國衛生一斑』, 內部 衛生局, 1909
『漢城府 事務官 及 各道 書記官 會議要錄』, 內部, 1909
『顧問警察小誌』, 韓國內部警務局, 1910
『隆熙三年 警察事務概要』, 韓國內部警務局, 年度 不明
『第二次韓國施政年報』, 統監府 編, 1910
『韓國警察一斑』, 韓國 內部 警務局, 1910
『賊徒情勢 道別管內狀況一覽表』, 1911
『第三次韓國施政年報』, 統監府 編, 1911
『朝鮮總督府救療機關』, 朝鮮總督府, 1912
『同仁會事業概要』, 東京：同仁會本部, 1913
『衛生警察講義一斑』, 平安南道 警務部, 1913
『朝鮮總督府救濟機關』, 朝鮮總督府, 1913
『朝鮮總督府道府郡書記講習會講義錄』, 朝鮮總督府, 1913
『朝鮮總督府道府郡書記講習會講義錄』, 朝鮮總督府, 1914
『朝鮮統治三年間成績』, 朝鮮總督府, 1914
『漢城衛生會狀況一斑』, 漢城衛生會, 1914

『大邱民團史』, 大邱府, 1915

『朝鮮關係 帝國議會議事經過摘要』, 朝鮮總督府, 1915(『日帝下支配政策資料集』 4, 高麗書林, 1993에 수록)

『朝鮮施政ノ方針及實績』, 朝鮮總督府, 1915

『朝鮮人ノ衣食住及其ノ他ノ衛生』, 第八師團軍醫部, 1915

藤沼武南, 『朝鮮行政警察法總論』, 巖松堂書店, 1916

『元山發達史』, 1916

『朝鮮總督府道府郡書記講習會講義錄』, 朝鮮總督府, 1916

『總督訓示集』 第二輯, 朝鮮總督府, 1916

『朝鮮の保護及び併合』, 朝鮮總督府, 1917

『總督訓示集』 第二輯 追錄, 朝鮮總督府, 1917

白石保成, 『朝鮮衛生要義』, 1918

『朝鮮總督府道府郡書記講習會講義錄』, 朝鮮總督府, 1918

『大正八年虎列刺病防疫誌』, 朝鮮總督府, 1920

『大正九年コレラ病防疫誌』, 朝鮮總督府, 1920

小串政治, 『朝鮮衛生行政法要論』, 自家出版, 1921

『朝鮮總督府第九回地方行政講習會講義錄』, 朝鮮總督府, 1921

大村友之丞, 『京城回顧錄』, 朝鮮研究會, 1922

『朝鮮衛生事情要覽』, 朝鮮總督府, 1922

『同仁會二十年誌』, 東京 : 同仁會本部, 1924

『臺灣衛生要覽』, 臺北 : 臺灣總督府警務局, 1925

千葉了, 『朝鮮獨立運動秘話』, 帝國地方行政學會, 1925

『大正十五年コレラ防疫ニ關スル記錄』, 朝鮮總督府, 1927

『朝鮮種痘五十年記念會』 第1號, 1928

『朝鮮總督府醫院二十年史』, 朝鮮總督府醫院, 1928

『衛生一般』, 慶尙北道, 1929

『朝鮮衛生要覽』, 朝鮮總督府, 1929

『朝鮮文化と警察』, 朝鮮警察新聞社, 1930

『朝鮮道立醫院槪況』, 朝鮮總督府, 1930

車田篤, 『朝鮮警察法論』, 朝鮮法制研究會, 1931

『京城醫師會二十五年誌』, 1932

李如星・金世鎔, 『數字朝鮮研究』 4, 世光社, 1933

『仁川府史』, 仁川府, 1933

『漢城醫師會報』, 1933

『京城府立順化院要覽』, 1935

『京城府史』 1-3, 京城府, 1936

『釜山府立病院小史』, 釜山府, 1936

『朝鮮警察概要』, 朝鮮總督府 警務局, 1936

『朝鮮統治の回顧と批判』, 朝鮮新聞社, 1936

『江原道衛生要覽』, 江原道 衛生課, 1937

龜山孝一, 『衛生警察敎本』, 東京 : 松華堂書店, 1937

『朝鮮鐵道史』 1, 朝鮮總督府鐵道局, 1937

『朝鮮道立醫院要覽』, 朝鮮總督府 警務局 衛生課, 1939

『慶北衛生の概要』, 慶尙北道 警察部, 1940

『施政三十年史』, 朝鮮總督府, 1940

『全州府史』, 1943

『臺灣統治概要 昭和20年』臺灣總督府, 1945(『明治百年史叢書』203, 東京 : 原
　　　書房, 1973에 수록)

『日本外交文書』 21, 日本國際連合協會, 1949

『統監府時代の財政』, 東京 : 友邦協會, 1974

金玉均(趙一文 譯註), 『甲申日錄』, 建國大學校 出版部, 1977

黃遵憲(趙一文 譯註), 『朝鮮策略』, 建國大學校出版部, 1977

『釜山府史原稿』, 1984(民族文化 影印)

山本四郎 編, 『寺內正毅關係文書 首相 以前』, 京都 : 京都女子大學, 1984

H. G. 언더우드 / 李光麟 譯, 『韓國改新敎受容史』, 一潮閣, 1989(H. G. Underwood,
　　　The Call of Korea. Political-Social-Religious, New York : Fleming
　　　H　Revell Co., 1908)

김영자 편저, 『조선왕국 이야기』, 서문당, 1997

2. 연구서

1) 저서

H. 지거리스트 / 이종찬 옮김, 『다섯가지 기념비적 사건으로 본 서양보건의학사』,
　　　한울, 1997

姜昌錫, 『朝鮮 統監府 硏究』, 國學資料院, 1995

奇昌德, 『增補 韓國齒科醫學史』, 아카데미아, 1995

奇昌德,『韓國近代醫學敎育史』, 아카데미아, 1995

金根培,『日帝時期 朝鮮人 과학기술인력의 성장』, 서울대 과학사 및 과학철학
　　　협동과정 박사논문, 1996

金度亨,『大韓帝國期의 政治思想研究』, 지식산업사, 1994

金斗鍾,『韓國醫學史 全』, 探究堂, 1966

김봉렬,『兪吉濬 開化思想의 研究』, 경남대학교출판부, 1998

김영식・김근배 편,『근현대 한국사회의 과학』, 창작과비평사, 1998

金容燮,『韓國近代農業史研究』下, 一潮閣, 1988

金容燮,『韓國近現代農業史研究』, 一潮閣, 1992

김호,『허준의 동의보감 연구』, 일지사, 2000

馬伯英 외 著 / 鄭遇悅 譯,『中外醫學文化交流史』, 電波科學社, 1997

馬越徹,『한국 근대대학의 성립과 전개』, 교육과학사, 2001

망원한국사연구실,『1862년 농민항쟁』, 동녘, 1988

閔庚培,『알렌의 宣敎와 近代 韓美 外交』, 延世大學校 出版部, 1991

朴潤栽,『韓末・日帝 初 近代的 醫學體系의 形成과 植民 支配』, 延世大 史學科
　　　博士論文, 2002

朴宗根 / 朴英宰 譯,『淸日戰爭과 朝鮮』, 一潮閣, 1988

박형우,『제중원』, 몸과마음, 2002.

방기중,『한국근현대사상사연구』, 역사비평사, 1992

徐榮姬,『光武政權의 국정운영과 日帝의 국권침탈에 대한 대응』, 서울大 國史學
　　　科 博士論文, 1998

서울大學校 醫科大學史 編纂委員會,『서울대학교의과대학사』, 1978

서울大學校病院史 編纂委員會,『서울대학교병원사』, 1993

孫禎睦,『朝鮮時代都市社會研究』, 一志社, 1977

孫禎睦,『韓國 開港期 都市變化過程研究』, 一志社, 1982

孫禎睦,『韓國 開港期 都市社會經濟史研究』, 一志社, 1982

신동원,『한국근대보건의료사』, 한울, 1997

아커크네히트 / 허주 편역,『세계 의학의 역사』, 민영사, 1993

연세대학교 의과대학 의학백년 편찬위원회,『의학백년』, 연세대학교 의과대학,
　　　1985

영국 개방대학 '건강과 질병' 교재편찬위원회,『역사속의 보건의료』, 한울, 1991

왕현종,『한국 근대국가의 형성과 갑오개혁』, 역사비평사, 2003

柳永益,『甲午更張研究』, 一潮閣, 1990

394

柳永益,『東學農民蜂起와 甲午更張』, 一潮閣, 1998

이만열,『한국기독교의료사』, 아카넷, 2003

이완재,『韓國近代 初期開化思想의 硏究』, 한양대학교 출판원, 1998

李潤相,『1894-1910년 재정 제도와 운영의 변화』, 서울대 국사학과 박사논문,
1996

이종찬,『서양의학과 보건의 역사』, 명경, 1995

李忠浩,『日帝統治期 韓國 醫師 敎育史 硏究』, 國學資料院, 1998

李學來,『韓國近代體育史硏究』, 지식산업사, 1990

전종휘,『醫窓夜話』, 의학출판사, 1994

정재정,『일제침략과 한국철도』, 서울대학교출판부, 1999

정태헌,『일제의 경제정책과 조선사회』, 역사비평사, 1996

조병희,『한국 의사의 위기와 생존 전략』, 명경, 1994

죤 W. 홀 / 朴英宰 譯,『日本史』, 역민사, 1986

朱鎭五,『19세기 후반 開化 改革論의 構造와 展開』, 延世大 史學科 博士論文,
1995

崔元奎,『韓末 日帝初期 土地調査와 土地法 硏究』, 延世大 史學科 博士論文,
1994

폴 스타 / 이종찬・윤성원 옮김,『의사, 국가 그리고 기업』, 명경, 1994

폴 스타 / 이종찬 옮김,『의사, 권력, 그리고 병원』, 명경, 1996

피터 두으스 / 金容德 譯,『일본근대사』, 지식산업사, 1983

洪性讚,『韓國近代農村社會의 變動과 地主層』, 지식산업사, 1992

홍순원,『조선보건사』, 평양 사회과학출판사, 1981

洪鉉五,『韓國藥業社』, 韓獨藥品工業株式會社, 1972

Carl F. Nathan, *PLAGUE PREVENTION AND POLITCIS IN MANCHU-
RIA 1910-1931*, Harvard University Press, 1967

Harry A. Rhodes, *History of the Korea Mission Presbyterian Church U.S.A.
Volume I 1884-1934*, The Presbyterian Church of Korea Department
of Education, 1984

David Arnold, *Colonizing the Body*, Berkeley and Los Angeles : University
of California Press, 1993

George Rosen, *A HISTORY of PUBLIC HEALTH*, Baltimore and London : The
Johns Hopkins University Press, 1993

管谷章, 『日本醫療制度史』, 東京 : 原書房, 1976

內務省 衛生局, 『醫制五十年史』, 東京 : 內務省 衛生局, 1925

大日方純夫, 『日本近代國家の成立と警察』, 東京 : 校倉書房, 1992

大日方純夫, 『近代日本の警察と地域社會』, 東京 : 筑摩書房, 2000

三木榮, 『朝鮮醫學史及疾病史』, 大阪 : 自家出版, 1963

神谷昭典, 『日本近代醫學のあけぼの』, 東京 : 醫療圖書出版社, 1979

神谷昭典, 『日本近代醫學の定立』, 東京 : 醫療圖書出版社, 1984

笠原英彦, 『日本の醫療行政』, 慶應義塾大學出版會, 1999

莊永明, 『臺灣醫療史』, 臺北 : 遠流出版事業股份有限公司, 1998

長幸男 外 編, 『近代日本經濟思想史』 1, 東京 : 有斐閣, 1969

酒井シツ, 『日本の醫療史』, 東京 : 東京書籍, 1982

川上武, 『現代日本醫療史』, 東京 : 勁草書房, 1965

布施昌一, 『醫師の歷史』, 東京 : 中央公論社, 1979

厚生省 醫務局, 『醫制百年史(記述編)』, 東京 : 厚生省 醫務局, 1976

厚生省 醫務局, 『醫制百年史(資料編)』, 東京 : 厚生省 醫務局, 1976

2) 논문

堀和生, 「조선에서의 식민지재정의 전개」, 『식민지 시대 한국의 사회와 저항』,
　　　　백산서당, 1983

權五榮, 「東道西器論의 構造와 그 展開」, 『韓國史市民講座』 7, 一潮閣, 1990

金承台, 「日本을 통한 西洋醫學의 受容과 그 性格」, 『國史館論叢』 6, 1989

金容燮, 「光武年間의 量田·地契事業」, 『韓國近代農業史研究』 下, 一潮閣, 1988

金亨錫, 「韓末 韓國人에 의한 西洋醫學 受容」, 『國史館論叢』 5, 1989

도면회, 「일제 식민통치기구의 초기 형성과정」, 『일제 식민통치연구 1 : 1905-1910』,
　　　　백산서당, 1999

레슬리 로얄, 「의료와 제국주의」, 『한국의 의료』, 한울, 1989

朴潤栽 외, 「日帝下 私立 避病院 設立運動 硏究」, 『醫史學』 7-1, 1998

朴潤栽, 「1910年代 初 日帝의 페스트 防疫活動과 朝鮮 支配」, 『韓國史의 構造와
　　　　展開』, 혜안, 2000

朴潤栽 외, 「韓末·日帝 初 醫師會의 창립과 朝鮮 支配」, 『延世醫史學』 5-1,
　　　　2001

박윤재, 「1876-1904년 일본 관립병원의 설립과 활동에 관한 연구」, 『역사와 현실』
　　　　42, 2001

박윤재,「한말·일제 초 방역법규의 반포와 방역체계의 형성」,『일제의 식민지
　　　　지배와 일상 생활』, 혜안, 2004

박형우 외,「한국 근대의학 도입사의 쟁점」,『延世醫史學』2-1, 1998

박형우 외,「제중원 일차년도 보고서」,『延世醫史學』3-1, 1999

박형우 외,「제중원에서의 초기 의학교육(1885-1908)」,『醫史學』8-1, 1999

박형우 외,「재동 제중원의 규모와 확대 과정」,『醫史學』9-1, 2000

裵圭淑,「大韓帝國期 官立醫學校에 관한 硏究」, 梨花女大 史學科 碩士論文,
　　　　1991

申東源,「日帝의 保健醫療 정책 및 한국인의 健康 상태에 관한 연구」, 서울대
　　　　보건관리학과 석사논문, 1986

신동원,「조선말의 콜레라 유행, 1821-1910」,『한국과학사학회지』11-1, 1989

신동원,「公立醫院 濟衆院, 1885-1894」,『韓國文化』16, 1995

신동원,「한국 우두법의 정치학 - 계몽된 근대인가, '근대'의 '계몽'인가」,『한국과학
　　　　사학회지』22-2, 2000.

여인석 외,「한성의사회에 대하여」,『醫史學』1-1, 1992

여인석 외,「구리개 제중원 건물과 대지의 반환과정」,『醫史學』7-1, 1998

여인석,「조선 개항 이후 韓醫의 動態」,『東方學志』104, 1999

연갑수,「개항기 권력집단의 정세인식과 정책」,『1894년 농민전쟁연구』3, 역사비
　　　　평사, 1993

왕현종,「대한제국기 量田·地契事業의 추진과정과 성격」,『대한제국의 토지조
　　　　사사업』, 민음사, 1995

尹貞愛,「韓末 地方制度 改革의 硏究」,『歷史學報』105, 1985

이경록 외,「광혜원의 개원과 제중원으로의 개칭과정」,『延世醫史學』2-4, 1998

李光麟,「開化黨의 形成」,『開化黨研究』, 一潮閣, 1973

李光麟,「金玉均의 著作物」,『開化黨研究』, 一潮閣, 1973

李光麟,「濟衆院 研究」,『韓國開化史의 諸問題』, 一潮閣, 1986

李光麟,「統理機務衙門의 組織과 機能」,『開化派와 開化思想 研究』, 一潮閣,
　　　　1989

李光麟,「開化思想研究」,『全訂版 韓國開化史研究』, 一潮閣, 1999

李光麟,「『易言』과 한국의 개화사상」,『全訂版 韓國開化史研究』, 一潮閣, 1999

李圭根,「朝鮮時代 醫療機構와 醫官」,『東方學志』104, 1999

李萬烈,「基督敎 宣敎 初期의 醫療事業」,『東方學志』46·47·48 合輯, 1985

李萬烈,「韓末 美國系 醫療宣敎를 통한 西洋醫學의 受容」,『國史館論叢』3,

1989

이윤상, 「초기 식민통치의 경제정책과 그 결과」, 『일제 식민통치연구 1 : 1905-1910』, 백산서당, 1999

李仁淑, 「'독립신문'論說에 나타난 體育·衛生思想硏究」, 이화여대 사학과 석사논문, 1984

이종찬, 「근대 서양의학의 역사적 성격과 구조」, 『서양의학의 두 얼굴』, 한울, 1992

이태진, 「대한제국의 서울 황성(皇城) 만들기」, 『고종시대의 재조명』, 태학사, 2000

이태훈 외, 「한말-일제하 유병필의 생애와 의료문제인식」, 『延世醫史學』 4-2, 2000

정근식, 「일제하 서양 의료 체계의 헤게모니 형성과 동서 의학 논쟁」, 『한국의 사회제도와 사회변동』, 1996

정근식, 「'식민지적 근대'와 신체의 정치 : 일제하 나(癩) 요양원을 중심으로」, 『사회와 역사』 51, 1997

정창렬, 「근대국민국가 인식과 내셔널리즘의 성립과정」, 『한국사』 11, 한길사, 1994

정태헌, 「일제하 자금유출 구조와 조세정책」, 『역사와 현실』 18, 1995

趙英烈, 「西歐諸國을 통한 西洋醫學의 受容」, 『國史館論叢』 9, 1989

조형근, 「식민지체제와 의료적 규율화」 『근대주체와 식민지 규율권력』, 문화과학사, 1997

조형근, 「일제시대 한국에서 의료체계의 변화와 그 사회적 성격」, 서울대 사회학과 석사논문, 1997

주진오, 「한국 근대 집권관료세력의 민족문제 인식과 대응」, 『역사와 현실』 1, 1989

주진오, 「서양의학의 수용과 제중원-세브란스」, 『역사비평』 가을, 1997

千鉉明, 「韓末 日本 東亞同文會의 朝鮮 敎育 進出」, 淑明女大 韓國史學科 석사논문, 2000

許在惠, 「18세기 醫官의 經濟的 活動樣相」, 『韓國史硏究』 71, 1990

황상익, 「역사 속의 학부(學部) "의학교", 1899-1907」, 『한국과학사학회지』 22-2, 2000

大綱志乃夫, 「1880-1900年代の日本」, 『岩波講座 日本通史』 17, 東京 : 岩波書

398

店, 1994

尾崎耕司, 「'傳染病豫防法'考」, 『新しい歴史學のために』213, 1994

尾崎耕司, 「萬國衛生會議と近代日本」, 『日本史研究』439, 1999

飯島渉, 「近代中國における'衛生'の展開」, 『歴史學研究』703, 1997

飯島渉, 「近代中國の衛生行政」, 『東洋學報』80-2, 1998

山室信一, 「明治國家の制度と理念」, 『岩波講座 日本通史』近代 2, 東京：岩波書店, 1994

西岡香織, 「日本陸軍における軍醫制度の成立」, 『軍事史學』101, 1990

石塚裕道, 「明治初期の東京におけるコレラ病對策と民衆」, 『人文學報』114, 東京都立大學 人文學部, 1976

松本武祝, 「植民地期朝鮮農村における衛生・醫療事業の展開」, 『商經論叢』34-4, 1999

松田利彦, 「朝鮮植民地化の過程における警察機構」, 『朝鮮史研究會論文集』31, 1993

松田利彦, 「日本統治下の朝鮮における憲兵警察機構」, 『史林』78-6, 1995

愼蒼健, 「覇道に抗する王道としての醫學」, 『思想』905, 1999

阿部安成, 「傳染病豫防の言説 – 近代轉換期の國民國家・日本と衛生」, 『歴史學研究』686, 1996

安保則夫, 「都市衛生システムの構築と社會的差別」, 『歴史學研究』703, 1997

奥平武彦, 「朝鮮の條約港と居留地」, 『朝鮮社會法制史研究』, 東京：岩波書店, 1937

劉士永, 「臺灣における植民地醫學の形成とその特質」, 『疾病・開發・帝國醫療』, 東京：東京大學出版會, 2001

笠原英彦, 「近代日本における衛生行政論の展開」, 『法學研究』(慶應大學 法學研究會) 69-1, 1996

丁蕾, 「近代日本の對中醫療・文化活動 – 同仁會研究(一)」, 『日本醫史學雑誌』45-4, 1999

村上陽一郎, 「前史としての戰前の醫療」, 『醫療』, 東京：讀賣新聞社, 1996

脇村孝平, 「植民地統治と公衆衛生」, 『思想』878, 1997

瀧澤利行, 『養生の樂しみ』, 東京：大修館書店, 2001

ABSTRACT

The Origin of Korean Modern Medical System

Park Yunjae

The purpose of this study is to clarify what the colonial medical system was and how it was developed as one of the core medical systems in Korean medical history. The author analysed the formation and reorganization of the modern medical system in late Great Han Empire and early Japanese colonial period(1876-1919) in order to achieve this purpose. Firstly a detailed analysis was carried out to clarify the characteristics of the modern medical system that the Joseon dynasty tried to establish. Then, an inquiry into the colonial medical system from Residency-General period was made on four fields : hospitals, education, legislation and the police.

After Korea opened her port to foreign countries in 1876, there growed up the national needs to be a wealthy country and to have a powerful army. The Western medicine was considered as one of the means to meet these needs. Western medicine was regarded serviceable to increase national production and maintain a powerful army. Especially, the notion of sanitation was highlighted on as an effective tool in a way of actualizing a wealthy and powerful country by virtue of taking preventive measures against disease and promoting the health of the people.

Yu Gil-jun(兪吉濬), one of the members of the Civilized Party, discussed diseases, governmental agencies, and legislation toward the modern medical system in the 1890s. Efforts were made to set up a better health system during Gap-o Reformation(甲午改革) in which he participated. The Sanitary Control Agency(SCA) was created as a sub-department of administrative ministry with a view to take charge of sanitary administration in Korea. Also the SCA enacted the preventive law against epidemics and organized the Infectious Disease Prevention Commission in which the western doctors took initiatives while cholera prevailed throughout the country.

The appearance of critical discourse about Oriental medicine that had been a major part of Korean medical system characterize the medical discourse of the Great Han Empire. Also there was a claim that we should emphasize on accommodating the Western medicine as our primary concern. So the Western medicine as well as the Oriental medicine was discussed in that period. Still the Oriental medicine continued playing an important role using its geographic and physical characteristics in Korea. Both Oriental and Western medicines respectively took their own advantages of rather than deprived of each other's field in Great Han Empire.

It was the Government Medical School that accomplished its purpose of accepting the Western medicine in Great Han Empire. The curriculums in the medical school had been transformed from having both Oriental and Western medicines to focusing on the Westerns after having Japanese teacher. But still there was the certain belief that we should have the Oriental medicine as a main part of a medical system. So the Oriental medical doctors continuously got hired in government-run hospital that played the alternative role in the modern medical system together with the medical school. Furthermore, the Great Han Empire approved of the Oriental medicine as an official one. So the Oriental medical doctors were accepted as legally licensed medical doctors regarding qualification as a part of the modern medical system.

While Japan invaded Korea in an aggressive way, it promoted the Western Medicine Only Policy differentiating from that of Great Han Empire. The Great Han Empire tried to promote both Oriental and Western medicines at the same time. Japan had already promoted its own Western Medicine Only Policy and achieved the modern medical system on the basis of that policy. And Japan would try to change Korea's medical system over its accomplishment. Furthermore, Japan reorganized Korea's medical system in order to strengthen its ruling power. Japan specifically established the medical center Daehan Hospital(大韓醫院) supervising all the medical affairs including the sanitary police in 1907 and dispatched the police advisory doctors(警務顧問醫) taking in charge of sanitation to each province. Dojinkai(同仁會), a private society of Japanese doctors, supported the Residency-General by dispatching its members as the police advisory doctors during the reorganizing process.

The reorganized medical system by the Residency-General aimed at two objectives : to conciliate the Koreans by the practice of Western medicine and to control them through the sanitary police. In order to appease the Korean people, Japan built many government-run hospitals and expanded the Western medical services. Also military doctors were involved in the sanitary police system to enforce control over Korea.

After merging of Korea to Japan, the medical school attached to Daehan Hospital was renamed as the medical training center annexed to Joseon Government-General Hospital(朝鮮總督府 附屬 醫學講習所). Then it promoted to Gyengseong Medical College(京城醫學專門學校) in April 1916. From the beginning, the school aimed at training general practitioners rather than educating highly qualified doctors including specialized researchers. Severance Medical College as private school was no exception. Its purpose was to foster general practitioners. Their policy of medical education agreed with Japan's general educational policy, intending to eternalize her ruling over Korea. Japan intended to establish a colonial medical system subordinating to Japan in medical research and educational training.

The Government-General enacted a new regulation that authorized Western medical doctors only, the Oriental medical doctors, who had been practically playing major roles in Korea, were not qualified officially but were defined as assistant. Based on this legislative regulation, colonial medical system was established upon Western medicine. The Government-General increased the number of doctors by issuing licence to those who pass the licence examination. Anyone could become a doctor by passing the licence examination without receiving any formal education, which entailed the danger of authorizing unqualified personnels. Although the Oriental medical doctors were not officially authorized, but there were definite needs. So an exceptional rule was added on the regulation for Oriental medical practitioners. In a certain transitional period, the Oriental medical doctors could have a license according to the exceptional law. Both ways were considered to be temporary policies because they did not focus on medical education in a long run.

One of the special features of the medical system by Government-General was that the military doctors and police heavily involved in it. Jahye Hospital(慈惠醫院) was a good example that showed up the main characteristic of the medical system driven by the military doctors. While Jahye Hospital was being established, Dojinkai, initiated by private doctors, was excluded even though it had actively supported the Residency-General before. The other distinctiveness of the medical system by Government-General explained why the sanitary police system was consolidated. The police usually tended to limit the individual rights and control people. By magnifying their characteristic, the police became easily involved in sanitation and epidemic controls in colonial medial system. It was the sanitary police that played the major role in sanitary affairs and epidemic controls.

Although the number of public or government-run hospitals increased and legislation associated with medical affairs was consolidated, the characteristic of the core medical system depending on the sanitary police did not change over the colonial period. It means that the medical policy laid stress on protecting lives in passive way rather than improving people's health in active way. It also showed that Koreans were merely the subject under the control of sanitary police through out over the colonial period. Therefore, those who were in charge of running the colonial medical system considered medicine not as a right or a interest of people but as a tool of governing or ruling Korean people. And Koreans were accustomed to being the colonized public familiar with not spontaneity and agreement but with obedience and submission.

찾아보기

【ㄱ】

가나이 도요시치(金井豊七) 181
加藤友三郎(→가토 도모사부로)
加藤周乎(→가토 슈코)
가로수 설치 217
가이세 도시유키(海瀬敏行) 63, 67
가토 도모사부로(加藤友三郎) 265
가토 슈코(加藤周乎) 165
감리회 295
갑신정변 38, 65
갑오개혁 78, 92
갑오정권 118, 132
岡崎生三(→오카자키 쇼조)
강병 36, 45
岡喜七郎(→오카키 시치로)
개업의 58, 63, 68, 167, 171, 172, 271, 275,
283, 290, 310
개인 32
(독립적인) 개인 74
개인에 대한 통제와 개입 232
개인의 건강 확대 339
개인의 권리 365
개인의 권리 침해 205
개인의 섭생 71
개인의 자유 제한 336
개인의 자유와 재산 침범 348

개인의 파악과 동원 352
개인이나 지역의 자율적인 이해 338
개화상소 28
개화파 30, 80, 105
개화파의 위생개혁론 31
개화파의 이상주의적 인식 37
거류민 진료 156
거류지 위생 62
거리 살수(撒水) 217
건강진단소 218
검병적(檢病的) 호구조사 361
검역규칙 82
검역소 85
게 245
격리 359, 366, 368, 371
경무고문 163
경무고문부 154, 164, 175
경무고문의 166, 274
경무국 164
경무국 위생과 191, 192
경무청 80, 164, 178
경무총감부 331
경부철도 150
경부철도주식회사 151, 155
경성위생위원회 353
경성의학전문학교(京城醫學專門學校)
287

경성제국대학 의학부 293
경성제국대학 의학부 부속병원 246
경의선 150, 358
경찰(→위생경찰 참조) 34, 74, 80, 84, 86, 233, 329
경찰을 중심으로 한 단속 202
경찰을 중심으로 한 단속 위주의 방역활동 212
경찰의 170, 273, 361, 369
경찰의 단속 338
경찰의 위생 관련 사무의 장악 331
경찰의 위생행정 개입 208
경찰의의 공의로 변경 274
경태협(景台協) 128
계몽활동 224
계엄령 201
古城梅溪(→후루시로 바이케이)
고야마 젠(小山善) 185
고이케 마사나오(小池正直) 63
고종 40, 44, 183
고쿠부 쇼타로(國分象太郎) 185
고타케 다케지(小竹武次) 126, 128, 185
공동변소 설치 217
공립병원 66, 68, 158
공업전습소 285, 287
공의(公醫) 154
공의규칙 304
공의의 근무조건 276
공의제도 267
공의제도의 원형 271
(조선인의) 공의 채용 276
과목보류제도 312
관동대지진 265
관리임용 129
관립병원 132, 157, 228, 256, 283, 289, 291, 334

(조선 진출을 위한 기반으로서) 관립병원 64
관립병원의 수입본위 경영 231
관립병원의 폐지 65, 67
관립 우위의 교육서열 284
관립의학교 123, 179, 278, 285, 303
관립의학교 부속병원 182
관립의학교 졸업생 137, 181
관의(官醫) 45, 113, 122
관학 지배의 교육구조 56
광견병 332
광무개혁 133
광제원(廣濟院) 134, 153, 167, 175, 192, 193
(경무고문부의) 광제원 개편작업 167
광제원의 치료 대상 136
광제원 확장비 180
광혜원(廣惠院) 39
교관 129
교수 120, 122
교토의과대학 161
교통단속 356
교통차단 359, 366
교파의 연합화 294
구니에다 히로시(國枝博) 185
구료병원 133, 195
구미원(驅黴院) 218
국가 34, 36
국가의 개입 74, 364
국가의 양생 73
국가의 의사에 대한 통제 54
국가의 의사활동 개입 307
국가적인 양생 71
국가 주도의 의학 육성 55
국가주의 53
국민 36

국민의 건강에 대한 관심 79
국민 전체의 건강 78
國分象太郎(→고쿠부 쇼타로)
국왕권 강화 41, 43, 183
국왕의 시혜성 43, 46, 133
國枝博(→구니에다 히로시)
국체 53
군대 56, 201
군사적 방역활동 198
군사적 방역활동에 대한 비판 209
군의 45, 63, 91, 96, 152, 171, 241, 259,
    306
군의들에 대한 평가 261
(과잉화된) 군의들의 활용 260
군의료(軍醫寮) 57
군의의 교사 채용 160
군의의 진출 284
군의제도 56, 57
군의 중심의 의학체계 162
군의학교 55, 57
군진의학 56
극독약 322, 324, 327
근대의학 23
근대적 의학체계 37, 45, 72, 78, 88, 118
金井豊七(→가나이 도요시치)
기독교 의사 112, 113, 296
기독교 학교의 정체성 약화 300
기생충 245
기차검역 358
기초학문 101
기타자토 시바사부로(北里柴三朗) 234
吉本潤亮(→요시모토 미쓰아키)
김옥균(金玉均) 30, 73, 80
김익남(金益南) 128

【ㄴ】

나가요 센사이(長與專齋) 29
나카무라 도미조(中村富藏) 154, 159
난학(蘭學) 49
남감리회 295
남순희(南舜熙) 128
남장로회 295
내과 316
내부 병원 132
內田徒志(→우치다 도시)
네덜란드 49, 51

【ㄷ】

다나카 지카유키(田中親之) 60
단속 위주의 격리조치 368
단속 위주의 방역조치 367
대구동인의원 154, 158, 161
대구동인의원 의학교육 160
대만의 공의제도 271
대만중앙위생회(臺灣中央衛生會) 343
대한의원(大韓醫院) 161, 227, 240, 242, 243,
    247, 248, 278, 280, 303
대한의원 관제 191
대한의원 낙성식 191
대한의원 부속 의학교 279
대한의원 설립 189
대한의원 위생부 191
대한의원의 조선인 진료 193, 194
대한의원 창립 준비위원회 185
데라우치 마사타케(寺內正毅) 227, 240
도다 겐유(戶田玄雄) 59
도립의원 265
도피 368
독립협회 119
독일의학 52, 53
동경대학 의학부 55, 234

408

동도서기(東道西器) 26, 27, 28
동문의회(同文醫會) 143
동물학 245
동서병존 109, 122, 141
동서의학 병존 120, 181
동서의학의 진료상 차이점 125
동아동문회(東亞同文會) 143
동원에 의한 강제 353
동인의원 153, 248, 261
동인의원 건물 255
동인회(同仁會) 배제 143, 167, 184, 261
동인회 소속 의사 274
동인회의 보조금 신청 158
동인회의 조선 진출 150
동인회 인사들의 면직 197
藤繩文順(→ 후지나와 분준)
藤田嗣章(→ 후지타 쓰구아키)
디프테리아 356

【ㄹ】

라디움 요법 243
라이드(W. T. Reid) 295
러시아 군의 94
러일전쟁 97, 145, 150, 306
鈴木謙之助(→ 스즈키 겐노스케)
鈴木裕三(→ 스즈키 유조)
瀬脇壽雄(→ 세와키 도시오)

【ㅁ】

마루야마 시게토리(丸山重俊) 163, 175
마쓰모토 료준(松本良順) 49
마쓰이 시게루(松井茂) 198
마쓰카타 마사요시(松方正義) 64
마에타 기요노리(前田淸則) 59

매약업자(賣藥業者) 322, 324
맥라렌(C. I. McLaren) 295
메가타 다네타로(目賀田種太郎) 190
면역혈청요법 356
모르핀 주사 332
모리야스 렌키쓰(森安連吉) 316
目賀田種太郎(→ 메가타 다네타로)
무시험 의사면허 55, 56
무자격 의사 305
문명개발 145
문명국 345
문부성 지정 301
문화통치 341
뮬레르(B. C. Müller) 55
미우라 야고로(三浦彌五郎) 209
미즈노 렌타로(水野練太郎) 341
민간 의사의 참여 확대 266
민간의 참여 341
민영익(閔泳翊) 38
민원식(閔元植) 180
민족에 따른 차별 289
밀즈(R. G. Mills) 299

【ㅂ】

바우만(N. H. Bowman) 295
박영효(朴泳孝) 30, 35, 70, 73, 316
박정양(朴定陽) 77
반 버스커크(Van Buskirk) 295
반일감정 61, 172
방역위원회 86
방역을 위한 시설 완비 요청 211
방역조치에 대한 의사들의 불만 368
방역체계 84
방역활동 82, 108, 349
(계엄령적인) 방역활동 201

방역활동의 폐해　205

芳賀榮次郞(→ 하가 에이지로)

법률　74, 320

(알렌의) 병원 건설안　39

보신　69

福澤諭吉(→ 후쿠자와 유키치)

본과　289

부강한 국가 건설　81

부국강병　26, 28, 29, 30, 33, 36, 51, 54, 74, 79, 339

副島種臣(→ 소에지마 다네오미)

北里柴三朗(→ 기타자토 시바사부로)

북장로회　295

분뇨　33

분뇨·쓰레기 처리　217, 345

빈튼(C. C. Vinton)　47

【ㅅ】

사가라 지안(相良知安)　48, 51, 55

寺內正毅(→ 데라우치 마사타케)

사사키 요모시(佐佐木四方支)　185

사토 쇼추(佐藤尙中)　49

사토 스스무(佐藤進)　151, 184, 189, 192, 194, 197

산파 및 간호사 양성　258

森安連吉(→ 모리야스 렌키쓰)

杉田玄白(→ 스기타 겐파쿠)

三浦彌五郞(→ 미우라 야고로)

相良知安(→ 사가라 지안)

생리　339

생리학　103

생명보호　339

생생의원(生生醫院)　59, 61, 65

서양약품　327

서양식 의학교육　43

서양의학　28, 29, 35, 36, 43, 49, 69, 70, 101, 157, 233, 344

(전통을 파괴하는) 서양의학　147

서양의학 수용　38

서양의학 시술기관으로 전환　180

서양의학에 대한 불신　270

서양의학에 대한 신뢰　89, 288

서양의학에 입각한 전문치료　193

서양의학 위주　122

서양의학은 서양문명의 상징　147

서양의학을 통한 조선인 회유　61

서양의학의 수용　36, 37, 104

서양의학의 우월성에 대한 확신　125

서양의학의 정착　250

서양의학의 확산을 지향　142

서양의학의 효용성　60

서양의학의 효과　50

서양의학이 시술되는 고급 의료기관　195

서양의학이라는 공감대　300

서양의학 일원화　234, 303, 319

서양의학 중심 의학체계　303, 307

서울 공사관의원　59, 63, 67, 90, 162

서울의 청결화　216

『서유견문(西遊見聞)』　72

石黑忠德(→ 이시구로 다다노리)

선교　46, 111

선교병원　294

선교사 추방　302

선박·기차·여객 검역규칙　349

성홍열　245, 356

세균학　234, 245, 355

세브란스병원　115, 293

세브란스연합의학교　295

세브란스의학교　115, 285, 294, 303, 309

세와키 도시오(瀨脇壽雄)　92

소네 아라스케(曾禰荒助)　260

410

소독 359
小山善(→고야마 젠)
소에지마 다네오미(副島種臣) 53
小竹武次(→고타케 다케지)
小池正直(→고이케 마사나오)
소화기 전염병 359
松方正義(→마쓰카타 마사요시)
송병준(宋秉峻) 316
松本良順(→마쓰모토 료준)
松井茂(→마쓰이 시게루)
水野練太郎(→미즈노 렌타로)
수역(獸疫) 335
수출우검역소 335
수치료실(水治療室) 243
순종의 순행 162
순화원(順化院) 367, 371
순회진료 174, 252, 268
스기타 겐파쿠(杉田玄白) 49
스즈키 겐노스케(鈴木謙之助) 181
스즈키 유조(鈴木裕三) 93
시가 기요시(志賀潔) 234
시료 혜택의 축소 264
시미즈 다케후미(淸水武文) 165, 181, 197
시볼트(H. v. Siebolt) 49
矢野義徹(→야노 기테쓰)
矢田房雄(→야다 후사오)
시혜성 46
식민지 의학교육 283
식민지 의학체계 내로 편입 297
식민지 의학체계의 연원 165
식민지 의학체계의 운영 338
식민지배의 안정화 274
신사참배 302
신의주 358
『신학신설』 69

【ㅇ】

아세아의회(亞細亞醫會) 144
아이치(愛知)현립의학전문학교 303
아편 332
아편정책 271
안봉선(安奉線) 358
安田穰(→야스다 미노루)
알렌(H. N. Allen) 38, 43, 90
岩佐純(→이와사 준)
야노 기테쓰(矢野義徹) 59
야다 후사오(矢田房雄) 165
야스다 미노루(安田穰) 93, 97
약리학 103
약상 139
약제사 139, 320, 322
약제사(藥劑士)규칙 138
약종상(藥種商) 139, 306, 322, 324
약종상규칙(藥種商規則) 138
약품급약품영업취체령(藥品及藥品營業
    取締令) 302
약품순시규칙(藥品巡視規則) 140
약품 취급에 대한 국가의 인허 328
약학과 139
양생 69, 70, 72
(서양의학의 성과에 근거한) 양생법 70
양생소(養生所) 49
어린이의 양육 31
언더우드(H. G. Underwood) 45
에비슨(O. R. Avison) 86, 111, 293, 301
여서창(黎庶昌) 37
연합의학교 295
영국 성공회 295
영국의학 51
예산문제 371
오긍선(吳兢善) 295

오카자키 쇼죠(岡崎生三) 198
오카키 시치로(岡喜七郎) 211
오키 게지로(隱岐敬次郎) 97
와다 야치호(和田八千穗) 97
와이어(H. H. Weir) 295
외과 36, 50, 56, 62, 101, 133, 147, 193, 238, 249, 316
요시모토 미쓰아키(吉本潤亮) 185
우두법 152
우치다 도시(內田徒志) 181, 197
웰즈(J. H. Wells) 296
위생 29, 30, 51, 69, 71, 74, 89, 138, 338, 341, 344, 356
(개인의) 위생 200
위생강습회 339
위생개선을 위한 강제적인 조치 172
위생경찰(衛生警察) 34, 75, 80, 164, 168, 336, 343, 349, 362
위생경찰사무 337
위생경찰사무의 비중 확대 171
위생경찰에 의한 위생비 징수 221
위생경찰의 단속 352
위생경찰의 실질적인 출발 175
위생경찰의 의사 의생 지도 362
위생경찰의 주민통제 강화 224
위생경찰의 청결지도 350
위생경찰 임무의 강화 165
위생경찰제도의 정비 173
위생경찰제도의 확산 166
위생계몽 87, 257, 339
위생고문 92
위생과 관련된 지방정책 변화 273
위생과 청결의 논리로 통제 175
위생과를 경무국으로 이관 164
위생과 폐지 333
위생 관련 사무 333

위생 관련 중앙 행정기관 344
위생관사(衛生官司) 76
위생국 76, 78, 139, 199, 331
(단일 기구로서) 위생국 78
(서양 각국에 설립된) 위생국 77
위생국의 배제 218
위생기술원 342
위생론 72
위생사무의 일원화 337
위생사상 370
(조선인의) 위생사상 364
위생사상의 계몽 354
위생시설의 완비 353
위생시험 사무 336
위생의 논리 204
위생조합 223, 351
위생행정 164
(도시의) 위생행정 158
위생환등회 224
위술병원 분원 255
윌리스(William Willis) 51
유길준(兪吉濬) 72, 78, 80, 86, 210
유병필(劉秉珌) 207
유세남(劉世南) 182
유학 291
유행성 뇌척수막염 356
유홍(劉泓) 128
윤덕영(尹德榮) 210
은닉 368
隱岐敬次郎(→오키 게지로)
음료수의 불결 346
음식물 단속 332, 359
의과대학 139
의료 30
의료기관의 부재 269
의료기관의 부족 371

412

의료기관의 유무 308
의료선교사 89, 111, 294, 299
의료인력의 부족 317
의료인에 대한 개입과 규제 140
의료인에 대한 등록제도 140
의료인에 대한 자격 규정 137
의료혜택 범위의 전국적 확대 247, 254
의사 320, 340, 341
의사경찰(醫事警察) 34
의사규칙(醫士規則) 138, 302
의사규칙(醫師規則) 284, 304
의사 단속 303
의사들의 자문 343
의사면허 54, 301
(최초의) 의사면허 116, 285, 294
의사시험 54, 310
의사시험규칙(醫師試驗規則) 310
의사시험규칙의 개정 312
의사 양성 257
의사의 권위 향상 307
의사의 방역활동 참여 208
의사회 104
의생 257
의생규칙(醫生規則) 304, 314
의생들의 서양의학 습득 320
(과도기적인) 의생의 양산 318
의술개업 면허장 129
의약분업 140, 323
의원 139
의제(醫制) 54
의친왕(義親王) 182
의학 27, 48
(인구의 증가를 도모하는 주요한 수단으로)
　　의학 119
의학강습소 309
의학강습소로의 지위 격하 280

의학강습소 학자금 규칙 변경 281
(지방) 의학교 121
(한성병원의) 의학교 건립 96
의학교 관제 122
의학교 설립 118
의학교 설립 청원 119, 120
의학교와 부속병원 설치를 위한 예산 89
의학교육 39, 43, 55, 111, 159
의학교육기관의 증설 309, 319
의학득업사(醫學得業士) 117
의학사(醫學士) 56, 117
(일본인 의사가 진행하는 조선인) 의학생
　　교육 90
의학생 선발 44
의학 연구를 통한 통치보조 247
(국가정책을) 의학 차원에서 보조 149
의학체계 14
(군대와 경찰이 주도하는) 의학체계 261
(군사적 성격의) 의학체계 264
(조선지배를 위한) 의학체계의 재편 143
의화궁(義和宮) 184
이규선(李珪璿) 177
伊藤博文(→이토 히로부미)
이시구로 다다노리(石黑忠悳) 52
이와사 준(岩佐純) 51
이용익(李容翊) 94
이익(李瀷) 27, 101
이지용(李址鎔) 180, 184
이질 234, 245, 359
이출우(移出牛) 검역 334, 335
이케가미 시로(池上四郎) 154
이토 히로부미(伊藤博文) 116, 153, 181,
　　189, 198, 201, 214
이화학적 요법 244
인구 31, 71, 345
인천 영사관 부속병원 60

일본병원의 설립 98
(조선인들의) 일본병원 이용 65
일본 식민 이주자의 건강보호 215, 267, 347
일본 식민 이주자를 위한 병원 256
일본식 의학교육체계의 수용 115
일본 유학생 284
일본어 188, 281
일본의 경찰제도 341
일본의 위생행정 337
일본의 의학전문학교 286
일본의학 48, 49, 55
일본의학의 자립 234
일본인을 위한 병원 194
일본인 의사 144, 177
일본인 의사의 고용 181, 187
일본인 의사의 교사 채용 127
일본인 입학 287
일본의 재정긴축정책 64, 265
일본 중앙위생회 342
일본 황태자 198, 213
일어학교 161
임상의사 45, 113, 120, 282, 290, 292, 299
입헌군주국 53

【ㅈ】

자발적인 동의 353, 369
자율적인 국민 354
자혜의원(慈惠醫院) 162, 227, 241, 247, 267,
    268, 283, 308, 334
자혜의원관제 250
자혜의원 설치비 249
자혜의원 수가규정 272
자혜의원 업무 255
자혜의원의 도 이관 265
자혜의원의 민족별 이용률 256

자혜의원의 수입본위 경영 265
자혜의원의 의학교육 258
자혜의원 증설 251, 252
자혜의원특별회계법 251
자혜의원특별회계법 개정법률안 251
長谷川泰(→ 하세가와 다이)
長谷川好道(→ 하세가와 요시미치)
장기설(瘴氣說) 31, 73
장도(張燾) 128
長與專齋(→ 나가요 센사이)
장티푸스 359
재귀열 245
재단법인 297
재무고문부 164
적십자사병원 181
전문학교 승격 297
전수학교(專修學校) 279, 285, 287
전염병 31, 73, 74, 150, 334, 340, 347, 349,
    355
전염병 예방 33
전염병예방령 351, 363
전염병예방령 시행규칙 349
전염병원 설치 217
전염병 지식 320
전염병 환자 신고 360
전용규 128
전의감(典醫監) 혁파 79
前田淸則(→ 마에타 기요노리)
田中親之(→ 다나카 지카유키)
정약용(丁若鏞) 101
제국의회 319
제생원 230, 243
제생의원(濟生醫院) 58, 62, 63
제약사(製藥師) 322
제약자(製藥者) 322, 324
제예규칙(除穢規則) 217

414

제예사업(除穢事業) 214

제일은행 156

제중원(濟衆院) 39, 90, 101, 110, 132, 133, 137, 187

제중원의학교 45, 113

조선교육령 290, 298

조선의원급제생원특별회계(朝鮮醫院及濟生院特別會計) 230, 265

조선인 진료 171, 268

조선인 회유 63, 65, 91, 93, 152, 157, 171, 192, 241, 247

조선주차군 259

조선중앙위생회(朝鮮中央衛生會) 342

조선 지배를 위한 의학체계 구축 53

조선총독부경무총감부사무분장규정 332

조선총독부의원(→ 총독부의원)

조선총독부의원 부속 의학강습소(→ 총독부의원 부속 의학강습소)

조수 111

조장위생(助長衛生) 336, 337

조중응(趙重應) 316

종두의양성소 123

佐藤尚中(→ 사토 쇼추)

佐藤進(→ 사토 스스무)

佐佐木四方支(→ 사사키 요모시)

주민들의 동의 354

주부(主簿) 139

주사(主事) 45

중상주의 34

중일전쟁 302

中村富藏(→ 나카무라 도미조)

중추원 123

曾禰荒助(→ 소네 아라스케)

지방제도의 개편 341

지방행정조직 84

지배를 위한 청결화 224

池上四郎(→ 이케가미 시로)

지석영(池錫永) 28, 69, 102, 120, 128

지석영의 일본어 사용 반대 189

志賀潔(→ 시가 기요시)

진료행위별 수가제도 256

【ㅊ】

찬화의원(贊化醫院) 123

채변검사 359, 360

1909년 콜레라 방역 202

1902년 콜레라 방역 137

1907년 콜레라 방역 198, 213

천연두 364

천황 228, 248

철도국 지정병원 155

철도의 151

청결 75, 344, 347

청결방법 332

청결방법급소독방법(淸潔方法及消毒方法) 349

청결사업 348, 350, 353

청결작업 173, 208, 217

청결화 212

淸水武文(→ 시미즈 다케후미)

청일전쟁 81, 91

체육 339

체질 107

총독부의원 240, 290, 291, 303, 334, 363, 367

총독부의원 부속 의학강습소 162, 257, 276, 279

총독부의원 시료부 242

총독부의원의 전문화된 분과진료 243

총독부의원의 환자정책 243

총독부의원 전염병지방병연구과

(傳染病地方病硏究科) 244
총독부의 허가 328
총독부 정치의 선의 248
총독부 지정 의학교 284, 298
출장진료 253
치과의사규칙(齒科醫師規則) 304
치도(治道) 32, 75
치로약론(治道略論) 36

【ㅋ】

커렐(Currell) 295
코흐(Robert Koch) 234
콜레라(→호열자) 81, 213, 245, 342, 356,
358, 364, 365, 366

【ㅌ】

타율적인 피식민인 354
통감부와 동인회의 협력관계 184
통감부의 의학지배 완성 197
통감부 지배의 전국화 174
통감부 철도관리국 151
특별의학과 289

【ㅍ】

파리 245
파상풍균 234
페스트 340, 356, 357, 365
平松駒太郎(→히라마쓰 고마타로)
평양 제중원 303
평양동인의원 154, 158, 160, 303
평양동인의원 부속의학교 160
평양동인의원 제1회 졸업생 162
평양의학교 159

페디스토마 245
포웰(E. D. Forewell) 295
폼페(Pompe van Meerdervoort) 49
풍토 107
피병원(避病院) 87, 205, 211, 218, 366, 367,
371
피식민인의 창출 355

【ㅎ】

하가 에이지로(芳賀榮次郎) 341
하세가와 다이(長谷川泰) 50
하세가와 요시미치(長谷川好道) 198
하수도 개선 211, 217
학부 123, 125
학용환자(學用患者) 242
한성병원(漢城病院) 91, 151
(개업의의) 한성병원 운영 96
한성병원의 공립병원으로 전환 98
한성부 위생사무 331
한성부 재무서 220
한성위생회(漢城衛生會) 210, 213, 332
한성위생회규약 216
한성위생회 비용에 관한 건 220
한성위생회의 위생경찰 강화 218
한약 327
한응이(韓應履) 182
한의사 133, 257, 303, 308, 327
한의사들의 자연도태 315
한의사 면직 176
한의사 배제 306
한의사 비판 103, 106
한의사의 육성 319
한의학 51, 56, 65, 69, 100, 367
한의학 교육 102, 108
한의학 부정 237

416

한의학 비판 101, 105, 106, 171, 235, 300
한의학에 대한 비판적 계승 126
한의학에 대한 신뢰 132, 134, 139, 270, 316
한의학은 내과 계통에서 우월 238
한의학의 병행 교육 122
한의학의 쇠퇴 315
한의학의 의료수요 충족 239
한의학의 체질론 328
한의학의 효용성 107
海瀬敏行(→ 가이세 도시유키)
해부학 102
『해체신서(解體新書)』 49
해항검역(海港檢疫) 334, 357
허스트(J. W. Hirst) 114
헤론(J. W. Heron) 43
현립병원 286
혜민서(惠民署) 41, 42, 72, 79, 183

호열자병소독규칙 83
호열자병예방과 소독집행규정 83
호열자병예방규칙(虎列刺病豫防規則) 83
戶田玄雄(→ 도다 겐유)
호주 장로회 295
호프만(T. E. Hoffmann) 55
和田八千穗(→ 와다 야치호)
화학 103
丸山重俊(→ 마루야마 시게토리)
활인서(活人署) 41, 42, 72, 79, 132, 135, 183
후루시로 바이케이(古城梅溪) 123, 128
후생국(厚生局) 43
후지나와 분준(藤繩文順) 154
후지타 쓰구아키(藤田嗣章) 198, 240, 211, 260
후쿠자와 유키치(福澤諭吉) 52
히라마쓰 고마타로(平松駒太郎) 154